新文京開發出版股份有限公司
NEW WCDP
新世紀 · 新視野 · 新文京 — 精選教科書 · 考試用書 · 專業參考書

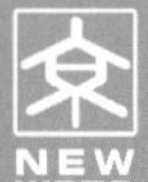
New Wun Ching Developmental Publishing Co., Ltd.

New Age · New Choice · The Best Selected Educational Publications — NEW WCDP

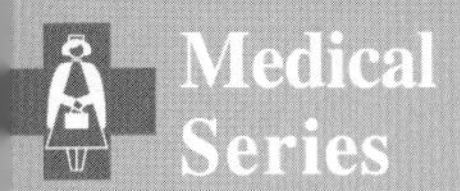

實證護理

第2版
Second Edition

EVIDENCE BASED NURSING

聯合推薦｜蔡淑鳳、胡文郁、廖珍娟、謝素英

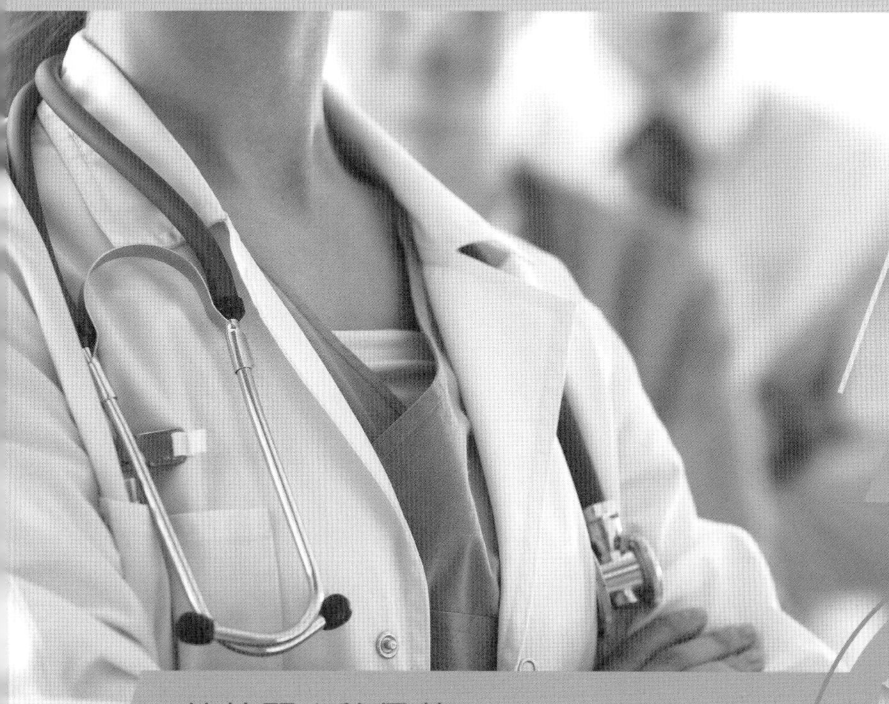

總校閱｜穆佩芬

編著者｜

穆佩芬 胡月娟 王雅容 葉美玲 周幸生
郭素真 林小玲 徐德福 鄒樂起 鄭浩民
李美銀 楊寶圜 張麗銀 宋惠娟 馬淑清
馮容莊 陳可欣 高靖秋 陳杰峰 張瑩如 陳幼梅

專業推薦
郭耿南
考科藍臺灣研究中心
講座教授

推薦序 Preface

Evidence Based Nursing

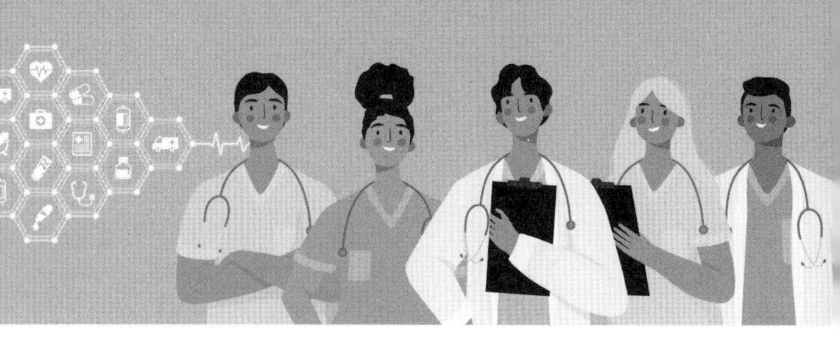

護理人員是臨床照護體系中不可或缺的一環，也是實踐實證健康照護的關鍵之一。在臺灣發展實證醫學的過程，照護人員也扮演了一個重要的角色，這本書的寫作表現護理界對醫療照護的貢獻。

本書包含21個章節，前半部內容完整的介紹了實證醫學、實證護理的概念，以實證醫學的五個步驟及問題種類為架構，引用護理照護常見的例子。例如，病人周邊靜脈導管更換時間，吞水試驗評估腦中風病人咀嚼吞嚥困難的準確度，低血糖是否與不良心血管事件有關等包括預防、診斷、治療及預後各方面的示範。從臨床問題的提問、搜尋、評讀、找到問題的解方，深入淺出的帶領讀者進入實證健康照護的殿堂。由於護理照護的對象是「人」，照護方式也更加多元化。本書另一個特色是，除了量性研究之外，涵蓋了更多質性研究的內容。透過質性系統文獻回顧的方式，更能全面的探索，進而發展出臨床照護指引。

本書所引述的臨床案例與臨床護理情境相當契合，有助於提升護理人員對於學習實證方法學的興趣，讓學習者可以在更貼近專科經驗的情境下，而實際的瞭解臨床問題的類型、文獻搜尋策略及文獻評讀技能。在本書第三部分，納入實證健康照護的最新觀念，包括醫病共享決策、臨床指引發展、實證照護的資訊科技運用、實證於護理教育中的實行、「知識轉譯」的精髓、以及評估，而促進臨床護理人員將科學研究轉化至臨床照護，縮短科學研究與臨床實踐的鴻溝，是學習實證護理很有價值的一本參考書。

本書的撰寫包括多位護理界在實證護理的專家，在穆佩芬教授的策劃及領導之下而完成，將實證護理轉成實際應用於臨床照護的可行性，並且符合病人偏好與價值觀的照護，以提高照護品質及病人滿意度，相信對全民的健康照護將有極大的貢獻。

考科藍臺灣研究中心 講座教授

郭耿南 謹識

推薦序 Preface

Evidence Based Nursing

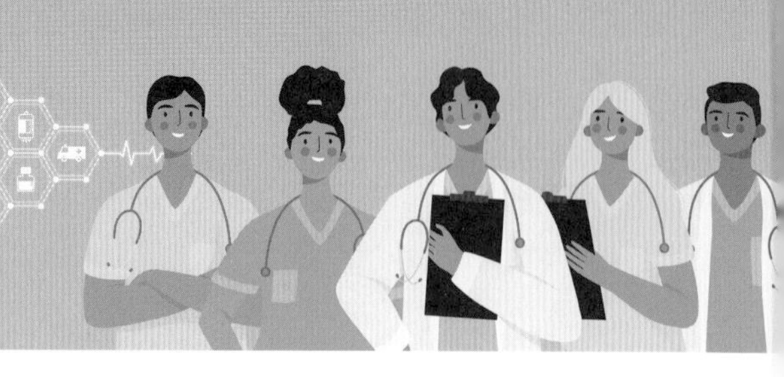

實證轉譯已經是進階護理實務的核心能力之一，也是醫療照護決策與衛生政策制定的基礎。近年實證研究方法日新月異，實證應用的方式更為完整與多元，實證轉譯的概念架構也於醫院品管及改善照護品質的典範下廣泛在運用。

我認識穆教授多年，2005年我們一起與澳洲Joanna Briggs Institue合作，首創全國北、中、南、東的醫學中心及大學的夥伴合作的本土實證護理模式，培育很多實證train-the-trainers進階人才及發展許多護理臨床照護指引。我也和本書的許多位作者曾經一起走過實證典範應用於醫院臨床護理與長期照護的草創時期，我相信實證種子是護理科學的冒險家，這些年來與護理夥伴一起熱情的學習實證新知，這些年來雖然並沒有太多關注與支持，大家卻仍津津有味地紮根實證精神、實事求證的改善照護品質，每每在本土實證研發及與國際實證接軌上，都見到彼此的身影，我心深處有著無法言喻的感動，那就是專業Professionalism。

看到此書，見證在實證照護研究與實證轉譯上辛勤耕耘的夥伴們，經過數年的實戰經驗，都已有所成就。此次，大家更聚集正向力量，統整國內外文獻及個人實證轉譯經驗集結著作成書，將經驗與知識以出版方式與更多人交流，這是有意義的貢獻。

此書內容極為完整並有系統，對實證照護的基本概念、實證統合及實證轉譯的研究典範與步驟均有清楚的闡述並舉實例說明。本書內容包括四大部分：實證護理或實證照護的概念定義、質性與量性實證系統文獻回顧與分析的研究方法介紹、查詢與評析研究證據的方法及實證應用概念與方式。相信對實證護理好奇的夥伴、在臨床或社區照顧個案的護理朋友或是進行進階護理照護研究者，都會有所助益。

這本專業著作，值得護理人研讀與應用！

衛生福利部 護理及健康照護司

蔡淑鳳司長 謹識

推薦序 Preface

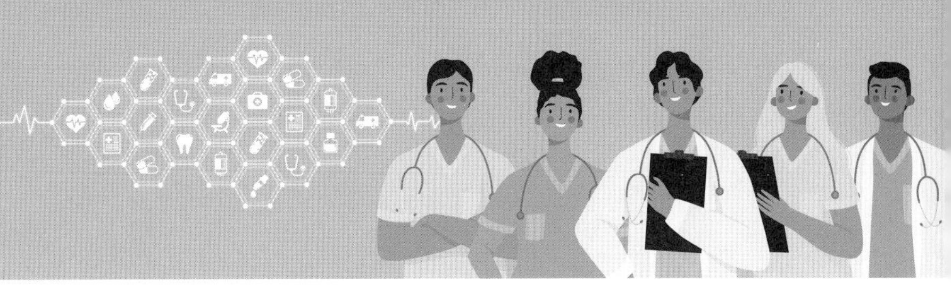

當前迅速變遷的醫療社會環境，傳統解決問題的方法已漸不敷使用，現代醫學強調提供以「實證」為基礎的臨床照護，而實證醫學(evidence-based medicine)重視病人治療效果，偏重隨機試驗之量性研究；實證護理(evidence-based nursing)則重視病人的感受與態度，最佳研究證據來源，不單是量性研究文章，更包涵質性研究的文獻。

本書邀請實證照護上辛勤耕耘的醫界、護理界以及學術界專家，融合理論與實務應用，以豐富多元的案例，從「定義臨床問題」、完整地查閱(systematic review)和評讀(appraisal)文獻以「搜尋科學研究證據」、再結合專業的臨床實務經驗以及病人、家庭及社區的價值觀與偏好，進而決策出最適切與嚴謹地臨床照護以關懷病人，完整地呈現實證護理的面貌，將有助於臨床或課室教育研究，提供讀者參考與學習。

本書內容包括「實證護理與實證照護、實證實務的研究方法、查詢與評讀研究證據、實證應用與臨床共享決策」四大篇，期能從實證概念的介紹，引領讀者認識實證以及如何使用工具學習實證，培育護理人員運用「臨床推理(clinical reasoning)」與「批判思考(critical thinking)」的專業能力；進而營造實證護理文化，期望此書的出版，能帶動臨床實務界之護理人員不斷更新知識，學習以實證的方式，帶著理性與感性兼具的治學態度，提供以病人為中心的臨床決策與護理措施，以提升整體的病人照護品質。

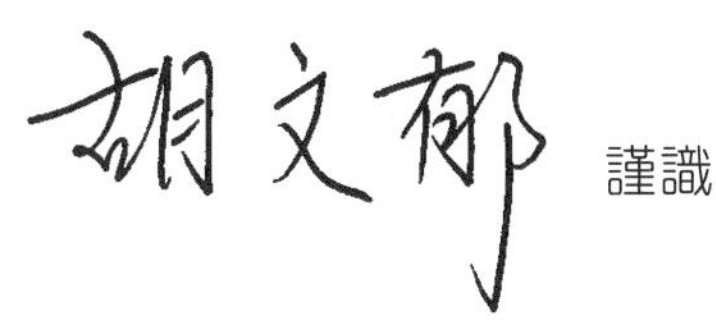

謹識

推薦序 Preface

Evidence Based Nursing

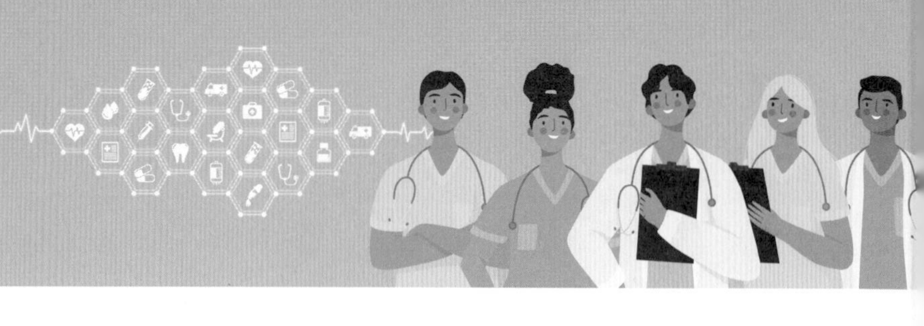

實證護理(Evidence Based Nursing, EBN)依據國際榮譽護理學會的定義，是指整合現有的最佳證據、臨床護理經驗及其服務對象的個人、所屬家庭及社區之價值與偏好所作出的決策(Sigma Theta Tau international, 2004)。Ingersoll對實證護理的定義：針對一個病人或一群病人，能誠實、詳盡與明確的運用「有理論根據或研究為基礎的證據」於臨床護理決策，並考慮到個案的需求與喜好。換言之，實證護理就是護理人員必需具備「定義臨床問題」、「搜尋科學研究證據」、「評讀」以及「將所得的證據應用病人臨床照護」之能力。將實證導入臨床照護已是世界趨勢，國內教育界、臨床實務界及政策制定者，將實證護理視為推動護理專業朝向科學化與國際化之重要目標。

因此，推動以實證為基礎的護理實務，提供病人及家屬最好的照顧，一直是現今護理專業努力的重要議題；也就是當健康照護團隊在做照顧決策時，能考慮到是否這個照護決策與措施是可行的(Feasible)，適合的(Appropriate)，有意義的(Meaningfulness)及有效地(Effectiveness)，以提供更高品質的照護，促進全球人口的健康。此外，隨著護理研究發展的日益增多及知識的建構的累積，若不加以統合分析及整合研究成果，並應用於臨床實務，將會失去研究與知識的價值及意義。護理知識的發展除需要發展以實務為基礎的研究，也需要不斷推動以實證為基礎的實務，方能提升護理專業的水準。

值得慶幸的是臺灣的護理專業有這群推動護理實證的專家，在陽明交通大學護理學院穆佩芬教授的領導之下，努力地撒種，培育實證精兵，推動實證護理實務及發展以實務為基礎的研究，這些年來除了逐漸提升護理同仁的實證照護能力外，也發表成果於國內外期刊，更重要的是以中文撰寫「實證護理」一書，這本書的主要特色是含括質、量性研究的性的系統文獻回顧；如何評讀證據；實證於護理教育、臨床照護中的應用等。這本書充分展現護理學門與其他領域之不同之特色，期盼能營造實證護理的文化，帶動實證護理的風氣，以幫助更多護理人學習如何應用實證於臨床實務。在臨床情境日益複雜的今天，能提升整體的照護品質，有效地解決病人及家屬的問題，改善臨床的醫療及照護結果，讓實證成為護理專業之基石，以服務的效率來感受護理的價值，共創高效能、高效益的照護實務。

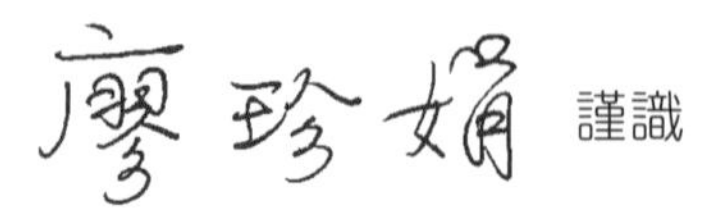

謹識

推薦序 Preface

Evidence Based Nursing

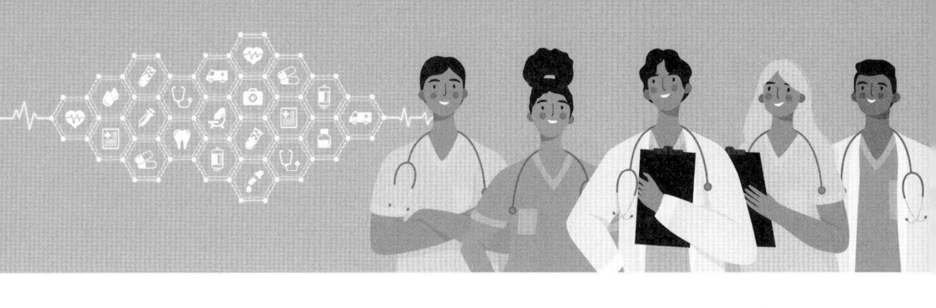

醫療與資訊科技不斷進步，醫護研究文獻數量急遽增加，且醫療消費者的意識高漲，護理人員於臨床照護實務中常經歷到不少臨床問題或做照護決策問題，這些臨床或照護決策問題可能源自於病人或家屬之提問、實務中自我反思、和／或同儕間討論等；而在面對這些不同屬性的臨床或照護決策問題，護理人員除了仰賴實務照護經驗外，也要注意如何減少病人安全受到危及，以及如何提升醫療照護品質，故必須轉譯實證文獻於臨床照護實務，並考量病人之喜好與資源，進而鼓勵病人共享照護決策。而護理人員不斷地透過轉譯質性或量性實證文獻於臨床照護實務，漸可欣賞到護理專業之科學化與藝術化之真、善、美，並養成終生學習之行為，甚至達到自我實現之境界。

本書是由非常資深，熱衷於實證照護之推廣，且兼具學術和／或業界作者群分別書寫21章內容，包含實證照護的發展、照護概念的養成、實證照護的研究至實踐、質性與量性系統性回顧的研究、不同型態的臨床問題、查詢相關研究證據、嚴格評讀證據之效度與重要性、臨床專業與病人價值觀之結合、轉譯實證醫學與臨床照護、實證於護理教育和臨床照護的應用等。本書之內容不僅可做為護理教育實證護理課程之教材，亦可供臨床照護護理人員書寫實證護理讀書報告及臨床實證照護之應用與推廣之參考，讓實證照護能落實於臨床照護，以提高優質化之病人照護。

長庚科技大學護理系副教授暨桃園長庚紀念醫院護理顧問

謝秀英 謹識

總校閱序 Preface

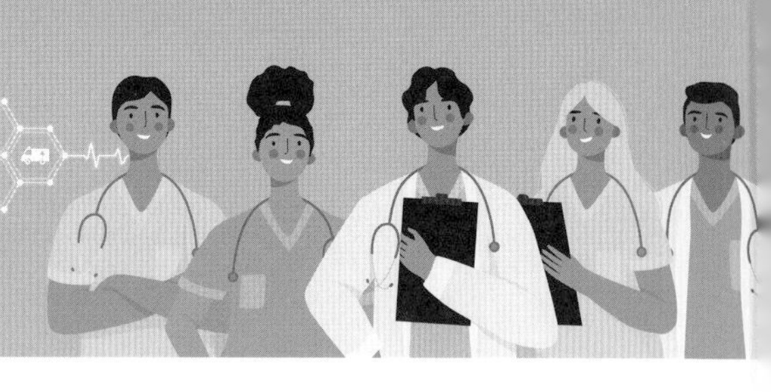

實證照護是以人為中心的科學。我很喜歡Carl Roger的以人為本的思維。無論在實證教育的落實、實證研究方法的應用與創新，或是實證轉譯的研發與臨床應用，Carl Roger的以人為本的理念都深深地引導著我。希望在傳授實證照護概念或方法學上、實證轉譯的臨床應用上都能以本真的倫理為基礎，有教無類啟發學生或個案能經歷到具個別性的自我價值、生命的喜悅，及成為有價值與能發揮其功能的人。若我們能在實證教育或提供實證照護的過程中，能提供正向的實證學習環境，使學生或個案接受及尊重他們自己，於提供最佳的臨床證據的介入措施或研發最佳的臨床證據時，能與學生及個案同感共知，善用實證結果，並發展以人為本的實證轉譯照護，相信對學生、個案、教師及健康專業人員均可以達到正向的成長經驗與生活福祉。

臺灣實證照護經歷年學者與專家的推動與努力，已有具體成果。本書集結臺灣21位實證專家一起著書，分享實證照護最新與完整的專業知識，引領閱讀者針對需要的主題，可循序漸進的成為一位臨床實證專家。

本書共包括四個部分：實證護理與實證照護、實證實務的研究方法、查詢與評讀實證證據，及實證應用與臨床共享決策。第一部分著重實證照護與實證轉譯的概念與模式。第二部分集結了十個臨床常見的系統文獻回顧研究方法，每一研究方法除了介紹研究目的及方法學，並同時列舉研究案例進行說明，使讀者能確實瞭解該研究方法的內容及如何實際的應用。第三部分著重於如何查詢研究證據，及如何評讀證據的有效性。內容中列出常見的資料庫及查詢方式，也說明如何評讀實證等級及其意義。並舉情境案例進行說明如何操作。使讀者能悉知如何能有效率的查詢到所有可能的相關文獻。並瞭解如何正確的篩選出高品質的文獻進入資料的萃取與分析，其結果方可為臨床建議使用。第四部分為實證應用與臨床共享決策。內容強調出實證知識轉譯中以病人為中心的共享決策考量，也指出資訊科技於實證轉譯中的應用前瞻性思維。二版除更新錯誤，亦新增一章JBI實證應用模式，供讀者參考。

期望讀者能由此書獲得臨床實證照護問題的解答，及開啟實證轉譯的學習與研發的動機。實證知識日新月異，期盼大家一起努力為個案提供最佳證據的照護。

穆佩芬 教授　謹識

於陽明交通大學

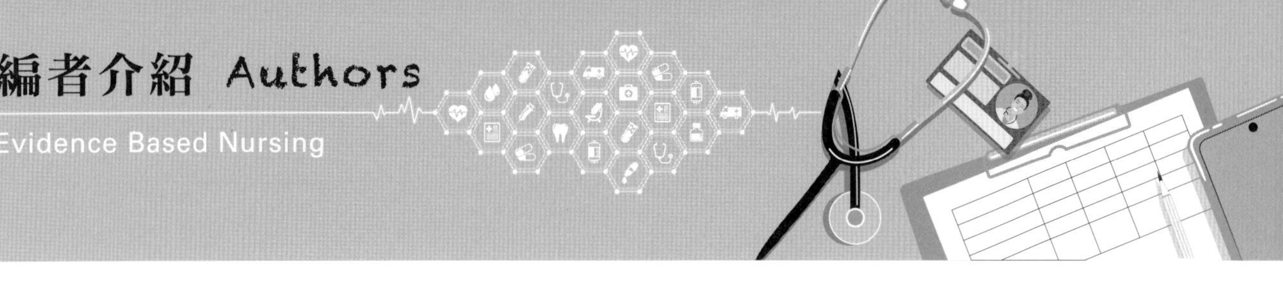

總校閱兼編者

| 穆佩芬 |

學歷 | 美國明尼蘇達大學博士
經歷 | 國立陽明大學護理學系副教授
現職 | 國立陽明交通大學臨床護理研究所特聘教授暨護理學院副院長
JBI臺灣實證卓越中心主任
台灣實證護理學會理事長
台灣實證醫學會學術組委員

編者簡介

| 胡月娟 |

學歷 | 英國歐斯特大學護理博士
國立臺灣大學護理學研究所碩士
經歷 | 中臺科技大學教務長
中臺科技大學護理學院院長兼護理學系系主任
現職 | 中臺科技大學護理學院院長暨護理學系教授

| 王雅容 |

學歷 | 紐約州立大學水牛城分校護理學院博士
經歷 | 臺北榮民總醫院、臺大醫院護理師
中國醫藥大學護理學系助理教授
現職 | 大葉大學護理學系助理教授

| 葉美玲 |

學歷 | 中國中醫科學院醫學博士
美國馬里蘭大學巴爾地摩分校哲學博士
美國馬里蘭大學巴爾地摩分校護理碩士
經歷 | 國立臺北護理健康大學護理學院護理系所專任教授
國立臺北護理學院中西醫結合護理研究所專任副教授
行政院衛生署中醫藥委員會委員
教育部技職司醫護類課程發展中心執行秘書
現職 | 國立臺北護理健康大學中西醫結合護理研究所教授兼所長
台灣實證醫學學會理事

| 周幸生 |

學歷 | 美國哥倫比亞大學護理研究所博士
美國伊利諾州立大學企管碩士
美國哥倫比亞大學護理研究所重症護理學碩士
現職 | 臺北榮民總醫院護理部副主任
國立陽明交通大學兼任助理教授
臺北醫學大學兼任助理教授
台灣實證護理學會理事長
台灣急重症護理學會常務理事
台灣護理資訊學會常務理事
台北市護理師護士公會常務理事

｜郭素真｜

學歷｜國立臺北護理健康大學碩士
國立陽明交通大學博士班候選人
現職｜臺北榮民總醫院護理長、台灣實證護理學會秘書長

｜林小玲｜

學歷｜美國華盛頓大學護理碩士
經歷｜臺北榮民總醫院護理長、副護理長、護理師
現職｜臺北榮民總醫院護理督導長

｜徐德福｜

學歷｜國立陽明大學急重症醫學研究所碩士
國立陽明大學醫學系學士
經歷｜署立新竹醫院急診醫學科副主任
現職｜臺北榮民總醫院急診部主治醫師
臺北榮民總醫院實證醫學中心教學組組長
國立陽明交通大學臨床護理研究所助理教授

｜鄒樂起｜

學歷｜國防大學國防醫學院 醫學科學研究所博士學位
美國聖路易大學醫務管理碩士學位(MHA)
經歷｜美國加州大學舊金山分校疼痛臨床研究中心博士後研究員
臺北榮民總醫院麻醉部師二級主治醫師
臺北榮民總醫院麻醉部住院醫師、總醫師、臨床研究醫師
現職｜新北市立聯合醫院重症醫學部部主任
國防醫學院醫學系兼任臨床副教授
國立陽明交通大學醫學院部定助理教授
澳洲JBI實證醫學中心train-the-trainer講師
臺北榮民總醫院實證醫學中心實證研究組組長
國立陽明交通大學臺灣實證卓越中心(TJBCC)核心委員

｜鄭浩民｜

學歷｜澳洲阿德雷德大學醫學博士
經歷｜臺北榮民總醫院教學研究部主治醫師
現職｜臺北榮民總醫院實證醫學中心主任
國立陽明交通大學醫學系暨公衛所副教授

｜李美銀｜

學歷｜國立陽明大學護理學系博士
經歷｜馬偕醫學院護理學系助理教授
現職｜國立臺北護理健康大學護理系副教授

｜楊寶圜｜

學歷｜國立陽明大學護理學系博士
現職｜長庚科技大學護理系副教授

｜張麗銀｜

學歷｜國立陽明大學護理學系博士
經歷｜臺中榮民總醫院護理部護理長、督導長、副主任
現職｜秀傳醫療體系護理總監兼彰化秀傳紀念醫院護理部主任
弘光科技大學兼任助理教授

｜宋惠娟｜

學歷｜澳洲昆士蘭科技大學護理哲學博士
美國愛荷華大學護理碩士

經歷｜馬偕臺東分院護理師
美國愛荷華奧克農老人健康照護中心註冊護理師
慈濟科技大學護理系講師、助理教授

現職｜慈濟科技大學長期照護研究所所長暨護理系副教授
慈濟大學醫研所博士班兼任副教授
台灣實證健康照護中心主任
花蓮慈濟醫院護理部兼任督導

｜馬淑清｜

學歷｜高雄醫學大學護理學系博士班畢業

經歷｜高雄長庚紀念醫院血液腫瘤科護理師
沙鹿童綜合醫院兒科加護病房護理師
佳里奇美醫院護理部主任
大臺南護理師護士公會第22屆理事長
中華民國護理師護士公會全國聯合會第10屆常務理事

現職｜奇美醫療財團法人奇美醫院護理部副部長
南臺科技大學人文社會學院高齡服務學士學位學程助理教授

｜馮容莊｜

學歷｜國立陽明大學公共衛生研究所衛生資訊決策與管理博士
美國加州大學三藩市分校家庭護理專家碩士
國防醫學院護理學系學士

經歷｜國防醫學院護理學系臨床實習副教授
臺北榮民總醫院護理部副主任、督導長
國防醫學院護理學系講師
國防醫學院護理學系助教

現職｜臺北市立聯合醫院院本部護理部主任
國防醫學院護理學系兼任助理教授
國立陽明交通大學護理學院兼任助理教授
臺灣護理資訊學會監事長
臺灣護理學會理事、婦幼護理委員會主委
台灣實證護理學會理事、教育訓練委員會委員

｜陳可欣｜

學歷｜長庚大學臨床醫學研究所博士
臺灣大學護理研究所碩士

經歷｜萬芳醫院護理部副主任、督導長
慈濟技術學院護理系講師
林口長庚兒童醫院新生兒加護病房護理師

現職｜臺北醫學大學學士後護理學系助理教授
臺北醫學大學考科藍臺灣研究中心(Cochrane Taiwan)副主任暨執行長
萬芳醫院護理部兼任副主任
萬芳醫院實證知識轉譯中心主任

｜高靖秋｜

學歷｜臺北醫學大學護理研究所碩士

現職｜萬芳醫院社區醫學執行長
萬芳醫院實證知識轉譯中心顧問
臺北醫學大學護理學系兼任助理教授

| 陳杰峰 |

學歷 | 臺北醫學大學醫學科學研究所博士
現職 | 萬芳醫院整形外科主任
萬芳醫院實證醫學中心主任
臺北醫學大學醫學系教授
臺北醫學大學考科藍臺灣研究中心(Cochrane Taiwan)主任

| 張瑩如 |

學歷 | 凱斯西儲大學護理學院博士
經歷 | 高雄長庚紀念醫院督導
國立成功大學附設醫院護理部副主任
現職 | 國立成功大學醫學院健康照護所暨護理學系教授
國立成功大學附設醫院護理部主任

| 陳幼梅 |

學歷 | 美國馬里蘭大學護理哲學博士
經歷 | 高雄市立小港醫院護理部主任
高雄醫學大學附設醫院護理部副主任、督導、護理長、護理師
高雄醫學大學護理學系講師
現職 | 高雄醫學大學護理學系助理教授
高雄醫學大學附設醫院護理部主任

目錄 Contents

Evidence Based Nursing

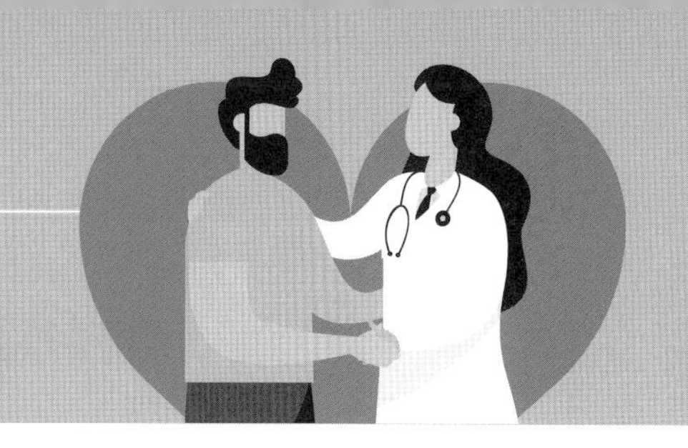

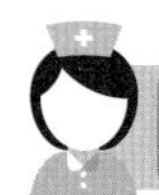

PART 03 查詢與評讀研究證據

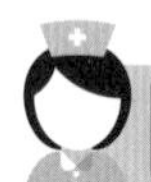

PART 04 實證應用與臨床共享決策

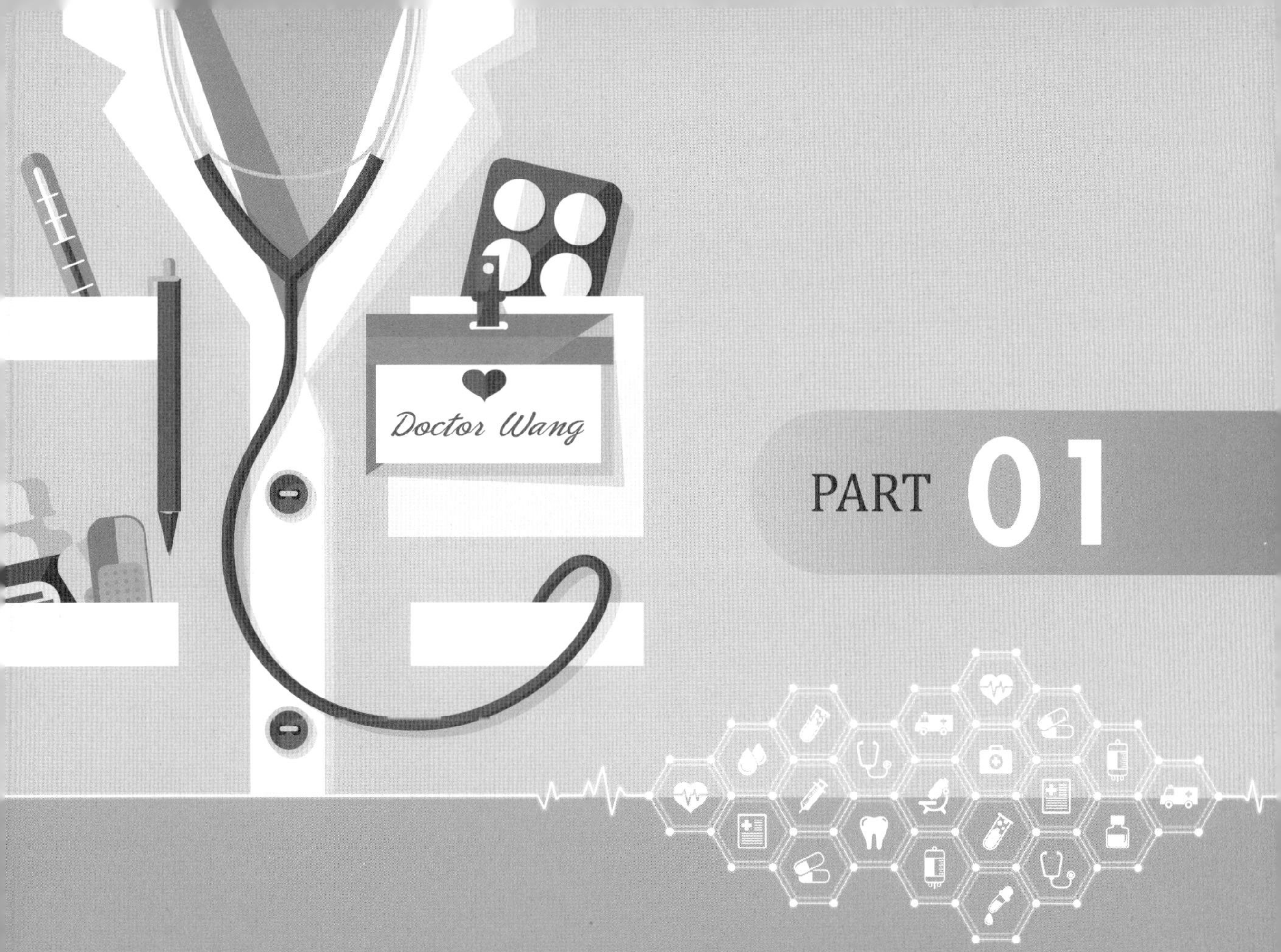

實證護理與實證照護

Evidence Based Nursing

CHAPTER 01

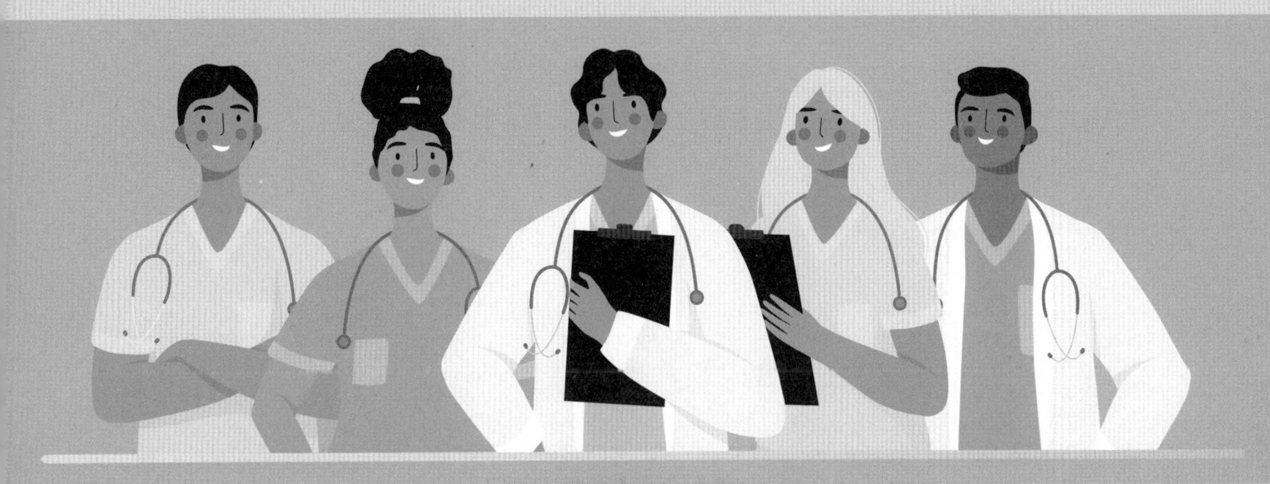

實證照護的發展

編者｜穆佩芬

1-1 實證醫學的定義

1-2 實證護理的定義

1-3 實證照護發展的現況

1-4 護理實證的模式

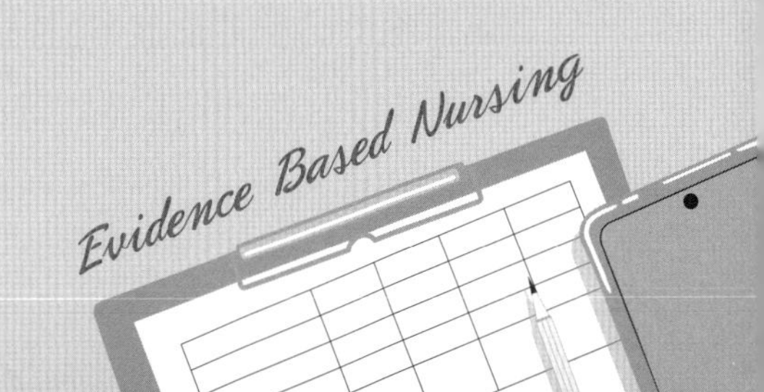

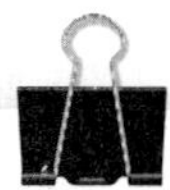
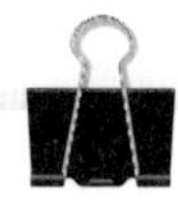
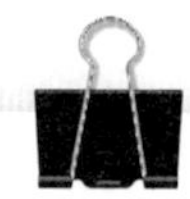

前 言

實證典範的思維與態度近年來已經成為臨床照顧及醫護相關課程的核心能力。實證資料的查閱與評析、進行系統文獻回顧、應用實證資料進行鑑別診斷或臨床決策、協助個案進行決策、發展臨床照護指引及進行品質管理等，更已成為臨床培育進階護理專家的核心能力。

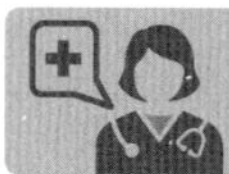

1-1 實證醫學的定義

實證照護的概念起於實證醫學的定義與實證醫學在健康相關領域的倡導。實證醫學是以流行病學和統計學的方法學，由醫學資料庫中所篩選出的文獻進行嚴格的評讀，而後進行統合分析，找出最值得信賴的部分，並將所能獲得最新與最佳的證據，轉譯應用於臨床照護上，期望病人得到最佳的照顧。Archie Cochrane (1972)提出「謹慎地、明確地、小心地採用目前最佳的證據，作為照顧病人臨床決策的參考」。此外，實證醫學有三大要素，此三大要素建構出以病人為中心的實證照護與轉譯的重要內涵，亦即所謂的3E：研究證據(evidence, E)、臨床專業(expertise, E)及病人價值觀(expectation, E)。

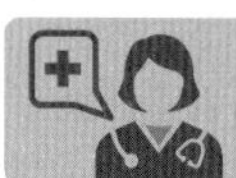

1-2 實證護理的定義

實證護理是在臨床決策時解決問題的過程。此過程發生在護理關懷的脈絡中，包括尋求最佳及最新的實證證據(E)、臨床專業經驗與評估(E)，以及病人的喜好與價值(E) (International Council of Nursing, 2012)。實證護理乃指整合現有最佳的證據，臨床護理經驗，服務的個人、家庭及社區之價值與喜好所作出的決策(Pearson, Field, & Jordan, 2007)。因此，實證乃是整合了最佳的研究結果、臨床經驗與病人的價值，是一嚴謹的研究方法，將相同的研究題目之資料進行統合分析(Burns, Rohrich, & Chung, 2011)。

在討論及應用實證概念時，許多學者對實證如何整合到護理專業臨床實務中有許多考量。穆(2012)指出：實證照護是科學與藝術的統合及實踐。在以人為本的思維下，照護過程中著重基於理論思維而產生具應用性的臨床照護。亦即落實應用嚴謹的實證結果，並且運用實踐智，及在提供照護的專業人員與個案及家屬互為主體的過程中，能應用嚴謹的實證結果，並展現實證的態度與能力。於評估、診斷、提供高品質的關懷與療癒策略，以期主體達到安適的狀態。此定義亦強調實證護理乃將臨床實踐的專業精神與能力，在提供護理照護的過程中，可以將科學與藝術的結構性與功能性進行整塑與再現。

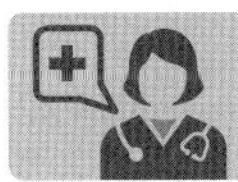

1-3 實證照護發展的現況

實證照護近10年在臺灣的蓬勃發展，於臨床照護、護理教育及護理知識都顯見實證概念或典範的展現。大致可分為五個向度：實證典範思維的培育、實證轉譯：科學與藝術統合的護理照護措施、教育與課程設計的重塑、護理模式與理論的發展、發展國家實證研究的網絡以促進照護品質。此五個向度的發展有其優先順序也有其交織的相輔相成的生成發展過程（圖1-1）。個人認為臺灣實證照護發展至目前共分為三個階段：

第一階段著眼於希望能應用實證護理提供最好的照顧品質與成效。此階段與Institute of Medicine (IOM, 1990)所提出實證照顧品質的定義相呼應。IOM指出對個人或群體的照顧服務旨在應用最新的專業知識來增加健康成效。此定義開啟了

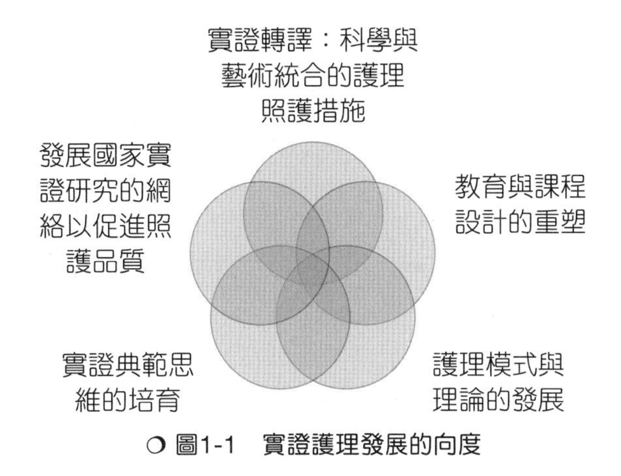

❍ 圖1-1　實證護理發展的向度

臺灣實證護理反思實證照顧的定義、如何確認最佳的實證等級、應用最佳的實證資料來培育臨床實證態度與能力，及建立國際與國內之實證網絡。

第二階段為落實實證照顧典範思維於健康照顧中，以改善照顧品質與改善個案健康成效。此階段在醫師、護理師及藥師等健康相關領域成員的共同努力下，有四個發展重點：(1)臨床進階護理師的核心能力的重視與培育：此階段許多學校及臨床進階護理專家開始討論如何確認臨床問題，如何將實證應用於臨床鑑別診斷，並積極推動5A 的概念。(2)實證的整合能力：此階段許多學者投注於應用質性或量性系統文獻回顧研究法，建立新的實證，也開始研發或應用新的系統文獻回顧方式解決臨床護理現象。(3)實證應用：此階段許多學校與醫院聯盟的合作夥伴關係開始發展並建構本土的臨床照護指引模式，且開始推動臨床照護指引用於臨床的轉譯應用。(4)建立跨專業的實證團隊：此階段許多醫學中心及醫療機構建立實證中心，開始有計畫與策略的推動實證照護在職教育，整合實證概念於臨床照護的實際執行中。另外，也有許多機構（開始）進行實證照護過程面與結果面的評值。

第三階段即為近期所發展的實證照護重點。此階段有三個重點：(1)進階護理教育中實證的重塑：護理學制中的學士、碩士及博士課程中均在核心能力培育中置入實證照護概念；臨床進階護理能力培育或在職教育中，也放入實證臨床問題解決與實證決策的概念。此外，美國正積極推動之專科護理師教育養成中實證的核心能力(National Organization of Nurse Practitioner Faculties, NONPF, 2021)及臨床實務博士(doctor of nursing practice)的核心能力，亦是以實證轉譯能力為核心概念。(2)推動實證轉譯概念，確認實證應用時的障礙且嘗試解決以落實實證應用。臨床照護需要正確以及重要的臨床證據做為判斷與決策的基礎，而轉譯研究正是一個推動研究證據應用至臨床的過程。轉譯障礙I發生在由知識的需求到新的發現(from knowledge need to discovery)；轉譯障礙II發生在由創新的發現到臨床的應用(from discovery to clinical application)；轉譯障礙III發生在由臨床的應用到行動的落實(from clinical application to action)。(3)護理專業在醫療體系中扮演領導者的意識逐漸覺醒，介入措施與醫療人力規劃等也都開始應用經濟效益分析概念，進行系統組織分析，著重照顧品質的改善及減少危險因子的系統文獻回顧研究結果的應用。

1-4 護理實證的模式

近年有許多護理實證模式或實證轉譯模式的發展，提供臨床以實證為基礎的改善照護品質的藍圖。本文將簡介四個常見的護理實證模式。

一、實證健康照護模式(Joanna Briggs Institute Model)

實證健康照護模式由Joanna Briggs Institute (JBI)所提出(Pearson, Field, & Jordan, 2007)，其模式的中心為「以實證為基礎的實務」，此模式是一整體實證知識發展向度與過程的模式。實證知識的發展包括：(1)整體的健康；(2)健康照護實證的產生；(3)實證統合；(4)實證知識轉換；及(5)實證應用等五個階段（圖1-2）。換言之，實證應用是建築在實證知識轉換（如臨床指引）的基礎上。實證知識轉換（如發展臨床指引）是建築在實證知識統合（系統文獻回顧）的基礎上。

1. 整體的健康意即以病人為中心的護理典範思維。
2. 健康照護實證的產生乃指應用原始研究所產生的實證，包括：介入治療、生活意義探勘、倫理，及經濟等面向的臨床問題。
3. 實證統合為應用統合分析方式統整已經發表的文獻結果。近年JBI已積極提出創新的系統文獻回顧的研究法，包括：量性的系統文獻回顧方法：有效性之量性系統文獻回顧、診斷型系統文獻回顧、經濟評估系統文獻回顧。質性的系統文獻回顧方法；質性系統文獻回顧、雨傘式系統文獻回顧(umbrella review)、混合式系統文獻回顧(mixed methods systematic review)、專家意見系統文獻回顧、範域系統文獻回顧(scoping review)及民族誌系統文獻回顧(meta-ethnography systematic review)。各個研究法都有其研究目的與步驟，也讓不同樣態的現象及臨床問題能嚴謹且有系統的進行統合與整理。
4. 實證知識轉換乃是將實證統合資料轉換成臨床可以應用的訊息，例如：發展臨床照護指引或護理指導手冊等。
5. 實證應用是將實證知識轉換的內容落實到個案或組織的改變上，並且進行成效評值。例如：進行以實證為基礎的品質改善。

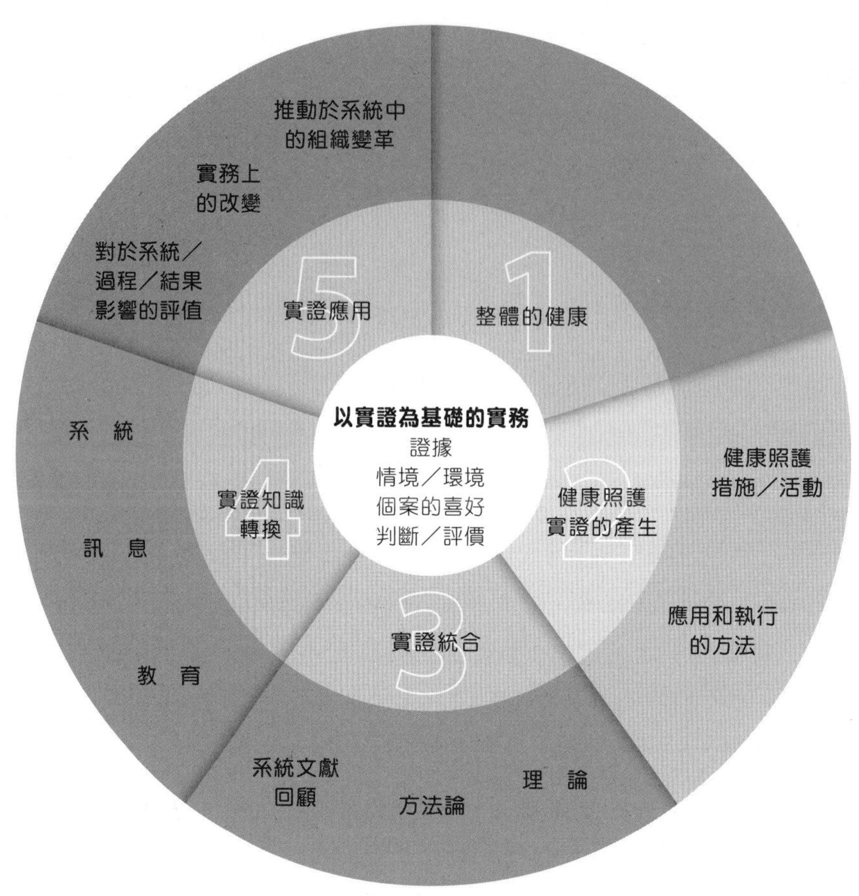

❍ 圖1-2　JBI實證照護模式

二、ACE Star Model 知識轉譯模式(ACE Star Model of Knowledge Transformation)

ACE Star Model (Stevens, 2004) 說明知識從發現到應用的過程，著重知識轉譯，包括：(1)創新研究，(2)實證統合，(3)轉換成臨床照護指引，(4)臨床應用及(5)過程與成效評值（圖1-3）。

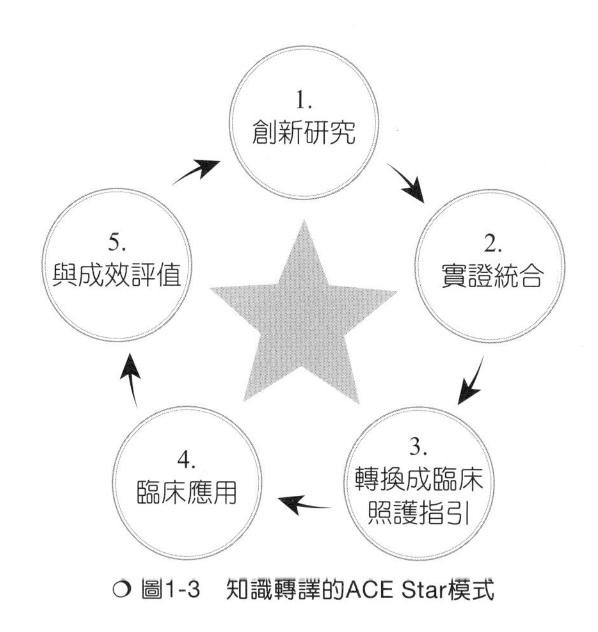

❍ 圖1-3 知識轉譯的ACE Star模式

三、Iowa促進照護品質之實證應用模式(Iowa Model of Evidence-based Practice to Promote Quality of Care)

此模式也廣為臨床護理師應用。此模式著重在組織進行的過程，分為九個步驟：(1)確認造成問題的焦點是來自臨床情境或知識的缺乏、(2)確認此問題在組織或機構中的優先順序、(3)建立一個團隊發展評價及將實證應用於臨床、(4)獲得並評價實證文獻資料在臨床實務改變的可能性、(5)評價系統文獻回顧的研究結果、(6)確認是否有足夠的實證來指引臨床的實務應用、(7)品質改善策略的前驅測試、(8)進行實證轉譯的品質改善策略、(9)監測及分析結構面、過程面及成果面的成效(Titler et al., 2001)。

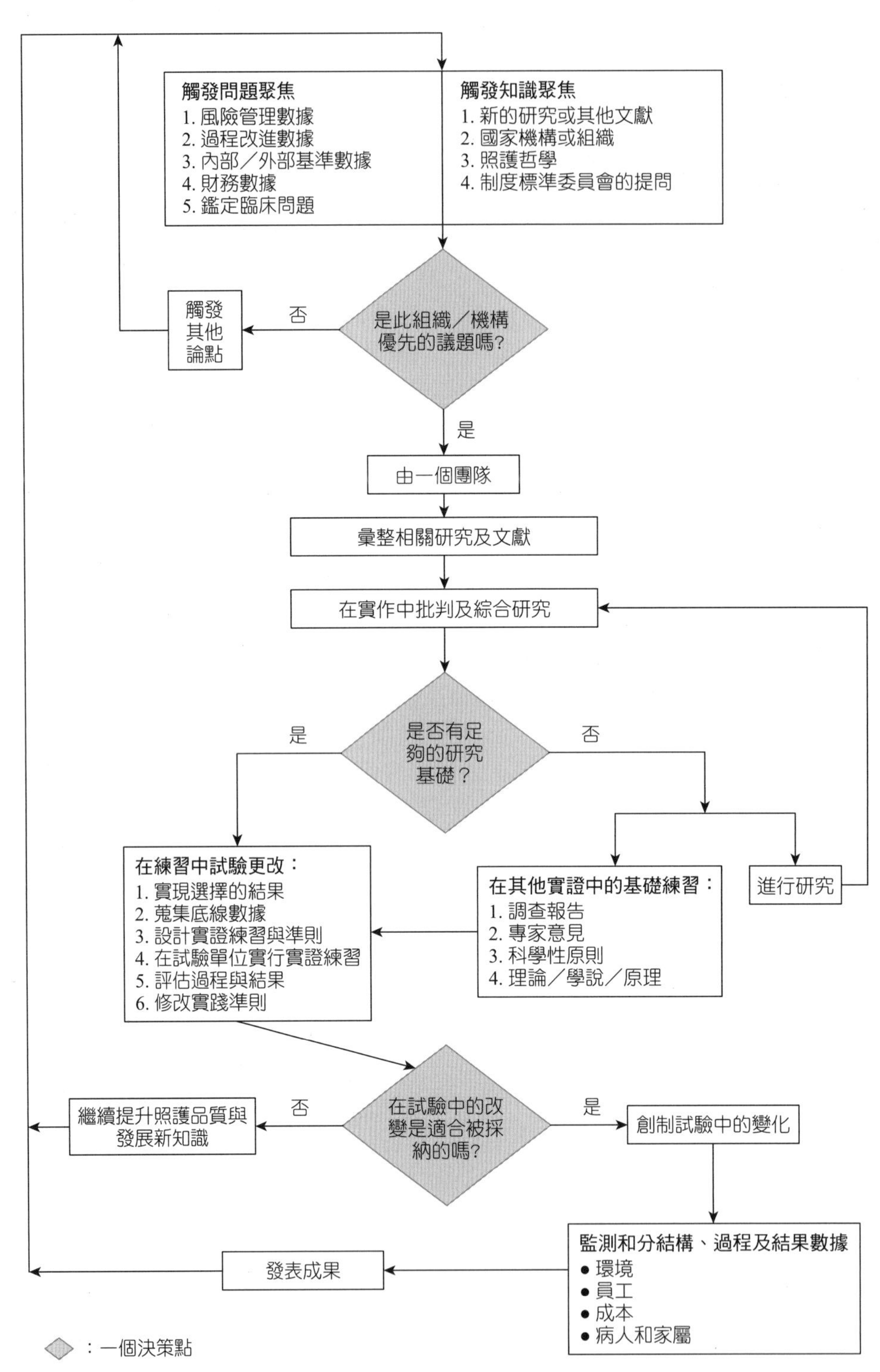

圖1-4 Iowa 促進照護品質之實證應用模式

四、知識－到－行動的架構(The Knowledge-to-Action Framework)

Straus, Tetroe, and Graham (2013)提出知識－到－行動的架構(the knowledge-to-action framework)：著眼於知識建構到實證轉譯行動的過程。其中心是知識的建立，包括知識統整、知識整合及產生工具。此轉譯過程為一循環過程，包括：確認問題（辨認問題、文獻回顧、選擇知識）、將知識應用於臨床脈絡、評估知識應用的障礙、選擇應用的策略、監測知識的應用、評值成效及維持知識的應用。

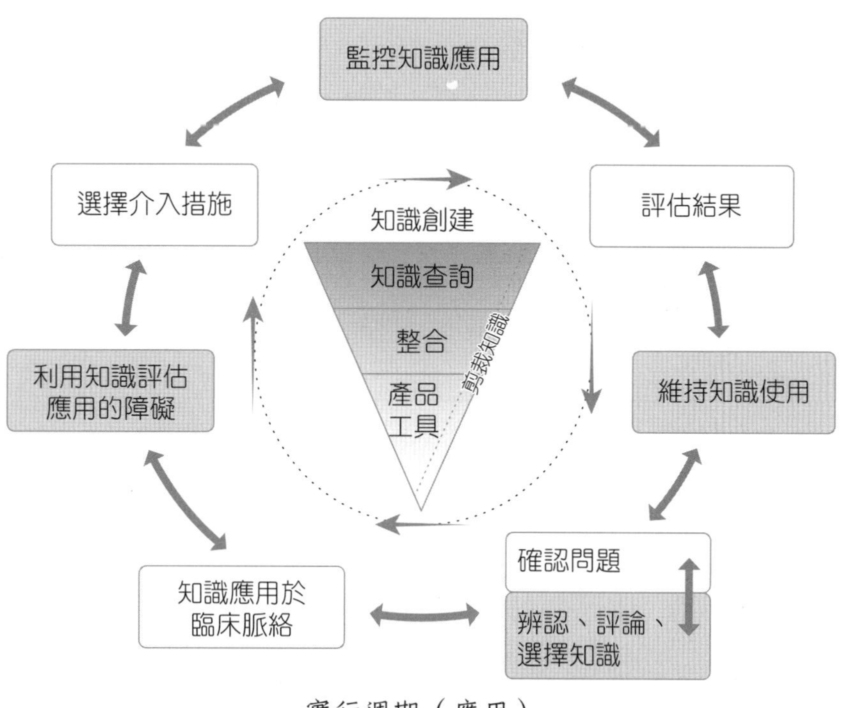

❍ 圖1-5 知識－到－行動的架構

結論

實證照護為臨床進階護理照護的核心能力。此能力在護理照護過程中，統合使用最佳的臨床證據、專家經驗及個案價值，來解決臨床問題或進行鑑別診斷，以提供個案最好的照顧並改善生活品質。實證護理發展趨勢與實證護理照顧模式中，都強調需要經過以病人為中心的評估、確認出臨床問題或需要、整合實證的證據、將實證應用於臨床照護的改善、並評值改變的成效。護理問題的整體性與獨特性須謹慎的由護理現象與問題的背景知識及理論架構進行討論，護理照護的本質仍須回到以病人為中心的思維，以及Carper’s (1978)四個護理知識的基礎來源(fundamental ways of knowing)。換言之，護理知識是本質，實證資料是重要的臨床診斷與決策的資源。換言之。實證照護是科學與藝術的統合及實踐。

問題與討論

1. 何謂實證醫學？
2. 實證醫學中所謂的3E為何？
3. 何謂實證護理？
4. JBI模式中實證知識的轉譯有五個步驟，請問是哪五個？
5. 請舉出三個常用的護理實證模式？並說明其主要著重的實證焦點。

答案

1. 請見1-1實證醫學的定義。
2. 請見1-1實證醫學的定義。
3. 請見1-2實證護理的定義。
4. 請見1-4護理實證的模式之一、實證健康照顧模式。
5. 請見1-4護理實證的模式。

參考資料 Reference

穆佩芬(2012)・審閱序・出自：穆佩芬、蔡淑鳳、石耀堂（審閱），*護理與健康照護之實證基礎的臨床應用：洞悉研究、經驗與專家意見*・臺灣愛思唯爾有限公司。

Burns, P. B., Rohrich, R. J., & Chung, C. K. (2011). The levels of evidence and their role in evidence-based medicine. *Plastic and Reconstructive Surgery, 128*(1), 305-310.

Carper, B. A. (1978). Fundamental patterns of knowing in nursing. *Advances in Nursing Science, 1*(1), 13-24.

Cochrane, A. L. (1972). *Effectiveness and efficiency: Random reflections on health services*. The Nuffield Provincial Hospital Trust.

International Council of Nursing (2012). *2012 - Closing the gap: From evidence to action*. Retrieved from http://www.icn.ch/publications/2012-closing-the-gap-from-evidence-to-action/ Accessed September 15, 2016.

International of Medicine. (1990). *Medicare: A strategy for quality assurance, Vol.1*. National Academy Press.

National Organization of Nurse Practitioner Faculties (2021). *Standards for quality nurse practitioner education* (6th ed.). Retrieved from https://cdn.ymaws.com/www.nonpf.org/resource/resmgr/2021/2021_nonpf_resources/20211020_v.2_ntfs_draft_post.pdf.

Pearson, A., Field, J., & Jordan, Z. (2007). *Evidence-based clinical practice in nursing and health care: Assimilating research, experience and expertise*. Blackwell.

Stevens, K. R. (2004). *ACE star model of EBP: Knowledge transformation*. Academic Center for Evidence-Based Practice. The University of Texas Health Science Center at San Antonio.

Straus, S., Tetroe, J., & Graham, I. D. (2013). *Knowledge translation in health care. Moving from evidence to practice*. Wiley-Blackwell BMJ Books, Oxford.

Titler, M. G., Kleiber, C., Steelman, V. J., Rakel, B. A., Budreau, G., Everett, L. Q., … Goode, C. J. (2001). The Iowa model of evidence-based practice to promote quality care. *Critical Care Nursing Clinical Northern America. 13*(4), 497-509.

CHAPTER 02

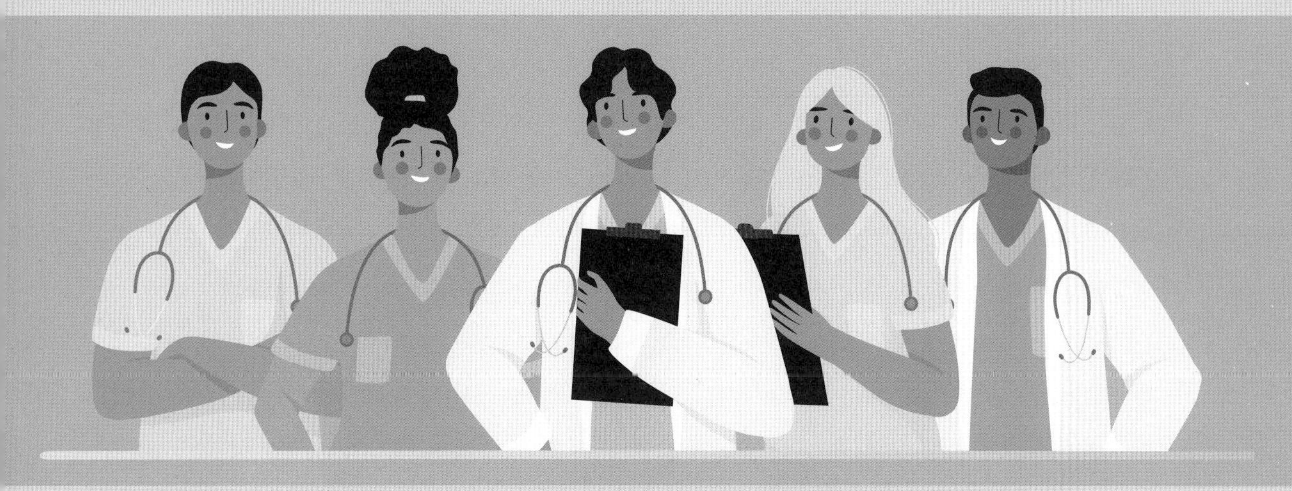

實證照護概念的養成

編者｜胡月娟

2-1　實證至運用的七個階段

2-2　執行實證七階段案例

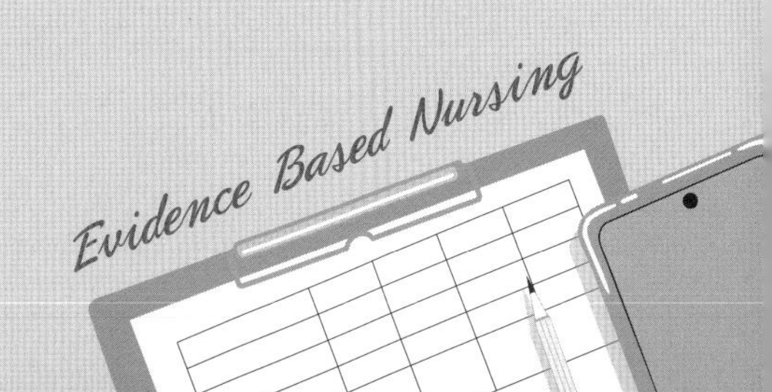

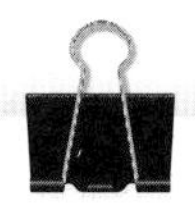
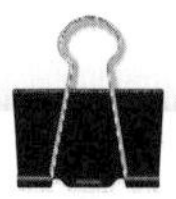
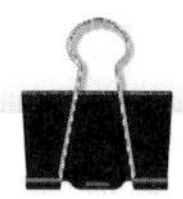

前言

實證醫學(evidence-based medicine, EBM)、實證護理(evidence-based nursing, EBN)、實證實務(evidence-based practice, EBP)已是社會大眾熟稔的術語，有鑑於醫藥、護理、醫檢、放射、公衛、復健、營養、社工等諸多專業領域，皆在推展實證的臨床應用，因而以實證健康照護(evidence-based health care)統稱之，較能含括各界實證照護夥伴（蔡、王、吳，2014）。

實證健康照護乃指在做健康照護決策時，得整合最佳研究實證、個案價值觀與臨床情境，以確保人們所接受的照護，為運用最新的知識與證據，即最合乎時宜研究的轉譯(Brown, Wickline, Ecoff, & Glaser , 2009)。就健康照護專業而言，自1990年代始，實證照護即襲捲全世界。此乃因社會大眾對健康照護服務品質保證的需求，健康照護服務間的相互依賴，與健康照護工作人員的課責增加所致。

儘管實證照護在教育、政策面已有長足改變，但其採納與執行仍是困難橫生(Upton, Upton, & Scurlock-Evans, 2014)。2012年，國際護士協會(International Council of Nurses, ICN)的年度主題－消彌缺口：從實證至行動(Closing the gap: From evidence to action)，正反映此現況(International Council of Nurses, 2012)。

再者，實證健康照護的真正意涵，三大要素乃為研究證據(evidence)、臨床專業(experience)及病人價值觀(expectation)，即所謂的「3E」。研究證據一定是以病人為中心、臨床為導向的系統性回顧或研發；臨床專業則是依醫護專業人員過去累積的知識及經驗，理解與運用新的臨床證據，以提供病人有效的治療；病人的價值觀則是做臨床各項決策時，需考慮病人的價值觀及文化背景，例如對耶和華見證會的教友而言，輸血是禁忌。

唯有上述「3E」整合，方能做實證的運用。這也是世界各國官方衛生部門，紛紛傾國家力量成立實證指引網站，方便社會大眾瀏覽，以強化民眾對實證健康照護的認識與臨床應用，在決策過程中透過各種證據與意見的溝通表達，以達社會大眾、醫護、政界等各方多贏的結果。

就實例而言，在考科藍系統性回顧資料庫，有一篇實證文獻，提及電動牙刷清除牙斑（潔牙）成效，大於一般手持牙刷(Robinson et al., 2009)，這是證據的搜尋與

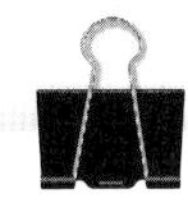
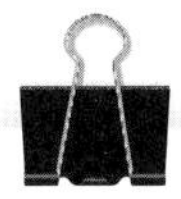
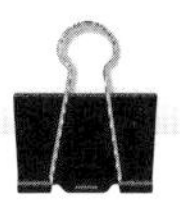

評析(evidence)。在推廣至護理之家前，由焦點團體的專家經驗分享(experience)中，提及護理之家成本的編列、工作人員的訓練、文化上差異的考量；住民與家屬的期望(expectation)，則表示使用上是每人一隻電動牙刷，抑或只是更換刷毛？費用採自費或機構吸收？以及安全上等諸多問題。之後藉由深入討論，取得潔牙成效核心要素在刷毛的機械性清除動作，故建置護理之家住民的口腔護理指引，採用一般或兒童用軟毛牙刷，或海綿牙棒，以取代棉花棒的傳統作法。

因此，在實證整合(evidence synthesis)、實證轉移(evidence transfer)與實證運用(evidence utilization)的歷程，必須納入病人或所有權益相關人的價值與個別偏好，可採使用者適用性的意見調查，或運用共享式決定(shared-decision making, SDM)溝通模式（陳、陳、羅，2014），向病人或使用實證者做說明。特別是病人的說明是目前臺灣較匱乏處。

國際實證健康照護學會(International Society for Evidence-Based Health Care, ISEHC)倡議的共享式決定，在執行面主要依循下列三步驟（陳、陳、羅，2014）：

1. 資訊分享

醫護人員提供各項臨床診療或照護措施的實證資訊，分析其利弊，也讓病人暢談分享個人對健康照護的偏好與價值觀。

2. 商議

病人和醫護人員充分掌握實證資訊後，依可行的臨床抉擇做討論，並考量其相對優勢與缺點。

3. 共識

病人與醫護人員雙方都同意且願執行所挑選的臨床抉擇，共同達成治療或照護決定。

總而言之，實證健康照護，以病人為中心和共享式決定，乃為相輔相成，缺一不可，唯有透過充分告知與討論的「共享式決定」才能落實「實證健康照護」，而達到最佳醫療照護品質（侯，2016）。

2-1 實證至運用的七個階段

一、實證轉譯

實證照護的三大議題為實證整合(evidence synthesis)、實證轉移(evidence transfer)與實證運用(evidence utilization)。就後二項議題而言，亦稱為知識轉譯(knowledge translation)，即醫學知識管理的B2B (bench to bed)流程。任何臨床研究報告(bench)或科學研究實證，經由整理而運用至實務或臨床病人照顧(bed)，以改善專業流程，執行成果，以成就健康快樂的病人（鄭，2013）。

在每天有數以千計臨床文獻報告，匯入電子資料庫的今日，萃取實證做運用時，必須瞭解其證據的階層，以免落入半世紀前，哈佛醫學院院長Burwell博士提醒學生的一段話：「你們目前在醫學院所習得之知識，其中有一半十年內將被證實有誤；問題是你的老師也不知道哪一半是錯的！」由此可知臨床推理與思辨能力的重要性。

就健康照護研究而言，其證據階層自底層往上分別是研究文獻(studies)、統整(syntheses)、精要(synopses)、結論(summaries)與系統(systems) (Glasziou & Haynes, 2005)。

1. 研究文獻(studies)

一般泛指原始文獻，例如自MEDLINE, CINAHL等電子資料庫所搜尋到的期刊論文，其品質不一。

2. 統整(syntheses)

例如考科藍系統性回顧資料庫，針對某一主題，做文獻統合與綜合評論。

3. 精要(synopses)

將系統性回顧或綜合評論，整理後做一簡單描述或摘要，發表在實證期刊或其他期刊，以方便使用者運用之。

4. 結論(summaries)

對某項疾病或臨床問題，提供基礎至完整的實證資訊，這些實證資訊可在DynaMed, Nursing Reference Center等資料庫找到。

5. 系統(systems)

這是一種醫療決策系統，可連結個別病人特徵資訊，即一般泛稱的臨床照護指引(clinical guideline)以供遵循。在資訊科技發達的今日，臨床照護指引已自臨床徑路演變成臨床決定輔助系統(decision support aids)。例如美國梅約診所(Mayo clinic)即運用此系統，輔以多媒體的圖文說明，將與疾病有關的醫療照護訊息、處置選擇、各項臨床抉擇之優缺點、利益與風險，用病人與家屬最易瞭解的方式展現，以協助他們參與做臨床抉擇（侯，2016；陳、陳、羅，2014）。

二、實證運用七階段

就健康照護實務而言，在1980年代，注重成本管控（效率）、品質促進，以將事情做對的品質保證；進入1990年代，實證照護興起，使得做對的事情（效果）成為王道，品質促進因而興起。品質促進必須持續分析健康照護組織問題，發展有效的改善措施，所以醫療照護從業人員，即得具備提供實證照護的核心能力(Wong, Tam, Wong, & Cheung, 2013)。

但是自實證知識產生至運用，以使臨床實務發生改變，目前仍存在缺口(gap)。1601年就發現維生素C與水手壞血病有關，至1865年規範商船水手每日都得吃一粒柑橘，期間已歷經264年。有研究顯示目前自發現實證，而後運用實證，乃至訂定政策，需歷時8~15年(Solomons & Spross, 2011)，因此實證運用就成為一個重要的議題。

最早注意到最佳實證與運用至病人處置上缺口的Pathman等學者，以注意到(aware)、同意(agree)、採納(adopt)與養成習慣(adhere)四大階段模式，調查醫師運用預防注射臨床照護指引情形，發現以百日咳疫苗注射為例，醫師在四階段的遵循率逐漸下降（90%注意到、67%同意、46%採納、35%養成習慣）(Pathman, Konrad, Freed, Freeman, & Koch, 1996)。

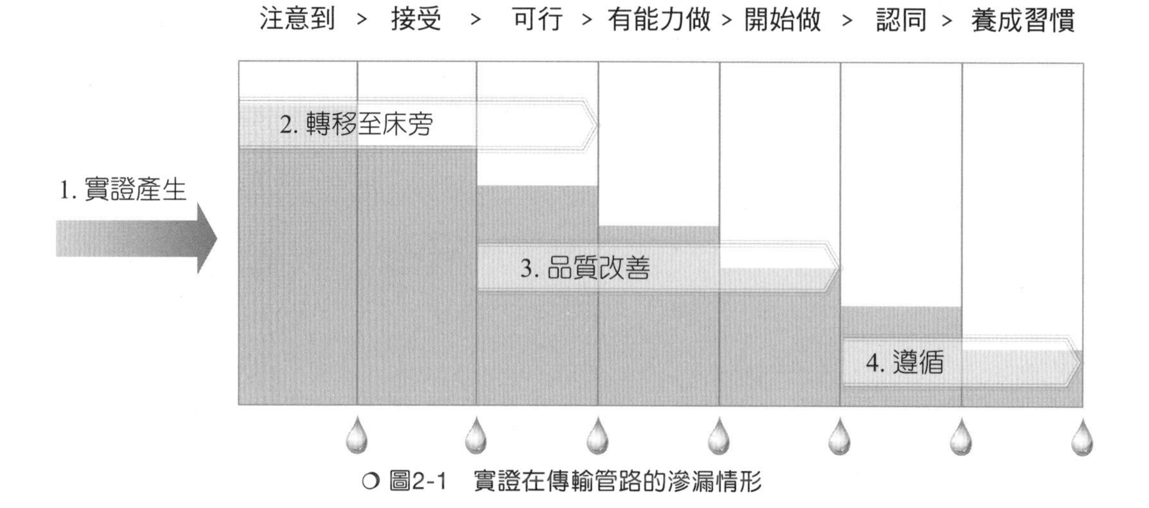

❍ 圖2-1　實證在傳輸管路的滲漏情形

前英國牛津大學的實證中心主任Glasziou教授與加拿大McMaster大學的Haynes教授，在2005年，將上述模式做修正而提出實證至運用的傳輸管路(evidence pipeline)。Glasziou教授認為即使有各種品質不一的新研究結果出版，藉由研究文獻、統整、精要、結論與系統等型式，直接或間接進入臨床照護實務，在實證傳輸管路的注意到、接受、可行、有能力做、開始做、認同、養成習慣等七大階段，皆有滲漏(leakage)即不遵循情形。假設每個階段遵循率80%，最終病人受惠僅有21% ($0.8^7 = 0.21$)（圖2-1）(Glasziou, Chalmers, Green, & Michie, 2014)。因此，瞭解七大階段的意涵，並找出妥適方式，以減少每一階段的滲漏或提升遵循率就很重要。

執是之故，Glasziou教授強調，經由七個運用階段，讓實證研究與臨床運用結合，以達成病人健康快樂的目標。以下將闡述傳輸管路模式(the pipeline model)七階段(7A)的意涵。

1. 注意到(awareness)

儘管每日有數以千計的醫學研究論文出版，也有數百臨床試驗新登錄（高、胡、楊、王、俞，2015），但醫事人員注意到這些有效實證仍有困難。有利可圖的新措施，可能會以市場行銷或大力廣告方式問世。但對許多售價便宜之藥品，或非藥品之輔助療法，要吸引人們注意就有困難。

為解決此問題，就需仰賴資訊科技，掃描平台或其他服務，以協助醫療從業人員注意到最新、最重要的改變。例如接受考科藍或Joanna Briggs Institute (JBI)系統性回顧摘要刊登的期刊數量與日俱增，讓世人知曉最新、有效、重要的實證。

2. 接受(acceptance)

如同上述維生素C的例子，自「注意到」至「接受」仍有缺口。醫事從業人員可能已聽過某項新舉措的優點，或某項舊方法的壞處，但要基於此實證做處理方式的改變，可能就需被說服。沒有心動就難有行動，因此得藉助行銷技術，例如：廣告、互惠（採納即提供禮物）、同儕保證、權威說服與友誼／個人關係；各大藥廠也投資許多經費在市場行銷。目前最大的問題是如何讓醫療從業人員不要採納證據不良的措施，即將實證導入健康照護成效分析與成本管控的觀念，以免濫用醫療資源。

3. 可行(applicable)

即使實證已為醫療從業人員所接受，要運用至最妥適的族群，可能仍會有問題。就用藥而言，再好的藥物仍有其副作用；而診斷與治療間又非一對一關係，而是錯綜複雜的機轉在運作，因此醫療從業人員在運用實證至某一族群病人身上時，就得慎思，權衡利弊得失，以發揮實證最大的可行性。例如乳癌病人的標靶治療，得藉助基因檢測，俗稱liquid biopsy，以讓最妥適的患者，接受最適宜的藥物，而臻精準醫療(precision medicine)。

4. 有能力做(available and able)

執行一項實證措施，除了可近性外，也得知道如何做。以新藥治療而言，就需熟知其劑量、濃度、起始劑量、維持劑量、副作用、藥效機轉、如何監測藥效等。儘管糖尿病血糖控制與飲食、運動、藥物等有關的系統性回顧很多，但在運用上，常需依個案量身訂做健康指導方案。因此醫療從業人員得接受繼續教育，終身學習，方能執行新的實證措施。

5. 開始做(acted on)

儘管醫療從業人員知道且接受做某項實證措施，在執行面仍常發生忘了或疏忽去做的情形。要改變慣性作用或習以為常的行為模式仍有難度。例如對於鼻胃管留置的病人，在給藥或灌食前，藉由回抽胃液或打氣聽診，以確定其位置，已有充分實證證據顯示不可靠。若加上胃回抽液pH試紙檢測，對病人才是較安全的(Metheny, 2007)，但護理人員常會因慣性而疏忽做pH值檢測，此有賴於床頭張貼物的提醒、護理記錄或是床旁稽核來落實。

6. 認同(agreed to)

實證健康照護的三大核心要素之一，就是病人的認同度。因為所推行的實證措施是運用至病人身上，此需切合病人的價值觀與文化背景。病人對實證資訊的掌握愈完整，其決策就會愈順利。例如有關新藥療效、副作用的百分率，藉助行動護理車或平板電腦，醫療從業人員可以將證據等級、相關資訊即時提供病人及家屬瞭解，以利溝通，並取得認同。

7. 養成習慣(adhered to)

任何實證舉措，最後若能融滲至日常生活中，其持續性效果會較佳。但是病人常會因擔憂未知的不良作用、害怕後續結果、無能力負擔接續的檢查及治療等原因，而致半途而廢。例如服藥遵從率少於50%，就常因病人擔心或忘記導致，因而有具提醒功能的藥盒設計問世，病人一旦忘了按時服藥，就送出警訊提醒或醫護人員、親友間連線獲悉，馬上去電提醒病人服用，以讓病人養成按時服藥之習慣。

隨著簡訊、Line、Facebook等3C通訊平台的廣為使用，不論使用實證的對象是病人或醫事從業人員，皆可自提醒或稽核程序的迴饋，以協助使用者養成習慣。

在臨床實務執行實證，雖有傳輸管路模式(pipeline model)的七個階段可供依循，但操作面會遭逢到底要放哪種型態的實證進入管路、管路各階段滲漏與阻礙問題、實證的成效與成效量測等議題，因此有許多學者紛紛提出模式的修正，例如國內實證醫學的推展至臨床照護，加入戴明循環(Plan-Do-Study-Action, PDSA)，以對抗七階段的滲漏，強調持續品質改善理念，以提升醫療照護品質（陳、邱，2008；陳、羅、郭、譚，2011）。

有學者以系統性回顧方式，找尋實證健康照護在臨床推行的阻礙與促進因子，自23篇文章中整理出四大因素：策略、文化、技術與結構面，由持續品質改善觀點、辨識阻礙因子、採取解決方案，以促進實證健康照護在臨床實務的推展(Solomons & Spross, 2011)。王等人則以設備(equipment)、政策(policy)、訓練課程(training courses)、成果指標(outcome indicators)和獎勵計畫(reward plans)等EPCOR模式，建構在醫院情境有效導入實證護理的推動模式(Wang, Kao, & Lin, 2015)。

Wimpenny等人(2008)則指出實證的進入傳輸管路，並非以單純、線性階段的進行方式，而是常發生反複、互動過程，因此建議加入連續線觀念，強調實證融滲游走在七階段的執行過程。此外，任何實證的執行，其最終目的是要提升病人照護品質，因此必須強化有關病人照護成果的測量(Wimpenny, Johnson, Walter, & Wilkinson, 2008)。

有鑑於此，澳洲Joanna Briggs Institute (JBI)研發了一套線上系統：臨床證據實務運用系統(Practical Application of Clinical Evidence System, PACES)，運用稽核迴饋與再稽核循環週期，以促進實務改變的過程(Joanna Briggs Institute, 2008)。以下陳述7A各階段的執行與實證運用案例。

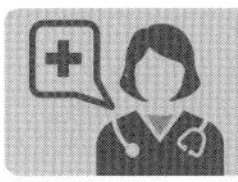

2-2 執行實證七階段案例

一、注意到(Awareness)

醫護人員的臨床照護實務，不但繁忙且需記憶的實證資料、常規等也很多，各種實證臨床照護指引更是不斷修正。如何讓相關實證或指引進入醫護人員的工作流程，以及其發揮必須看到功能，就得仰賴電腦系統。

例如2015年糖尿病臨床照護指引已出版，有些用藥、飲食等觀念有些改變，舉例而言第二型糖尿病人者的首選藥物為雙胍類（社團法人中華民國糖尿病學會，2015），若醫師在開藥時，醫令系統能跳出做提醒；護理人員在擬訂照護計畫時，也有相關照護指引內容即時呈現供參酌，例如體能活動建議，有助於醫護從業人員注意到最新、最重要的改變。

二、接受(Acceptance)

實證的執行，涉及臨床人事物或流程、系統的改變，即使醫護人員注意到各種實證、介入措施、處置或指引的優點，也不一定會接受。Widyahening等人就曾以七項第二型糖尿病人者臨床照護指引，對662位開業醫師做調查，在399份有效問卷當中，有66~91%人注意到第二型糖尿病臨床照護指引，認同者41~87%，採納者48~68%，養成習慣者則是2~45% (Widyahening, van der Graaf, Soewondo, Glasziou, & van der Heijden, 2014)。

如何藉助成功案例，來激發醫護從業人員願意嘗試改變，使用實證，就成為各專業思索的議題。臺灣護理學會、醫策會等舉辦的實證護理、實證醫學全國比賽；護理人員能力進階制度(N1~N4)與實證護理結合；中外期刊論文的實證運用成功案例等，皆有助於醫護從業人員接受各種實證或臨床照護指引。

三、可行(Applicable)

每項新實證，其會轉換成介入或處置，最終還是得運用至人身上。在倫理考量部分，以Joanna Briggs Institute臨床證據實務運用系統(PACES)而言，其認定實證運用為一種品質改善專案，不需送交倫理審查委員會，但在專案執行前，針對專案施行特定族群，仍需徵得其同意，方能納入執行對象。執行專案期間，個案資料得遵循匿名與保密原則，只有叢聚資料，無法辨識個別資訊。

四、有能力做(Available and Able)

胡等人針對護理之家住民，以系統性回顧建構了口腔照護指引62項（胡、江、林，2014）。在轉移至護理之家執行時，須考量該護理之家住民的照護問題及照護人員的能力，故將以實證為基礎的口腔照護指引經多次會議，取得機構工作人員共識，將住民口腔照護及評值修訂於護理之家的常規照護規範，並擬訂機構「住民口腔照護記錄表」。記錄表內容包括住民口腔照護評估時機、入住時口腔評估基本資料、口腔照護用物（依個別性選擇）、住民口腔照護執行記錄。接著進行人員教育訓練：在全面執行口腔照護指引前，確保護理人員與照顧服務員皆已學會如何執行口腔照護指引。此外，擬訂指引說明書：藉由意見交流會議，聽取執行面問題以做口腔照護指引修訂，完成書面的執行指引說明書。

五、開始做(Acted on)

以上述案例而言，開始在護理之家住民執行口腔照護指引時，得試用口腔評估表、獲悉工作人員的口腔照護認知與技術、確認口腔照護指引執行上的困難點；繼而與機構的所有員工開會，告知預試結果。此外，工作人員討論擬訂具體的口腔照護成果監測指標，住民部分為牙菌斑指數與口腔健康得分，工作人員則為口腔照護知識得分。再者，採取個別教學，例如床旁巡診、對問題較複雜住民的床旁指導、床旁技術示教／回覆示教。另外，護理人員及照顧服務員相互執行口腔照護，親自體驗被照護之感受，使之更能體悟住民感受。

六、認同(Agreed to)

一項創新的照護方案能否推行成功，切勿輕忽工作人員對此方案的感知，可藉由一對一溝通與焦點團體方式，收集工作人員面對改變的感受。例如口腔照護指引專案執行前即成立推動團隊，團隊成員除機構負責人外，包括護理長、資深護理師及照顧服務員組長，先取得口腔護理對住民而言是重要照護措施之共識。專案初期有幾位住民因長期使用棉棒做口腔護理，牙齦牙菌斑陳積，剛開始使用牙刷刷牙時，牙齦有出血情形，讓照護人員為之卻步，深怕造成住民傷害及家屬不滿，經口衛師及牙醫師確認無礙，牙醫師表示此乃為正常現象，保證一旦牙菌斑減少，牙齦恢復健康就不會再出血。持續執行後，住民果真不再出血，讓照護人員更具信心，因而認同執行新的口腔照護指引能改善住民的口腔衛生，特別是有抗拒性或攻擊性者。

七、養成習慣(Adhered to)

藉由工作人員管理策略，以稽核機構相關人員的執行實證指引，將其納入照護常規。例如護理長評估工作人員執行口腔照護方面所欠缺的知能後，以在職教育補足缺口，使工作人員具有口腔照護指引的知能（諸如口腔衛生不良與牙周病、心臟病、中風及吸入性肺炎的關聯性）；護理人員每週檢視住民床旁有充足的口腔照護用物，及依口腔健康篩檢表稽核照顧服務員的確實執行口腔照護；牙醫師及口腔衛生保健師輪流指導護理人員與照顧服務員執行住民口腔衛生評估，繼而根據不同住民的問題，提供適切的照護。此外，護理之家護理長擔任稽核者，稽核護理人員每季所做的住民口腔衛生評估，以確保住民個別化口腔照護計畫的執行成效，並設立交班本溝通訊息。當某位工作人員未依所負職責執行照護時，稽核者就給予直接明確的回饋。

由於照顧服務員是第一線為住民做口腔照護者，故護理人員、管理者應隨時伸出援手，協助照顧服務員處理難題，嘗試各種方法，以使口腔照護有成功的經驗。另一方面照顧服務員亦可自執行口腔照護指引的過程，針對難題找尋一些替代性方案，此種「再發明」的歷程，令使用者對創新有更佳的感知與態度，而加速採納新指引。

Glasziou等人則建議在統合實證措施，以運用至臨床實務時，可採下列三種方式(Glasziou, Chalmers, Green, & Michie, 2014)：

1. 單一試驗為基礎的抉擇(single-trial-based choice)：即就所有試驗中，選擇最佳措施。

2. 共通元素混合(common components hybrid)：自所有試驗中，找出共通元素，以形成措施組合。

3. 模式引導整合(model-guided synthesis)：藉助某一模式引導，以擬訂可行措施。

結 論

知識轉譯(knowledge translation)是在一繁複的互動情境內，研究者與知識使用者間研究發現的互換、統合與合乎倫理的運用。知識轉譯可以加速知識週期的運用。藉由知識轉譯，醫護人員可以確保提供合乎時宜、安全、有效的照護，以滿足個案需求。就知識終端使用者（個案）而言，亦感受到知識轉譯所運用的知識切合其真實生活所需。再者，知識轉譯有助於強化健康照護體系，提供更有效率的服務，以提升社會大眾的健康。

Where is the life we have lost in living?

Where is the wisdom we have lost in knowledge?

Where is the knowledge we have lost in information?

– Choruses from the Rock, *T.S. Eliot, 1934*

從這首詩裡，警醒人們：雖然每日接收數以萬計的資訊，但能讓我們感知為知識的到底有多少？智慧的智是每日知識的積累，我們從出生就開始學習的旅程，期間又有多少知識能變成可取用的智慧？再者，70~80年的平均歲數，儘管存活於世，真正有意義的生命又幾何呢？

這些令人省思的詩句，對照著實證在臨床健康照護七階段的滲漏現象，身為醫事從業人員的每一份子，皆有職責為知識的轉譯奉獻一己之力。

問題與討論

在加護病房內，當病人無法由口進食時，可能會使用鼻胃管引流其胃分泌物，以預防腹脹、嘔吐及做為灌食、給藥之途徑。有學者回顧二千多位鼻胃管留置的病人，發現有3%插至肺部(n = 50)，即使病人使用氣管內管或氣切造瘻管，其管子的充氣環帶(cuffs)也無法預防鼻胃管進入肺內(Sorokin & Gottlieb, 2006)。對重症病人而言，鼻胃管錯置與吸入皆會使病人陷於危險中，故鼻胃管位置的確認，對加護病房的患者而言意義重大。假設你是加護病房的護理長，藉由閱讀系統性回顧文章（江、林、高、林、吳，2013），你修訂了鼻胃管位置確認方式，添加一項胃回抽液的pH值測試，請運用7A階段，以推行此實證至臨床照護。

答案

請見2-2執行實證七階段案例，以及下列兩篇期刊論文。

吳尚蓉、林豐裕、胡月娟、柯淑娟、張景年(2016)．加護病房鼻胃管照護的實證運用．*急重症醫學雜誌*，1，130-141。

柯淑娟、林豐裕、謝玉賀、胡月娟、張景年(2014)．鼻胃管位置確認方式改善專案．*秀傳醫學雜誌*，*13*(3,4)，63-72。

參考資料 Reference

江月琇、林豐裕、高美菁、林瑞娥、吳尚蓉(2013)．鼻胃管插入後錯置偵測方法之系統文獻回顧．*長期照護雜誌，17*(2)，105-124。

社團法人中華民國糖尿病學會(2015)．*2015糖尿病臨床照護指引*．臺北市：社團法人中華民國糖尿病學會。

胡月娟、江蕙娟、林豐裕(2014)．護理之家住民口腔照護指引的建立與成效評值．*護理暨健康研究，10*(2)，143-153。

侯文萱(2016)．以病人為中心的實證健康照護：共同決定模式．*台灣實證醫學會會刊，7*(2)，34-39。

高綺吟、胡文郁、楊志新、王新芳、俞玉潔(2015)．臨床研究護理師對臨床試驗之認知與工作概況．*臺灣醫學，19*(2)，117-124。

陳可欣、陳杰峰、羅恆廉(2014)．參加國際實證健康照護學會(ISEHC)經驗分享與未來展望．*台灣實證醫學學會會刊，5*(1)，28-34。

陳杰峰、邱文達(2008)．實證醫學之知識轉譯地圖．*醫療爭議審議報導，35*，9-15。

陳杰峰、羅恆廉、郭耿南、譚家偉(2011)．實證醫學於臨床之發展與應用．*醫療品質雜誌，5*(6)，24-29。

蔡榮美、王淑鈴、吳育弘(2014)．按摩治療或音樂治療對於減輕待產婦的分娩疼痛是否有差異．*台灣實證醫學學會會刊，5*(1)，20-27。

鄭浩民(2013)．轉譯科學——個未來實證照護及醫學研究的重要趨勢．*榮總護理，30*(2)，110-120。doi:10.6142/vghn.30.2.111

Brown, C., Wickline, M., Ecoff, L., & Glaser, D. (2009). Nursing practice, knowledge, attitudes and perceived barriers to evidence - based practice at an academic medical center. *Journal of Advanced Nursing , 65*(2), 371-381.

Glasziou, P., & Haynes, B. (2005). EBN notebook: The paths from research to improved health outcomes. *Evidence Based Nursing (EBN)*, 8, 36-38.

Glasziou, P., Chalmers, I., Green, S., & Michie, S. (2014). Intervention synthesis: A missing link between a systematic review and practical treatment(s). *PLoS Medicine, 11*(8), e1001690. doi: 10.1371/journal. pmed.1001690.

International Council of Nurses (2012). *Closing the gap: From evidence to action*. Retrieved from http://www.icn.ch/images/stories/documents/publications/ind/indkit2012.pdf

Joanna Briggs Institute (2008). *Joanna Briggs Institute Practice Application of Clinical Evidence System*. Available from: http://paces.jbiconnectplus.org/AuditHome.aspx

Metheny, N. (2007). Confirmation of nasogastric tube placement. *American Journal of Critical Care, 16*(1), 19.

Pathman, D. E., Konrad, T., Freed, G. L., Freeman, V. A., & Koch, G. G. (1996). The awareness - to - adherence model of the steps to clinical guideline compliance: The case of pediatric vaccine recommendation. *Medical Care*, 34, 873-889.

Robinson, P., Deacon, S. A., Deery, C., Heanue, M., Walmsley, A. D., Worthington, H. V., ... Shaw, B. C. (2009). Manual versus powered toothbrushing for oral health. *Cochrane Database of Systematic Reviews*, Issue 1. Art. No.: CD002281. doi: 10.1002/14651858.CD002281.pub2.

Solomons, N. M., & Spross, J. A. (2011). Evidence-based practice barriers and facilitators from a continuous quality improvement perspective: An integrative review. *Journal of Nursing Management*, 19, 109-120.

Sorokin, R., & Gottlieb, J. E. (2006). Enhancing patient safety during feeding-tube insertion. A review more than 2000 insertions. *Journal of Parenteral Enternal Nutrition*, 30, 440-445.

Upton, D., Upton, P., & Scurlock - Evans, L. (2014). The reach, transferability, and impact of the evidence - based practice questionnaire: A methodological and narrative literature review. *Worldviews on Evidence - Based Nursing, 11*(1), 46-54.

Wang, M. Y., Kao, C. C., & Lin, C. F. (2015). The EPCOR model: A model for promoting the successful implementation of evidence-based nursing in hospital-based settings. *The Journal of Nursing Research, 23*(1), 15-24.

Widyahening, I. S., van der Graaf, Y., Soewondo, P., Glasziou, P., & van der Heijden, G. (2014). Awareness, agreement, adoption and adherence to type 2 diabetes mellitus guidelines: A survey of Indonesian primary care physicians. *BMC Family*, 15, 72-82. doi: 10.1186/1471-2296-15-72.

Wimpenny, P., Johnson, N., Walter, I., & Wilkinson, J. E. (2008). Tracing and identifying the impact of evidence - Use of a modified pipeline model. *Worldviews of Evidence - Based Nursing, First Quarter, 5*(1), 3-12.

Wong, E. L., Tam, W. W., Wong, F. C., & Cheung, A. W. (2013). Citation classics in nursing journals: The top 50 most frequently cited articles from 1956 to 2011. *Nursing Research, 62*(5), 344-351. doi: 0.1097/NNR.0b013e3182a2adff

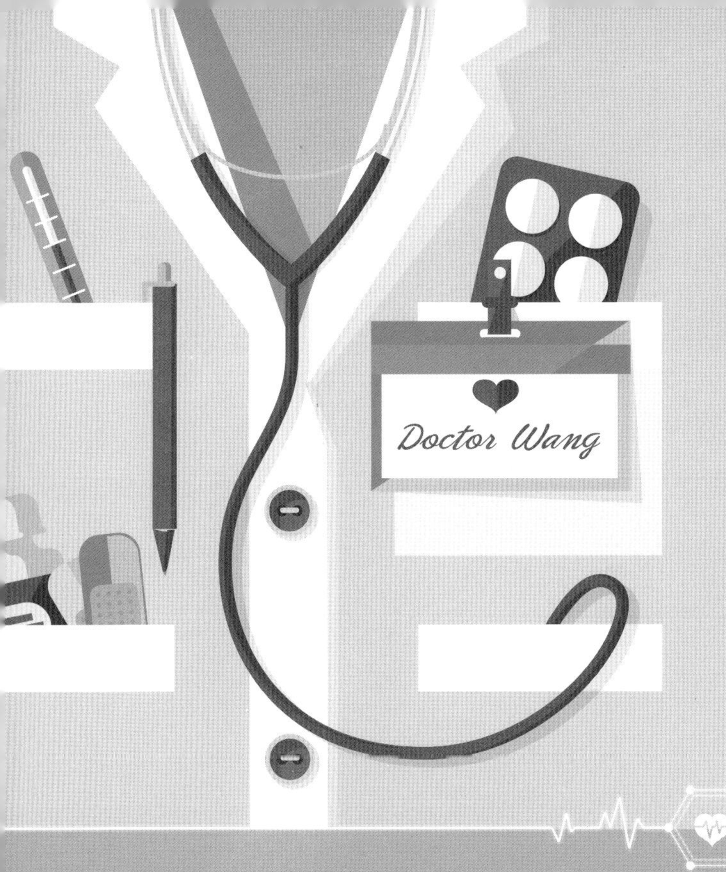

PART 02

實證實務的研究方法

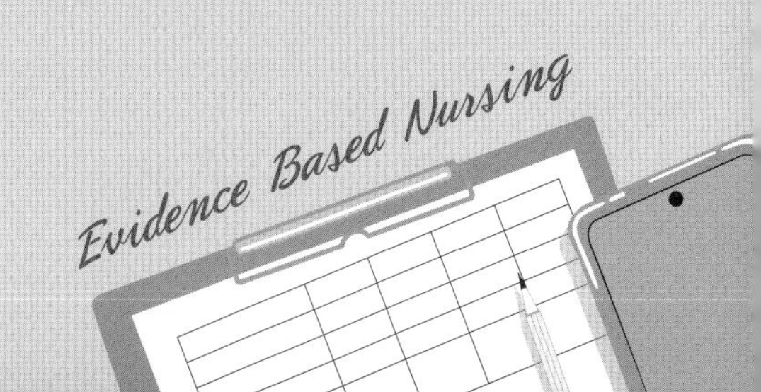

CHAPTER **03**

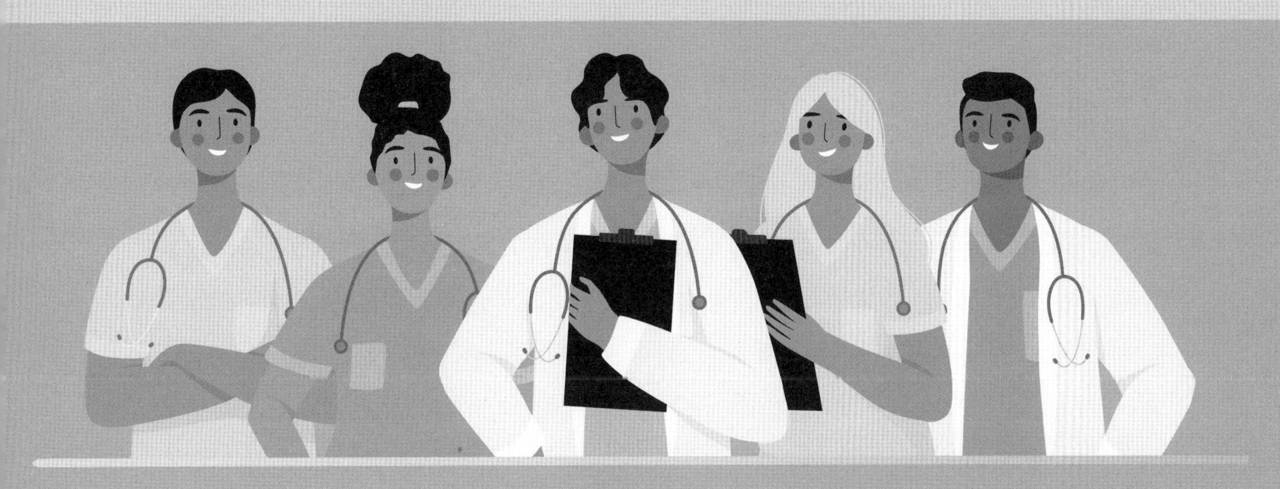

實證健康照護：從研究到實踐

編者｜王雅容

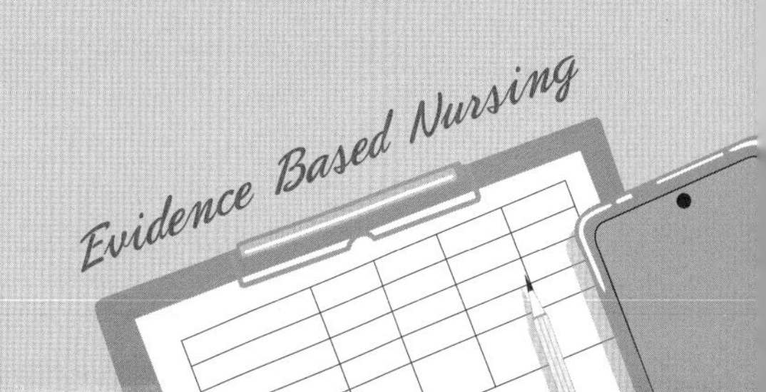

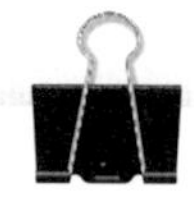
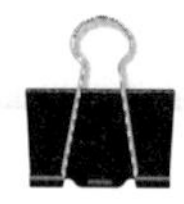

前言

實證健康照護的目的在於透過系統性的文獻搜尋、質量並重的文獻評讀與統合，以提供符合病人期待、跨越種族文化的個別性照護；並期望能減少臨床與學術研究間的缺口，更能貼近病人需求、提升健康照護人員之能力及健康照護專業之形象（Sigma Theta Tau International, 2004；陳、何、高，2007；簡、劉，2015）。

5A是實證健康照護的五大步驟，實證健康照護的精髓在於整合最佳的研究證據(research evidence)、臨床專業(clinical expertise)及病人的價值觀(patient expectations)所作出符合病人、家庭及社區需求價值與偏好的決策(Melnyk & Fineout-Overholt, 2015; Sigma Theta Tau international, 2004)。簡言之，5A為實證健康照護的問、查、讀、用、審等五步驟（李、譚、廖，2015；The Joanna Briggs Institute [JBI], 2014）。學者提出以研究證據為基礎的實證健康照護為健康照護專業人員必要的核心能力，也是提升照護品質的重要因素之一(Melnyk & Fineout-Overholt, 2015)。

3-1　五個步驟(5A)

實證的5A指的是五個由A開頭的實證方法，包括：(1)問一個可以回答的臨床問題(**Ask** an answerable clinical question)、(2)找到最佳的實證文獻(**Acquire** best evidence)、(3)驗證實證文獻之效度及可用性(**Appraise** the evidence of its validity and usefulness)、(4)應用實證文獻結果於臨床(**Apply** the result in clinical practice)，及(5)評估上述四個步驟之成效(**Assess** the performance of above procedures)（簡、劉，2015；JBI, 2014; Melnyk & Fineout-Overholt, 2015）。5A是一個反覆、循環的過程，在解決臨床問題的過程中不斷地修正5A，以期能將實證證據最佳地應用於臨床情境(Johnson, 2008)（圖3-1）。

以實證5A結合臨床實證實務之五步驟為：(1)轉化預防、診斷、預後、治療及因果關係等訊息的需求為可回答的問題；(2)搜尋最佳證據以回答問題；(3)嚴

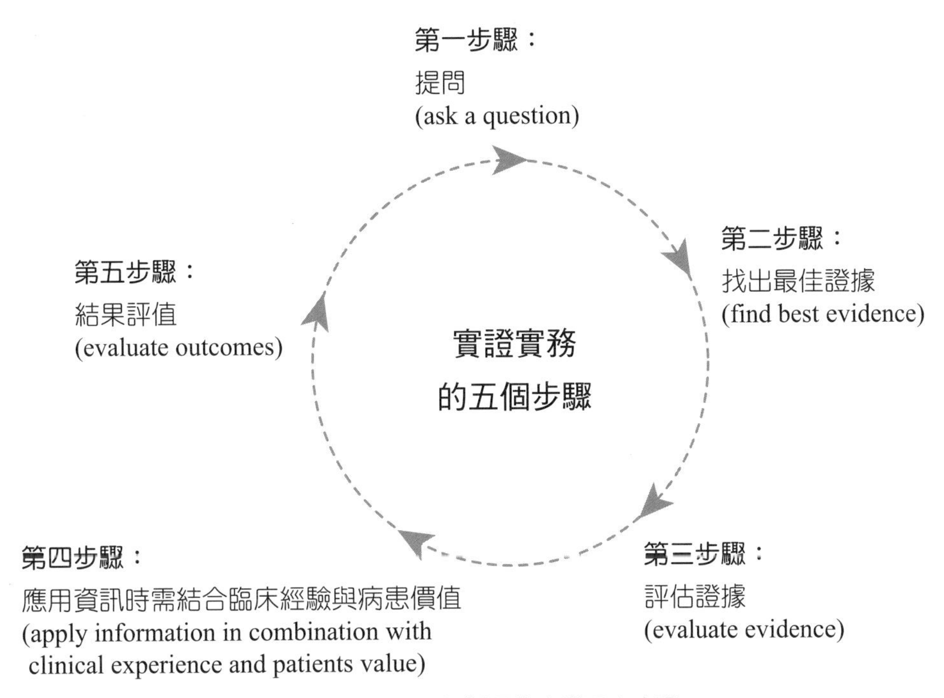

❍ 圖3-1　不斷循環的實證五大步驟

資料來源：Johnson, 2008

格評讀證據的效度、影響或成效及應用性；(4)統整嚴格評讀的證據、臨床專業與病人本身的特性、價值觀與其周遭情況於照護服務當中，及(5)評值前述步驟的執行效果與效率(JBI, 2014)。JBI (2014)認為5A的目的在於實證健康照護者展現搜尋、評值、管理及使用相關資源以獲得最佳文獻之能力，並依所獲得之最佳證據解決個案問題或為照護族群做最佳的健康照護決定。

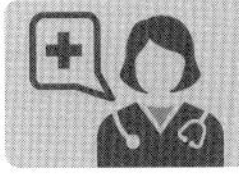

3-2　實證的五大步驟的定義

一、問一個可以回答的臨床問題(Ask an Answerable Clinical Question)

產生問題是實證健康照護的開端(Melnyk & Fineout-Overholt, 2015)：分析過往經驗及反思健康照護中的臨床情境，簡化為可回答的臨床問題。在提問的過程中，要先能回答背景問題(background questions)。背景問題是指與疾病相關的知

❒ 表3-1　背景問題參考說明

	問題與疾病相關	問題與治療相關
Who	病人特性	適用對象特性
What	症狀、病程變化	治療內容、效果及合併症
Where	疾病分布區域	實行治療的區域／部位
When	好發年齡、時間、季節	實行治療的時機
Why	病因	實行治療的理由
How	病理生理學	治療執行步驟

識性問題，包括與疾病相關的生理、心理、社會等面向，背景問題通常可分析為5W1H (Who, What, Where, When, Why, How)（陳，2014；簡、劉，2015），背景問題參考說明請見表3-1。

以下為舉例說明：若是想提問的問題與腫瘤減積手術(tumor debulking surgery)有關，則需要先能回答背景問題如：誰會需要做腫瘤減積手術(Who)、腫瘤減積手術是什麼(What)、在哪裡能執行腫瘤減積手術／執行手術的身體部位(Where)、什麼時候會需要腫瘤減積手術(When)、為什麼要執行腫瘤減積手術(Why)，以及如何執行腫瘤減積手術(How)等。

這些背景問題對應的知識是不需要透過查證實證文獻，而只需要查閱相關教科書或是雜誌專欄文章即可得知（簡、劉，2015）。若沒有足夠的背景知識便無法提出有意義的、可以用實證回答之問題。當對想要提問的主題有足夠的背景知識後，便能開始將臨床情境分析為用實證可回答的問題。健康照護的實證學者們認為PICO格式是能有效率的分析問題的方法（JBI, 2014；Melnyk & Fineout-Overholt, 2015；陸、陳、周，2004）。Stern、Jordan和McArthur (2014)系統性文獻回顧的第一步即形成一個特殊、可回答的問題，一個好的、清楚的問題可以做為文章納入及排除標準的基本，而且這樣的問題更能夠展現出其與文章納入標準間清楚的關係。

JBI (2014)將臨床問題相關的研究分為五大類，包括：(1)治療(therapy)、(2)傷害或致病因素(harm or etiology)、(3)診斷(diagnosis)、(4)預後(prognosis)，

及(5)成本效益(cost benefit)。以PICO形成一個可以回答的臨床問題，將臨床問題剖析成四個部分：P為病人或目標族群(patient / population)、I為介入措施(intervention)、C為比較措施(comparison intervention)、O為治療後結果(outcome)。也有部分學者認為PICO格式無法將時間、研究設計類型等因素納入分析，故將PICO格式修改為PICOT或PICOS，T為時間(timing)，而S為研究設計(study design)，以此更進一步擴大形成問題的結構。以下說明PICO、PICOT及PICOS (JBI, 2014; Melnyk & Fineout-Overholt, 2015)。

（一）病人或目標族群(Patient / Population)

明確定義病人或目標族群的特徵有助於找到與主題相符的文獻，例如：種族、年齡、性別、照顧場域及疾病與其期別等，可以從這些特徵定位目標族群；但是限制太多也可能會造成在搜尋文獻時無法搜尋到充足的文獻證據，提問者便要考慮是否將僅有部分符合目標族群特徵的文獻納入分析。

（二）介入措施(Intervention)

介入措施的定義應盡量明確，可以設定為一項或是一組介入措施。介入措施通常是藥物、手術，技術或是衛教宣導等。若是提問的主題和介入措施無關，這一部分可以改為致病因子(pathogenic factor)、危害因子暴露(risk factor exposure)、診斷性檢查(diagnostic test)、預後因子(prognostic factor)或病人認知(patient perception)等，以契合主題。

（三）比較措施(Comparison)

比較措施通常為臨床上常規的措施，這類需要被比較之措施，甚至可以設定為沒有措施、常規照護或是使用安慰劑。JBI (2014)將比較措施分成兩類：(1)被動性(passive)，如安慰劑、沒有治療、常規照護或等待名單；(2)積極性(active)，如研究措施之間的不同，可以是劑量或種類等。以傷口的敷料作為比較措施的例子說明如下，比較措施可以是：(1)比較新的敷料跟常規使用的敷料，或是(2)比較A敷料跟B敷料的成效。

（四）結果(Outcome)

結果是用來檢視臨床措施的成效，故結果的設定會顯著地影響實證報告的結論。結果可以分為研究主要欲探究的主要結果(primary outcome)或依研究需求而產生的次要結果(secondary outcome) (Aromataris, 2014; JBI, 2014; Stern, Jodan, & McArther, 2014)。JBI (2014)指出作為一篇統整(systematic review)的結果可以是：發生率、盛行率、相關性(association)、心理計量特性(psychometric properties)、生理特質的測量、生活品質，或健康照護的滿意度。

一篇系統性文獻回顧想要探討的結果可以是罹病率、死亡率、存活率、復發率、副作用的產生及程度或生命徵象變化。但若結果設定不當可能會影響實證報告的結論及臨床實務的決策，如某一癌症相關措施的結果只看存活率卻忽略日常生活功能、生活品質及後遺症的產生等重要指標，導致判斷介入措施與比較措施沒有顯著差異，可能因而做出不適當的臨床決策。

（五）時間(Timing)

設定時間因素能使想探討的問題更加精確及契合個別性健康照護，例如：執行措施介入的時間點、頻率或是持續時間。

（六）研究設計(Study design)

加入研究設計的考量有助於搜尋文獻的準確性，例如：設定質性研究(qualitative research)或量性研究(quantitative research)，有助於避免搜尋納入不適合的文章。另一好處在於能確保搜尋到的文獻品質，例如：設定隨機控制試驗(randomized controlled trial, RCT)可以幫助提問者蒐集到文獻實證等級較高的文章；但研究等級高的文獻並不一定適用於自己所需要的臨床情境或個案。常用的五大類臨床問題所對應的研究設計如3-2表所示。

❒ 表3-2　常用的五大類臨床問題所對應的研究設計

五大類臨床問題	研究設計
治療(Therapy)	隨機控制試驗
傷害或致病因素(Harm or Etiology)	世代研究＞個案對照＞個案系列
診斷(Diagnosis)	前瞻性與黃金標準(gold standard的盲化比較或橫斷性
預後(Prognosis)	世代研究＞個案對照＞個案系列
成本效益(Cost benefit)	經濟分析(economic analysis)

資料來源：JBI, 2014

由於質性研究對科學知識的觀點不同於量性研究，質性研究學者認為個體行為的發生必須與個體當時所處的情境狀況(context)及個體本身的特徵條件(characteristics)有關（潘，2003），故而為了使PICO格式更貼近質性研究的性質，在問一個可以回答的臨床問題所提出PICO格式如下：P為目標對象(participant)、I為有興趣的現象(phenomena of interest)、CO為內容或環境背景(context) (The Joanna Briggs Institute, 2013; 2014)。也有學者提出其他質性研究的整合分析方法，如：SPIDER：S為樣本(sample)、P為為有興趣的現象(phenomenon of Interest)、D為研究設計(design)、E為評值(evaluation)、R為研究類型(research type) (Cooke, Smith, & Booth, 2012)。

二、找到最佳的實證文獻(Acquire Best Evidence)

找到最佳實證文獻的方法包括運用現存、相關、可及的資料庫及使用最適合的策略和關鍵字搜尋，搜尋後初步評估文獻的等級，盡可能找到所有跟臨床問題相關的最佳實證文獻。過程中須使用PICO關鍵字及搜尋策略不斷地搜尋相關資料庫，直到找到最佳的實證證據。

（一）實證資料庫的分類及介紹

臺灣學者將實證醫學文獻搜尋的資料來源整理後分為五大類，分別是：(1)系統性文獻回顧(systematic review)、(2)電子資料庫(electronical database)、(3)醫療科技評估(health technology assessment, HTA)與診療指引(clinical practice guideline, CPG)、(4)衍生性出版(secondary publication)，及(5)整合式搜尋

(metasearch)（郭、陳、曾，2009）。茲將各類文獻搜尋來源的資料庫說明如下：

在實證醫學裡面，最重要的資料來源是**系統性文獻回顧**，包含Cochrane Library (http://www.cochrane.org)、CRD (Centre for Reviews and Dissemination, http://www. york.ac.uk/inst/crd/)、JBI (Joanna Briggs Institute, http://www. joannabriggs.edu.au)。而**原始文獻電子資料庫**是系統性文獻回顧文章之主要來源，常用的電子資料庫有MEDLINE、PubMed、EMBASE、SDOS、ProQuest、Science Direct、CINAHL。**HTA及CPG**常用到的網站資源有HTA、NGC (National Guideline Clearinghouse)、SIGN (Scottish Intercollegiate Guidelines Network)、NICE (National Institute for Clinical Excellence)等。**衍生性出版**可節省研究者的時間，讓研究者能快速熟悉主題，但由於是經過專家濃縮後的精華，故無法閱讀完整的文章。衍生性出版可以做為背景知識的來源，常用的網站有EBM Online (http://ebm.bmj.com/)。**整合式搜尋**在對一個主題做深入探討時是個省時的方式，常用的網站資源為TRIP database (Turning Research Into Practice, http://www. tripdatabase. com/)、SUMSearch (http://sumsearch. uthscsa.edu/)。

除上述分類外，中文部分的資料庫則有華藝線上圖書館（Airiti Library，原CEPS中文電子期刊）、中華民國期刊論文索引(1970.01~2009.10)及全國碩博士論文資訊網。灰色文獻(grey literature)則可透過ProceedingsFirst、Web of Science及ProQuest Dissertations & Theses A&I等電子資料庫找到。JBI (2014)認為灰色文獻來自於註冊的研究或試驗(research and trials registers)、碩博士論文(theses / dissertations)、機構或網頁(organizations / websites)、統計資料(data-statistics)、通報或傳單(circulars)和報告(reports)。

此外，DiCenso、Bayley及Haynes (2009)將經過評析(pre appraised)的實證健康照護文獻以6S階層(6S hierarchy of evidence based resources)分類，從最高層次金字塔頂端的系統(systems)到最底層的研究(studies)（圖3-2）。

以下為6S的說明：(1)系統(systems)是電腦化的支持決策系統(computerized decision support systems)，整合相關主題之研究結果、病人記錄，提供個案具個別性之最佳臨床決策、(2)歸納(summaries)為具實證基礎的臨床照護指引或教科

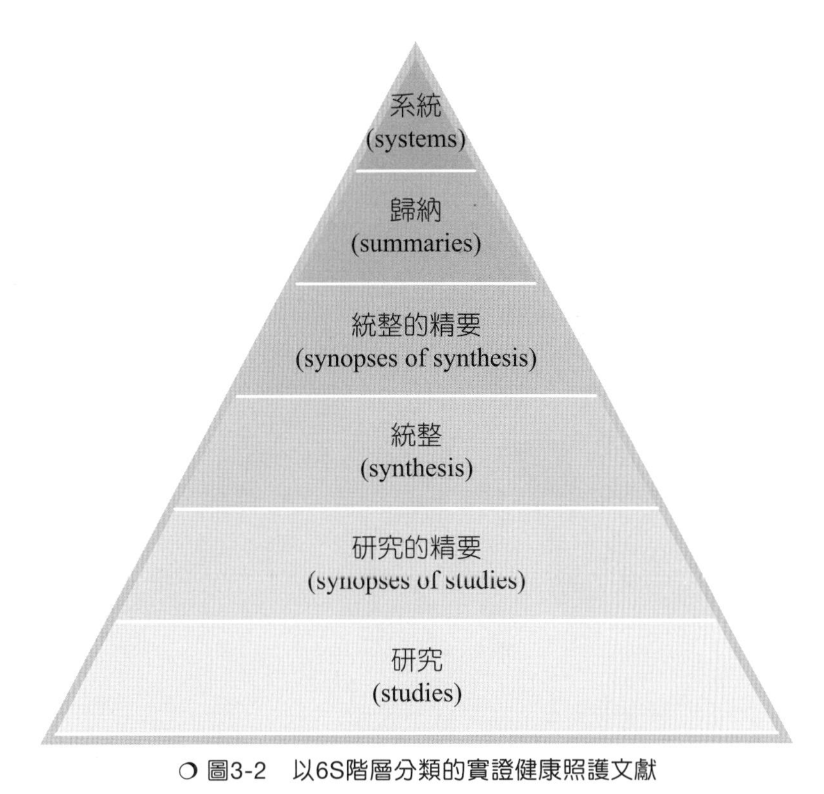

❍ 圖3-2　以6S階層分類的實證健康照護文獻

資料來源：DiCenso, Bayley, Haynes, 2009

書(evidence based clinical practice guidelines or evidence based textbook)，整合實證資料，解決個案特殊性的問題、(3)統整的精要(synopses of synthesis)為歸納多個統整的結論，可做為臨床的介入措施、(4)統整(synthesis)是單篇系統性文獻回顧、(5)研究的精要(synopses of studies)則是歸納多篇高品質的單篇研究，及(6)研究(studies)為原始雜誌的文章(DiCenso, Bayley, & Haynes, 2009)。

以臨床的角度再將6S階層分類的資料庫文獻分為歸納及指引(Summaries and guidelines)、經過評析的資源(Pre-appraised resources)及未經評析的原始文章(Non-appraised primary studies)等三類（DiCenso, Bayley, & Haynes, 2009；陳、林、陳、賴，2009）。三大文章分類、分類的說明及其所對應之資料庫，如表3-3所示。

❒ 表3-3 以6S階層分類的實證健康照護資源

分類	說明	資料庫
歸納及指引(Summaries and guidelines)	1. 線上歸納提供臨床問題整體性的實證證據（不限於問題、措施或結果） 2. 具有臨床決策建議的臨床照護指引資料庫	ACP Smart Medicine & AHFS DI® Essentials™ Best Practice Guidelines BMJ Best practice (TMC library) Clinical Key Cochrane Summaries Cochrane Podcasts CPG Infobase DynaMed Plus Evidence-Based Guidelines (Programs in Evidence-Based Care) HealthEvidence.org National Guideline Clearinghouse NHS Centre for Reviews and Dissemination (CRD) NICE Clinical Guidelines OrthoEvidence UpToDate
經過評析的資源(Pre-appraised resources)	統整的精要、統整或評析數篇文章後的精要或歸納	Cochrane Library Cochrane Neonatal Reviews ACP Journal Club BMJ EvidenceUpdates EPC Evidence Reports McMaster PLUS The Cochrane Collaboration
未經評析的原始文獻(Non-appraised primary studies)	所有未經過評析的原始文章	AMED PubMed (MEDLINE) CINAHL Embase-Ovid Health Services Research (HSR) Queries MEDLINE-Ovid ProQuest Nursing and Allied Health Source PsychINFO

（二）資料庫搜尋及舉例

搜尋資料庫時先以次級資料庫(secondary database)瞭解背景問題的相關知識及PICO臨床問題的特定知識，再以原始資料庫(primary database)找出適合回答PICO的相關文獻進行統整。進行搜尋資料庫時，不會僅搜尋一個資料庫；而是搜尋所有與所提出臨床問題相關的資料庫，以PICO為關鍵字引導搜尋(JBI, 2014)。圖書館館員對圖書資源及資料庫最為熟悉，是資料搜尋方法及策略的最佳資源與諮詢者。

Aromataris及Riitano (2014)指出系統性文獻回顧主要的內涵是企圖搜尋所有已發表及未發表的文獻；這一全面、完整的搜尋須包括：(1)確認適當的資源及搜尋的來源、(2)發展一個搜尋策略、(3)搜尋各種書目資料庫、(4)尋找沒有發表的文獻、(5)手動搜尋，及(6)搜尋各文獻所引用的參考資料。而JBI (2014)則將搜尋分為三個以下步驟：(1)第一階段：起始搜尋PubMed及CINAHL，分析內容文字及摘要與資料庫內建的索引名詞(index terms)。(2)第二階段：應用已確認之關鍵字及各資料庫內建的索引名詞及灰色文獻（未發表的，grey literature）來源再次進行搜尋。(3)第三階段：搜尋各文獻所引用的參考資料。

JBI (2014)建議在第一階段搜尋後，更完整、全面的搜尋可以MEDLINE、EMBASE、CINAHL等使用標題(subject headings)，此為各資料庫限定之索引(index)或字彙(words or language)。因美式及英式英文拼音、單複數等拼字不同，故於資料庫搜尋時建議使用萬用字元(wildcards or wildcard character)，如“?(colo?r = colour or color)”、“$(organi$ = organising or organizing or organised or organization; dog$2 = dogma)”。或使用布林邏輯(Boolean operators)，如AND / OR / NOT將重要的概念放在一起搜尋。若因研究需求，使用限制(limits)於搜尋中，如限制日期、研究設計或研究族群等。資料蒐集後須加以記錄搜尋策略、來源及將文獻輸出至書目軟體(bibliographic software)，如EndNote，讓讀者可以重複文獻搜尋的過程。

綜合上述，將PICO的臨床問題變成搜尋策略，步驟如下：(1)以PICO的各個內容為關鍵字、(2)釐清臨床問題的類型，搜尋最適合的研究設計、(3)將關鍵字鍵入各個資料庫進行文獻搜尋、(4)以布林邏輯與MeSH terms找到最適合的文獻，及(5)以手工或電腦調閱資料（陸、陳、周，2004）。宋及張(2006)建議收集研究證據時可依據以下四個流程：(1)評估資料庫的收錄範圍及選擇檢索工具的適用性、(2)選擇合適的檢索詞彙、(3)決定檢索策略並執行查詢，及(4)依據查詢結果修正重複搜尋步驟。

以JBI (2014)提出的三步驟結合PICO問題的搜尋歷程，舉例說明如下：研究問題為：「針灸是否能改善癌症患者化學治療後的周邊神經病變？」。

第一階段：搜尋PubMed資料庫（表3-4）及搜尋CINAHL（表3-5）資料庫。

❒ 表3-4 PICO關鍵字於PubMed搜尋結果

	鍵入	MeSH terms	文獻數目
P	cancer	neoplasms	3,432,508
	chemotherapy	drug therapy	331,386
	patient	patients	4,715,143
I	acupuncture	acupuncture or acupuncture therapy	25,754
C	placebo	placebos	196,851
	waiting list	waiting lists	15,766
O	peripheral neuropathy	peripheral nervous system diseases	147,115
	CIPN	沒有	307

❒ 表3-5 PICO關鍵字於CINAHL搜尋結果

	鍵入	CINAHL headings（標題）	文獻數目
P	cancer	neoplasms	57,384
	chemotherapy	chemotherapy, adjuvant; neoadjuvant therapy	10,016
	patient	cancer patients	22,041
I	acupuncture	acupuncture; acupuncture, ear; acupuncture points, dry needling	10,834
C	placebo	placebos	10,098
	waiting list	waiting lists	4,167
O	peripheral neuropathy	peripheral nervous system diseases; peripheral neuropathies	4,240
	CIPN	沒有	231 (keywords)

初步搜尋此二資料庫後，在PubMed用進階搜尋以P+I+O的布林邏輯方式，並限制文章為clinical trial及humans，共搜得5篇文章，其中僅2篇符合，另3篇為electroacupuncture的文章（表3-6）。搜尋CINAHL資料庫時，進入檢索歷史以

P+I+O使用AND檢索，共搜得4篇文章，其中僅1篇符合（PubMed已有）；另3篇為文獻回顧、論述和個案系列（表3-7）。

❐ 表3-6 PubMed搜得文章

Greenlee et al. (2016). Randomized sham-controlled pilot trial of weekly electro-acupuncture for the prevention of taxane-induced peripheral neuropathy in women with early stage breast cancer. *Breast Cancer Research and Treatment, 156*(3), 53-64. doi: 10.1007/s10549-016-3759-2.
Garcia et al. (2014). Electroacupuncture for thalidomide/bortezomib-induced peripheral neuropathy in multiple myeloma: A feasibility study. *Journal of Hematology and Oncology*, 7, 41. doi: 10.1186/1756-8722-7-41
Boa et al. (2014). A pilot study of acupuncture in treating bortezomib-induced peripheral neuropathy in patients with multiple myeloma. *Integrative Cancer Therapy, 13*(5), 396-404. doi: 10.1177/1534735414534729
Kim et al. (2013). Electroacupuncture for chemotherapy-induced peripheral neuropathy: Study protocol for a pilot multicentre randomized, patient-assessor-blinded, controlled trial. *Trials*, 14:254. doi: 10.1186/1745-6215-14-254
Donald, G. K., Tobin, I., & Stringer, J. (2011). Evaluation of acupuncture in the management of chemotherapy-induced peripheral neuropathy. *Acupuncture in Medicine, 29*(3), 230-233. doi: 10.1136/acupmed.2011.010025

❐ 表3-7 CINAHL搜得文章

Kedar, A., Hakimian, A., & Gamus, D. (2012). Acupuncture for cancer patients. *Progress in Palliative Care, 20*(5), 284-294.
Donald, G. K., Tobin, I., & Stringer, J. (2011). Evaluation of acupuncture in the management of chemotherapy-induced peripheral neuropathy. *Acupuncture Medicine, 29*(3), 230-233. doi: 10.1136/acupmed.2011.010025
Wong, R., & Sagar, S. (2006). Acupuncture treatment for chemotherapy-induced peripheral neuropathy: A case series. *Acupuncture in Medicine, 24*(2), 87-91.
Fishie, J., & Rubens, C. (2011). Acupuncture in palliative care. *Acupuncture in Medicine, 29*(3), 166-167.

第二階段為閱讀第一階段搜尋出的二篇文章內容，找出上述兩表中為包含之關鍵字，加上表格中之關鍵字，再次於其他相關的資料庫進行檢索，如MEDLINE、EMBASE、SDOS、ProQuest、Science Direct等。灰色文獻則可以從ProceedingsFirst、Web of Science及ProQuest Dissertations & Theses A&I等電子資料庫獲得。

第三個階段則是閱讀上述二階段符合納入標準的文章中所列的參考資料，並以手動找出電子資料庫搜尋後未包含之文章。

三、驗證實證文獻之效度及可用性(Appraise the Evidence of Its Validity and Usefulness)

面對醫療資訊豐富及發表模式與數量迥異的現代社會，實證文獻的品質不一，所以嚴格地評讀每一篇文獻是必須的過程。嚴格文獻評讀(critical appraisal)是辨別研究文章優點及缺點的系統性過程，目的為評估研究結果的效度及可用性(Melnyk & Fineout-Overholt, 2015)。JBI (2014)提出文獻評析的過程主要是評估文章中研究法的品質，而決定研究法品質的因素包含強調危及研究設計及資料分析的偏差(bias)，所以評讀又稱為評估偏差及方法學的品質及效度(validity)。

JBI (2014)將文章的效度分為內在效度(internal validity)及外在效度(external validity)。Heale和Twycross (2015)及Porritt、Gomersall和Lockwood (2014)指出內在效度指研究最小化誤差(bias)或系統性誤差(systematic error)及增加干擾效益(effect of confounding)被控制的程度，即這個研究如何地好？研究是否沒有系統性錯誤或誤差？以及結果是否為真實？而外在效度是指研究結果可以推論的程度，如研究結果是否可以應用於其他的族群？

學者亦指出影響內在效度的誤差有四種：(1)選擇性誤差(selection bias)：主要因受試者隨機分配於兩組之機會不均等，足夠的隨機分配及分組盲化可避免之；(2)表現性誤差(performance bias)：因被分配在實驗組造成實驗組受試者表現較好，可以盲化處理之；(3)偵測性誤差(detection or measurement bias)：發生在評估結果者對實驗組受試者不同於對照組，盲化評估者可以避免之；(4)削弱性誤差(attrition bias)：因兩組之流失率差異所造成，治療意向分析(intention-to-treat analysis)是處理的方式之一(Heale & Twycross, 2015; Porritt, Gomersall, & Lockwood, 2014)。

因而，所有研究文獻評析都必須考量的三個重要問題為：(1)研究的結果是有效的嗎（有效，validity）？(2)研究的結果是什麼（可信，reliability）？及(3)研究結果對病人的照顧是否有幫助（可用，applicability）（簡、劉，2015）？有效指的是研究方法嚴謹，可信則是指研究的效力或效應(effect size)及其精確性、可用評估的是研究中的個案及臨床個案的差異。

文獻評析之所以重要是因為：(1)可以減少資訊過度負荷、(2)找出與臨床主題確切相關的文章、(3)區辨實證(evidence)與意見、假設與信念、(4)評估有效性及可用性、(5)辨認潛在的偏差(bias)，及(6)具有專業持續發展之重要性(Druss & Marcus, 2005; Glasziou, 2008)。JBI (2014)指出唯有確認文章的可信度(credibility)，才能用於健康照護政策、臨床實務及未來研究。

Young與Solomon (2009)以文獻回顧歸納出適用於臨床工作人員批判性評讀研究文章的十個問題，內容包括：(1)研究問題適當、有意義(relevant)嗎？(2)研究有增加任何新知嗎？(3)問的是什麼形式的問題？(4)適合研究問題的研究設計為何？(5)研究方法有提及重要潛在偏差的來源嗎？(6)研究的執行有依照原來的研究計畫書嗎？(7)研究有測試其所陳述的假設嗎？(8)研究中所使用的統計方法正確嗎？(9)研究結果足以形成該結論嗎？(10)是否有任何利益衝突？

綜合上述，批判性評讀最重要的部分為評值研究設計在回答研究問題上的恰當性，亦需仔細評估所使用研究設計中關鍵方法論之特徵及正確性。其他重要的部分還包括使用的統計法的合適性、結果詮釋的適切性、研究限制的呈現及利益衝突與臨床的相關性等(du Prel, Röhrig, & Blettner, 2009; Greenhalgh, 1997; 2001)。所以在進行批判性評讀時，必須先閱讀研究文章全文及瞭解研究設計，才能選擇正確的評讀工具。JBI (2016)依不同的研究設計提供的評讀工具於JBI網站有進一步說明(http://joannabriggs.org/research/critical-appraisal-tools.html)。

其他有學者整理發展文獻評讀工具或查核表的網站及其所發展之批判性評讀工具整理如下(Primary Health Care Research & Information Service, 2016)：

1. CASP (Critical Appraisal Skills Programme, http://www.casp-uk.net/)：系統性文獻回顧、隨機控制試驗、診斷、經濟、質性評值、個案對照、世代研究及臨床預測規則(clinical prediction rule)。

2. CEBM (Centre for Evidence-Based Medicine, http://www.cebm.net/)：系統性文獻回顧、治療／隨機控制試驗及預後。

3. AMSTAR (Assessing the Methodological Quality of Systematic Reviews, http://amstar.ca/)：系統性文獻回顧。

4. AACODS (Authority, Accuracy, Coverage, Objectivity, Date, Significance, https://dspace.flinders.edu.au/jspui/bitstream/2328/3326/4/AACODS_Checklist.pdf)：灰色文獻(grey literature)。

5. NICE (National Institute for Health and Care Excellence, https://www.nice.org.uk/process/pmg4/chapter/introduction)：量性介入研究、量性相關及影響(correlations and associations)、經濟評值及質性研究。

6. GRADE (Grading of Recommendations Assessment, Development and Evaluation, http://www.gradeworkinggroup.org/)：隨機控制試驗、觀察型、間斷時間序列(interrupted time series)、前後測(before-after studies)、個案對照、世代研究、橫斷性、個案系列、個案報告及其他。

依照不同的研究設計所建議的報告指引(reporting guidelines)，如表3-8所示，更完整的評估指引請見EQUATOR Network (http://www.equator-network.org/)。

❐ 表3-8　不同研究設計所使用之報告指引

研究設計(study type)	報告指引(reporting guidelines)
隨機控制試驗(randomized controlled trial)	CONSORT
觀察型研究(observational studies)	STROBE
系統性文獻回顧及統合分析(systematic review and meta analysis)	PRISMA
研究及評值指引(guidelines for research and evaluation)	AGREE
個案報告(case reports)	CARE
品質改善(quality improvement)	SQUIRE
現實主義評估法及後設敘事(realist and meta narratives)	RAMESES
經濟效益(economic evaluation)	CHEERS
質性研究(qualitative research)	COREQ

資料來源：Primary Health Care Research & Information Service, 2016.

評讀時可以用篩選問題(screening questions)決定是否繼續閱讀該文章，如與所設定的PICO及研究設計是否合適等問題。依照文獻的分類及研究設計不同，需使用不同的評讀工具。JBI (2014)依照不同的研究目的FAME (Feasibility, Appropriateness, Meaningfulness and Effectiveness, Economic evidence)制定證據等級，如附錄一所示。JBI針對不同研究設計所發展的評讀工具於http://joannabriggs.org/research/critical-appraisal-tools.html網站有詳細介紹。

以研究效益文章之評讀為例，JBI (2016)對RCT研究文章的評讀共有13項，內容為：(1)是否隨機將參與者分派到各組？(2)分派到各組的方式是否隱匿？(3)各組於基準線(baseline)是否相似？(4)參與者被分派於各組的過程是否盲化？(5)執行研究者之執行過程是否盲化？(6)執行研究結果評估或測量者是否盲化？(7)對照組是否沒有接受到任何類似的介入措施？(8)追蹤是否完整？若無，對未完成研究者的策略為何？(9)資料分析時是否依隨機分配的組別？(10)結果的測量是否各組皆相同？(11)結果測量的過程是否可信？(12)使用的統計分析方式是否適當？(13)研究設計對該主題是否適當？是否有任何異於標準RCT設計在執行過程或統計分析上的誤差？

Guyatt等學者(2011)建議以The grading of recommendations assessment, development and evaluation (GRADE)系統來評析實證文獻的證據等級，GRADE建立共通的、透明的、容易瞭解的證據等級及建議強度評比機制。李、譚和廖(2015)建議實證團隊在執行實證臨床應用時，必須根據系統文獻回顧結果判別研究是否有設計的限制、不一致性、間接證據、不精確的估計值及發表偏差，若有上述情形，則給予減分；並依據研究結果之顯著性、劑量反應關係及排除干擾因子後研究效果的顯著性予加分或減分，進而有「high、moderate、low、very low」四種不同證據強度之結論。此外，亦須考量研究結果的優點及缺點、個案的價值及偏好、所需費用及所有資源，呈現強或弱臨床應用的建議等級。

四、應用實證文獻結果於臨床(Apply the Result in Clinical Practice)

Johnson (2005)提出知識轉換(knowledge transfer)的方式有三種，從消極到積極依序為：(1)傳播(diffusion)：主要是增進覺醒(awareness)，資料的來源可能是雜誌、新聞、網路及或大眾媒體，目的是得到訊息；(2)傳遞(dissemination)：以國際化活動推廣研究的結果，目的在增加覺醒跟改變態度；(3)執行(implementation)：透過方法克服障礙進行研究措施的介入，目的是造成行為的改變。而知識轉換的方法及方式因主導者不同而異，有三個模式包括：(1)研究者主導(research-push)：研究者發起，滿足研究者的好奇心，研究者也有責任將資訊傳遞給有興趣的人；(2)使用者主導(user-pull)：由決策者或委員會事先決定；(3)交易性質(exchange)：由決策者和研究者基於雙方需求發起的複雜模式。

Maclean、Gray、Narod及Rosenbluth (2004)指出有效的知識轉換內涵及策略包括：(1)信息(the message)：最好是研究結果或實證指引；(2)標的族群(the target audience)：知識轉換主要的對象；(3)傳遞者(the messenger)：可信的傳遞者與信息依樣重要；(4)知識轉換的過程及設施(the knowledge transfer process and infrastructure)；(5)評值(evaluation)。

簡及劉(2015)將實證應用過程分為臨床決定及執行改變兩大部分。在做臨床決定的過程重要的提醒為即使是目前已知之最佳證據並不一定能形成臨床決策，因尚須考量健康照護體系、個案個別性及其背景與臨床人員專業能力下之判斷和溝通等技能，所以在作臨床決定時，除考量由系統性文獻回顧之最佳證據外，給臨床人員作為決定的臨床照護指引(clinical guideline)亦是重要考量。世界衛生組織(2012)的指引發展手冊將指引發展過程分為九個步驟，如圖3-3所示。

執行改變的過程分為：知識期、說服期、決定期、執行期及確認期共五個時期（簡、劉，2015）。知識期發現一個臨床問題並以實證手法找出最佳證據之實證措施。說服期考量組織、環境及人員是否能接受實證措施。決定期找出決策及影響決策之相關人員並取得支持。執行期利用各種正式及非正式之管道來散步及提倡實證措施。最終，確認期則分為過程評值及結果評值，前者評估實證措施是否已被接受，後者則評估實證措施是否影響病人成果及組織之表現。

Glasziou和Haynes (2005)指出在實證實務應用時，有七個主要應用階段，內容為注意到(aware)、接受(accepted)、可行(applicable)、有能力做(able)、開始做(acted on)、認同(agreed)及養成習慣(adhered to)；突破此七個階段之障礙為應用實證證據於臨床之關鍵。而在應用實證文獻結果於臨床應考量族群(population)是否與文獻族群相同或相仿；介入措施是否違背病人或其家庭的文化(culture)、

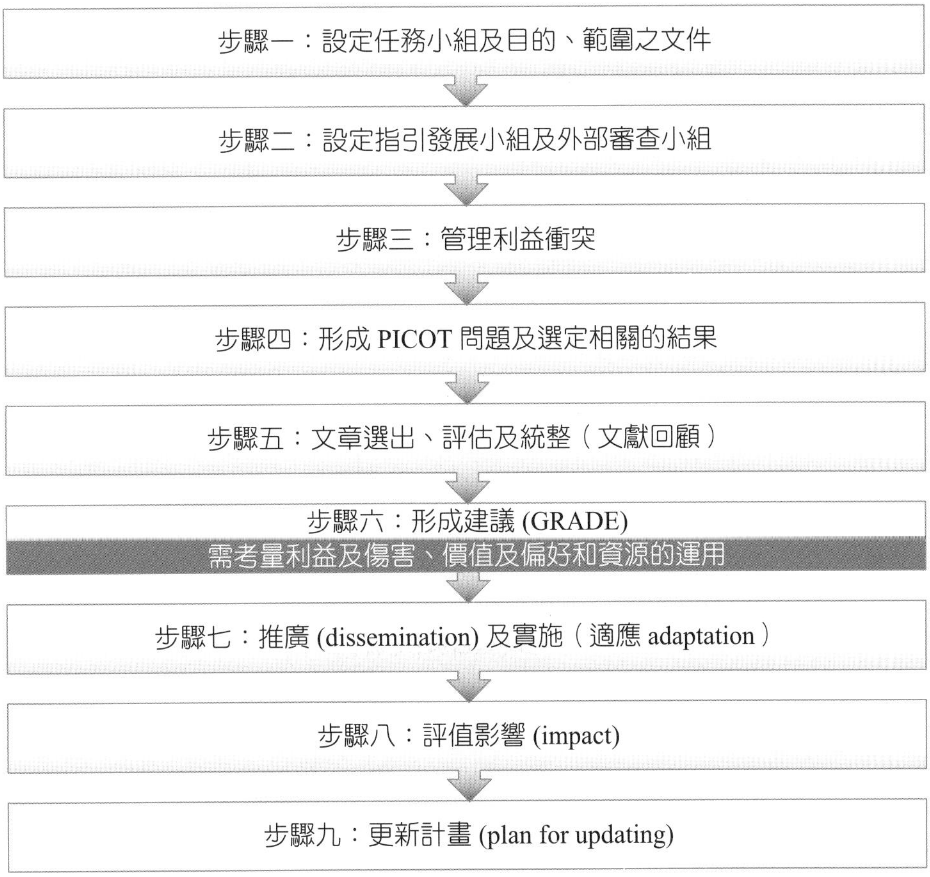

步驟一：設定任務小組及目的、範圍之文件

步驟二：設定指引發展小組及外部審查小組

步驟三：管理利益衝突

步驟四：形成 PICOT 問題及選定相關的結果

步驟五：文章選出、評估及統整（文獻回顧）

步驟六：形成建議 (GRADE)
需考量利益及傷害、價值及偏好和資源的運用

步驟七：推廣 (dissemination) 及實施（適應 adaptation）

步驟八：評值影響 (impact)

步驟九：更新計畫 (plan for updating)

❍ 圖3-3　世界衛生組織指引發展的九個步驟

資料來源：世界衛生指引發展組織手冊，2012

價值觀或偏好(inclination)；應用前應思考執行上可能會遇到什麼樣的障礙(obstacle)，如族群不同、背景文化不同應如何調整實證文獻結果於臨床之內容、步驟或程序。

五、評估上述四個步驟之成效(Assess the Performance of Above Procedures)或對過程進行稽核(Audit Performance in Steps 1 to 4)

這是實證過程的第五個、也是最後一個步驟，即對上述四個過程進行稽核，確認臨床照護是否以實證為基礎且定期並嚴格的被評值。這個過程包含檢視前面四個步驟的執行情形，必須定期評估(Green, 2006；陸、陳、周，2004)，是持續品質改善的概念與過程(Johnson, 2008)。簡言之，為對上述的4A進行自我行為、過程及成效之評估，同時思考下次執行改進的宗旨及方法。

Fineout-Overholt及Johnston (2007)綜合各家學者之意見提出要評值一個實證措施於組織的介入必須包括過程(processes)及結果(outcomes)。Triolo等(2006)則認為成功的評值及評值後改變須包含六個重要因素：(1)建立信任(establish trust)：是評值最重要的部分；(2)減少官僚(decrease bureaucracy)：納入所有利益相關者；(3)要有無所畏懼的心態(have a no-fear mindset)；(4)準備一個平穩的工作轉變計畫；(5)與所有利益相關者溝通評值的目的、策略及發現；(6)時間投入需實際能完成評值。

綜合上述，在實證的過程中需反覆確認是否以PICOT的形式問了可以回答的臨床問題？實證資料的搜尋是否使用正確的資料庫及以正確、完整的方法搜尋資料庫？是否嚴格地評讀了文獻？應用實證資料於臨床情境時是否整合了自己的臨床經驗、專家意見及病人的喜好？

李、譚、廖(2015)以內容分析法研究在臺灣的實證競賽作品中，指出實證五步驟以嚴格評讀最弱，其次為形成聚焦問題，而臨床應用與成效評值相對較佳。成效評值的問題以評值方法的適當性、病人及醫療人員的反應、結果的評值及計畫持續性的評估為主。

最後Fineout-Overholt及Johnston (2007)總結評值的重要概念為健康照護的決策必須是由資料所啟動的(data-driven)、資料對服務提供主必須是可及並且容易使用、結果的評值必須是各專科共識(interdisciplinary)、結果評值必須是健康照護提供者課程的一部分及健康照護教育必須要著重學習者對實證照護的整合。如此，才能達到實證照護的宗旨－有品質的病人照護。

結 論

實證健康照護的目的在減少臨床與學術研究間的缺口，更能貼近病人需求、提升健康照護人員之能力及健康照護專業之形象。5A為實證健康照護的問、查、讀、用、審五步驟，為健康照護專業人員必要的核心能力，也是提升照護品質的重要因素之一。

實證健康照護是臨床專業人員決策的過程，過程中需考量臨床專業者的經驗、統合現存最佳的證據、個案的偏好及所擁有的資源等(DiCenso, Cullum, & Ciliska, 1998)。健康照護專業人員應具備對臨床問題覺知的敏感度、搜尋現存最佳文獻及嚴格評讀文獻的批判性思考能力；更要有關應用相關研究及實證健康照護的知能，以實證後的最佳證據來協助臨床照護決策，方可提供個案最適合且有效的照護措施，更期能提升臨床照護品質及專業水準（Melnyk & Fineout-Overholt, 2015；宋、張，2006）。

問題與討論

1. 何謂5A？試說明其內涵、目的及重要性。
2. 設定PICO的背景問題對提出可回答問題的重要性為何？
3. 如何能搜尋到現存的最佳證據文獻？
4. 何謂灰色文獻(grey literature)？其目的為何及如何獲得此類文獻？
5. 做好評讀文獻的方法或步驟有哪些？
6. 應用評讀後之最佳證據於臨床時的考量有哪些？
7. 評值實證過程的重點或步驟為何？

答案

1. 請見3-1五個步驟(5A)。
2. 請見3-2實證的五大步驟的定義之一、問一個可以回答的臨床問題。
3. 請見3-2實證的五大步驟的定義之二、找到最佳的實證文獻。
4. 請見3-2實證的五大步驟的定義之二、找到最佳的實證文獻之（二）資料庫搜尋及舉例。

5. 請見3-2實證的五大步驟的定義之三、驗證實證文獻之效度及可用性。

6. 請見3-2實證的五大步驟的定義之四、應用實證文獻結果於臨床。

7. 請見3-2實證的五大步驟的定義之五、評估上述四個步驟之成效或對過程進行稽核。

參考資料 Reference

宋惠娟、張淑敏(2004)．臨床決策：實證實務的步驟．*慈濟護理雜誌*，*5*(3)，73-80。

李玲玲、譚家偉、廖熏香(2015)．實證實務五步驟之應用與相關議題：實證競賽分析初探．*榮總護理*，*32*(3)，222-230。

郭雲鼎、陳杰峰、曾珮娟(2009)．實證醫學文獻搜尋，*實證醫學，醫療爭議審議報導系列*(39)，13-16。

陳可欣(2005)．簡介實證護理．*領導護理*，*6*(1)，8-15。

陳可欣、何雲仙、高靖秋(2007)．實證護理於臨床之應用．*榮總護理*，*24*(4)，320-328。

陳杰峰(2014)．國際接軌－台灣實證照護之展望．*護理雜誌*，*61*(6)，12-16。

陳瑞琳、林怡君、陳恆理、賴玉玲(2008)．實證醫學．*臺灣牙周醫誌*，*14*(1)，43-50。

陸希平、陳家玉、周明仁(2004)．實證醫學的應用．*中山醫學雜誌*，15，251-259。

楊雯雯(2010)．問一個可回答的問題．*護理雜誌*，*57*(6)，89-96。

潘淑滿(2003)．*質性研究理論與應用*．心理。

盧美秀(2001)．實證醫學、實證護理與實證管理．*新臺北護理期刊*，*3*(1)，1-6。doi:10.6540/NTJN.2001.1.001

簡莉盈、劉影梅(2015)．*實證護理學導論*．華杏。

Aromataris, E. (2015). Ins and outcomes. *JBISRIR, 13*(4).

Aromataris, E., & Riitano, D. (2014). Systematic reviews: Constructing a search strategy and searching for evidence. *AJN The American Journal of Nursing, 114*(5), 49-56.

Beyea, S. C., & Slattery, M. J. (2006). *Evidence-based practice in nursing: A guide to successful implementation*. HCPro.

Cooke, A., Smith, D., & Booth, A. (2012). Beyond PICO: The SPIDER Tool for qualitative evidence synthesis. *Qual Health Res, 22*(10), 1435-1443. doi: 10.1177/1049732312452938

DiCenso, A., Bayley, L., & Haynes, R. B. (2009). Accessing preappraised evidence: Fine-tuning the 5S model into a 6S model. *ACP Journal Club, 151*(3), 2-3.

DiCenso, A., Cullum, N., & Ciliska, D. (1998). Implementing evidence-based nursing: Some misconceptions. *Evidence Based Nursing, 1*(2), 38-39.

DiCenso, A., Guyatt, G., & Ciliska, D. (2005). Evidence-based nursing: A guide to clinical practice. Elsevier Mosby.

du Prel, J. B., Röhrig, B., & Blettner, M. (2009). Critical appraisal of scientific articles. *Deutsches Ärzteblatt International, 106*(7), 100-105.

Fineout-Overholt, E., & Johnston, L. (2007). Evaluation: An essential step to the EBP process. *Worldviews on Evidence-Based Nursing, 4*(1), 54-59.

Glasziou, P., & Haynes, B. (2005). The paths from research to improved health outcomes. *Evidence-Based Medicine*, 10, 4-7.

Green, M. L. (2006). Evaluating evidence-based practice performance. *ACP Journal Club, 145*(2), A8-A10.

Greenhalgh, T. (1997). How to read a paper: Assessing the methodological quality of published papers. *The BMJ, 315*(7103), 305-308.

Greenhalgh, T. (1997). How to read a paper: The MEDLINE database. *The BMJ, 315*(7101), 180-183.

Guyatt, G. H., Oxman, A. D., Sultan, S., Glasziou, P., Akl, E. A., Alonso-Coello, P., …, Schünemann, H. J; GRADE Working Group. (2011). GRADE guidelines: 9. Rating up the quality of evidence. *Journal of Clinical Epidemiology, 64*(12), 1311-6. doi: 10.1016/j.jclinepi.2011.06.004

Heale, R., & Twycross, A. (2015). Validity and reliability in quantitative studies. *Evidence Based Nursing, 18*(3), 66-67. doi:10.1136/eb-2015-102129.

Hewitt-Taylor, J. (2004). Clinical guidelines and care protocols. *Intensive Critical Care Nursing, 20*(1), 45-52.

Johnson, C. (2008). Evidence-based practice in 5 simple steps. *Journal of Manipulative and Physiological Therapeutics, 31*(3), 169-170。

Johnson, L. S. (2005). From knowledge transfer to knowledge translation: Applying research to practice. *OT Now*, July/August, 11-14.

Kristensen, N., Nymann, C., & Konradsen, H. (2016). Implementing research results in clinical practice- the experiences of healthcare professionals. *BMC Health Services Research*, 16:48. DOI 10.1186/s12913-016-1292-y

Maclean, H., Gray, R., Narod, S., & Rosenbluth, A. (2004). *Effective KT strategies for breast cancer. Prepared for the CIHR*. Retrieved from http://www.crwh.org/PDF/KTBC%20Final%20Report.pdf.

Melnyk, B. M., & Fineout-Overholt, E. (2005). *Evidence-based practice in nursing & healthcare: A guide to best practice*. Lippincott Williams & Wilkins.

Melnyk, B. M., & Fineout-Overholt, E. (2015). *Evidence-based practice in nursing & healthcare: A guide to best practice*. Wolters Kluwer Health.

Porritt, K., Gomersall, J., & Lockwood, C. (2014). JBI's systematic reviews: Study selection and critical appraisal. *AJN The American Journal of Nursing, 114*(6), 47-52.

Primary Health Care Research & Information Service. (2016). *PHCRIS getting started guides: Introduction to critical appraisal of literature*. Retrieve From http://www.phcris.org.au/guides/critical_appraisal.php

Sigma Theta Tau international. (2004). Evidence-based nursing: Rationale and resources. *Worldview on Evidence-based Nursing, 1*(1), 69-75.

Stern, C., Jordan, Z., & McArthur, A. (2014). Developing the review question and inclusion criteria. *AJN The American Journal of Nursing, 114*(4), 53-56.

The Joanna Briggs Institute. (2014). *Joanna Briggs Institute reviewers' manual 2014 edition*. The Joanna Briggs Institute.

WHO. (2012). *WHO handbook for guideline development*. Retrieved from http://apps.who.int/iris/bitstream/10665/75146/1/9789241548441_eng.pdf?ua=1

Young, J. M., & Solomon, M. J. (2009). How to critically appraise an article. *Nature Clinical Practice Gastroenterology & Hepatology, 6*(2), 82-91.

CHAPTER 04

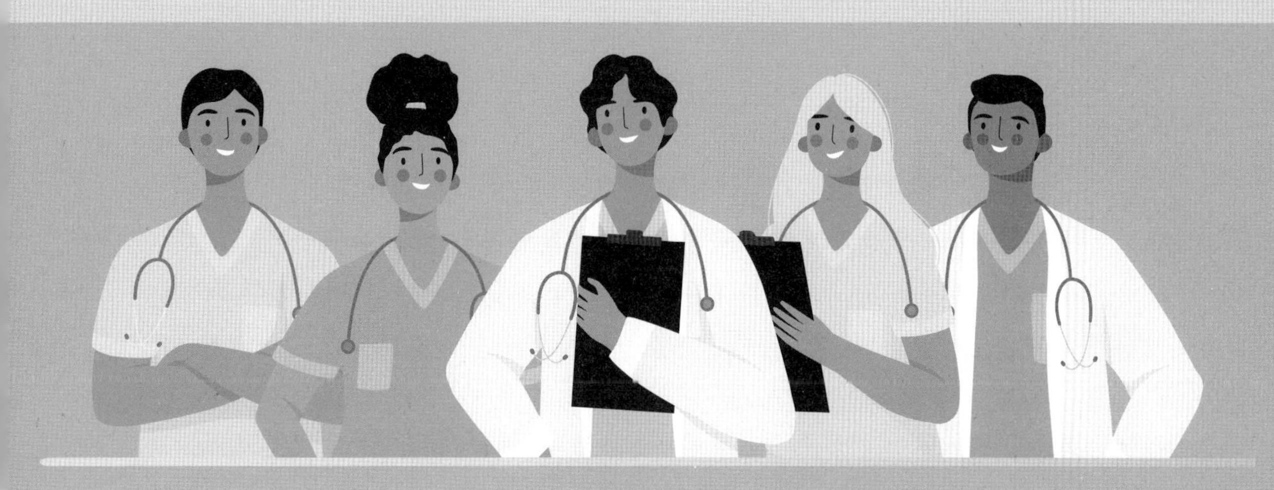

量性系統文獻回顧的研究

編者｜葉美玲

4-1 量性系統文獻回顧的研究定義與重要性

4-2 量性研究臨床問題種類

4-3 量性系統文獻回顧方案

4-4 量性系統文獻回顧研究步驟

4-5 評讀工具及內容說明

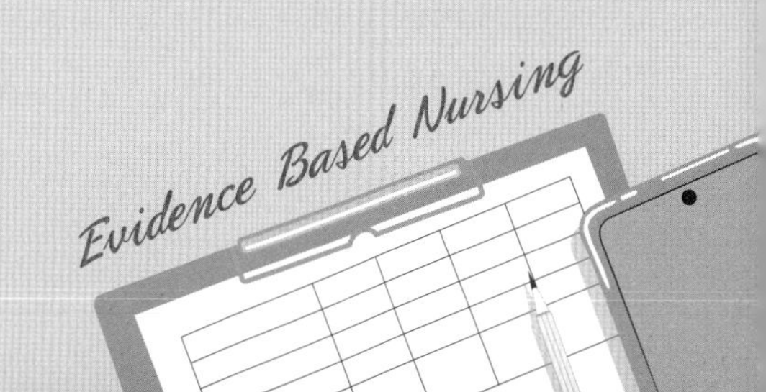

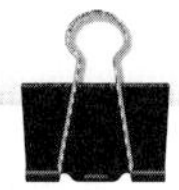
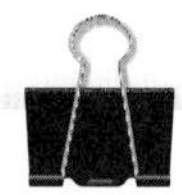
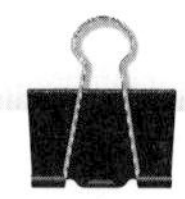

前言

實證實務(evidence-based practice, EBP)是當今醫療專業照護者積極努力落實的健康照護模式，因其提供照護者與被照護者具有實證研究結果的照護成效，且融入共同決策(shared decision making)的考量與選擇。進階護理照護(advanced practice nursing, APN)更是倡導護理人員需具備實證實務知能。就護理專業而言，所謂實證實務即是護理人員於臨床照護的決策過程時，考量護理實務經驗、結合現有的最佳研究證據以及現有的可及資源，並尊重病人的個別偏好以及其所歸屬家庭與社區的偏好與價值觀。因此，護理人員必須睿智且合理又公正地搜尋最佳研究證據(best research evidence)來支持專業性照護，並將之運用照護病人決策的依據。要達到護理實證之標的，強而有力的研究知識與技能是需要的。這會促使護理人員能更適切地應用實證於病人的照護上，進而使醫療照護系統也藉著實證實務的落實而有更高品質的專業照護。

實證護理(evidence-based nursing, EBN)的落實，可以從研究中全面性的匯集整理出最佳且又可以運用於臨床的證據。就此，可以從科學的觀點來說明。科學即是由大量知識累積組成的研究結果，這是成果也是獲得成果的過程。護理專業可以透過應用優勢的量性研究方法以及逐步形成的質性研究，使得科學的發展日新月異。然而，只從一個個獨立的原創研究中所獲得的資料與知識，其包含科學本質的內容肯定是不足夠的。同樣的，護理研究必須要能被重複地試驗，而且每次重複試驗所獲得的研究結果應該相似。事實上，每位病人對臨床情況的反應都會有其個別性，這使得護理實務產生了無法避免的不確定性。正因這個不確定性，護理人員更需要重複進行研究試驗，以提供實證照護所需之證據。因此，透過大量重複的試驗方法展開研究，以獲得護理知識，進而建構護理科學是必要的。

最佳研究證據(best research evidence)有助於實證實務的發展，達到護理提供實證照護的理想目標。然而，各個獨立、重複研究的試驗方法所獲得訊息與知識，是相當耗費研究的人力、時間、經費等。因此，針對臨床問題之最佳研究證據，可以來自研究結果偏差風險(risk of bias)最小的系統性文獻回顧(systematic review)。實證護理研究中的系統性文獻回顧可以驗證量性證據(quantitative evidence)，亦可以驗證

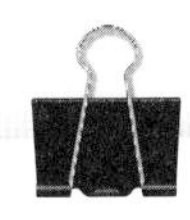
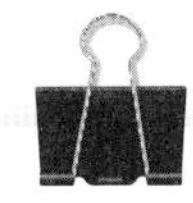
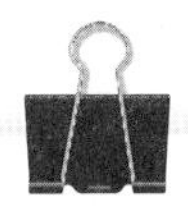

質性證據(qualitative evidence)，甚至同時驗證質性及量性的證據。本章將聚焦於量性系統文獻回顧的研究，內容涵蓋系統性文獻回顧的研究定義與重要性、量性研究的種類、量性系統文獻回顧方案、量性系統文獻回顧研究步驟以及評讀工具及內容說明，以下分別陳述之。

4-1 量性系統文獻回顧的研究定義與重要性

本節將闡述系統性文獻回顧研究的必要性與重要性。首先來定義量性系統文獻回顧的研究。量性研究(quantitative research)可由數據資料獲得關於現象的訊息，進而建構知識體系(body of knowledge)，這是一個客觀、正式、系統性的科學過程。這種研究方法可以描述變項、驗證變項之間的關係、探索影響變項之間的交互關係以及推論因果關係。量性研究的哲學觀乃基於邏輯實證主義(logical positivism)，運用科學性的質疑，因此需要遵守邏輯推論、真實現象、原理原則等縝密的規範。邏輯實證主義的特點可以表現在實證，因為真實原理是絕對的，而真實現象的發現必須完全客觀以嚴謹的測量方法來確認，且不被價值觀、情感與個人觀點等干擾到研究結果的量測。量性研究乃基於人類的行為，是客觀的、有目的的以及可測量的，而研究者需要有明確的方法或工具去量測事實。例如：執行實驗性研究來驗證穴位刺激對戒菸的成效，並檢測血清可體寧(Wang, Chen, Yeh, & Lin, 2010)。然而，邏輯實證主義對於從經驗與價值觀所獲得的知識，尚不能提出一個合理的哲學觀。

近年來，許多護理研究者是依據後實證主義(post-positivism)來進行量性研究。後實證主義的哲學理論乃是起源於實證主義，但著重以規律與趨勢來描述、解釋、預測，並發現真實現象。後實證主義雖然仍強調必須控制環境干擾因素等的影響，但是不支持所發現的真實現象是全然的客觀，因為理論與價值觀的影響是無法完全被排除的。事實上，研究者可能會根據理論、本身價值觀等，在研究中對真實現象做一些特殊的設計與安排。為了降低上述的影響，後實證主義者則強調以提高研究內在效度(internal validity)與外在效度(external validity)的方法，來達到研究的真實性與準確性品質。

無論是實證主義或是後實證主義的研究過程，皆開始於一個清楚明確的研究問題(research question)，然後發展出假設(hypothesis)。也就是以邏輯性的演繹推理(deductive reasoning)發展出可供驗證的特定命題(proposition)，然後收集特定時間與空間內的數據資料，加以印證或反證。最後，以驗證假設所得到的結果，判定拒絕虛無假設(reject null hypothesis)或無法拒絕虛無假設(fail to reject null hypothesis)。

因此，量性系統文獻回顧的研究可以量性研究所完成的獨立原創始研究(primary study)為樣本，藉由具體的、系統性的方法來定義、選擇、嚴格評讀樣本，以及綜合所納入的原創始研究證據。Cochrane相關資訊定義系統性文獻回顧，須使用有系統且明確的方式來篩出並選擇相關的研究文獻，且進行資料收集與分析，以及嚴格評讀研究文獻，以完成綜合的文獻回顧來回答一個清楚明確的問題。而篩選後所納入的研究文獻，不一定需要使用統計方法進行資料分析。在此必須說明的是，系統性文獻回顧不等同統合分析(meta-analysis)，反之亦然。量性系統文獻回顧研究若也進行統合性分析，則可以藉由統計方法分析多個研究合併的結果，以決定介入措施的綜合性成效或是成效強度。在健康照護的特定領域中，以高品質研究文獻、目前經驗知識總結等，來彙整統合所發展出來的證據，即可堪稱為最佳研究證據。

當代護理所進行的系統文獻回顧研究、統合研究、品質研究等結果，將成為最佳的研究證據，且這些研究證據可被運用於實證實務中。實證實務的過程可以包括一連串步驟，即是提出一個可以回答的問題，搜尋最佳證據，評價證據的效度、影響及適用性，以及結合病人獨特的生物學、環境與價值觀等結果(Glasziou & Haynes, 2005)。就護理實證實務而言，執行步驟可運用5As (ask、acquire、appraise、apply、assess)，詳細請參見表4-1。實證實務過程不外乎是搜尋並確認最佳研究證據，而此證據得以成為健康照護共同決策之依據。藉由系統性文獻回顧的研究方式，是可以獲得最佳研究證據的。這也說明了系統性文獻回顧的重要性。

❒ 表4-1 5As於實證實務執行步驟與說明

步驟	5As	說明
一	Ask	將臨床問題形成一個可以回答的臨床（研究）問題
二	Acquire	搜尋相關證據的原創始研究文獻
三	Appraise	嚴謹地評讀所搜尋文獻的效度與重要性，並選擇品質最佳的文獻。亦可以透過統合分析方法加以回答臨床研究問題
四	Apply	將所獲得最佳證據的介入措施，結合專業、病人偏好與價值觀，應用於實證實務
五	Assess	可透過評值介入措施的執行過程與成效，來改善並精進專業性的健康照護

系統性文獻回顧的研究即是針對某個研究主題，提出清楚且明確的研究問題，並進行完整的相關文獻搜尋，然後加以統整、評論與分析，最後以研究結果為依據來做出結論與照護應用的建議。由於系統性文獻回顧可綜合多個原創始研究，故可減少影響研究結論的系統性誤差(systematic error)與隨機誤差(random error)。此外，當系統性文獻回顧研究藉其研究特質而增加樣本數，則統計檢定力(statistical power)得以隨之增加，且研究結論的精確度(precision)也可以提升。這樣的結果所產生的優勢是：大幅地提升此研究結論對該研究樣本以外的母群體之推論性(generalizability)。再則，系統性文獻回顧研究的方法不易受研究者的主觀性影響，而且可以被同樣的研究方法重複驗證，也就是進行相同的研究主題，系統性文獻回顧研究的結果會相似。此類型研究結果的再現性佳，也符合科學驗證的精神。還有個值得一提的優勢，系統性文獻回顧研究彙整了許多原創始研究文獻，這可以大量減少所需研讀的研究文章數量，對於資訊的獲取與知識的吸收，將更為便捷及有效率。這些貢獻又增加了系統性文獻回顧的重要性。

量性系統文獻回顧研究的最佳研究證據可以來自隨機控制試驗(randomized controlled trial, RCT)以及臨床照護指引(clinical practice guideline, CPG)等。任何實驗性研究都需要就其研究結果進行介入措施的因果推論。一個經由嚴謹設計而完成的研究，是較具有研究效度(study validity)，而其所獲得的研究結果可以進行明確的因果推論。也因此，最佳研究證據可以來自隨機控制試驗。首先提出實證醫學概念的英國流行病學家Archie Cochrane認為，所有的醫療照護行為都應遵循嚴謹的研究設計與執行，以期驗證真實的醫療成效。隨機控制試驗所證實的介入措施成效，是強又穩健的實證證據，因為可以降低研究結果偏差的風險。然而，就算研究設計是隨機控制試驗，其研究品質也是良莠不齊。根據一篇分析11個統合分析的研究結果顯示，如果隨機控制試驗具有較高的研究品質，則其研究結果的平均治療成效僅有29%，如果隨機控制試驗的研究品質較低，則其研究結果的平均治療成效可高達52% (Moher et al., 1998)。這種偏差會導致研究結果有偏離真實現象，不得不謹慎評量。

系統性文獻回顧研究所探討的議題專一性大，因其可以針對核心研究問題以結構式的PICO (patient / population / problem, intervention, comparison, outcome)提出明確又聚焦的研究問題，本章將於稍後詳細介紹並舉例說明。還有必須注意的是，系統性文獻回顧的研究需要運用一些策略，而這些策略可以不遺漏地搜尋到所有可能的相關研究文章，而且文章的選擇有明確的納入與排除標準。本章亦將於稍後詳細說明。系統性文獻回顧研究雖然被視為最嚴謹、最可以減少偏差風險的實證研究方法，但是其研究證據尚需以系統性方法持續地加入新的研究結果，以期更新統整研究之統合結果。

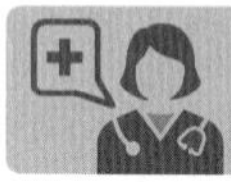

4-2 量性研究臨床問題種類

量性研究臨床問題歸為四大類型，即是治療／預防(therapy / prevention)、診斷(diagnosis)、危害／病因(harm / etiology)以及預後(prognosis)。不同類型的臨床問題各可以對應5個證據等級(level of evidence)。目前最廣被使用的證據等級表與臨床問題種類，來自於英國牛津實證醫學中心(Oxford Centre for Evidence-Based Medicine, CEBM, 2015)。文獻的證據等級與研究設計息息相關，因為研究設計的嚴謹度即代表著偏差的程度。因此，研究的效度會影響文獻證據的可信賴程度。根據研究設計，證據等級概略區分為五個等級，包括第一等級(Level 1)的隨機控制研究的系統性文獻回顧、隨機控制研究(randomized controlled trials, RCT)、第二等級(Level 2)的世代研究(cohort study)、第三等級(Level 3)的病例控制研究(case-control study)、第四等級(Level 4)的病例系列研究(case series study)以及第五等級(Level 5)的專家意見(expert opinion)。各類型的臨床問題所對應的證據等級，詳細相關資訊請參看CEBM網站http://www.cebm.net/oxford-centre-evidence-based-medicine-levels-evidence-march-2009/。

一、證據等級

本文以治療／預防的臨床問題為例說明證據等級如下：此類型研究的證據等級中第一等級為：隨機控制試驗的系統性文獻回顧與原創性的單一隨機控制試驗，第二等級為：世代研究的系統性文獻回顧與原創性的單一世代研究，第三等級為：病例控制研究的系統性文獻回顧與原創性的單一病例控制研究，第四等級為：病例系列研究，以及第五等級為：專家建議。在同一等級中亦有偏差風險程度上的區分，如下：

☑ 1a：具同質性隨機控制試驗的系統性文獻回顧(Systemic review with homogeneity of randomized controlled trials)

☑ 1b：信賴區間小的單一隨機控制試驗(Individual randomized controlled trial with narrow confidence interval)

☑ 1c：全有或全無的研究(All or none study)

☑ 2a：具同質性世代研究的系統性文獻回顧(Systemic review with homogeneity of cohort studies)

☑ 2b：單一世代研究、品質低的隨機控制試驗(Individual cohort study including low quality randomized controlled trial)

☑ 2c：成果研究、生態研究(“Outcomes” research; Ecological studies)

☑ 3a：具同質性病例控制研究的系統性文獻回顧(Systemic review with homogeneity of case-control studies)

☑ 3b：單一病例控制研究(Individual case-control study)

☑ 4：病例系列研究、品質低的世代與病例控制研究(Case-series and poor quality cohort and case-control studies)

☑ 5：未經嚴謹評讀的專家建議或根據實驗室為基礎的研究(Expert opinion without explicit critical appraisal, or based on physiology, bench research)

二、研究方法之設計

研究方法之設計可以歸類為實驗性研究(experimental research)與觀察性研究(observational research)。其中，實驗性研究又可分為真實驗性研究(true experimental study)、類實驗性研究(quasi-experimental study)及隨機控制試驗

(randomized controlled trial, RCT)；觀察性研究則有世代研究(cohort study)、病例控制研究(case-control study)、橫斷性研究(cross-sectional study)。以下分別簡述。

1. 實驗性研究

實驗性研究是一種客觀的、系統的、有控制的研究，其目的是檢視、澄清、推論因果關係。這類實驗性研究必須具備操縱(manipulation)的基本要素，即是研究中需有介入措施的設計。控制(control)與隨機(randomization)之取樣或分配也是研究設計中的基本考量條件。因此，實驗性研究可視為具有高嚴謹度的量性研究設計，可以用來驗證介入措施的成效。

(1) 真實驗性研究

真實驗性研究須同時具備操縱、隨機與控制三個基本要素。因此，真實驗性研究有介入措施的操作方案，而對研究對象施以隨機取樣或隨機分配，或取樣與分配皆採用隨機方式。這裡必須強調隨機取樣與隨機分配之原理是不同的。第三個條件是控制，其目的在將可排除干擾因素的影響。實驗性的控制方法即是以研究設計的方式，確認變項之間的影響成效。這控制至少包括介入措施的控制、研究環境的控制以及研究對象的控制。真實驗性研究對於實驗者和受試者的要求較為多，在研究操作層面上的困難度也隨之增加。此外，真實驗性研究的環境與實際生活中的真實狀況差距較大，因此現實性較低。

(2) 類實驗性研究

類實驗性研究具備操縱的基本要素，但可能控制要素較不足夠或者（以及）對研究對象沒有採用隨機。當研究對象為人類時，特別是在醫療照護領域中，隨機分配病人或控制某些變項是不易執行的。研究設計中的倫理考量，更是不容忽視。然而，類實驗性研究所進行的環境較具現實性和自然性。

(3) 隨機控制試驗

隨機控制試驗不但同時具備操縱、隨機與控制三個基本要素，研究設計中強調周延的隨機過程、隱匿的分組方法。在研究執行期間，隨機控制試驗還需要維持病人、研究者、介入措施實施者、照顧者、資料分析者的盲化，以及有足夠時間且完整的追蹤設計。因此，隨機控制試驗的實驗性研究可以產生強而有力等級的實證證據。

2. 觀察性研究

觀察性研究也是常見的重要研究設計類型。研究者為回答的自己的提問，主動觀察病人，但不介入病人的治療或照護。這類研究設計常見於為了瞭解危險因子和疾病之間的關聯性研究。雖然觀察性研究會受限於無法控制研究中的干擾因素，但其多採用統計分析方式加以控制。因此，文獻評讀時，此部分需謹慎嚴格進行。依研究的時間類型，研究可以分為橫斷性研究(cross-sectional study)和縱貫性研究(longitudinal study)。其中，縱貫性研究又可以時間執行起點往未來或過去，區辨為前瞻性的(prospective)與回溯性的(retrospective)方式。

(1) 世代研究

世代研究是觀察罹患特定疾病的人與沒患有該疾病的人，並比較這兩群人暴露在某風險因素中的差異，藉此推論該特定疾病與某風險因素之間的關係。若世代研究為前瞻性的縱貫性研究，則必須注意的是研究對象，其在世代研究開始前都未罹患研究所針對的特定疾病。前瞻性的研究是區辨疾病原因與其自然發展史的最好研究設計，可以用來觀察單一暴露所造成的結果，但結果必須一直追蹤到被確認為止。此世代研究是具有因果推論效度的研究設計，但是相當耗費時間與成本，而且因需要長期追蹤，也會有遺漏追蹤研究對象的問題存在。

(2) 病例對照研究

病例對照研究是針對特定疾病，進行有該疾病（病例組）與沒有該疾病（對照組）的比較，以期找出疾病與其先前暴露的危險因素之相關性。病例對照研究可視為回溯性的縱貫性研究，因其從已發生的結果回溯至起因的時間順序來進行研究，即是追溯可能的病因。因此，病例對照研究無法主動控制病例組與對照組對暴露的危險因素，因為暴露與否已經成為事實了。

(3) 橫斷面研究

橫斷性研究是在一個特定時段內，對一母群體進行抽樣，並收集這群被抽樣到的研究對象的資料。由於橫斷性研究會受限無法確認時間先後次序的特性，以致無法確認介入措施與特定結果變相之間的先後次序關係性。

三、臨床問題類型與研究設計

以治療臨床問題的實證文獻為例，證據等級中最好的第一等級為隨機控制試驗的系統性文獻回顧(systematic review of randomized controlled trial)。隨機控制試驗的研究方法非常嚴謹，但並不適用於所有類型的臨床問題，例如行為科學、精神科領域的臨床問題就不一定適合運用隨機控制試驗的研究設計。若是針對以預後臨床問題為主的系統性文獻回顧的文獻，最好的證據等級是來自世代研究。因此，預後臨床問題之最適合的系統性文獻回顧為世代研究的系統性文獻回顧(systematic review of cohort study)。臨床問題種類型所對應之最佳研究設計，請參見表4-2。

❐ 表4-2　臨床問題種類型所對應之最佳研究設計

問題種類	研究設計
治療／預防	治療：隨機控制試驗 預防：隨機控制試驗、前瞻性研究
診斷	前瞻性、盲化與黃金標準之橫斷性研究
危害／病因	世代研究
預後	世代研究

四、PICO臨床問題

護理實證實務執行的5As首要步驟即是提出可以回答的臨床問題(ask)。若能提出明確、具體、結構化的問題，則較能確保實證實務的成功。因為此策略，能確保護理人員具足臨床問題所必要的考量。就此，Sackett、Straus、

Richardson、Rosenberg與Haynes (2000)認為臨床研究問題需具備之條件包含病人、族群或問題(P, patient / population / problem)、介入措施(I, intervention)、比較(C, comparison)、結果(O, outcome)。P，用於確認有興趣的研究病人、族群或疾病、情況問題。I，用以清楚描述介入措施、暴露因素、診斷測試、預後因素等。C，用來是相對於I的比較。O，可以指出有興趣的研究結果。PICO與其應用之描述說明與例子，請參閱下列表4-3。

表4-3 PICO與其應用之描述歸類

PICO	說明
病人／族群／問題 (P, patient / population / problem)	1. 確認有興趣的研究病人或族群，且描述這群相似的病人，可以包括病人的最重要特徵，例如性別、年齡、種族等 2. 明確定義有特定的疾病或情況，可以包含主要的問題、疾病或共同存在的情況，可能與疾病的診斷或治療有關 3. 明確定義場所
介入措施 (I, intervention)	1. 清楚描述介入措施，包括治療、護理照護、暴露因素、診斷測試、預後因素、議題等 2. 描述主要的介入措施、預後因素或暴露因素等之選項是哪些 3. 陳列可能提供病人的介入措施的選項，可以包含藥物處方、檢查處方、手術治療等 4. 指出可能影響病人預後的因素包括年齡及任何共同存在的問題
比較 (C, comparison)	1. 確認與介入措施比較的主要選擇，包括安慰劑介入措施、無任何介入措施、其他治療性的介入措施等 2. 描述主要的比較選項是哪些 3. 可能是兩種藥物之間的比較 4. 可能是有藥物與無用藥之間的比較 5. 可能是藥物與安慰劑之間的比較 6. 可能是兩種診斷性測試之間的比較 7. 臨床問題不一定需要特定的比較
結果 (O, outcome)	1. 確認有興趣的研究結果 2. 確認重要的研究結果 3. 量測研究結果的方式、工具、時間點 4. 包括結果測量：減輕症狀、排除症狀、減少不良事件發生、改善功能、提升診斷正確性

▶ 例一：

PICO	說明
病人／族群／問題 (P, patient / population / problem)	健康且吸菸的男性成人
介入措施 (I, intervention)	多媒體戒菸衛教
比較 (C, comparison)	傳統式紙本戒菸衛教
結果 (O, outcome)	吸菸支數減少

▶ 例二：

PICO	說明
病人／族群／問題 (P, patient / population / problem)	放置靜脈留針的學齡前期兒童
介入措施 (I, intervention)	注意力轉移的方案
比較 (C, comparison)	沒有注意力轉移的方案
結果 (O, outcome)	抗拒行為發生率降低

▶ 例三：

PICO	說明
病人／族群／問題 (P, patient / population / problem)	12~25歲氣喘青少年
介入措施 (I, intervention)	呼吸運動
比較 (C, comparison)	——
結果 (O, outcome)	肺功能增加

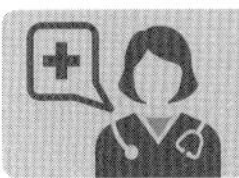

4-3 量性系統文獻回顧方案

量性系統文獻回顧方案將融入5As於實證實務執行與綜合分析等之步驟，說明內容的考量與撰寫。研究進行前，可考量將研究計畫書註冊於Cochrane Database of Systematic Reviews (CDSR, http://community-archive.cochrane.org/editorial-and-publishing-policy-resource/cochrane-database-systematic-reviews-cdsr)或是International prospective register of systematic reviews (PROSPERO, http://www.crd.york.ac.uk/prospero/)。

一、步驟一形成一個可以回答的問題(Ask)

量性系統文獻回顧方案之初始階段，首先確認研究主題(research topic)與研究問題(research question)是必要的。將臨床問題形成一個可以回答的具體研究問題時，PICO可以呈現出結構性的臨床問題。以此來提問，結構性的臨床問題包含的項目即是病人、族群或問題(P, patient / population / problem)、介入措施(I, intervention)、比較(C, comparison)、結果(O, outcome)等。

二、步驟二搜尋最佳證據(Acquire)

PICO臨床問題形成後，研究便開始搜尋相關證據，例如：原創性研究的文獻，並選擇品質最佳的文獻。對於文獻的搜尋與選擇，需先設定篩選標準，即是定義納入條件(inclusion criteria)與排除條件(exclusion criteria)。根據考科藍(Cochrane Collaboration)的建議，篩選條件所考量的研究樣本納入標準(criteria for considering studies for this review)需包含研究的類型(types of studies)、研究對象的類型(types of participants)、介入措施的類型(types of interventions)以及結果測量的類型(types of outcome measures)。結果測量的類型尚可以分為主要研究結果(primary outcomes)以及次要研究結果(secondary outcomes)。系統性文獻回顧的研究常限定以隨機控制試驗為研究的文章。

文獻的來源需要清楚地被列出，例如：所使用的電子資料庫(electronic database)、徒手搜尋與否、是否含括政府或私人機構經費贊助的未發表研究計畫等。多數的量性系統文獻回顧研究還會加以限定文獻的篩選，例如：發表所使用的語文、發表的年限、期刊所刊載之文章等。搜尋策略中使用的關鍵字(key word)也需要清楚陳述。電子資料庫檢索策略是以PICO為指引，輸入關鍵字，並以字串(text word)與醫學標題關鍵字(medical subject headings, MeSH)進行系統性檢索查詢。順帶一提，關鍵字可以反映出資料庫各個期刊文章中重要的主題。字串(text word)在搜尋中的使用可用來描述不同術語所建構的詞彙清單，包括同義詞、單複數字詞、縮寫詞、拼寫變化、連字符號以及常使用的非英語術語。以字串搜尋通常會獲得較多的搜尋結果，但也容易搜尋到不相關資料，即是敏感度較高而精確性較低。PubMed中的詞庫為醫學標題關鍵字(medical subject headings, MeSH)，以此用來搜尋文獻會比使用字串(text word)搜尋來的更為精確。

在搜尋策略中，一定要善用布林邏輯運算元，這包括了“AND”、“OR”和“NOT”。當搜尋時，字詞之間的相互聯結可以使用“AND”的交集功能，以及“OR”的聯集功能。換句話說“AND”能搜尋到兩個字詞同時出現的文章，而“OR”能在特定的字詞中擇一，所以文章中出現任一個特定的字詞就會被搜尋到。若是詞組，則可以使用雙引號將之強制檢索文章，例如“heart failure”。此外，截詞(truncation)檢索方式可以解決搜尋字串需輸入字的所有不同變化，但是截詞會降低搜尋的精確程度。在PubMed中的檢索，布林運算符號為“AND”、“OR”和“NOT”（大寫）；截詞符號為星號(*)。

定義文獻的搜尋要排除可能發生遺漏的疏失。如果所要篩選的資料有缺漏而又無法確認是否符合標準，則需要進一步聯繫原創性研究文章的作者。資料齊全後，即可進行萃取過程了。資料萃取時，可以使用電腦軟體來建立編碼表(coding spreadsheet)。登錄內容至少涵蓋四大部分，即是研究特徵、樣本特徵、介入措施以及結果變項與其檢定數據等。若所需分析之資料有缺漏，則也需進一步聯繫原創性研究文章的作者。為確保登錄資料之正確性，資料的登錄至少由兩位研究者完成。這兩位研究者登錄結果的一致性需達至80%。若登錄內容有異議之處，則進行討論以達共識。若無法解決相異問題，則延請第三位進行裁決。

搜尋最佳證據的綱領陳列如下：

1. 篩選條件
   (1) 研究樣本納入標準：
      A. 研究的類型。
      B. 研究對象的類型。
      C. 介入措施的類型。
      D. 結果測量的類型。
      E. 其他。
   (2) 研究樣本排除標準。
2. 搜尋方法
   (1) 資料來源：
      A. 電子搜尋。
      B. 其他搜尋。
   (2) 搜尋策略。
3. 資料萃取。

三、步驟三嚴謹評讀(Appraise)

（一）文獻評讀

評讀研究品質的工具包含CASP (Critical Appraisal Skills Program)、CAT (Critical Appraisal Tools)、Cochrane Collaboration Tool for Assessing Risk of Bias、FAITH (Find, Appraisal, Included, Total up, Heterogeneity)、GRADE (Grading of Recommendations Assessment, Development and Evaluation)、Jadad Scale、PEDro量表以及RAMMbo (Representative, Allocation, Maintenance, Measurements blinded or objective)等。研究須對所有納入的原創性研究文章，進行研究品質的評讀。研究品質的評讀應至少有兩位已接受過實證培訓的人獨立執行。本章將於4-5評讀工具及內容說明中詳細陳述評讀工具。

（二）資料統合

當一個結果測量變項超過3篇（含）文獻以上，則可以考量進行統合分析。若原創性研究文章所量測結果的不同，則先行轉換資料，再合併。例如，原創性研究文章之樣本僅提供標準誤，則將標準誤轉換為標準差。轉換公式請參見考科藍手冊(Cochrane Handbook)。研究資料的統合分析可以藉由統計軟體來進行，例如，Reviewer Manager (RevMan) 5.3、Comprehensive Meta-Analysis (CMA) 2.2、Stata。

1. 效果量計算方式

統合分析中所使用的是效果量(effect size, ES)。效果量可以顯示出實驗組與對照組之間的成效差異數值，以及介入措施的影響程度和方向。使用的統計方法需因資料種類而定，當結果變項為連續型資料(continuous data)，則常使用的統計為平均差(mean difference)。當結果變項為二元資料(dichotomous data)，則常使用的統計為勝算比(odds ratio)、風險比(risk ratio)等。顯著性檢定以95%信賴區間(confidence interval, CI)決定是否達到統計上的顯著性差異。

合併估計各原創性研究文章的效果量之假設，可採用z檢定或卡方檢定，當$p<0.05$，則表示多個原創性研究文章的合併效果量具統計上的顯著性差異。合併效果量的估計模式有兩種，其一是固定效果模式(fixed-effect model)，可以適用於同質性高的多篇原創性研究文章之綜合效果量分析。固定效果模式的假定是，所有的原創性研究有一個共同的真實效果(true effect)，而每一個研究所觀察到的效果與真實效果之所以會不同，乃是因為取樣誤差(sampling error)。取樣誤差可能因為每一個研究樣本的疾病嚴重度不同、年齡差距、介入措施不相似。然而，當每一個研究的樣本大小達到無限大時，所有的研究會產生相同大小的效果。

其二是隨機效果模式(random-effects model)，可以用於異質性高的多篇原創性研究文章之綜合效果量分析。隨機效果模式的假定是，每一個研究的真實效果都是不一樣的，因各自的真實效果受其樣本的疾病嚴重度、年齡、介入措施等原因影響。因此，在隨機效應模式中，估計的是真實效果的整體平均值。由於考量原創性研究文章之間的變異(between-study variation)，所以誤差的範圍會被擴大估計。對於效果量的估計，隨機效果模式會較固定效果模式來得保守，產生的信賴區間也會較寬。但是，隨機效果模式的估計結果，可以推論未來或未被搜尋到的研究。

2. 綜合效果量呈現方式

森林圖(forest plot)可呈現出分析的每一個獨立原創性研究與合併各個原創始研究的效果量與95%信賴區間。合併效果量為介入措施成效之結果指標，效果值可以0.2、0.5、0.8分別表示其對應介入措施成效之低度、中度、高度(Cohen, 1988)。森林圖中以方塊圖示與橫線表達標準化後的平均效果量和95%信賴區間。每條橫線代表每一個原創性研究之95%信賴區間上下限的連線，連線長短即為信賴區間的範圍，若範圍愈小則成效估計愈精準。連線中間的方塊圖示為標準化平均值差，圖示方塊大小為該原創性研究之權重大小。計算介入措施的整體效果，通常是各原創性研究的概略統計平均值，衡量每一項的樣本數與變異數予以調整。在固定效果模式下，若樣本數越多，則權重越大；但在隨機效果模式下，若樣本數越多，則權重越小。垂直線中線代表沒有成效垂直線(zero vertical line)。森林圖中最下方的菱形圖示為統合效果的結果，代表合併效果量的大小。菱形圖示若橫向越過無效垂直線，則統合分析結果不具統計學上的顯著差異。

3. 一致性

由於納入多個原創性研究文章，難免因這些文章的納入與排除準則不同、樣本來源不同、樣本數目不一、試驗控制差異等因素，而導致同一量測結果下個的原創性研究文章之間存在差異性。這種差異性稱之為異質性(heterogeneity)。並非所有的系統性回顧都能進行統合分析，尤其當異質性過大時，表示這些研究並沒有足夠的一致性(consistency)足以合併分析。檢定異質性的方法有兩種，其一是卡方異質性檢定：考科藍Q檢定(chi-square test for heterogeneity, Cochrane Q test)，這即是計算原創性研究文章的個別效果與綜合性效果的差異值。當Q值越大其對應的p值就越小，表示原創性研究文章之間有異質性存在。因統計檢定力不足夠，通常使用$p<0.10$為有統計上顯著性差異的考量，即可視為有異質性存在(Fletcher, 2007)。

其二是I^2檢定(I^2 test)，這可以用來描述各原創性研究文章之間變異量佔總變異量的百分比，閾值介於0~100%，每25%可為一個區隔並代表異質性的程度。0~25%表示有極佳的一致性，25~50%為低度異質性，50~75%為中度異質性，

>75%為高度異質性(Higgins, Thompson, & Deeks, 2003)。然而，I^2閾值的解釋很容易被曲解。依據不一致的重要性因素也可以解釋，0~40%表示異質性可能是不重要的，30~60%可能表示中度異質性，50~90%可能表示有實質的異質性存在，75~100%異質性是必須被考量的(Higgins & Green, 2011)。考科藍Q檢定與I^2檢定在應用上最大問題就是統計，當納入研究樣本數不多時，則其精確度就會不佳(Huedo-Medina, Sanchez-Meca, Marin-Martinez, & Botella, 2006)。當異質性過高時，則不適宜去合併各原創性研究的效果量。

4. 其他的分析

(1) 敏感性分析

敏感性分析(sensitivity analysis)可用以分析原創性研究之間的穩定性，其中針對各種可能的干擾因素進行檢定，並確認調整後之效果量(Cooper & Hedges, 1994)。因此，藉由敏感性分析可以找出個別的極端值(outlier)，並進一步刪除極端值再次評估此對系統性文獻回顧研究結論所產生的影響(Lipsey & Wilson, 2001)。如果敏感性分析後的結果原來差異不大，表示該干擾因素的影響在統合分析中並不明確，則被檢定的統合分析結果更具有可信賴程度。

(2) 次群組分析

當合併統合分析發現有高度的異質性，可以考量進行次群組分析(subgroup analysis)。次群組分析可以對相似介入措施的治療時程、疾病嚴重度、種族、年齡層及性別等，進行分組之考量，然後再分析合併研究效果量(Higgins & Green, 2011)。這個分析可以說明，一個明確的研究特性與介入措施成效在統合分析中的關聯性。

(3) 統合性迴歸分析

統合性迴歸分析(meta-regression)可以視為次群組分析的延伸。統合性迴歸分析的本質很類似於一般性的迴歸分析，即是根據一個或多個解釋變項來預測一個結果變項。在統合分析中，迴歸分析將某些研究特性用以解釋有可能會造成研究間異質性的結果。通常少於10個原創性研究的統合分析研究，是不宜考慮使用統合性迴歸分析的。

5. 分析偏差

倘若研究結果發現介入措施組並沒有控制組有明顯的成效，則這類的研究是不容易被登載的。因此，當系統性文獻回顧沒有納入這類的未發表研究，其分析的結果易傾向支持介入措施是有效益的。這也是統合分析偏差(meta-bias)必須考量之處。目前評估出版偏差(publication bias)最常採用的檢視方式包括有漏斗散布圖(funnel plot)、Egger檢定法(Egger test) (Egger, Davey, Schneider, & Minder, 1997)及成敗估計值(fail-safe number) (Rosenthal, 1979)。

(1) 漏斗散布圖

漏斗散布圖是以圖形方式判定出版偏差，樣本數越大且越精確的研究會出現在漏斗圖的頂端，反之，樣本較小的研究則座落在漏斗圖的底部（黃、葉，2011）。若傾向沒有出版偏差，則效果值的分布會呈現對稱。若研究者傾向於挑選具有統計學顯著差異的文獻，而缺乏爭議性或無差異之文獻時，則分布會聚集在漏斗圖之一邊，故漏斗圖呈現不對稱。

(2) Egger檢定

Egger檢定可分析效果量與變異數的關係，檢定方程式的截距是否等於0。當截距越接近0，則出版偏差越小。當$p > 0.05$，則表示無出版偏差。

(3) 成敗估計值

成敗估計值又稱失安全係數，目的是要瞭解當統合分析的出版偏差結果有統計上顯著意義時，還需要多少篇沒有統計上顯著差異的原創性研究，才使其平均效果量變成不顯著。這個估計值越大，則代表出版偏差對統合分析的結果影響越小，也表示越沒有影響出版偏差的因素。

（三）統合分析結果

系統性文獻回顧研究的研究文獻篩選過程可以使用流程圖加以說明，研究文獻篩選流程圖請見圖4-1。統合分析結果的陳述，是需要納入研究的特徵內容描述與表格呈現。上述本節所陳述於文獻評讀與統合資料分析的結果也是需被報告於此。

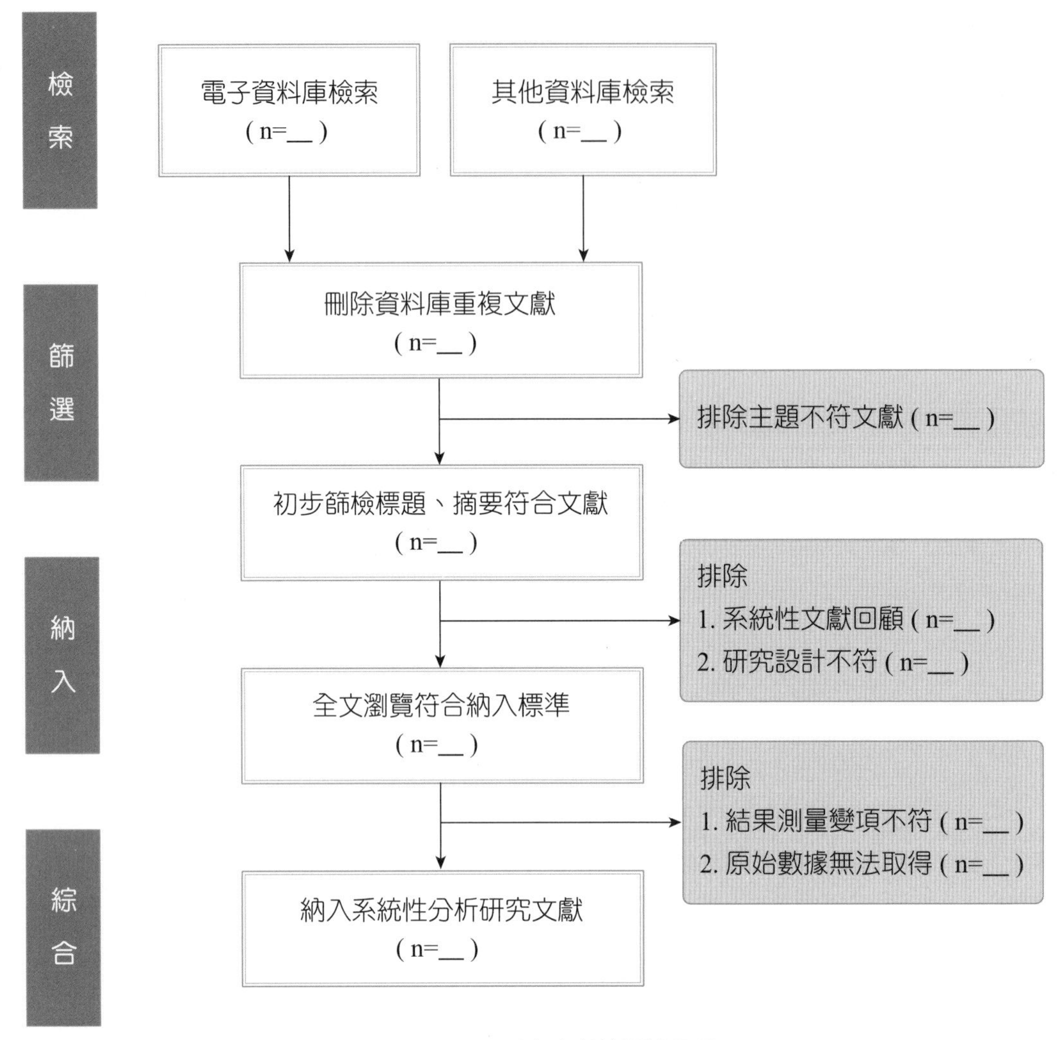

❍ 圖4-1　研究文獻篩選流程圖

發表系統性文獻回顧研究的報告指引，可以遵循系統性文獻回顧及統合分析建議撰寫項目(preferred reporting items for systematic reviews and meta-analyses, PRISMA)，又稱為PRISMA規範(PRISMA statement)。這發表規範可提升研究報告的完整性與品質。Welch等人(2012)所改版的PRISMA-E檢核項目，請見下表4-3。詳細PRISMA-E檢核表，請詳參閱網站http://equity.cochrane.org/equity-extension-prisma。

❒ 表4-3 PRISMA-E 2012 檢核項目

綱要	項目
標題	標題
摘要	結構性總結
前言	原理原則
	研究目的
研究方法	計畫書及研究註冊
	篩選條件
	資料來源
	文獻搜尋
	研究樣本選擇
	資料收集過程
	資料項目
	各研究的風險偏差
	測量總結
	綜合結果
	研究間的偏差風險
	其他的分析
結果	研究選擇（研究文獻篩選流程圖）
	研究樣本特徵（納入研究樣本之特徵表）
	研究的偏差風險（納入研究之偏差風險圖）
	各研究的分析結果（森林圖）
	綜合性的分析結果（森林圖）
	研究間的風險偏差（納入研究之偏差風險圖）
	其他的分析
討論	證據的總結
	研究限制
	結論
研究經費	研究經費

四、步驟四應用所獲得最佳證據(Apply)

系統性文獻回顧研究的所獲得最佳證據的護理介入措施，是需要結合相關的專業、病人的偏好與價值觀，進而用於實證實務中。

五、步驟五評估應用結果(Assess)

經過5As的步驟一～四後，藉由評估介入措施的執行過程與其成效，來改善並精進專業健康照護。

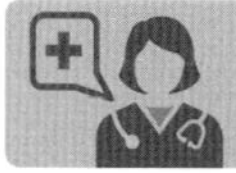

4-4 量性系統文獻回顧研究步驟

本節將以一研究例子來說明量性系統文獻回顧研究的步驟與內容。根據5As於實證實務執行步驟之一到三，分別陳述形成一個可以回答的問題(ask)、搜尋最佳證據(acquire)以及嚴謹評讀(appraise)。以下針對心衰竭介入呼吸運動的隨機控制試驗(RCT)文章進行量性系統文獻回顧研究（程，2015）。病人／族群(P)為住院的心衰竭病人，介入措施(I)為呼吸運動，結果(O)的測量變項為心臟功能、活動耐力、生活品質，研究設計(D)為隨機控制試驗。文獻搜尋為發表於MEDLINE、PudMed、Cochrane Library、CINAHL、Sport、EMBASE、華藝線上圖書館、全國臺灣博碩士論文加值系統資料庫、中國知識資源總庫等電子資料庫。評讀工具為考科藍偏差風險評估工具(Cochrane Collaboration Tool for Assessing Risk of Bias)。共25篇原創始研究文獻符合篩選條件，且得以進行綜合性分析。來自此系統文獻回顧研究結果的證據支持了呼吸運動對心衰竭病人之心臟功能、活動耐力以及生活品質等具有一定的成效。此研究結果可提供醫護人員及心衰竭病人現有之最佳證據，並可提供心衰竭運動介入措施應用的實務決策。

一、步驟一形成一個可以回答的問題(Ask)

此研究旨在確認呼吸運動介入措施對心衰竭病人的心臟功能、活動耐力以及生活品質之改善成效。因此，呼吸運動應用於心衰竭病人的結構性研究問題，PICO，如表4-4中所呈現心衰竭病人接受呼吸運動應用於的PICO與對應內容。

❒ 表4-4　心衰竭病人接受呼吸運動應用於的PICO與對應內容

PICO	說 明
病人／族群／問題 (P, patient / population / problem)	大於18歲之心衰竭病人(NYHA class I~IV)
介入措施 (I, intervention)	呼吸運動（呼吸訓練、腹式呼吸、瑜伽、太極、氣功）
比較 (C, comparison)	未接受呼吸運動、無規律性運動
結果 (O, outcome)	・心臟功能（左心射血量、B型利鈉胜肽、尖峰攝氧量） ・活動耐力（六分鐘步行試驗、Borg scale） ・生活品質
研究設計 (D, design)	隨機控制試驗

二、步驟二搜尋最佳證據(Acquire)

（一）篩選資格的條件

1. 研究樣本納入標準

(1) 原創性研究文章(original research article)，

(2) 隨機控制試驗(randomized controlled trial, RCT)，

(3) 研究對象為診斷心衰竭之病人，

(4) 介入措施符合呼吸運動行為的範圍包含呼吸訓練、腹式呼吸、瑜伽、太極、氣功等，以及

(5) 結果測量的變項包含心臟功能、活動耐力及生活品質等。

2. 研究樣本排除標準

(1) 研究對象是小孩、兒童、嬰兒、動物。

(2) 重複研究發表之原創性研究文章，使用內容最完整的文章。

（二）搜尋方法

1. 資料來源

研究資料搜尋自2016年4月30日的十個資料庫，包括OVID (MEDLINE)、PudMed、EBSCO (CINAHL、SPORT與MEDLINE with Full Text)、EMBASE、Cochrane Library、華藝中文電子期刊資料庫(Airiti Library)、全國臺灣博碩士論文加值系統資料庫、中國知識資源總庫(China National Knowledge Infrastructure, CNKI)、中國期刊全文資料庫及中國博碩士論文全文資料庫等。若電腦資料庫無法搜尋到的資料（即所謂的灰色文獻），則以相關文獻之文後參考資料以人工搜尋方式檢索，藉以補足並增加檢索之精確度及完整性，篩檢出符合樣本標準的研究。資料來源將不限制發表所使用之語文。資料搜尋過程若發生無法取得全文文獻時，則進一步聯繫原創性研究文章的作者。

電子資料庫檢搜策略以PICO為指引，輸入關鍵字(key word)，並以字串(text word)與醫學標題關鍵字(medical subject headings, MeSH)進行系統性檢索查詢。進階搜尋策略將使用布林邏輯合併相關字彙進行。搜尋之相關資訊整理列表，詳見表4-5。

❒ 表4-5　關鍵字詞表

PICO	中文關鍵字	英文關鍵字	MeSH Database
Patient population / problem	心衰竭 心臟衰竭 心力衰竭	heart failure cardiac failure	cardiac failure myocardial failure congestive heart failure heart failure congestive heart decomposition decomposition, heart
Intervention	呼吸運動 呼吸訓練 腹式呼吸 …	breathing exercise breathing training abdominal breathing …	respiratory muscle training inspiratory muscle training exercise therapy physical activity breathing exercise diaphragmatic breathing exercise

❒ 表4-5 關鍵字詞表（續）

PICO	中文關鍵字	英文關鍵字	MeSH Database
Outcome	生活品質 …	quality of life …	value of life quality of health care quality improvement
Design	隨機控制試驗	randomized controlled trial	controlled clinical trial randomized placebo randomly trial groups

2. 搜尋策略

搜尋策略以PubMed為例(Online http:// www.ncbi.nlm.nih.gov/PubMed/)：

(1) ((((heart failure) OR cardiac failure) OR insufficiency cardi*) OR myocardial failure) OR heart decompensation)

(2) (((((((breathing exercise) OR breath* exercise*) OR inspiratory breathing exercises) OR inspiratory muscle training) OR respiratory muscle training) OR expiratory muscle training) OR Deep Breathing) OR Slow Breathing

(3) …

(4) …

(5) …

(6) ((((((((quality of life) OR Life Qualit*) OR Hospital Readmission) OR re-admission) OR Rehospitalizat*) OR Exerci* capaci*) OR Exercise Tolerance) OR physical endurance) OR Heart rate variabili*)

(7) #2 OR #3 OR #4 OR #5 OR #6

(8) Randomized controlled trial [pt] OR controlled clinical trial [pt] OR Randomized [tiab] OR placebo [tiab] OR Randomly [tiab] OR trial [tiab] OR groups [tiab] NOT (animals [mh] NOT humana [mh])

(9) #1 AND #7 AND #8

3. 資料萃取

此研究使用Microsoft Excel軟體建立編碼表(coding spreadsheet)。登錄表內容涵蓋研究特徵、樣本特徵、介入措施以及結果變項與其檢定數據等。若所需分析之資料有缺漏，則進一步聯繫原創性研究文章作者。由兩位研究者完成資料登錄，以確保登錄資料之正確性。兩位研究者的登錄結果一致性需達80%。若登錄內容有異議之處，則進行討論以達共識。若無法解決相異問題，則延請第三位進行裁決。

三、步驟三嚴謹評讀(Appraise)

1. 文獻評讀

本研究針對納入的原創性研究文章進行研究品質之評讀，以考科藍偏差風險評估工具(Cochrane Collaboration Tool for Assessing Risk of Bias)為評讀工具，並使用Review Manager (RevMan) 5.3軟體。研究品質評讀由接受過實證培訓的兩位評讀者獨立執行。

2. 資料統合

呼吸運動介入的成效以RevMan 5.3軟體進行分析；出版偏差(publication bias)以Comprehensive Meta-Analysis (CMA) 2.2軟體進行偵測。由於生活品質結果變項為連續型資料(continuous data)，且測量工具的單位不同及平均數相差較大，採用standard mean difference (SMD)。輸入的資料包含平均數(mean)、標準差(standard deviation)及樣本數等。

3. 統合分析結果

本研究電子資料庫檢索獲取2,227篇文獻。另外由人工檢索相關參考文獻取得文獻共18篇。將檢索獲得的全部文獻導入EndNote軟體，由系統進行重複的文獻排除後重複文獻636篇，排除主題不符1,487篇文獻；進行文獻標題與摘要符合文獻122篇。於排除系統性文獻回顧61篇、研究設計不符13篇後，繼而進行全文閱讀，並依據納入及排除標準進行篩選。最後，共納入25篇為研究樣本。文獻篩選流程圖示範如下（圖4-2）。

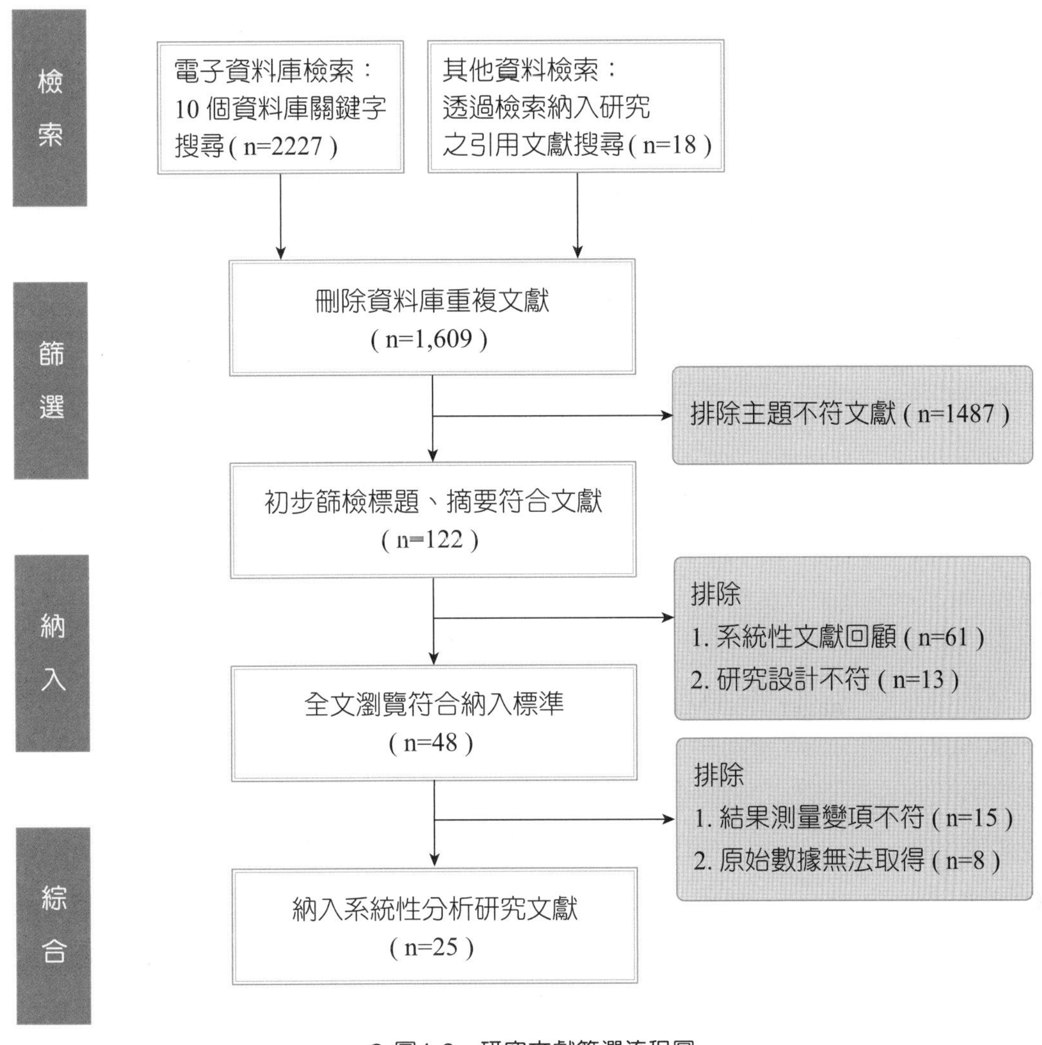

❍ 圖4-2　研究文獻篩選流程圖

4. 研究品質評讀

25篇收錄的研究樣本，依據Cochrane Handbook指引手冊中(Higgins & Green, 2011)，以「+」表示風險偏差低 (low risk bias)、「－」表示風險偏差高 (high risk bias)、「？」表示風險不明(unclear risk bias)進行評估，使用RevMan 5.3系統，納入研究之偏差風險百分比如圖4-3所示。單篇原創性研究文章的品質評讀結果，請見圖4-3之呼吸運動介入措施對心衰竭生活品質之成效統合分析結果中。

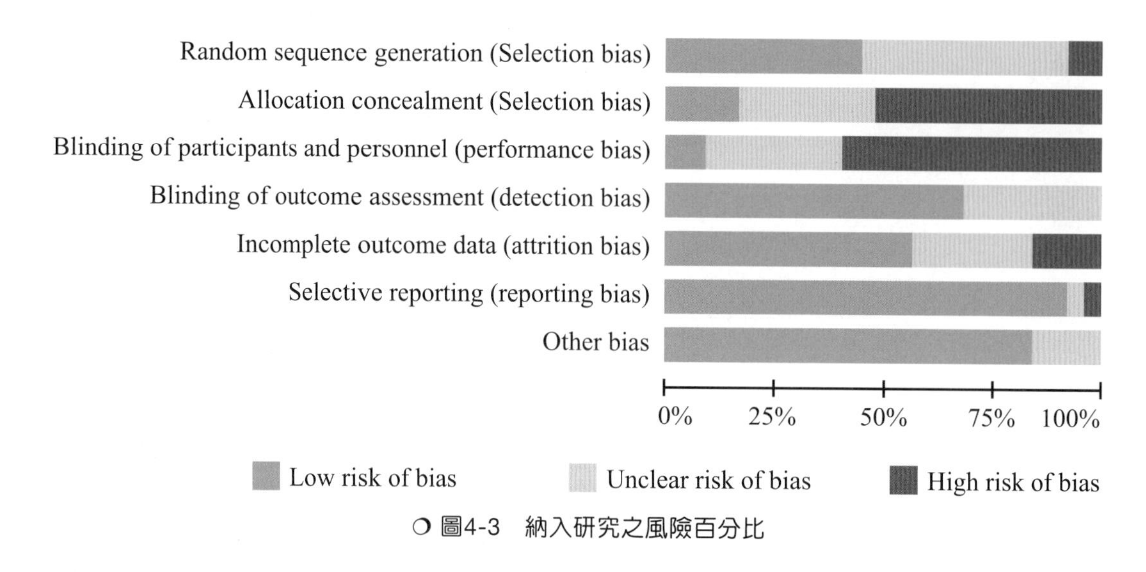

❍ 圖4-3 納入研究之風險百分比

結果測量變項臨床重要性，主要測量變項為心臟功能，次要測量變項為活動耐力以及生活品質。進行統合分析時，如果研究樣本數有兩組以上介入措施時，則會視為不同的研究組別，實驗組須有呼吸運動之介入措施。控制組則為常規藥物服用介入、假呼吸運動介入、低能量呼吸運動介入與教育訓練等之介入措施。以下只針對呼吸運動介入措施在生活品質之成效。經由文獻搜尋後針對改善生活品質相關研究共有15篇研究。異質性檢定結果顯示出各研究間具有高度異質性 ($Q=98.96$, $p<0.001$; $I^2=86\%$)。以隨機效果模式進行合併效果量分析，結果顯示呼吸運動介入措施對心衰竭生活品質成效統計上達顯著差異，整體綜合效果量SMD為-1.11 (95% CI -1.59 ~ -0.64, $p<0.001$)（圖4-4）。

(1) 敏感性分析

由於研究間具有高度異質性，以敏感性分析找出極端值。經刪除此3篇極端值，再次進行檢定結果顯示出各研究之間的異質性無需考量 ($Q=9.98$, $p=0.53$; $I^2= 0\%$)。以隨機效果模式估算合併效果量，結果顯示呼吸運動介入措施對心衰竭生活品質成效統計上達顯著差異，整體綜合效果量SMD為 -0.75 (95% CI -0.95 ~ -0.56, $p<0.001$)（圖4-5）。

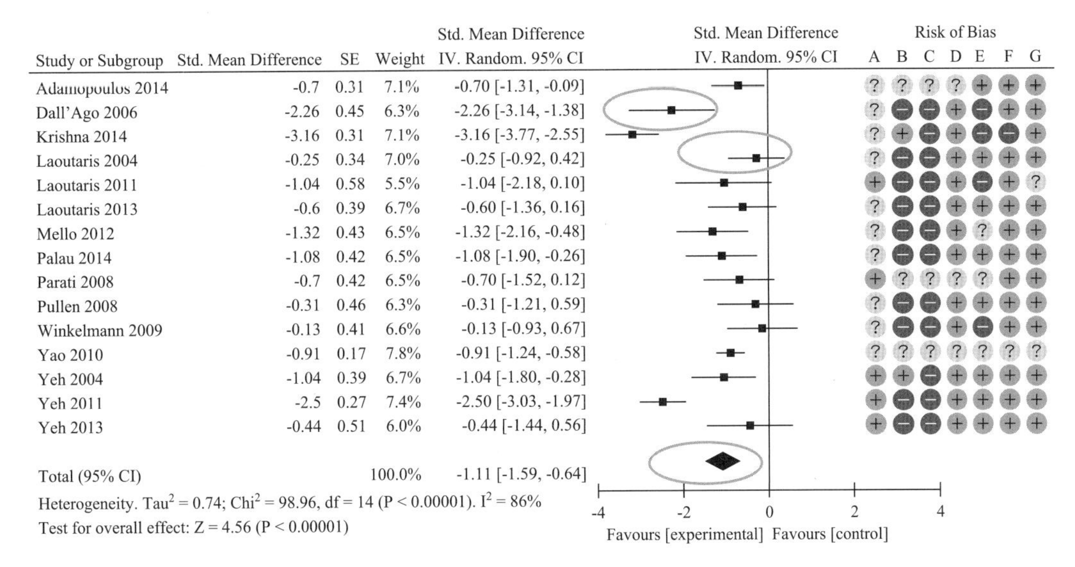

❍ 圖4-4　呼吸運動介入措施對心衰竭生活品質之成效統合分析結果

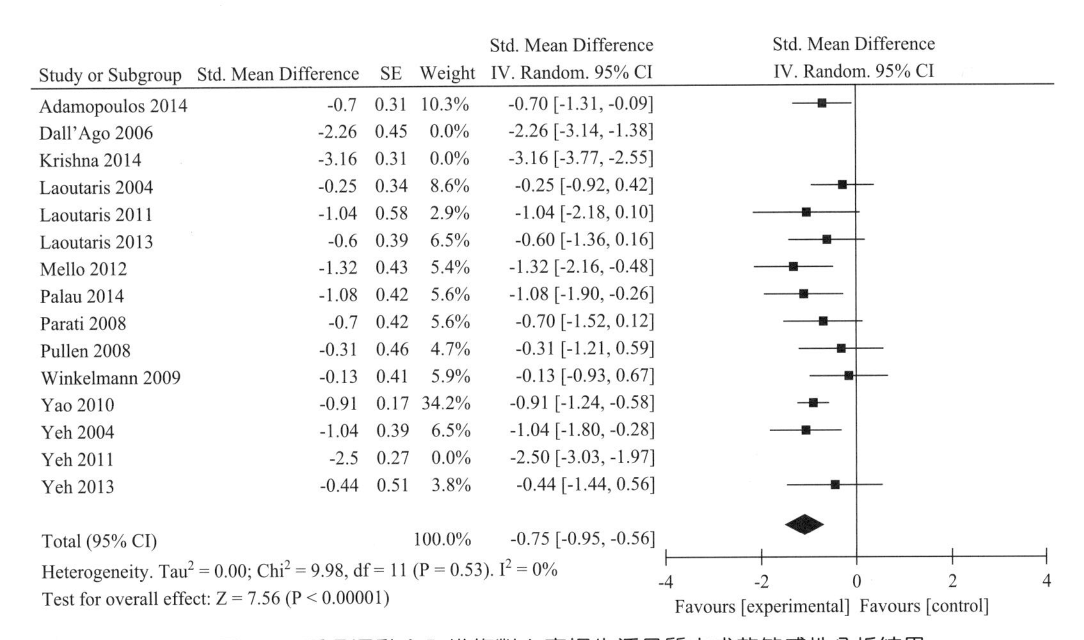

❍ 圖4-5　呼吸運動介入措施對心衰竭生活品質之成效敏感性分析結果

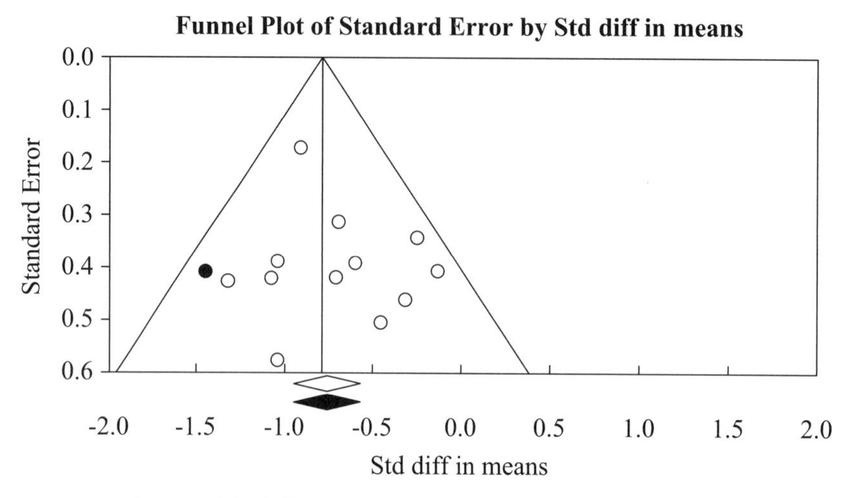

❍ 圖4-6　呼吸運動介入措施對心衰竭生活品質之出版偏差檢視結果

(2) 統合分析偏差

此12篇研究的出版偏差以漏斗圖檢視結果顯示，呼吸運動介入措施對心衰竭生活品質之漏斗圖呈現不對稱的分布。再以Egg線性迴歸檢定，結果顯示無出版偏差(p=0.98)。若以fail-safe number檢定此結果之穩定度，結果顯示需再納入198篇不顯著的研究，方可推翻此次分析成效的結論(Z= -7.88, p<0.001)（圖4-6）。

(3) 次群組分析

在臨床應用性上進一步將呼吸介入模式分兩個次群組，即是機械輔助式及自主呼吸式。機械輔助式呼吸運動介入改善心衰竭生活品質相關研究共有7篇研究。異質性檢定(heterogeneity test)結果顯示出各研究之間的異質性無需考量(Q=6.95, p=0.33; I^2= 14%)。以隨機效果模式進行合併效果量分析，結果顯示機械輔助呼吸運動介入措施對心衰竭生活品質效果統計上達顯著差異，綜合效果量為SMD為-0.68 (95% CI -0.99 ~ -0.36, p=0.33)，如圖4-7。自主式呼吸運動介入措施改善心衰竭之生活品質相關研究共5篇研究。異質性檢定結果顯示無需考量各研究之間的異質性(Q=2.46, p=0.65; I^2= 0%)。以隨機效果模式分析估算合併效果量，結果顯示自主式呼吸運動介入措施對心衰竭生活品質效果具統計上顯著差異，綜合效果量SMD為-0.82 (95% CI -1.08 ~ -0.56, p<0.001)（圖4-7）。

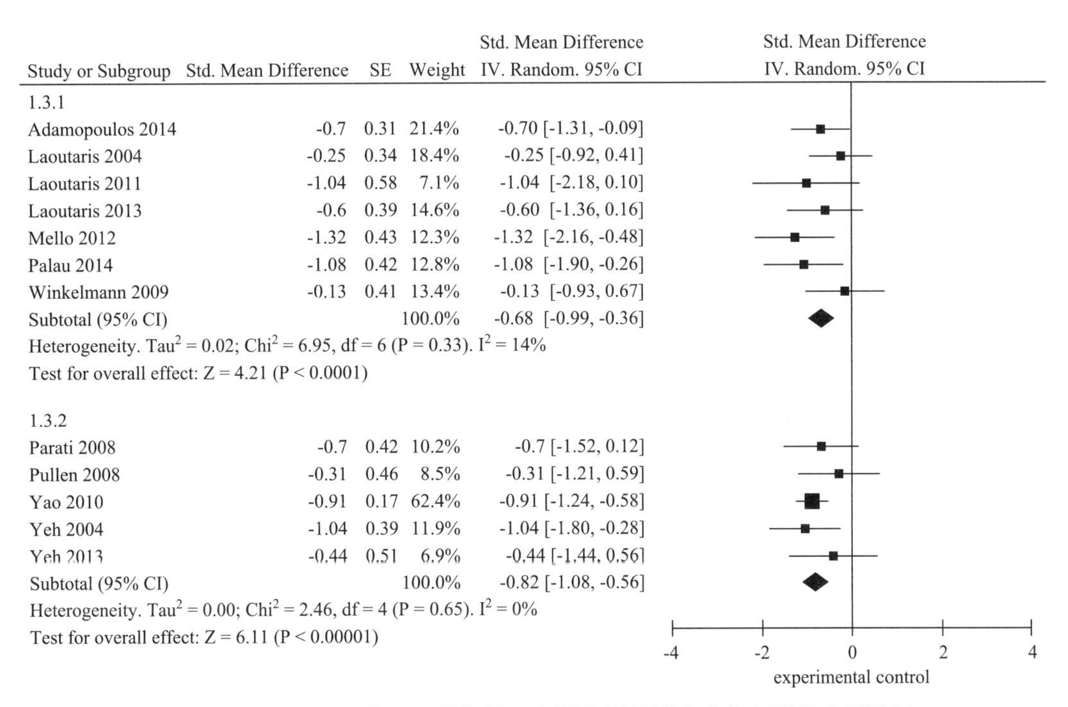

❍ 圖4-7 呼吸運動介入措施對心衰竭生活品質之成效次群組分析結果

4-5 評讀工具及內容說明

當研究設計、研究執行、統計分析以及結果報告有不適當或是有錯誤時，介入措施的成效會被高估或是低估。即使一個是隨機控制試驗的研究，若是研究方法的品質不佳，則來自該隨機控制試驗研究所得知的治療成效，往往會被高估30~50%。因此，嚴格的評讀研究品質，並明確報告研究成果是必要的。

研究品質的評讀主要是針對研究效度。效度是設計研究必須考慮的，因為研究效度代表著一個研究的真實性和精確性程度。其中，內在效度指的是研究的介入措施與結果測量變項之間存在明確因果關係程度，換句話說，即是以結果測量變項的改變程度來說明介入措施的有效性。因此，具備了內在效度的研究，其介入措施與對應的結果測量變項之間的因果關係是很明確的，並經得起重複驗證。舉個研究例子來說，若吸菸者的戒菸行為可以很清楚被推論是因為醫護人員提供的穴位刺激戒菸措施，而且並不是因為其他因素（例如：吸菸者的性別）影響而模糊或複雜化了戒菸行為，則戒菸這項研究就可以說是具有內在效度。內在效度是研究品質的保證，也是達到外在效度的先決條件。也就是說在確保研究科學性的前提下，再考慮研究結果的向外可推論性。

外在效度指出研究結果的概括程度，這表示出研究結果中的因果關係向外推論程度，即是推論回母群體時，是否隨著人、環境、測量變項、變項處理等的變異而變動的一種推論有效性。承上述戒菸的例子，當醫護人員所提供的穴位刺激戒菸措施類推到其他吸菸族群，而也出現戒菸行為的相似程度，則戒菸這項研究就可以說是具有外在效度。當研究的內在效度越充分，研究結果的可推論度可能越好，而研究結果也越具有實證實務的應用價值。當內在效度很低時，這顯示出研究本身的科學性不佳，也不精確。就算是這樣的研究結果具有高外在效度，再現性佳或是研究結果容易推廣，這項研究也不能正確推論健康照護中的真實現象。因此，系統性文獻回顧研究對文獻的評讀，是相當重要的必須步驟，尤其針對研究內在效度的評讀。研究品質的評讀工具分別陳述於下：

1. Critical Appraisal Skills Program (CASP)

CASP為英國Better Value Healthcare機構所研發的，有八種的評讀研究品質工具對應不同的研究類型，包括系統性文獻回顧、隨機控制試驗、世代研究、病例對照研究、經濟評估、診斷研究、質性研究以及臨床預測規則等。詳細相關資訊，請參看CASP網站http://www.casp-uk.net/。評讀研究品質的內容涵蓋了三大主軸：有效的(Is it valid?)、(2)重要的(Is it important?)、(3)適用的(Is it applicable to the patient?)。在這三個主軸下，針對隨機控制試驗的題項包含了11個評析項目，如下：

A部分：試驗的研究結果是有效的嗎？(Are the results of the trial valid?)

(1) 試驗是否陳述一個清楚且聚焦的議題？(Did the trial address a clearly focused issue?)

(2) 病人是否被隨機分配到治療介入措施？(Was the assignment of patients to treatments randomised?)

(3) 病人、健康相關工作者及研究人員是否被盲化？(Were patients, health workers and study personnel blinded?)

(4) 試驗開始時各組基準點是否相似？(Were the groups similar at the start of the trial?)

(5) 除實驗介入措施外，各組是否被同等地對待？(Aside from the experimental intervention, were the groups treated equally?)

(6) 研究結論中所有納入的受測試者是否都適切地被考量到？(Were all of the patients who entered the trial properly accounted for at its conclusion?)

B部分： 研究結果為何？(What are the results?)

(1) 治療成效有多大？(How large was the treatment effect?)

(2) 治療成效的估計有多精確？(How precise was the estimate of the treatment effect?)

C部分：研究結果有助於當地病人嗎？(Will the results help locally?)

(1) 研究結果是否能應用於你的情況（或是當地族群）？(Can the results be applied in your context? or to the local population?)

(2) 臨床上的重要結果變項是否都被考量到？(Were all clinically important outcomes considered?)

(3) 隨治療效益而來的傷害與花費是否是值得的？(Are the benefits worth the harms and costs?)

2. Critical Appraisal tools (CAT)

CAT由英國牛津實證醫學中心所發展的評讀工具，乃是對研究文獻有系統性地評值研究品質、研究結果效度以及應用性。依據不同類型臨床問題，CAT嚴格評讀的工具表單區分為四類，包括系統性文獻回顧、診斷、預後、治療（隨機控制試驗）等，詳細相關資訊請參看CAT網站http://www.cebm.net/critical-appraisal/。此評讀的內容將考量四個主要問題如下：

(1) 研究是否指出明確又聚焦的研究問題？(Does this study address a clearly focused question?)

(2) 研究是否使用有效的方法陳述問題？(Did the study use valid methods to address this question?)

(3) 研究的有效結果是否重要？(Are the valid results of this study important?)

(4) 這些有效又重要的研究結果是否可應用於我的病人或族群？(Are these valid, important results applicable to my patient or population?)

在上列四個主要問題指引之下，評讀隨機控制試驗包含了以下11個題項：

第一部分：研究的內在效度(internal validity)，研究提問了什麼？(What question did the study ask?)

(1) 病人是否確實被隨機分配到介入措施？(Was the assignment of patients to treatments randomised?)

(2) 試驗開始時是否各組相似？(Were the groups similar at the start of the trial?)

(3) 除了介入措施，各組是否被同等地對待？(Aside from the allocated treatment, were the groups treated equally?)

(4) 所有進入試驗的病人是否有被說明？他們所在的分析組別是否就是隨機被分配到的組別？(Were all patients who entered the trial accounted for? – and were they analysed in the groups to which they were randomised?)

(5) 測量是否客觀？病人與醫療人員是否盲化？(Were measures objective or were the patients and clinicians kept "blind" to which treatment was being received?)

第二部分：研究的統計結論效度(statistical conclusion validity)，研究結果為何？(What are the results?)

(1) 治療成效有多大？(How large was the treatment effect?)

(2) 治療成效的估計有多精確？(How precise was the estimate of the treatment effect?)

第三部分：研究的外在效度／應用性(external validity / applicability)

(1) 研究結果將有助於我的病人嗎？Will the results help me in caring for my patient?

3. Cochrane Collaboration Tool for Assessing Risk of Bias

考科藍團隊對隨機控制試驗的質性化研究品質評讀，建議使用偏差風險評估工具(Cochrane Collaboration Tool for Assessing Risk of Bias)，並以高風險、低風險及不確定等判斷品質偏差的風險。評讀系統性文獻回顧研究的文獻，至少需要評估五種主要的偏差，包括選擇性偏差(selection bias)、執行性偏差(performance bias)、偵測性偏差(detection bias)、折損性偏差(attrition bias)以及報告性偏差(reporting bias)。考科藍偏差風險評估工具的評估內容來自隨機序列性的產生(random sequence generation)、分組的隱匿性(allocation concealment)、受試者與執行研究者的盲化(blinding of participants and personnel)、結果評估的盲化(blinding of outcome assessment)、不完整的結果資料(incomplete outcome data)以及其他偏差(other bias)等。表4-6考科藍團隊偏差風險評估工具之說明，詳細相關資訊請參看Cochrane handbook for systematic reviews of interventions網站http://handbook.cochrane.org/chapter_8/table_8_5_a_the_cochrane_collaborations_tool_for_assessing.htm。

❒ 表4-6 考科藍團隊偏差風險評估工具之說明

偏差種類	偏差產生的來源	偏差結果判斷所需有的支持說明
選擇性偏差(selection bias)	隨機序列性的產生(random sequence generation)	詳細陳述產生分組順序的使用方法，而此內容足以評估是否可產生能相比較的組別。不適當的隨機順序性，會發生介入措施分配上的偏差
	分組的隱匿性(allocation concealment)	詳細陳述產生隱匿分組順序的使用方法，而此內容足以確認研究參與者進入介入措施的分配，是否在招募前或招募時是可以預期得知的。不適當的分組隱匿，會發生在可以預期而知道介入措施的組別
執行性偏差(performance bias)	參與者及研究者的盲化(blinding of participants and personnel)	陳述所有用於盲化研究參與者及研究者的方法，而此內容足以知道哪些人不知參與者所接受的介入措施。提供任何有關試圖盲化成效的訊息。研究過程中，執行偏差會因為參與者及研究者等相關人員未盲化而產生
偵測性偏差(detection bias)	結果評估的盲化(blinding of outcome assessment)	陳述所有用於盲化研究參與者及研究者的方法，而此內容足以知道哪些人皆不知參與者所接受的介入措施。應該提供任何有關盲化成效的訊息。如果結果評估者知道分組，則可能會有此類偏差的產生

❒ 表4-6　考科藍團隊偏差風險評估工具之說明（續）

偏差種類	偏差產生的來源	偏差結果判斷所需有的支持說明
折損性偏差 (attrition bias)	不完整的結果資料 (incomplete outcome data)	描述每一項主要測量結果資料的完整性。這些包括折損與分析中被排除的訊息。文章需說明是否有折損與分析中被排除的訊息、被排除的理由、各組折損的數據等。不完整測量結果資料的數量、數據本身、數據處理等，皆會造成研究結果上的偏差
報告性偏差 (reporting bias)	選擇性的報告(selective reporting)	說明如何檢視選擇性的結果報告之可能性，以及發現了什麼。如果選擇部分研究結果而呈現，則容易導致報告偏差的產生
其他偏差 (other bias)	其他，預先設定的 (anything else, ideally prespceified)	上述各類偏差中未提但又是重要的偏差，應加以說明。包括了因其他部分並未涵蓋的問題但會產生的偏差，例如受試者的性別比例懸殊、年齡層差距

參考資料：Higgins, J. P., Altman, D. G., Gøtzsche, P. C., Jüni, P., Moher, D., Oxman, A. D., Savovic, J., Schulz, K. F., Weeks, L., Sterne, J. A.; Cochrane Bias Methods Group; Cochrane Statistical Methods Group (2011). The Cochrane Collaboration's tool for assessing risk of bias in randomised trials. *BMJ, 18*(343): d5928. doi: 10.1136/bmj.d5928.

4. Find, Appraisal, Included, Total up, Heterogeneity (FAITH)

FAITH是由Paul Glasziou等學者提出的系統性文獻回顧快速評讀量表，包含兩大部分，如下：

第一部分：系統性文獻回顧研究的提問(PICO)

第二部分：系統性文獻回顧研究的品質評析

(1) F (find)－研究搜尋到所有的相關證據？

(2) A (appraisal)－嚴格評讀文獻？

(3) I (included)－納入有良好效度的文章？

(4) T (total up)－綜合分析研究結果？

(5) H (heterogeneity)－研究結果的異質性？

5. The Grading of Recommendations, Assessment, Development and Evaluation (GRADE)

GRADE評比系統由GRADE工作小組所發展出來，針對系統性文獻回顧研究所獲得的研究結果證據體(evidence body)進行分級，並非單一原創性研究或系統性文獻回顧進行分級。GRADE評比系統內容包括證據等級和建議強度兩大部分。第一部分的證據等級是評析證據品質，這可以顯示出對所觀察到的真實性有多大的把握程度。證據品質的等級分為高(high)：是指很有把握觀察值接近真實值；中(moderate)：是指觀察值有可能接近真實值，但也有可能與真實值差異大；低(low)：是指觀察值可能與真實值有很大差異；以及極低(very low)：是指觀察值與真實值可能有極大差異。評分內容包含五大要素，即是研究設計(study design)、偏差風險(risk of bias)、不一致性(inconsistency)、間接性(indirectness)與不精確性(imprecision)。第二部分的建議強度是根據建議實施後所帶來的利益及風險。建議強度分為兩種等級：強(strong)，即介入措施所帶來的利明確大於弊，或是弊明確大於利；弱(weak)，即是介入措施所帶來的利弊不確定，或是利弊相當的弱。GRADE評分系統中有證據降級(downgrade)或升級(upgrade)的考量。就隨機對照試驗研究的證據而言，等級評分自高等級開始，五個有可能降低證據品質為：

(1) 偏差風險：使用考科藍偏差風險評估工具(Cochrane Collaboration Tool for Assessing Risk of Bias)，偏差考量包括了沒有適當的隨機分配、沒有分組隱匿、沒有盲化、受試者流失過多、選擇性報告（特別是僅呈現有統計上顯著差異的研究結果）、發現有療效後即提前終止研究等。

(2) 不一致性：通常會以統計異質性來檢驗，並且以次群組分析(subgroup analysis)、統合性迴歸(meta-regression)確認干擾因素。當排除合理原因，不同原創性研究之間仍出現不相似的研究結果。這可能源自樣本、介入措施、結果測量等，而影響介入措施的成效差異。如果沒有提出合理的解釋，則證據品質有降級的考量。

(3) 間接性：間接性證據的來源包括比較各原創性研究的人群(P)、介入措施(I)、對照措施(C)、結果(O)等，若與所關注的研究不相當，則可能降低證據品質。

(4) 不精確性：針對研究結果的部分，例如樣本數不足、研究結果分析呈現很寬的信賴區間，可能降低證據品質。

(5) 出版偏差：如果研究結果發現介入措施組並沒有控制組有明顯的成效、如果研究樣本數小，則這類的研究是不容易被刊登的。因此，當系統性文獻回顧沒有納入這類的未發表研究，則分析結果易傾向不適當的支持介入措施是有效益的。這會使得證據品質亦會減弱。

就觀察性研究的證據而言，等級評分自低等級開始，三個有可能增加證據品質為：

(1) 效果量大(large effect size)：當嚴謹的觀察性研究結果顯示成效顯著或非常顯著，則可以考量提高證據品質。

(2) 干擾因素減少成效(all plausible confounding would reduce a demonstrated effect)：當影響觀察性研究的干擾因素有被適切地用於調節成效，則可以考量提高證據品質。

(3) 劑量－反應關係(dose-response gradient)：當介入的藥物劑量與其所產生的效應之間有明顯關聯性時，則可以考量提高證據品質。

6. Jadad scale

Jadad評量表(Jadad scale)是Jadad等人於1996年所提出的，針對隨機控制試驗的量化研究品質評讀，共有3個評估項目，包括隨機、盲化以及研究個案追蹤。此評估表採用量化方法，以0~5來計分，符合一項得1分。如果評值的分數小於3分，可視為一個設計不佳的研究。因其簡單易操作，所以過去在評讀隨機控制試驗工具中常被引用，但目前已很少被使用。Jadad評量表共分成三大面向來評估隨機控制試驗文獻的品質高低，評估說明如下：

(1) 是否為隨機？(Was the study described as randomized?) 0~2分

如果研究樣本是採隨機分配但並沒有詳細說明隨機是如何產生的，則有基本1分。如果有說明隨機分配的形成方式，例如以電腦輔助產生的隨機序列，則加1分。如果有說明隨機分配的形成方式但方式並不適當，則減1分。

(2) 是否為雙盲？(Was the study described as double-blind?) 0~2分

如果僅提及研究是採雙盲方式但沒有說明雙盲是如何進行的，則有基本1分。如果具體描述雙盲方法是如何進行的，則加1分。如果有描述如何進行雙盲但方式不適當，則減1分。

(3) 是否說明個案退出、排除的原因？(Was there a description of withdrawals and drop-outs?) 0~1分

如果有清楚說明流失個案的原因（例如退出或失聯），則有基本1分。如果沒有說明原因，則減1分。

7. PEDro scale

PEDro量表來自物理治療證據資料庫(Physiotherapy Evidence Database, PEDro)，PEDro所提供的隨機控制試驗、系統性文獻回顧與臨床照護指引等，都有經過PEDro量表評估過研究品質。PEDro量表源於Delphi量表，但多增加第八與第十兩個題項，共包含11個評讀項目。關於運用PEDro量表的使用說明，詳細相關資訊請參看PEDro網站： http://www.pedro.org.au/traditional-chinese/。PEDro量表簡列如下：

(1) 受試者的納入條件是否有具體說明。

(2) 受測者是否被隨機分配到各組。

(3) 分組方式是否隱匿。

(4) 各組的最重要結果指標在基準點上是否相似。

(5) 受測者是否全都被盲化。

(6) 實施治療者是否全都被盲化。

(7) 對至少一項主要結果的評估者是否盲化。

(8) 最初各組分配到的受測者中，是否至少85%有一項主要結果的測量。

(9) 舉凡接受測量結果的受測者是否都按分組方案接受治療或控制，如非，則至少有一項主要結果採用治療意向分析。

(10)是否至少有一項主要結果變項的組間統計比較結果。

(11)是否至少有一項主要結果變項的點測量值和變異量值。

8. Representative, Allocation, Maintenance, Measurements blinded or objective (RAMMbo)

RAMbo是針對隨機控制試驗的快速評讀工具。評讀項目包括：

(1) R (representative)－受試者是否具有母群體的代表性？

(2) A (allocation)－受試者是否隨機分配？分組是否具隱匿性？確認是否足夠？各組在研究初始的基準是否相似？

(3) M (maintenance)－各組是否維持原來的介入措施？結果分析是否包含每位受試者？追蹤是否完整（如果流失率大於20%，則會是個大問題）？

(4) Mbo (measurements blinded or objective)－是否維持受測者、醫療相關人員、研究者、評估者的盲化？測量是否客觀？

結論

量性系統性文獻回顧研究先以PICO形成可以回答的問題，繼而完備地搜尋最佳證據，然後嚴謹地評讀所納入的文獻，亦可以透過統合分析加以回答所提之研究問題。如此獲得最佳證據的護理介入措施，將可以成為護理臨床決策之依據。除此，執行護理實證實務時，還需運用臨床專業知能，契合病人的偏好與價值觀，以及有可獲致的資源。就護理實證實所運用5As (ask、acquire、appraise、apply、assess)的步驟，亦需要評估實證實務所應用護理措施的成效。本章業已呈現量性系統文獻回顧的研究的全貌，所涵蓋內容包括系統性文獻回顧的研究定義與重要性、量性研究種類、量性系統文獻回顧方案、量性系統文獻回顧研究步驟以及評讀工具。

問題與討論

1. 請問在執行護理實證實務之步驟，下列何者正確？(A)Ask→Assess→Apply→Appraise→Acquire　(B)Ask→Apply→Acquire→Assess→Appraise　(C)Ask→Acquire→Appraise→Apply→Assess　(D)Ask→Appraise→Assess→Acquire→Apply

2. 英國牛津實證醫學中心(CEBM)使用的證據等級表與臨床問題種類，下列何者正確？(A)1c，具同質性隨機控制試驗的系統性文獻回顧　(B)2b，單一世代研究、品質低的隨機控制試驗　(C)3a，信賴區間小的單一隨機控制試驗　(D)4，成果研究、生態研究

3. 臨床問題種類型所對應之最佳研究設計，下列何者不適當？(A)治療，隨機控制試驗　(B)危害／病因，世代研究　(C)預防，橫斷性研究　(D)預後，世代研究

4. 統合分析研究中進行敏感性分析(sensitivity analysis)的主要目的，下列何者適當？(A)計算個別效果與綜合性效果的差異值　(B)找出個別的極端值　(C)檢定異質性　(D)評估出版偏差

5. 將臨床問題形成一個可以回答的結構性PICO問題時，請簡述PICO的定義？

答案

1.C　　2.A　　3.C　　4.B

5. 請見4-2量性研究臨床問題種類之四、PICO臨床問題。

參考資料 Reference

Khalid, S. K., Regina, K., Jos, K., & Gerd, A. (2010)・*以系統性回顧輔助實證醫學*（李銘珠譯）・合記。（原著出版於2002年）

Straus, S. E., Richardson, W. S., Glasziou, P., & Haunes, R. B. (2012)・*實證醫學臨床實踐與教學指引*（陳杰峰、王慈蜂譯）・合記。（原著出版於2005）

黃如萍、葉美玲(2011)・統合分析的出版誤差・*源遠護理*，5(2)，51-55。

程基玲(2015)・*呼吸運動介入措施對改善心衰竭之成效：系統性回顧繼宗和分析之隨機對照試驗*（碩士論文）・國立臺北護理健康大學護理研究所。

CASP Critical Appraisal Skills Programme Oxford UK (n.d.). *CASP tools & checklists*. Retrieved from http://www.casp-uk.net/

Centre for evidence-based medicine (n.d.). *Critical Appraisal Tools*. Retrieved from http://www.cebm.net/critical-appraisal/

Egger, M., Davey Smith, G., Schneider, M., & Minder, C. (1997). Bias in meta-analysis detected by a simple, graphical test. *BMJ, 315*(7109), 629-634.

Fletcher, J. (2007). What is heterogeneity and is it important? *BMJ, 334*(7584), 94-96. doi:10.1136/bmj.39057.406644.68

Glasziou, P., & Haynes, B. (2005).The paths from research to improved health. *Evidence Based Nursing*, 8, 36-38. doi: 10.1136/ebn.8.2.36

Glasziou, P., Del Mar, C., & Salisbury, J. (2007). *Evidence-based practice workbook* (2nd Ed.). BMJ Books.

GRADE Working Group (2015). http://www.gradeworkinggroup.org

Hedges, L. V., & Vevea, J. L. (1998). Fixed and random effects models in meta-analysis. *Psychological Methods*, 3, 486-501.

Hewitt, C., Hahn, S., Torgerson, D. J., Watson, J., & Bland, J. M. (2005). Adequacy and reporting of allocation concealment: review of recent trails published in four general medical journals. *BMJ, 330*(7499), 1057-1058.

Higgins, J. P. T., & Green, S. (Eds.). (2011). *Cochrane handbook for systematic reviews of interventions*. Version 5.1.0. [updated March 2011]. The Cochrane Collaboration. Wiley. Retrieved from http://www.cochrane handbook.org

Higgins, J. P. T., Thompson, S. G., Deeks, J. J., & Altman, D. G. (2003). Measuring inconsistency in meta-analyses. *BMJ, 327*(7414), 557-560.

Higgins, J. P. T., Altman, D. G., Gotzsche, P. C., Jüni, P., Moher, D., Oxman, A. D., ... Sterne, J. A. (2011). The Cochrane Collaboration's tool for assessing risk of bias in randomised trials. *BMJ, 343*, d5928. doi:org/10.1136/bmj.d5928

Howick, J., Chalmers, I., Glasziou, P., Greenhalgh, T., Heneghan, C., Liberati, A., ... Thornton, H. (2011). *Explanation of the 2011 Oxford Centre for Evidence-based Medicine (OCEBM) Levels of Evidence* (background document). Oxford Centre for Evidence-based Medicine. Retrieved from http://www.cebm.net/index.aspx?o=5653

Jadad, A. R., Moore, R. A., Carroll D, Jenkinson, C., Reynolds, D. J., Gavaghan, D. J., & McQuay, H. J. (1996). Assessing the quality of reports of randomized clinical trials: Is blinding necessary? *Control Clin Trials, 17*(1), 1-12.

Moher, D., Pham, B., Jones, A., Cook, D. J., Jadad, A. R., Moher, M., ... Klassen, T. P. (1998). Does quality of reports of randomised trials affect estimates of intervention efficacy reported in meta-analyses? *The Lancet, 352*(9128), 609-613.

OCEBM Lvels of Evidence Working Group Oxford (2011). *The Oxford 2011 Levels of Evidence*. Oxford Centre for Evidence-based Medicine. Retrieved from http://www.cebm.net/index.aspx?o=5653

Physiotherapy Evidence Database. (1999). *PEDro scale*. Retrieved from http://www.pedro.org.au/

Sachett, D. L, Richardson, W. S., Roesenberg, W., & Haynes, R. B. (1997). *Evidence based medicine: How to practice and teach EBM*. Churchill Livingstone.

Sachett, D. L, Straus, S. E., Richardson, W. S., Rosenberg, W., & Haynes, R. B. (2000). *Evidence-based medicine: How to practice and teach EBM* (2nd Ed.). Churchill Livingstone.

Sackett, D. L., Rosenberg, W. M., Gray, J. M., Haynes, R. B., & Richardson, W. S. (1996). Evidence based medicine: What it is and what it isn't. *BMJ, 312*(7023), 71-72.

Schulz, K. F., & Grimes, D. A. (2002). Generation of allocation sequence in randomized trails: Chance, not choice. *Lancet, 359*(9305), 515-519.

Shamseer, L., Moher, D., Clarke, M., Ghersi, D., Liberati, A., Petticrew, M., ... Stewart, L. A. (2015). Preferred reporting items for systematic review and meta-analysis protocols (PRISMA-P) 2015: Elaboration & explanation. *BMJ, 349*. doi:10.1136/bmj.g7647

Sibley, J. C., Sackett, D. L., Neufeld, V., Gerrard, B., Rudnick, K. V., & Fraser, W. (1982). A randomized trial of continuing medical education. *N Engl J Med, 306*(9), 511-515.

Wilton, N. K., & Slim, A. M. (2012). Application of the principles of evidence-based medicine to patient care. *The Southern Medical Journal, 105*(3), 136-143. doi: 10.1097/SMJ.0b013e31824b464b

Yi-zen, W., Hsing-Hsia, C., Mei-Ling, Y., & Shy-Der, L. (2010). Auricular acupressure combined with multimedia instruction or alone for quitting smoking in young adults: Quasi-experimental study. *International Journal of Nursing Studies*, 47, 1089-1095.

CHAPTER 05

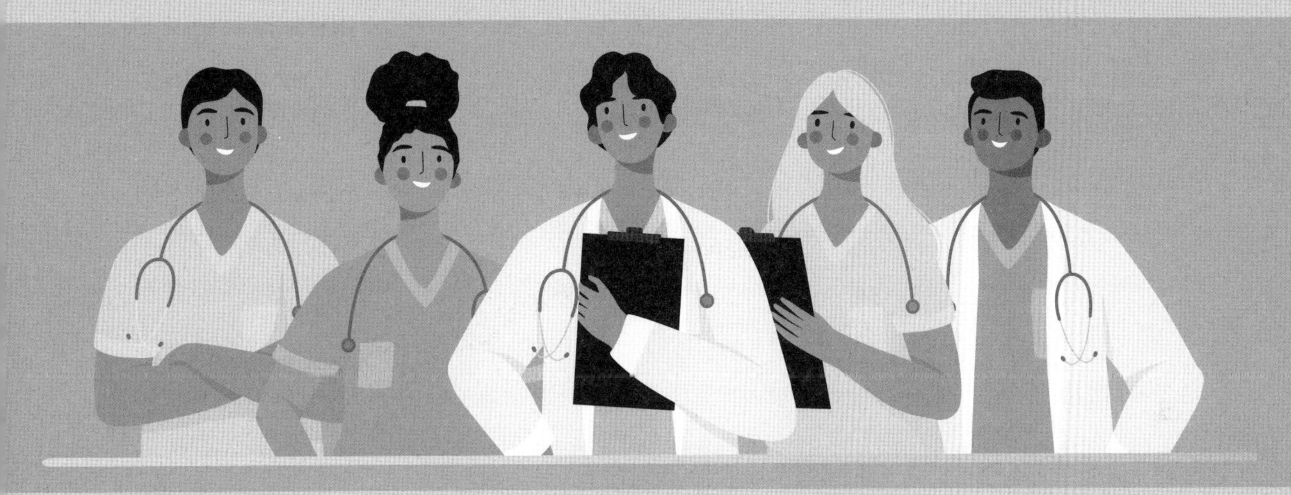

質性系統性文獻回顧研究法

編者｜穆佩芬

5-1 實證照顧中的質性研究

5-2 質性系統文獻回顧的定義

5-3 質性系統文獻回顧基本假說

5-4 質性系統文獻回顧於臨床應用

5-5 質性系統文獻回顧的種類

5-6 質性系統文獻回顧的步驟

5-7 質性系統文獻回顧的文章結構

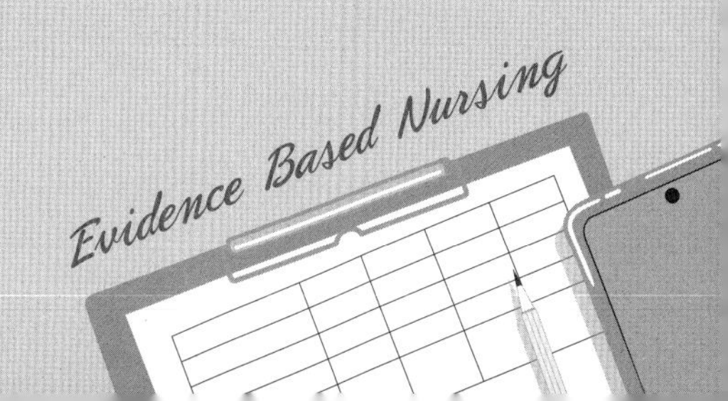

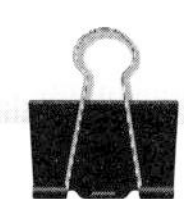
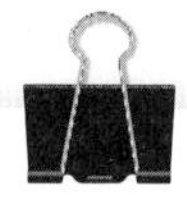
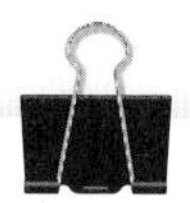

前言

Joanna Briggs Institute (JBI)於2003年開啟了護理及健康相關領域對實證照護的重視。其提出質性系統文獻回顧的研究方法(qualitative systematic review)，發展了研究法與分析軟體，並期望將研究結果落實於臨床照顧。JBI領導全球質性系統文獻回顧及臨床照顧的發展與創新。JBI質性系統文獻回顧的研究法乃奠基於描述現象學(descriptive phenomenology)的觀點，聚集研究發現(aggregation of the findings)，期望能經由統合全世界最佳的PICo的質性研究的發現，能更完整的瞭解該生活經驗的現象、接受介入措施的經驗與機轉。此外，JBI強調系統文獻結果需應用於臨床及發展臨床照護指引(Joanna Briggs Institute, 2014)。之後也有學者提出系統民族誌文獻回顧(meta-ethnography)，其基於詮釋現象學(hermeneutic phenomenology)的觀點，進行對研究結果的解析，期望對接受介入措施的經驗，有更完整的瞭解，並建構出概念模式，或由個案經驗生發出不同的介入措施，或瞭解介入措施之可行的因子(Higgins & Green, 2008)。

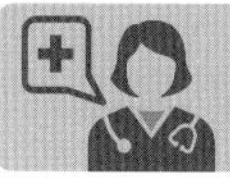

5-1 實證照顧中的質性研究

質性研究來自人文與社會科學，在自然的環境與整體觀之下，質性研究資料可使研究者分析人們的經驗文化與社會現象。以系統文獻回顧的觀點，納入質性系統文獻回顧的質性研究方法，乃屬於批判理論研究典範、與建構主義研究典範(Guba & Lincolin, 1994)，包括：現象學、詮釋現象學、民族誌、紮根理論、焦點團體、行動研究、質性調查、質性系統文獻回顧等。換言之，質性研究是一種將觀察者置於這世界中的情境式的活動，包括系統性的讓這世界得以被看見之解釋性與具象性的實踐。這些實踐轉變了這個世界，將世界轉化為一連串表徵。質性研究採取一種詮釋性、自然主義的觀點，來看待這個世界。質性研究探究的是處於自然狀態之事物，試著根據人們所附予之意義或解釋該現象(Denzin & Lincoln, 2005)。

由實證照顧的觀點，質性研究對認為理所當的護理現象或照顧措施內涵進行探究，增加對個案的生活經驗觀點及行為的瞭解。質性研究提供了一個研究方法，其功能包括：(1)幫助我們瞭解個人及社區或團體對健康與疾病的觀點；他們如何處理健康問題或如何做決策；(2)提供主要照顧者、健康專業人員或醫護互動的觀點及行為意涵；(3)經由當事人的生活經驗觀點，確定出經驗發生的機轉或經驗的本質；(4)可以發展護理照護措施；(5)協助我們瞭解有關在轉變或改變過程；(6)如何解決困境的在地的文化。此外，研究結果也提供計畫者或政策決定者一個使用者的健康經驗；瞭解個案對照顧品質與照顧的適合性的看法；評值複雜的政策或評值健康服務的呈現；及社會發展的方法。表5-1簡介常用的質性研究方法及其研究問題、資料收集、與資料分析方式。

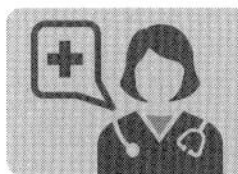

5-2 質性系統文獻回顧的定義

Meta的意思是「overall」，Synthesis是「make a whole」。因此，Schreiber等人定義Meta-synthesis是"is the bringing together and break-ing down of findings, examining them, discovering essential features, and, in some way, combining phenomena into a transformed whole" (Schreiber et al, 1997, p.314)。換言之，質性系統文獻回顧將收集與分析質性研究的發現(findings)，並使用質性研究方法來統合這些發現的意涵。其目的乃是對質性研究的發現產生新的及統整的詮釋，且超越個人的研究調查結果。統整後的研究結果朝向發展臨床照護指引及臨床應用。

Stern和Harris (1985)亦指出質性系統文獻回顧乃指統合質性研究的研究結果，成為一個理論、模式、或對一個現象的整體描述。質性系統文獻回顧乃基於：對現有的質性研究結果進行批判性的詮釋，以達到具體及新的統整。質性研究大師Denzien和Lincoln (2000)及Guba和Lincoln (1994)也對質性系統文獻回顧的研究方法提出概念上的定義，其認為質性系統文獻回顧乃基於建構論，朝向瞭解個人如何對一現象建構知識。

❐ 表5-1 質性研究法簡介

研究法	研究假說	研究問題	資料收集	資料分析
現象學	基於描述現象學。瞭解人們主觀經驗及詮釋世界的本質結構及詮釋世界	此生活經驗的本質或本質結構？	應用意向性，深入的回溯性訪談	Colaizzi (1978)、Giorgi (2009)
詮釋現象學	基於詮釋現象學。是從「是什麼」(existential)的顯現，才使「如何是」(essential)成為可能	在何狀況下人們產生某種行為？人們是如何解析某現象的意義？	深入訪談	詮釋學螺旋模式、Benner (1994)、van Manen (1997)
民族誌	基於人類學。描述一個團體或一個種族的互動行為或生活方式，敘述他們如何行動、意義為何？如何詮釋？透過這些過程瞭解信念、行為動機、發展和改變情形	此特定群體的文化為何？建構歷程為何？社會結構如何影響其經驗或歷程？	參與觀察(participant observation)、焦點團體及訪談主要報導人	在田野中，應用主客觀點及互動進行理論建構。田野工作是一個螺旋進展的過程。資料的創造與蒐集、資料的分析與詮釋、理論意涵的思辨同時在進行
紮根理論	象徵互動論。所建構的理論乃紮根於個案所體會的真實世界。資料本身決定了所發展理論的界限與方向	在此情境某問題之過程經驗中所蘊藏的理論架構為何？	有目的建構理論的目的性的半結構式訪談、田野觀察	持續比較分析。應用開放式譯碼，將資料概念化，並建立理論與模式。重視理論敏感性，應用此能力與資料互動
質性調查法	象徵互動論。深入調查、及完整清楚描述一個自然情境的單一現象或過程	某研究現象的內涵或特質為何	半結構式訪談	內容分析法 (content analysis)
焦點團體	象徵互動論。藉由團體互動過程來刺激思考及想法，使成員多層面表達各種與研究議題相關經驗、態度、看法	某研究現象的特質為何	符合特定條件的成員所組成的團體來進行半結構式訪談	內容分析法
行動研究	研究者的參與帶來有效的改變的過程	解決某一具體問題之解決方案	參與式的團體工作、反思記錄、田野工作	內容分析法、質性研究法

❒ 表5-1　質性研究法簡介（續）

研究法	研究假說	研究問題	資料收集	資料分析
女性主義研究	期望為了婦女的權益產生社會改變	由女性主義觀點，權益現象的意涵、如何發生、或文化特性	深入訪談、焦點團體、參與式研究	內容分析法、質性研究法
言說分析	語言的社會性與歷史性建構。我們如何經驗我們自己及我們和他者的關係	於某種脈絡下，我們如何經驗我們自己及我們和他者的關係	一段口語對話，或是一段或數段書面的段落	抽取言談之命題、建構命題之關係、決定言談之意義
質性系統文獻回顧	統整一個現象不同研究結果的發現，建構其經驗的本質	某現象的經驗內涵為何？	合於PICO的納入條件的所有發表的質性研究的文獻	JBI以描述現象學的態度，進行研究結果資料的萃取，經由資料聚集(aggregation)以建構主題及類目

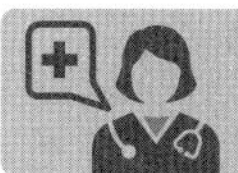

5-3　質性系統文獻回顧基本假說

質性系統文獻回顧基本假說來自詮釋建構論(interpretative constructivist)。此假說相信：並沒有單一客觀的真實世界，真實世界是多元的、共在的、且可能不和諧、不一致的。研究的原著者與系統文獻回顧的研究者，創造或建構她們對現象的特殊的瞭解。此外，研究過程中建構的現象被社會、文化及脈絡所影響且於此產生。

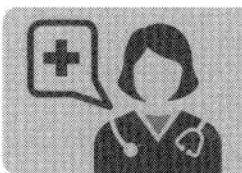

5-4　質性系統文獻回顧於臨床應用

質性研究乃著眼於發現現象或概念的本質或結構，開展對研究現象已經固定的思維框架，也可瞭解個案、主要照顧者或醫護人員的主觀經驗觀點，對現象提出新的觀點，故也可發現新的現象或概念。質性研究視為達到實證為基礎的實務的目標(Sandelowski & Barroso, 2007)。質性研究發現可作為發展有效度及對文化敏感度的量表，也是發展參與個案經驗的護理介入措施的重要過程。因此，整合不同質性研究方法的結果，可對現象提供一整體、更廣及更深的實證結果(Popay, 2006)，這也是臨床照顧者希望能更深入瞭解的。

許多護理理論家、臨床實務提供者、政策決定者及病人均強調：護理知識的發展與臨床應用需包括「個人知識模式」的概念化與操作性。單一的質性研究結果並無法提供具實證的說服力。強調跨研究的研究結果的統合研究方法，才能提供一個統整某現象的實證來建構知識。因此質性系統文獻回顧乃是發展一種以參與個案生活經驗為導向的護理關懷，與療癒的實證照顧知識及護理照護措施。

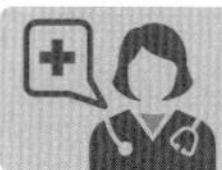

5-5 質性系統文獻回顧的種類

目前常見的質性系統文獻回顧有八種 (Aromataris & Munn, 2020)：

1. 質性系統文獻回顧(meta-synthesis)：基於描述現象學思維與資料分析方式。將採用各種質性研究方法的研究結果進行資料的統整(Noblit & Hare, 1988)。
2. 質性民族誌系統文獻回顧(meta-ethnography)：基於詮釋現象學思維與資料分析方式。著重在「metaphors」為描述的內容或類目(Noblit & Hare, 1998)。
3. 範域文獻回顧研究法(scoping review)：應用嚴謹的實證轉譯的系統文獻回顧的步驟，來確認及分析特定主題之文獻之知識圖像繪製。
4. 混合式系統文獻回顧(mixed methods systematic review)：將相同現象的質性(PICo)與量性(PICO)的研究結果分別進行統合，在進行質性系統文獻回顧結果及量性系統文獻回顧結果得比較或統整。
5. 雨傘式系統文獻回顧(umbrella review)：將某一現象的相關質性或量性的系統文獻回顧的研究結果，進行統整、分析與討論其知識的優勢與缺口。
6. 專家意見(experts' opinion)：對新的議題，專家提出其知識或經驗的新的觀點或看法。彙整多位專家所提的意見或看法，而有一整體的描述與彙整。
7. 文本統合分析(textual narrative synthesis)：將不同的實證研究結果進行彙整，例如：將質性研究、量性研究或經濟研究的結果進行統整。
8. 主題統合分析(thematic synthesis)：統整同質性研究結果，對其共同的內容或意涵統整出主題。

本文將討論第一種質性系統文獻回顧研究方法(meta-synthesis)為主。

Sandelowski與Barroso (2007)清楚的定義質性系統文獻回顧(meta-synthesis)與質性統合分析(meta-summary)的不同處。質性系統文獻回顧的研究方法必須是具有概念化、描述或是詮釋性的研究結果。因此，以系統文獻回顧的觀點，質性研究方法包括：現象學、詮釋現象學、民族誌、紮根理論、焦點團體、行動研究、質性調查、質性系統文獻回顧等。若是調查性質的質性研究、個案研究或個案報告將歸類於質性統合分析(meta-summary) (Sandelowski & Barroso, 2007)。

JBI在質性系統文獻回顧分析上，乃應用描述現象學的還原態度，使用疊聚研究發現(aggregation of the findings)的分析策略。將質性研究的發現(findings)統合在一起。系統文獻疊聚(meta aggregation)在進行系統文獻回顧的過程中，對質性研究的本質與傳統極為重視與掌握(Pearson, 2004)。JBI也基於此資料分析策略，發展了質性系統文獻回顧分析軟體(JBI Qualitative Assessment and Review Instrument, QARI)。資料處理與分析過程，乃應用描述現象學的存而不論，與萃取內涵與本質的現象學還原方式，忠於原始文章中的研究發現的本質及其原意，並不進行擴延詮釋或重新解讀。

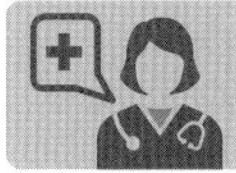

5-6 質性系統文獻回顧的步驟

質性系統文獻回顧共有六步驟(Sandelowski & Barroso, 2003, 2007)：(1)形構研究問題，(2)進行系統性的文獻搜尋，(3)選擇及篩選適合的研究文章，(4)分析及統整質性研究發現，(5)維護品質控制及(6)研究結果報告。

1. 形構研究問題

選擇一個有興趣的研究現象，此現象的範圍要能掌握到現象的特質，且有足夠的文獻發表可進行資料的整合(Paterson, Thorne, Canam, & Jillings, 2001)。也可選擇一個理論架構做為研究現象的基礎，進行文獻的收集。研究問題需要呈現：

(1) 群體(P)：Population。

(2) 研究的現象(I)：Phenomenon of interest。

(3) 現象發生的脈絡(Co)：Context。

2. 進行系統性的文獻搜尋依據研究問題的P、I、Co，及研究方法進行選擇完整的關鍵詞進行文獻的查詢。一般會依照文獻的包含條件(inclusive criteria)及排除條件(exclusive criteria)的PICo設計關鍵詞的內容，且需考量不同專業領域所應用的相關關鍵詞。

   文獻搜尋策略分為三步驟。第一步驟乃進行初步的資料搜尋。乃基於研究現象，初步設定關鍵詞，搜尋重要專業領域的資料庫，確定此研究現象的廣度與深度範圍合宜，且尚未有系統文獻回顧的文章發表。經此查詢出初步的重要相關文獻。第二步驟為確定使用的關鍵字。初步的資料搜尋所查到的文章經細讀，由表文章的題目、摘要、設定的關鍵詞、文章中用的重要概念，以及該文章所引用參考資料的相關關鍵詞等，可以確定出正式進行文獻查詢時，所應用的關鍵詞，以期對所查詢文獻的完整性沒有任何遺漏。第三步驟乃依據所整理出來的PICo及研究方法的關鍵詞對所有相關領域的資料庫進行資料的查詢。此外，所查詢到的文章的每篇文章所引用的文獻亦進行審閱，確認是否符合納入條件或屬於排除條件，此部分為灰色地區的文獻查詢。

3. 選擇及篩選適合的研究文章經由文獻查證的三個步驟所查詢到的文獻，先去除不同資料庫中重複的文獻，確定文獻的題目、摘要與內文符合納入條件。不符合文章刪去並註記原因。再依照JBI的質性研究的評讀指標，進行文獻的研究品質的評讀。護理與健康相關的資料庫有CHNAHL、PubMed、PsychLIST、Social science abstract、ERIC、JBI lib、思博網及中華民國碩博士論文等。

   質性系統文獻回顧文章的多少是屬於目的選樣，須包含所有符合選樣條件與關鍵詞的文獻，方視為達到樣本數的飽和。因此，正確的PICo、選樣條件及關鍵詞是重要的。為了掌握質性系統文獻回顧的嚴謹度，JBI建議需要2~3個研究者，依照JBI質性研究的評讀工具（表5-2）個別進行所有納入研究的文獻進行評讀，每一評讀的題目給與分數及建議，研究的主持人進行每篇文章評讀結果的審核，若有彼此意見不同的項目可以進行討論，最後由主持人決定評讀結果。質性研究評析的確實性(credibility)分為三種層級：(1)明確的(unequivocal)：對所提的實證沒有疑慮。(2)可以信的(credible)：儘管資料或研究架構中有些解釋似是而非，但仍可由邏輯推理證實其與資料相符合，其解析是可以被挑戰的。(3)不支持(not supported)：大部分的研究資料不支持研究發現。研究者對評析的每一篇文章的各題項目，給予評析後確實性的層級。

❒ 表5-2 JBI質性評析工具（已獲JBI授權翻譯）

項　目
1. 研究的哲理觀點與研究法是否一致？
2. 研究問題與目的及研究方法學問是否一致？
3. 研究方法學與收集資料問題是否一致？
4. 研究方法學與資料呈現及分析間是否一致？
5. 研究方法學與結果的解釋間是否一致？
6. 有無研究者文化或立場的說明？
7. 研究者對研究及其他層面可能會有的影響是否有說明？
8. 研究對象的意見是否有適當表達？
9. 研究是否有通過倫理審查委員會審查？
10. 研究結論是否來自研究資料的分析或詮釋？

4. 資料的萃取

質性系統文獻回顧中，資料乃來自符合PICo所發表文章中的結果發現。且結果發現需與PICo的內容及研究目的相契合。質性資料的分析與萃取包含三個步驟：

(1) 步驟一：確認研究發現。

(2) 步驟二：將相同現象、變項或關係的研究結果發現，整合成類目。

(3) 步驟三：將相同的類目整合成主題，使研究現象成為一整體。

5. 研究結果報告

質性系統文獻回顧的分析結果需呈現主題、類目及研究發現。此外，所收錄文獻的總數量、篇數、各種研究方法、與發表文章國別等資料、各篇文章的品質及其他相關資料均需說明。最後，需說明此整體的研究現象的結果，提出建議說明如何應用在研究、應用及臨床照護指引。此系統文獻回顧的限制也需說明。

5-7 質性系統文獻回顧的文章結構

最後簡介系統文獻回顧的文章結構如下：

1. 題目。
2. 研究現象的背景：需呈現PICo相關的背景說明；PICo發生的脈絡；主要的概念及操作定義；說明納入條件；支持納入條件的國內外文獻；說明為何需要進行此系統文獻回顧；其主要的貢獻為何。
3. 納入條件。
   (1) 群體(P)。
   (2) 研究的現象(I)。
   (3) 現象發生的脈絡(Co)。
   (4) 研究方法。
4. 搜尋策略（資料庫、關鍵詞）。
5. 文獻評析。
6. 資料萃取方式。
7. 萃取資料。
8. 結果。
9. 討論。
10. 結論。
11. 臨床應用。

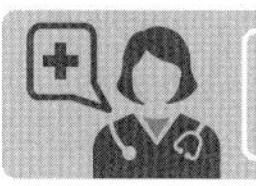

結論

質性研究可協助我們調查及瞭解個案經驗、生命歷程或照護歷程。針對一個現象，整合不同質性研究方法的結果，可對該現象提供一整體、更廣及更深的實證結果(Popay, 2006)，甚可發展成為理論。質性系統文獻回顧是一種針對某一現象，統整已經發表的質性研究文獻的發現，累積應用不同質性研究方法所發表的研究發現，呈現對該現象更完整的詮釋。且質性系統文獻回顧的研究結果，反應出以個案為中心的主體經驗與需求，這也是臨床照顧者發展臨床照護指引時，能反應出個案本身的興趣及價值最好的實證資料。

問題與討論

1. 質性研究的功能？
2. 何謂質性系統文獻回顧分析(meta-synthesis)？
3. 質性系統文獻回顧的PICo的定義為何？
4. 請試著應用表5-1所列舉之研究方法的介紹內容說明現象學的研究假說為何？
5. 請試著應用表5-1所列舉之研究方法的介紹內容說明紮根理論的研究假說為何？研究問題為何？資料收集方式為何？及資料分析方式為何？

答案

1. 請見5-1實證照顧中的質性研究。
2. 請見5-5質性系統文獻回顧的種類。
3. 請見5-6質性系統文獻回顧的步驟。
4. 請見5-1實證照顧中的質性研究表5-1質性研究法簡介。
5. 請見5-1實證照顧中的質性研究表5-1質性研究法簡介。

參考資料 Reference

Aromataris, E., & Munn, Z. (2020). *JBI manual for evidence synthesis*. Retrieved from https://synthesismanual.jbi.global. https://doi.org/10.46658/JBIMES-20-01

Benner, P. (1994). Hermeneutic phenomenology: A methodology for family health and health promotion study in nursing. In P. Benner (Ed.), *Interpretive phenomenology: Embodiment, caring, and ethics in health and illness* (pp. 71-72). Sage.

Colaizzi, P. F. (1978). Psychological research as the phenomenologist views it. In R. S. Valle & M. King (Eds.), *Existential phenomenological alternatives for psychology* (pp. 48-71). Oxford University Press.

Denzin, N. K., & Lincoln, Y. S. (2000). *Handbook of qualitative research* (2nd Ed.). Sage.

Denzin, N., & Lincoln, Y. (2005). *Handbook of qualitative research* (3rd. ed.). Sage.

Guba, E. G., & Lincoln, Y. S. (1994). Competing paradigms in qualitative research. In N. K. Denzin & Y. S. Lincoln (Eds.), *Handbook of qualitative research* (pp. 105-117). Sage.

Giorgi, A. (2009). *The descriptive phenomenological method in psychology: A modified Husserlian approach*. Duquesne University Press.

Higgins, J. P. T., & Green, S. (2008). *Cochrane handbook for systematic reviews of interventions Version 5.0.0 (updated February 2008): The Cochrane Collaboration*. Available from http://www.cochrane-handbook.org

Joanna Briggs Institute. (2014). *JBI Reviewers' manual, 2014.* Joanna Briggs Institute.

Noblit, G. W., & Hare, R. D. (1988). *Meta-ethnography: Synthesizing qualitative studies*. Sage.

Paterson, B. L., Thorne, S. E., Canam, C., & Jillings, C. (2001). *Meta-study of qualitative health research: A practical guide to meta-analysis and meta-synthesis*. Sage.

Pearson, A. (2004). Balancing the evidence: Incorporating the synthesis of qualitative data into systematic reviews. *JBI Report, 2*(2), 45-65.

Popay, J. (2006). *Moving beyond effectiveness in evidence synthesis*. National Institute for Health and Clinical Excellence.

Sandelowski, M., & Barroso, J. (2003). Focus on research methods: Toward a meta-synthesis of qualitative findings on motherhood in HIV-positive women. *Research in Nursing & Health, 26*(2), 153-170.

Sandelowski, M., & Barosso, J. (2007). *Handbook for synthesizing qualitative research*. Springer.

Schreiber, R., Crooks, D., & Stem, P. N. (1997). Qualitative meta-synthesis: Issues and techniques. In Janice M. Morse, (Ed.), *Completing a qualitative project: Details and dialogue*. Sage.

Stern, P. N., & Harris, C. C. (1985). Women's health and the self-care paradox: A model to guide self-care readiness. *Health Care for Women International, 6*, 151-163.

van Manen, M. (1997). *Researching lived experience*. Althouse.

CHAPTER 06

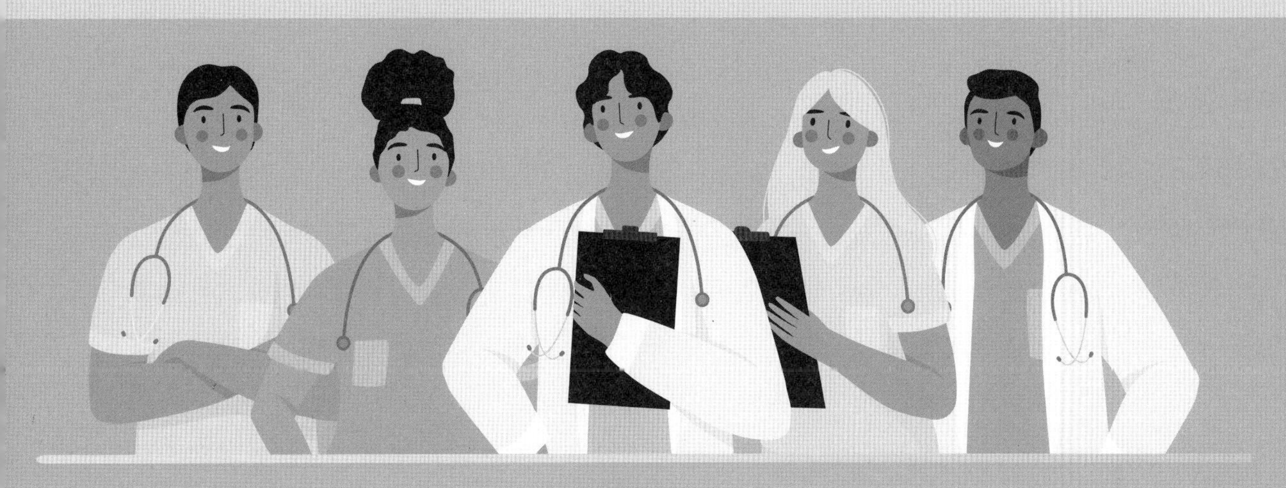

治療／預防問題

編者｜周幸生、郭素真

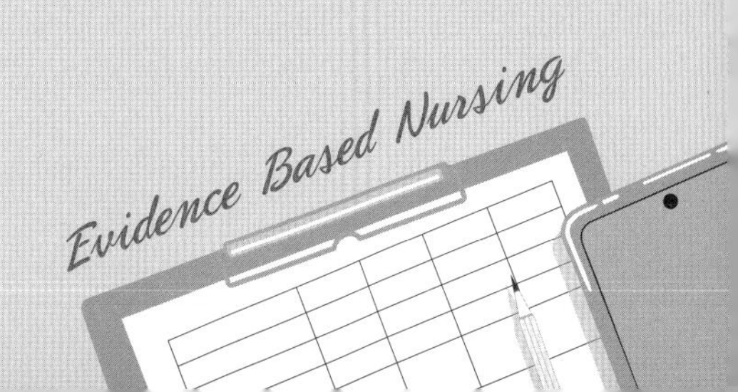

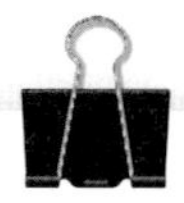

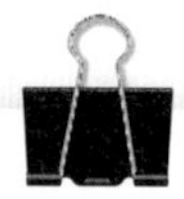

前言

臨床上很多的病人問題與醫療情境需要應用實證手法來解決，當我們在解決這些問題時，第一個步驟即是針對所需要解決的問題或現象。不同情境可分別形成不同種類之實證問題，實證問題的種類可分為治療／預防、診斷、病因／危害以及預後等(Richardson, Wilson, Nishikawa, & Hayward, 1995)。

本章將針對治療／預防的實證問題進行探討，此類問題的定義是指：針對為達到特定的成效指標，需在兩種不同的方法中選擇一項對病人而言，是效益多過傷害，且符合其期待之藥物、手術或護理服務等。治療／預防的實證問題在護理專業領域中是最常應用也是應用最為廣泛的問題種類。此問題可用以解決病人個別性的問題，如在目前的醫療制度下，各家醫院所執行常見的臨床醫療、藥物或護理處置都制定了標準作業程序，但是並非所有的規範或標準都能適用於所有的病人，有時針對需要個別化處理的個案，提供個別化的替代方案，此時如何選擇替代方案以及確認方案的有效性，則必須應用實證手法找到具有實證為基礎的替代方案。治療／預防的實證問題也可以是用在系統性的引進新技術或是新服務策略時，與原有方法進行比較兩者之治療或預防成效。

在搜尋實證的過程，回答不同種類的問題，所要找尋能產出最佳證據的研究設計之文獻種類也會是不一樣的。同時進行納入文獻評析時，所需要的評析工具也會不一樣，而最後實證之資料分析與臨床應用也會隨之不同。因此在進行文獻搜尋與證據應用前，必須針對不同實證問題的特性進行瞭解與學習。

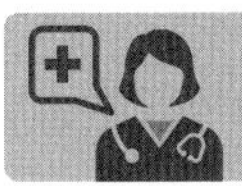

6-1 治療／預防問題之特性

一、治療／預防問題常見之臨床情境

護理師在臨床照顧病人時常會面臨許多的困擾，如兩位相同病情的病人，兩位醫師對於病人所提供的照顧方式卻截然不同，誰的方式較好呢？對甲病人有效的方法對乙病人也具有相同效果嗎？許多模糊不清的情境與不斷推出的醫療或護理照護新知，是否適合直接應用在我們病人身上？臨床情境複雜度非常高，護理師在面臨這些困擾時應該如何解決？實證醫學的第一步驟是要形成一個臨床可以回答的問題，在包含PICO四個重要元素、結構化的問題模式，可以協助進行初步問題之分類，聚焦與釐清臨床問題的範圍；同時也可以經由結構化的PICO內容轉換成關鍵字，以利後續的文獻檢索，並有助更有效率的找到最佳研究設計及證據等級的文獻，協助解決臨床問題(Howick et al., 2011)。

在臨床情況下，利用比較新的與原有的兩種介入措施：包括藥物、飲食、運動、手術或護理照護方式等，來選擇應用對於病人疾病或症狀的改善有最佳成效的措施，而最佳成效是指能達成最大改善（益處）以及最小合併症（傷害）發生的措施。這些情境都是屬於需要以治療／預防的問題來進行深入找尋具實證基礎之答案(DiCenso et al. 2005)。

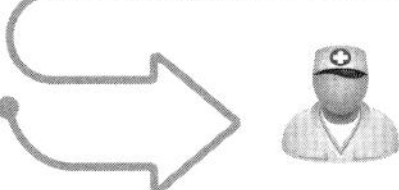

《臨床情境》

王護理師遵守標準程序每3天更換病人周邊靜脈導管，但對於困難置入者則可以依臨床症狀才更換，在臨床上執行此項護理技術時，她經常被反問「打針的地方又沒怎麼樣，為什麼要重打呢？」「隔壁的爺爺有糖尿病，更容易被感染，他都不用3天換，我為什麼要3天換呢？」，王護理師對一般成人應該每3天換一次還是以依臨床症狀更換周邊靜脈導管感到困擾，也對兩種周邊靜脈導管留置時間之合併症的發生率感到好奇？

上述王護理師所面臨之臨床情境，以PICO問題模式進行情境分解與聚焦問題，可以分解為表6-1：

❒ 表6-1　PICO問題模式分解情境

關鍵字	PICO中文
Patient 病人／疾病群	住院接受靜脈輸液治療之成人
Interventions 實驗措施	依臨床症狀更換周邊靜脈導管
Comparison 比較措施	每3天常規更換周邊靜脈導管
Outcomes 成效／目標	靜脈炎

二、研究設計與證據等級

實證照護的領域，實證的證據等級(Level of evidence)取決於兩個重要的元素：一是產出證據的研究設計，不同的研究設計對於研究過程的偏差控制程度不同；所產出證據的可信度也會受到影響。另一則是證據產出過程的品質，是指執行研究過程中研究者如何控制與降低干擾與偏差。在評析每一篇所搜尋的研究，除了依據研究設計在證據等級表的位置決定證據的等級，同時必須經過嚴謹的三個重要層面的VIP評量，VIP原則包括深入瞭解研究結果產生的效度(Is the study valid?)、影響程度(What are the results?)及臨床適用性(Are the results useful?)，才能作成結論(Critical Appraisal Skills Programme) (CASP, 2014a)。

目前許多實證機構都有提出專屬的實證證據的等級分級方法，皆是用研究設計的不同為基本分級架構，但其中最被大家接受使用的是2011年英國牛津實證醫學中心(Oxford Centre for Evidence Based Medicine)發表的證據等級表，是將文獻依其研究設計(study designs)架構，分成第1級到第5級的證據等級（表6-2），級數數值愈小等級越高。

此證據表主要有兩個重點；第一除了將證據等級依不同研究設計進行分級排序，同時將各種實證問題（治療／預防、診斷、病因／危害以及預後等）訂定產生最佳證據的研究設計形態；如治療／預防實證問題能產出最佳證據的研究以為隨機對照類設計為主，最高的證據等級是整合數個隨機對照研究(randomized controlled trials, RCT)的系統性文獻回顧(systematic review)、第2級是隨機對照研究。而診斷實證問題能產出最佳證據的研究設計為橫斷性類的設計為主，最高的證據等級是整合數個橫斷性研究(cross-sectional)的系統性文獻回顧、第2級是橫斷性研究。

2011年的證據等級表的第二個重點是：除了以研究設計不同作為證據等級之分類外，同時說明將證據等級升級或降級的情況；降級包括研究品質、不精確（95%信賴區間太大）、效果太小(small effect size)、不一致（研究之間結果）或是間接性（PICO和想要應用臨床情境不完全相符）等，列入可以將證據等級降級的情況；反之，如果效果很大或非常大（large或very large effect size）時，證據等級就可升級。

□ 表6-2　牛津實證醫學中心2011年證據等級表

臨床問題	第一階（證據等級1*）	第二階（證據等級2*）	第三階（證據等級3*）	第四階（證據等級4*）	第五階（證據等級5*）
此問題有多常見？	依據當代區域隨機抽樣的調查（或人口普查）	依據多個能反映當地情境的系統文獻回顧之調查**	當地非隨機樣本的調查**	個案系列報告**	n/a
診斷或監測工具精準嗎？（診斷）	依據多個有使用參考標準方法、與盲性設計的橫斷性研究結果的系統文獻回顧評估	單一個使用參考標準方法與盲性設計的橫斷性研究結果	或未使用一致性的參考標準的研究**	個案對照研究，或低品質或無獨立的參考標準的研究**	基於基本機轉的推論
如果不治療會有什麼結果？（預後）	依據多個初期世代研究的系統文獻回顧	有個初期世代研究	世代研究或隨機對照研究的控制組	系列個案研究、個案對照試驗或品質的預後型世代研究**	n/a
這個介入治療有幫助嗎？（治療益處）	隨機對照試驗或隨機序列治療試驗的系統文獻回顧	隨機對照試驗，或有顯著效應的觀察性研究	非隨機控制的世代／追蹤研究**	系列個案研究、個案對照研究、或歷史對照研究**	基於基本機轉的推論

❒ 表6-2　牛津實證醫學中心2011年證據等級表（續）

臨床問題	第一階（證據等級1*）	第二階（證據等級2*）	第三階（證據等級3*）	第四階（證據等級4*）	第五階（證據等級5*）
介入治療一般常見的害處（治療害處）	多個隨機對照試驗系統性文獻回顧，或多個巢式個案對照研究，或依據引發此問題個案的隨機序列治療試驗，或有顯著效應的觀察性研究的系統文獻回顧	個別的隨機對照試驗，或（在特例的情況下）有顯著效應的觀察性研究	非隨機對照的試驗世代／追蹤結果（如上市後監測），但必須有足夠的樣本數以排除常見之危害（對於長期慢發的傷害，必須要有足夠的追蹤期間）**	系列個案報告、個案對照研究、或歷史回溯對照性的研究**	基於基本機轉的推論
這個治療會造成什麼罕見的傷害嗎？（治療害處）	系統文獻回顧多個隨機對照試驗，或隨機序列治療試驗的系統性回顧	隨機對照試驗，或（在特例的情況下）有顯著傷害的觀察性研究			
這個檢查（早期偵測）值得嗎？（篩檢）	系統性回顧多個隨機對照試驗	隨機對照試驗	非隨機控制的臨床世代／追蹤研究**	系列個案報告、個案對照研究、或歷史對照性的研究**	基於基本機轉的推論

*　如果研究的品質不佳、不精確、情境不相符（研究設計的PICO與研究問題的PICO不相符）或不同研究間結果不一致，或絕對效果(absolute effect size)小，證據的等級可以降級；若效果明顯的大(large or very large effect size)則可考慮升級。

**　一般說來，系統文獻回顧會比單一研究的成果更有參考性

資料來源：CEBM Levels of Evidence Working Group*. “The Oxford 2011 Levels of Evidence”. Oxford Centre for Evidence-Based Medicine. http://www.cebm.net/index.aspx?o=5653

三、臨床研究設計方法

在2011年英國牛津實證醫學中心(Oxford Centre for Evidence Based Medicine)發表的證據等級表中，產出治療／預防問題之5種等級之證據的研究設計包括系統性文獻回顧、隨機對照實驗性研究、觀察性研究、非隨機控制世代／追蹤、系列病例報告及病例對照試驗等，在開始評析文獻前需對於實證常用之研究設計方法要有基本認識。

（一）系統性文獻回顧(Systemic review)

系統性文獻回顧是屬於二級資料庫的分析研究，而並非是屬於原始研究，但是所產出之證據強度是所有研究設計中最高級的。系統性文獻回顧的操作是具有標準化及嚴謹的步驟，包括在研究前須先依主題制定出PICO之計畫草案(protocol)，明確列出搜尋研究之納入條件(inclusion criteria)和排除條件(exclusion criteria)的標準，在搜尋研究過程必須是竭盡全力的、系統性的找尋所有可能之資料庫與資料來源。而納入之文獻必須以標準化的工具進行研究效度與品質的評析，並產出結論。最重要的是整個證據產出的過程都必須詳細記錄，同時在研究報告中呈現出來。系統性文獻回顧的重要特色是：其他人複製此篇報告所執行之搜尋過程與標準化之評析，所得的結果應該是一樣的，表示過程是可以被重複與驗證的。當完成納入研究之評析分析後，若納入研究同質性高，如研究設計相同，PICO主題皆相同，成果目標測量工具也相同，則可再進一步進行資料之統合分析(meta-analysis)。

由於資訊科技突飛猛進以及各種專業研究產量日益暴增，針對相同議題的研究越來越多，但卻不一定有相同的結果，為了要將這些具有相同議題的研究結果能夠整合起來，統計學家開始發展出新的統計方法，將已發表多篇文獻之結果重新輸入計算，以增強研究結果之證據效力，此統計方法稱為為meta-analysis。但並非所有的系統性文獻回顧都可以進行整合分析，若無法進行整合分析則可使用描述的方法討論所有納入文獻等，此種型態之文獻回顧稱為敘述性文獻回顧(narrative review)。

為確保系統性文獻回顧的執行過程以及最終研究報告的品質，英國牛津大學與加拿大 Ottawa醫院共同制定撰寫系統性回顧執行與發表之標準Preferred

Reporting Items for Systematic Reviews and Meta-Analyses (PRISMA)，2009年更新後，在文章標題、摘要、介紹、方法、結果、討論、經費來源等共計27項的查檢表(checklist)，同時也包括標準化的搜尋文獻過程流程圖，明確說明撰寫標準與內容。遵循PRISMA撰寫報告的研究文獻，對於想要評析系統性文獻回顧之執行品質的作者們，可以快速的找到評析相關之證明資料，是有相當大的助益的（附錄二）。

系統性文獻回顧的標準化操作過程，可將研究者個人好惡及偏差減至最低，若同時能使用統合分析增強結果證據效力，所產出的實證結果將是協助解決臨床爭議的最佳依據。

（二）原始研究

原始研究(primary research)是使指研究者針對特定現象，利用系統性的方法，進行相關原始資料的收集、分析，例如：最常見的方法包括實驗研究法、觀察研究法、質性研究法等。根據研究過程中是否有實驗措施（研究措施）而決定是實驗或觀察研究法，實驗研究強調執行實驗措施分配方法是否採隨機分派。觀察研究視是否有對照組而分為分析研究或描述研究等（圖6-1）。

1. 隨機對照試驗／單人交叉臨床試驗(randomized controlled trial / N-of-1 trial / single patient trials)

隨機對照試驗的目的是想要瞭解某項實驗措施（降血壓藥物）與預期目標結果（血壓下降）間的因果關係，利用隨機分派的方法，將參與研究的病人進行分組，使每一位病人都有相同的機會進入治療組或對照組；治療組給予實驗措施，對照組則給予一般措施（包括常規措施、安慰劑或沒有措施），實驗研究者盡量使兩組病人的其他可能干擾因素（如年齡、性別、慢性病及對實驗措施可能有影響的其他因素）分布相似，再比較兩組發生預期目標結果的差別，以產出確認該實驗措施是否有效的結論。隨機對照試驗產出的結果在臨床是被認為證據力最強的，因為隨機分派可排除個案在分配組別時，產生選案偏差及分組偏差，同時在實驗過程兩組病人除了實驗措施外，其餘的對待都是一樣的，所以可以證明研究結果與實驗措施間具有因果關係。

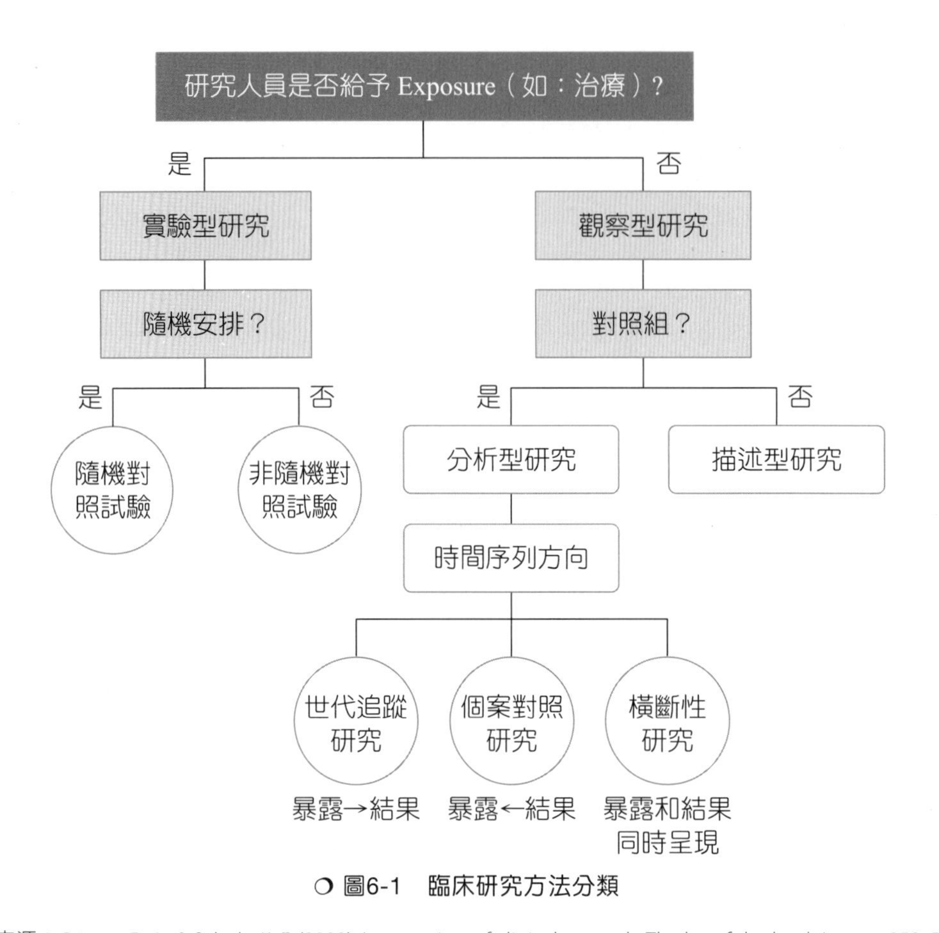

❍ 圖6-1　臨床研究方法分類

資料來源：Grimes, D. A., & Schulz, K. F. (2002) An overview of clinical research: The lay of the land. *Lancet*, 359, 57-61.

隨機對照試驗雖然是唯一能證實措施與結果間因果關係的研究設計，但是RCT研究在設計或執行過程的不良品質，可能導致偏差的結論，影響到研究結果的可信度以及效度。為促進隨機對照試驗執行與報告的品質，1996年專家們發展出「隨機對照試驗研究報告的統一標準」，Consolidated Standards of Reporting Trials Statement，簡稱CONSORT Statement（王等，2010），歷經了兩次改版，CONSORT Statement查核表包含了六個部分、25個查核項目：(1)標題與摘要(title and abstract)，(2)前言(introduction)，(3)方法(methods)，(4)結果(results)，(5)討論(discussion)，(6)其他資訊(other information)。六個部分皆有其個別的查核項目，這些項目在研究報告中必須要呈現或說明，同時還要有流程圖來標明研究各階段受試者的參與及流失情況。對研究者而言，遵循CONSORT Statement可以促進隨機對照試驗報告的品質；對讀者、期刊編輯及同儕審查者(peer reviewers)而言，CONSORT Statement可以當作一種有效的隨機對照試驗文章的評析工具，讓讀者依據這些資訊判斷研究結果的可信度及重要性（附錄三）。

另一種實驗稱為單人交叉臨床試驗(N-of-1 trial / single patient trials)，也是隨機試驗的一種方法，為測試實驗措施與預期目標結果之因果關係，同一位受試者隨機先接受實驗措施再接受對照措施或以相反順序接受測試，觀察在此受試者身上預期結果出現情形，研究結果同樣可以確定研究結果與實驗措施間的因果關係。

2. 世代研究(cohort study)

世代研究是一種長期觀察的研究設計，為能瞭解某個情境（暴露）對病人的影響，針對暴露及沒有暴露在此情境下的兩組病人，在尚未出現疾病或症狀時，記錄與測量其重要數值作為基礎資料，追蹤一段時間，經相關性分析以確定暴露與否和相關疾病或症狀之相關性。世代研究大多都是前瞻性研究，而納入研究之受試者都具有相似的特徵，如發生中風後的病人，觀察服用保栓通與未服用保栓通的兩組病人，比較兩組五年後再次發生中風的情形，以瞭解保栓通對預防再次中風發生的機率。世代研究因為要長期追蹤，通常都需要耗費大量金錢、人力、物力與時間。

3. 病例對照研究(case control study)

病例對照研究也是一種觀察型的研究，與世代研究類似但是時間序是相反的，病例對照研究設計多是回溯性研究，先找到發生疾病或症狀的病人，再找與病人有相同情境（暴露）但未發生疾病或症狀的病人，比較暴露情境在兩組間是否有差異。如一組五年內再次中風病人與一組五年內未發生再次中風病人，比較兩組服用保栓通的比率，計算保栓通對病人發生再次中風的影響。病例對照研究比較節省時間與人力、物力。

4. 橫斷性研究(cross-sectional study)

橫斷性研究是屬於觀察型研究，是目前文獻發表上最常使用的研究方法，主要研究對象限定於有特定疾病或症狀的病人，同一時間點測量疾病或症狀以及是否有暴露情境，可提供特定病人在同一時間點發生特定疾病或症狀與暴露的頻次及特徵。如針對中風的病人，調查是否五年內曾再發生中風及是否服用保栓通的比率，可以計算五年再發生中風的人次、中風病人服用保栓通的比例等。此研究設計所產出之資料可以用以評估疾病的盛行率，但因為暴露與疾病或症狀同時測量，導致無法分辨兩者間之因果關係。

觀察型研究仍是目前使用最多的研究設計，當利用觀察型研究報告為實證基礎時，沒有標準化的報告模式，研究報告結果的呈現可說是五花八門。由於實證照護概念的推廣，觀察型研究的品質在專家們的努力之下，於2007年開發出觀察型研究的報告指引STROBE (STrengthening the Reporting of OBservational studies in Epidemiology)；可應用於病例對照研究、世代研究、橫斷面研究等在內的所有觀察性研究。STROBE所提供之查核表包括標題、摘要、前言、方法、結果與討論六大項，共計22個項目，其中18個項目為病例對照研究、世代研究、橫斷性研究之共同項目，其餘4項則分屬於上述三種研究方法的專用項目。目前許多重要期刊都要求作者在投稿時必須附上完整的STROBE查核表，以具體行動為STROBE指引背書，一起為研究報告之品質把關（附錄四）。

6-2 治療／預防問題文獻評析概念與方法

嚴謹的評析所納入之文獻，是實證醫學5步驟中最具挑戰的步驟，評析應包含VIP三個重要層面，VIP原則是指深入瞭解研究結果產生的效度(validity)、研究結果影響程度(impact)及研究結果臨床適用性(applicability)，才能作成結論。在研究效度(validity)的評析上：目前已有許多實證機構針對不同研究設計發展出標準之評析工具，協助臨床同仁能嚴謹迅速的判斷；研究過程中研究者是否盡力避免偏差的產生，使研究成果可以讓人相信；判斷研究結果的影響程度(impact)，可以由研究結果的統計數值來判斷；而臨床適用性則是要臨床使用者自行判斷，研究成果是否可以用在病人身上，可引用的判斷原則，就是比較文獻中的PICO與自己病人情況是否相符？證據在現行環境中是否有足夠的設備、經費或專業技能，讓證據能夠順利的應用於病人身上？最重要的是要與病人共同討論是否符合個人之期待與價值觀。

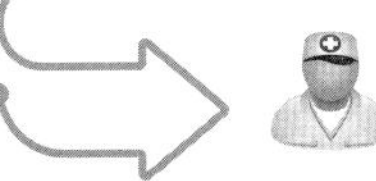

《臨床情境》

王護理師面對臨床病人的質疑與自己觀察到的現象，立即應用實證PICO問題模式，形成「成人依臨床症狀更換周邊靜脈導管是否會增加靜脈炎發生率」實證問題，同時進行資料庫檢索，結果找到一篇隨機對照試驗及一篇系統性文獻回顧文獻。

隨機對照試驗

Rickard, C. M., Webster, J., Wallis, M. C., Marsh, N., McGrail, M. R., French, V., Foster, L., … Whitby, M. (2012). Routine versus clinically indicated replacement of peripheral intravenous catheters: a randomized controlled equivalence trial. *Lancet, 380*(9847), 1066-1074. doi: 10.1016/S0140-6736(12)61082-4.

系統性文獻回顧

Webster, J., Osborne, S., Rickard, C. M., & Hall, J. (2010). Clinically-indicated replacement versus routine replacement of peripheral venous catheters (Review). *The Cochrane Library*, 3.

王護理師該如何評析這兩篇文獻呢？

Cochrane所發展之整合分析統計軟體Revman，在評析整合分析中所納入每一篇的RCT研究的品質時，也是使用Risk of bias分析，Cochrane也出版手冊"Cochrane Handbook for Systematic Reviews of Interventions（5.1.0版）"，內容針對包含RCT及SR的評析有非常詳盡之說明，本文之評析工具與方法及注意事項，皆由該手冊中摘錄整理，並依據所評析之文獻進行說明(Higgins & Green, 2011)。

一、隨機對照試驗評析工具與評析方法

隨機對照試驗是目前原始研究中產出證據力最強的研究設計，但是臨床情境複雜，測試的研究措施與結果也會面臨很多的干擾因素，讀者必須瞭解研究者在研究執行過程中，所採用之措施是否能夠避免或降低偏差的風險產生，以避免影響研究結果？考科藍建議隨機對照試驗評析可採用的工具為Risk of bias (Cochrane, 2011)，此工具評析重點為針對選擇偏差、執行偏差、測量偏差、流失偏差、報告偏差以及其他可能偏差等，同時建議使用之解決方法進行文獻分析，莊(2011)將RCT在執行過程可能產生之偏差以及解決方法以圖顯示（圖6-2），讓讀者更能瞭解評析時的方向。

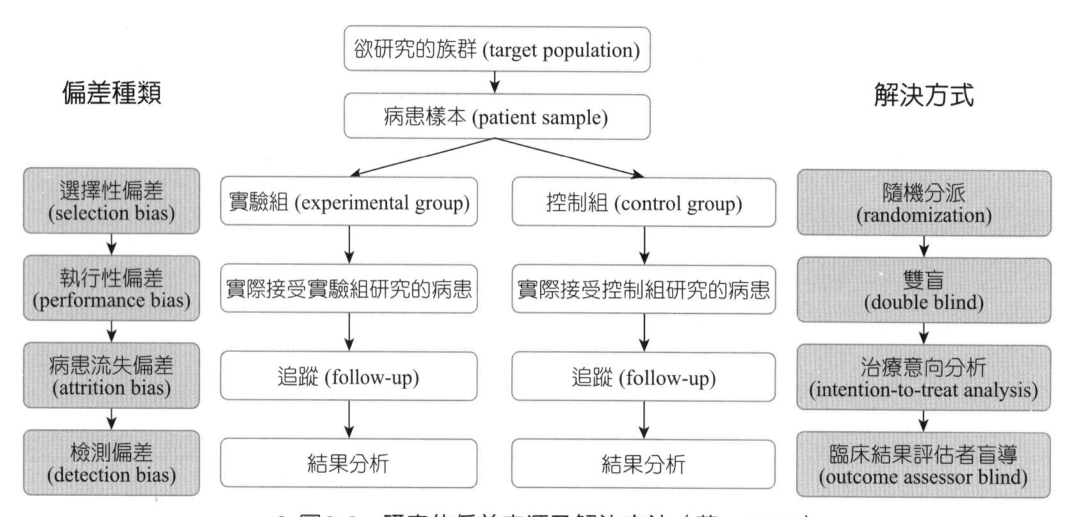

❍ 圖6-2　研究的偏差來源及解決方法（莊，2011）

（一）隨機對照試驗之效度評估

目前除了Cochrane提出的Risk of bias評估方法外，還有多個隨機對照試驗之效度評估工具；包括英國公共健康資源單位(2006)建置之Critical Appraisal Skills Programme (CASP)之RCT checklist以及Jadad (1996)等人提出了Jadad評分表(Jadad scale)等，包含之項目多寡不一，但是都是被接受的，讀者可以自己選擇使用。以王護理師所搜尋到之RCT文獻，進行Risk of bias評估分析。

1. 隨機對照試驗評析

❒ 表6-3 RCT評析結果

篇名	Rickard, C. M., Webster, J., Wallis, M. C., Marsh, N., McGrail, M. R., French, V., Foster, L., … Whitby, M. (2012). Routine versus clinically indicated replacement of peripheral intravenous catheters: a randomized controlled equivalence trial. *Lancet, 380*(9847), 1066-1074.	
研究方法	隨機對照試驗	
研究對象	納入18歲以上，預計接受靜脈輸液治療大於4天的所有成年病人；排除目前有血液相關感染者、靜脈導管已經置放超過72小時者以及預計24小時內要移除者，包括急診置入之靜脈導管（醫院政策於急診置入的靜脈注射導管24小時內要移除）。	
介入措施	依臨床症狀更換周邊靜脈注射導管（研究護理師每日評估）	
比較措施	依現行規範每3天常規更換靜脈導管	
成果指標	靜脈炎、管路相關的血流感染及花費	
評析項目	**評析結果**	**評析根據**
是否以隨機順序分派組別	■低風險 □風險不明確 □高風險	在三家醫院同時展開，由電腦隨機分派成為實驗或對照組
分派過程是否保密，無法事先預知	■低風險 □風險不明確 □高風險	在分配組別前，病人及臨床照護人員研究人員皆被隱匿
受試者及照護人員不知誰是實驗組	□低風險 □風險不明確 ■高風險	病人及臨床照護人員因為臨床試驗性質並無法達到隱匿的效果（無法雙盲）
評估結果者不知誰是實驗組	□低風險 □風險不明確 ■高風險	評估靜脈炎分數的研究護理師同樣沒有被遮蔽，因為他們必須分配病人並進行完整性的監控評估。但評估靜脈血流感染的實驗室人員對分派是不清楚的
受試者追蹤率是否夠高，流失病人的資料是否納入分析	■低風險 □風險不明確 □高風險	有利用流程圖說明清楚納入、排除、分派及分析受試者數目，同時將流失個案亦納入分析

❐ 表6-3　RCT評析結果（續）

主要研究結果	· 病人發生靜脈炎(p=0.64)以及在每1,000個導管人天中發生靜脈炎的比率(p=0.67)在2組無統計上之顯著差異 導管相關的血流感染發生率極小（依臨床症狀更換組：0%；常規組：0.11%） · 依臨床症狀更換組與常規更換組的導管留置時間於2組中並無統計上顯著差異（p值>0.05） · 每位病人所使用與導管相關的費用在2組間有統計上之顯著差異(p<0.0001) · 定期更換靜脈周邊導管不會減少併發症，並造成不必要的侵入性程序 · 依臨床症狀更換周邊靜脈導管組較常規更換組平均可減少0.2次的導管置入，(p<0.0001)，因此，在每5名病人中就有一位患者可避免不必要的靜脈導管插入
證據等級	2

評析結果若是非常明確可以勾選“低風險”，若是說明不清楚可以勾選“風險不明確”，若是文獻內完全沒有提及可以勾選“高風險”。
本精萃及評析表翻譯自The Cochrane Collaboration’s tool for assessing risk of bias in randomised trials (Higgins et al., 2011)

(1) 是否以隨機順序分派組別（選樣偏差）：此項目主要目的是分析研究者在分派研究組別時，是否確保每一位病人皆有一樣的機會進入實驗組或對照組。本研究是利用電腦產生隨機號碼，將病人分派成為實驗或對照組，因此可有效避免選樣偏差。

隨機分配的目的是將看似與臨床問題無關，但對所要觀察的結果有決定性影響之干擾因素，利用隨機分派的方法讓干擾因素在兩組間平均分布。適當的隨機分配方法有許多種，包括由電腦亂數碼產生，或由第三方（如藥局、藥廠）管控，而不恰當的隨機分配方法，包括由計畫主持人自行設定管理，或是使用的分派方式使以可推測或預測的方法：如奇數或偶數（生日、病歷號、門診日）等。

讀者在分析時需注意，雖然經過隨機化，預期各組間可能的干擾因素會平均分布，但分組後仍需確認各組在重要基本特徵上是否相似，如果不相似，則須瞭解研究者是否有藉由統計方法（多變數分析）調整分析結果，減少干擾因素的影響。通常是個案數太少，才會分布不平均。

(2) 分派過程是否保密，無法事先預知（選樣偏差）：本研究隨機分配的當下，病人、臨床照護人員及研究人員皆被隱匿。此評估項目主要是指採取嚴密的措施以保證病人分組的隱匿，以預防選樣偏誤，同時維護在給予研究措施之前及整個研究過程的隨機化目的。通常之作法是將隨機號碼，以不透明密封信封裝置，讓人無法窺視以及無法預測等。

(3) 受試者及照護人員不知誰是實驗組（執行偏差）：本研究之病人及臨床照護人員，因為臨床試驗性質並無法達到隱匿的效果（無法雙盲）。分析此項偏差之目的，是為了避免影響病人對症狀的報告或對治療的順從性而影響治療結果。若能實行盲化，將能降低病人因為知道組別而產生安慰效果(placebo effect)或是照護人員發生執行偏差(performance bias)的風險。執行偏差是指照護人員因為知道病人組別後可能會影響其對病人照護的執行品質，如針對實驗組病人則加強所有的相關照護，對照組可能就簡化執行常規措施。盲化可分為三種狀況，若是在研究過程受試者不知道分組情形稱為單盲，受試者及研究者不知道分組情形稱為雙盲，受試者、研究者及結果評值測量者皆不知道分組情形稱為三盲。

(4) 結果評值評估者不知誰是實驗組（測量偏差）：本研究參與之護理師知道病人的組別，因為他們必須分配病人並完整性的監控評估靜脈留置針的使用結果。在隨機對照研究中，除了實驗措施以外，兩組病人所接收到的治療與護理應是平等的，包括皆有明確的治療流程，明確定義、客觀與標準化的測量結果指標，以預防測量偏差的產生。

(5) 受試者追蹤率是否夠高，流失病人的資料是否納入分析（流失偏差）：本研究利用流程圖（圖6-3）說明清楚納入3,283人、排除96人、隨機分派實驗組1,593人及對照組1,690人、分析受試者數目（實驗組1,593人及對照組1,690人）。

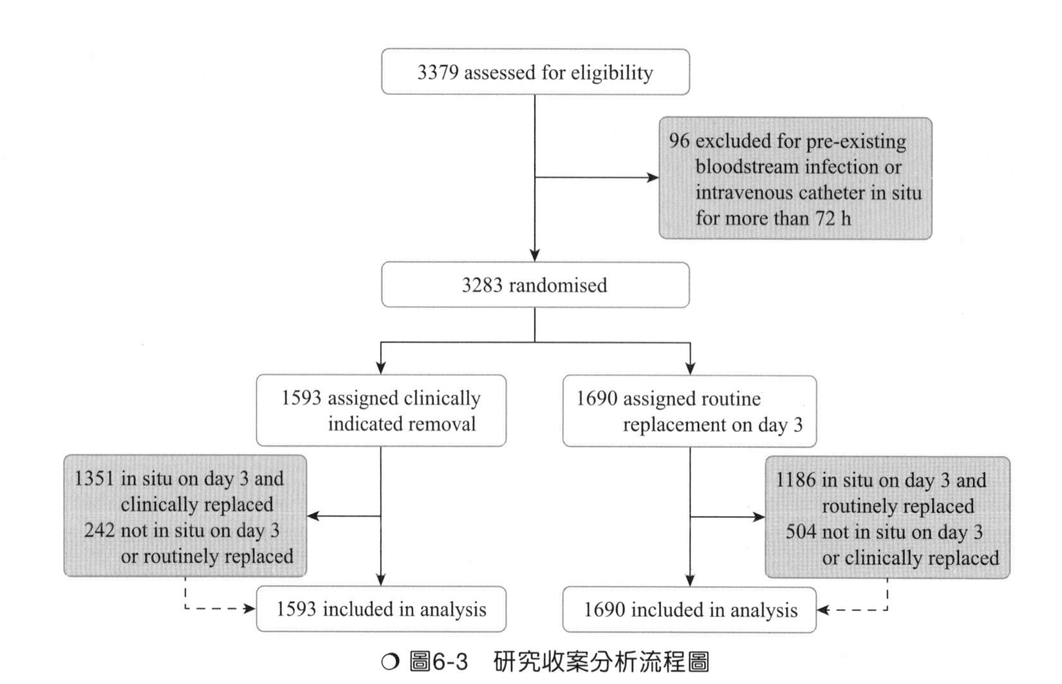

❍ 圖6-3　研究收案分析流程圖

本研究受試者追蹤期間為實驗組是至臨床症狀發生、對照組是依常規3天更換並追蹤結果指標，根據美國疾病管制局對留置針每3天（72~96小時）更換的規範，追蹤時間足夠看到重要的臨床結果。

本研究受試者完成追蹤率在實驗組是85% (1,351/1,593)、對照組是70% (1,186/1,690)，研究流程設計為：實驗組病人進行結果指標評估時間為留置針之部位發生臨床症狀而拔除留置針；對照組病人進行指標評估時間為留置針使用第三天，因對照組採用留置針常規72小時更換，評估小組評估時，504人已完成留置針更換而造成流失率>30%。研究中個案流失率>20%，會使偏差發生的可能性增加，可能會嚴重影響研究結果的效度(Guyatt et al., 2008)。

本研究對流失個案樣本群提出說明，同時採用以下兩種方法進行分析資料與比對，兩種分析結果皆顯示實驗組與對照組間靜脈炎發生率沒有統計差異（表6-4）。

❒ 表6-4　治療意向分析法與依計劃書分析資料分析法之結果

	Clinically indicated (n=1593)	**Routine replacement (n=1690)**	**Risk (958% CI)**	**p value**
Primary outcome. intention-to-treat analysis				
Phlebitis per patient, n (%)	114 (7%)	114 (7%)	RR 1.06 (0.83 to 1.36); ARD 0.41% (-1.33 to 2.15)	0.64
Phlebitis/1000 intravenous catheter days (95% CI)	13.08 (10.68~15.48)	13.11 (10.71~15.52)	HR 0.94 (0.73 to 1.23)	0.67
Primary outcome, per-protocol analysis*				
Phlebitis per patient	63/1351 (5%)	47/1186 (4%)	RR 1.18 (0.81 to 1.70); ARD 0.70% (-0.88 to 2.28)	0.39
Phlebitis/1000 intravenous catheter days (95% CI)	11.4 (8.6~14.2)	13.8 (9.9~17.8)	IRR 0.83 (0.56 to 1.23)	0.32

A. 治療意向分析法(intention to treat analysis, ITT)：此分析方式是指研究中所有參與隨機分組之受試者的資料皆被納入分析，包括中途退出或有遺失值的病人，此種方式保留了隨機分配之精神，防止預後較差病人在最後分析中被排除出去，分析之結果比較能代表在隨機分派下，病人接受某種治療之真正效度，同時結論可信度較高。本研究在ITT分析法中，實驗組1,593位，114位發生靜脈炎，發生率為7%，對照組1,690位，114位發生靜脈炎，發生率為7%，兩組之風險無統計學之差異(p=0.64)。

B. 依計畫書分析(per-protocol analysis, PPA)：此分析方式是只納入完成計畫的受試者的資料，中途退出或有遺失值的病人皆不納入分析（包括分母與分子）。因納入計算的人數（包括分母與分子）僅為完成治療之受試者，因而可能過高估計治療結果。在PPA分析法中，實驗組1,351位，63位發生靜脈炎，發生率為5%，對照組1,186位，47位發生靜脈炎，發生率為4%，兩組之風險無統計學之差異(p=0.39)。

C. 流失病人數越少，PPA與ITT結果越接近，兩種分析方法在許多情況下是會出現顯著之統計學差異，選擇哪種方法來表達治療效果，讀者要謹慎判斷研究者的目的。以表6-5為例：測試新治癌藥物，實驗組收案373人，對照組收案395人，追蹤兩年期間，實驗組因為藥物副作用，323人完成治療流程，其中27人死亡，50人流失，其中2人死亡。對照組沒有服用藥物，只有資料收集，369人完成資料收集過程，其中15人死亡，26人流失，其中6人死亡。以ITT及PPA兩種分析方法進行比較，ITT分析方法：兩組別之分母納入所有受試者包括流失個案，分子（死亡）同樣納入流失個案中之死亡個案，雖然實驗組死亡個案（29人）看起來較多，但是分析後兩組並無統計學差異(p=0.17)。而以PPA分析方法：兩組之分母與分子（死亡）皆只計算完成服藥與資料收集之受試者，分析後實驗組發生死亡個案顯著高於對照組且達統計學差異(p=0.018)，兩種方式顯現不同的結果。

❒ 表6-5　不同資料分析法之結果

治癌藥物隨機對照分組				
	實驗組		對照組	
	完成服藥	流失	完成資料收集	流失
追蹤2年	296	48	354	10
死亡	27	2	15	6
合計	323	50	369	26
兩種分析方法比較				
	實驗組	對照組		
方法	完成服藥例數(%)	完成資料例數(%)	χ2	p
ITT	29/373 (7.8)	21/395 (5.3)	1.9	0.17
PPA	27/323 (8.4)	15/369 (4.1)	5.6	0.018

（二）隨機對照試驗結果之重要性評估

重要性評估端視治療的效果有多大以及效果估計有多精確，傳統上大家對於研究結果的評估最重視的就是p值是否< 0.05；而在實證照護的領域，隨機對照試

驗結果之重要性評估是強調研究結果之效果量(effect size)、p值以及95%信賴區間(95% Confidence Interval) (Kraemer & Kupfer, 2005)。

1. 效果量(effect size)

是指研究結果的效果有多大，通常會用多種方式表達，包括絕對風險差(absolute risk reduction, ARR)、益一需治數(number needed to treat, NNT)來表示。以王護理師所搜尋之文獻進行分析，因該篇研究主要結果是比較兩組的靜脈炎發生率但並無統計學差異，故無法計算上述數值，但以成本觀點來看，兩個措施所造成之結果是一樣的時候，則應將兩組之成本納入考慮，選擇成本較低的措施。實驗組每次的成本比對照組便宜7.58元澳幣，同時平均住院期間使用留置針次數少0.2次，依臨床症狀更換周邊靜脈導管的策略，在每5名病人中就有一位病人可避免不必要的靜脈導管插入（表6-6）。

(1) 效果量的計算

對於研究結果是以二分法(dichotomous)來呈現時，例如是否感染？是否死亡？我們常用勝算比(odds ratio)、相對風險(relative risk)來表示治療效果；而對於研究結果是以連續變項(continuous)時，如身高差異？血壓

❒ 表6-6　兩組靜脈留置針平均使用次數及成本比較

	Clinically indicated (n=1593)	Routine replacement (n=1690)	Difference (95% CI)	p value
Duration of therapy (h)*	98 (69~161)	96 (66~162)	...	0.12
Intravenous catheters used	1.7 (1.0)	1.9 (1.2)	0.21 (0.13~0.29)	<0.0001
Cost of therapy (AU$)+	$61.66 ($39.46)	$69.24 ($43.45)	$7.58 ($4.78~10.38)	<0.0001
Data are median (IQR) or mean (SD). *Cumulative of all intravenous catheters per patient. +2011 cost.				

差異？則常用平均值(mean)差異來表示治療效果。因王護理師的文獻無法進行實驗措施對降低靜脈炎發生效果之計算，故以另一案例做說明。

有一新藥以隨機對照方法分給實驗組100位病人服用，對照組100位未接受任何藥物治療，實驗組20人(20%)出現症狀改善，對照組8人(8%)出現症狀改善；實驗組5人(5%)出現藥物副作用，對照組1人(1%)出現副作用。

	症狀改善	未發生症狀改善	總計
實驗組	20	80	100
對照組	8	92	100
總計	28	172	200

A. 相對風險(relative risk, RR)

相對風險(RR)多用在隨機對照實驗研究以及世代研究，是計算兩組（實驗組與對照組或是暴露組與非暴露組）的病人發生事件比值，RR=1表示兩組之間事件之發生沒有差異，RR<1實驗組發生研究結果事件的機率低（降低）於對照組，RR>1實驗組發生研究結果事件的機率高（增加）於對照組。

相對危險比(relative risk, RR)計算方法：

$$RR=\frac{\text{實驗組事件發生率}}{\text{對照組事件發生率}}$$

$$=\frac{\frac{20}{20+80}}{\frac{8}{8+92}}=2.5$$

B. 絕對風險差(absolute risk reduction, ARR)

又稱為風險差異(risk difference, RD)，以絕對值呈現。絕對風險降低比例的計算，通常是臨床隨機分派試驗，實驗組（接受治療）病人發生效果的百分比(%)與對照組（沒有治療）病人的發生效果百分比(%)之的比較，計算絕對風險降低的情形。

計算方式為：

ARR＝｜實驗組事件發生率－對照組事件發生率｜

＝｜20%－8%｜＝12%

12代表意義是100位病人接受治療會有12位達到治療目標。

C. 益一需治數(number needed to treat, NNT)，計算方式為：

$$NNT=\frac{1}{ARR}=\frac{1}{12}\%=8.3$$

人的計算為整數，沒有小數點，故進位為9，9代表意義是每9位病人接受治療，會有1位達到治療目標。NNT數字越小代表效果越大。

D. 害一需治數(number needed to harm, NNH)，觀察新措施的效果時也不能忽略新措施所帶來的危害，NNH計算與NNT方式相同，計算方式為：

$$NNH=\frac{1}{|5\%-1\%|}=\frac{1}{4\%}=25$$

25代表意義是每25位病人接受治療，會有1位出現藥物副作用。NNH數字越大代表副作用越小。

(2) p值

p值< 0.05是研究者追求之目標，長久以來我們都相信p值< 0.05代表的意義是：該項研究結果具有統計學上意義；但是許多研究結果顯示p值是會受到許多因素的影響，研究樣本數太小不一定具有臨床意義；統計學上的有意義並不代表臨床上的有意義（莊，2010）。一篇$p < 0.05$的結果僅代表結果非屬隨機(non-randomness)，有可能具臨床意義但也可能不具臨床意義；相反的一篇$p > 0.05$的研究結果僅代表結果可能屬於隨機，並非不具臨床價值，有學者研究發現一些$p > 0.05$的論文有50%是因為power不足（多半是sample size不足）造成under power而使$p > 0.05$，但是這概念卻絕少醫師會去認知。由於RCT的結果常會深遠的影響醫師的臨床行醫態度，因此正確的闡釋RCT結果是很重要的。

(3) 95%信賴區間(95% confidence interval)

p值很容易誤導讀者因此在很多的流行病學期刊，早已不用p值。筆者在應邀審閱國內的研究論文時，經常發現研究者幾乎是常規的將effect size，95% CI，和p值擺在同一張表格內；即使筆者應邀為外國SCI期刊review manuscript時，也常發現外國的臨床醫師也常犯同樣錯誤。在閱讀RCT文章時除了 p 值之外，還必須看effect size以及95%信賴區間(95% CI)，effect size只是點估計值，95% 信賴區間則顯示了effect size值有95%的機會落在此區間內，代表精確值；而p值的含意則是當兩組是沒差別時，我們認為他們有差別的犯錯機會，然而，統計學上的有意義並不代表臨床上有意義，例如：有個新的降血壓藥sample size = 1,000, $p < 0.05$，雖達統計顯著差異，然若僅能降低2 mmHg血壓，則不具臨床意義（莊，2010）。

（三）隨機對照試驗結果之臨床適用性評估

臨床適用性的評估面向為：檢視我們的病人與研究中的相符合程度，同時檢視我們的情境是否可採用此治療，而病人可從中獲得什麼好處與壞處，最後須同時檢視病人價值觀與期望為何？檢視適用程度，則須檢視與我們的PICO呼應程度(Guyatt et al., 2008)。

1. 首先檢視我們的病人與研究中的相符合程度，包括病人族群的基本資料，性別、年齡等人口學資料，如：在上述提及之隨機對照試驗中，病人的平均年齡為55歲，收納的病人族群有內科與外科病房病人（圖6-4），在運用時即可檢視與病人的相符性。

2. 其次，檢視此治療策略是否適用於我們現存的情境，包括可近性，健保給付與否，是否需要醫囑等面向，例如：住院病人中，周邊靜脈導管更換的時機主要取決於臨床護理師的專業判斷，無須醫囑，因此在執行本項依臨床症狀更換周邊靜脈導管的例子中，護理師即可採取此項實證措施運用於相仿特性的臨床病人身上。

	Clinically indicated (n=1593)	Routine replacement (n=1690)
Intravenous catheter dwell time (h)*		
Mean (SD)	99 (54)	70 (13)
Median (IQR)	84 (64~118)	70 (57~77)
Age (years)	55.1 (18.6)	55.0 (18.4)
Men	1022 (64%)	1034 (61%)
Type of admission		
Medical	292 (18%)	331 (20%)
Surgical	1301 (82%)	1359 (80%)
Comorbidities		
None	387 (24%)	411 (24%)
One	350 (22%)	372 (22%)
Two or more	856 (54%)	907 (54%)
Present wound infection	256 (16%)	244 (14%)
Wound drain	95 (6%)	116 (7%)
Stoma	27 (2%)	37 (2%)

Data are mean (SD) or n (%). *Per protocol. N=1351 clinically indicated; N=1186 routine replacement.

❍ 圖6-4　兩組人口學基本資料之比較

3. 病人從中獲得好處與壞處的計算，上述益一需治數與害一需治數即給我們一個快速簡便的估計值；有了益一需治數與害一需治數後，進一步以簡便的算法可以用來測量特定治療的受益及受害的可能性（likelihood of being helped and harmed, LHH；又稱為益害風險），以上述NNT與NNH值的計算，LHH=(1/NNT):(1/NNH)，故上述新藥治療的例子，NNT為9，而接受新藥產生副作用之NNH為25，可得LHH=(1/9):(1/25)=2.78≒3，亦即接受治療有效的機會是產生副作用機會的3倍，護理師可依此益害衡量做一簡略與快速的判斷。

4. 最後，需考量病人的喜好與期待，如靜脈留置針更換的例子，如病人本身也因3天定期更換留置針困擾，願意參與依症狀更換周邊靜脈導管，則可依其意願參與新措施；而益害風險亦可依治療與否、副作用風險及病人認為不治療的後果以及副作用的影響程度做一校正，如上述新藥的例子中，假設不治療造成的後果為中風，綜整病人目前各項風險因子，或從其他文獻中獲得不治療造成中風的風險為治療的3倍（不治療的風險，ft），但藥物副作用為胃潰瘍，治療造成副作用的風險為不治療的3倍，不治療造成害處的風險為1/3 (fh)，再進一步考量不治療與副作用害處對病人的衝擊程度，請病人將此二後果（中風與胃潰瘍）對其個人影響程度作一0~1的給分（稱為效用值U），0為死亡，1為健康，如病人考量失能情況、生活品質、生活衝擊等，認為中風為0.05 (Uevent)，胃潰瘍為0.9 (Utoxity)，則上述益害風險可依病人價值判斷再度校正為下，而大於1代表利大於弊，小於1則代表弊大於利。

$$LHH=(1/NNT)\times ft\times(1-Uevent):(1/NNH)\times fh\times(1-Utoxity)$$

$$=(1/9)\times3\times(1-0.05):(1/25)\times1/3\times(1-0.9)$$

$$=95/4=23.75\fallingdotseq24$$

二、系統性文獻回顧評析工具與評析方法

系統性文獻回顧或統合分析是利用標準的實證步驟，綜整數個類似的原始研究結果，來回答臨床的問題，綜整後的結果是目前被認為最高的證據等級；但是如何檢驗此篇系統性文獻回顧的品質？

（一）系統性文獻回顧之效度評估

目前有多個系統性文獻回顧之效度評估工具；包括牛津大學的Oxford Centre for Evidence-Based Medicine(OCEM) 2014年出版之系統性文獻回顧評估表(Systematic Reviews Critical Appraisal Sheet)；英國公共健康資源單位(2006)建置之Critical Appraisal Skills Programme (CASP)之Systematic Reviews checklist，其中包含之項目多寡不一，但是都是被接受的，讀者可以自己選擇使用。

1. 利用Systematic Review Appraisal Sheet (OCEM, 2014)為系統性文獻回顧評析工具，進行評析（表6-7）。

   (1) 問題與PICO主題明確：從標題、摘要及前言的介紹，可明確得知在比較依臨床症狀更換與常規更換周邊靜脈導管。若在標題、摘要及前言中無法找到答案，則此篇系統性文獻回顧就應該要因為品質不良而排除。

❒ 表6-7 SR評析結果

篇名	Webster, J., Osborne, S., Rickard, C., & Hall, J. (2010). Clinically-indicated replacement versus routine replacement of peripheral venous catheters (Review). *The Cochrane Library*, 3.	
研究方法	系統性文獻回顧：搜尋所有的RCT文章，不包含交叉試驗的文章（共收錄6篇RCT，含兩篇未發表）	
研究對象	接受周邊靜脈輸液治療3天以上的任何住院病人，排除有接受TPN溶液治療者。無論任何材質的導管（金屬、塑膠）、任何藥物（抗生素、抗凝血劑）或皮膚上覆蓋的任何敷料（紗布、透明密閉敷料）都收錄在研究範圍內	
介入措施	依臨床症狀更換周邊靜脈注射導管	
比較措施	每3天常規更換靜脈導管	
成果指標	主要成果指標為導管相關菌血症、靜脈炎、成本；次要成果指標為滲漏、阻塞、每位病人重新置放導管的次數、局部感染、死亡率、疼痛、滿意度	
評析項目	**評析結果**	**評析根據**
問題與PICO主題明確	■是 □否 □不清楚	從標題、摘要及前言的介紹，可明確得知在比較依臨床症狀更換與常規更換周邊靜脈導管
搜尋策略完整、無遺漏	■是 □否 □不清楚	使用關鍵Phlebitis、intravenous infusion、peripheral venous catheter、indwelling，利用MESH term，搜尋The Cochrane Library、MEDLINE、EMBASE、CINAHL、AMED等資料庫，並取得未發表可能有用之參考資料（2篇），無語言上之限制
納入與排除標準合宜	■是 □否 □不清楚	納入所有以比較常規更換及有臨床症狀再更換的所有隨機對照試驗文章，排除交叉試驗文章
足夠證據呈現收錄研究品質良好	■是 □否 □不清楚	由兩位評析作者獨立評估收錄文章品質及萃取資料，必要時由第三位作者決定，由第一作者輸入資料到Rev Man，再由其他作者檢視輸入資料的正確性，最後共六篇隨機對照試驗文章（包含兩篇未發表的文章）符合納入標準
各研究結果是否相似	■是 □否 □不清楚	共獲得5個統合分析結果，檢視其I^2均介於0~13%之間，且Chi^2無顯著差異
研究結果呈現方式	研究結果以統合分析及森林圖呈現整合後統計結果	
主要研究成果	結果發現常規更換與依臨床症狀更換其靜脈炎發生率在統計上沒有顯著差異；菌血症的發生率兩組亦相似，介於0.0%與0.6%；但是依臨床症狀更換靜脈導管之成本顯著的降低，平均約6美金	
證據等級	1	

評析結果若是非常明確可以勾選“是”，若是說明不清楚可以勾選“不清楚”，若是文獻內完全沒有提及可以勾選“否”。

本精萃及評析表組合自OCEM Systematic Reviews Critical Appraisal Sheet (2014)

(2) 搜尋策略完整、無遺漏：使用關鍵Phlebitis、intravenous infusion、peripheral venous catheter、indwelling，利用MeSH term，搜尋The Cochrane Library 、MEDLINE、EMBASE、CINAHL、AMED等資料庫，本篇文獻搜尋所有的RCT文章，不包含交叉試驗的文章（共收錄6篇RCT，含兩篇未發表），並取得未發表可能有用之參考資料（2篇），而且無語言上之限制。本篇發表年代為2010年，並能使用2009年PRISMA所提供之文獻篩選流程圖，呈現文獻檢索、初步篩選、符合條件以及納入等步驟文獻數量之變化，讓讀者更明瞭搜尋過程。

(3) 納入與排除標準合宜：納入所有以比較常規更換及有臨床症狀再更換的隨機對照試驗文章，排除交叉試驗文章。

(4) 足夠證據呈現收錄研究品質良好：由兩位評析作者獨立評估收錄文章品質及萃取資料，必要時由第三位作者決定。資料統整時由第一作者輸入資料到Rev Man，再由其他作者檢視輸入資料的正確性，同時最後共六篇隨機對照試驗文章（包含兩篇未發表的文章）符合納入標準，六篇文獻之品質以Risk of Bias評估表進行評估同時呈現評估結果，只有盲化項目六篇都是有發生偏差之高風險，主要原因是負責更換周邊靜脈導管及評估是否需要更換的人是護理人員，病人也會知道何時被更換導管，因此無法做到盲化（圖6-5）。

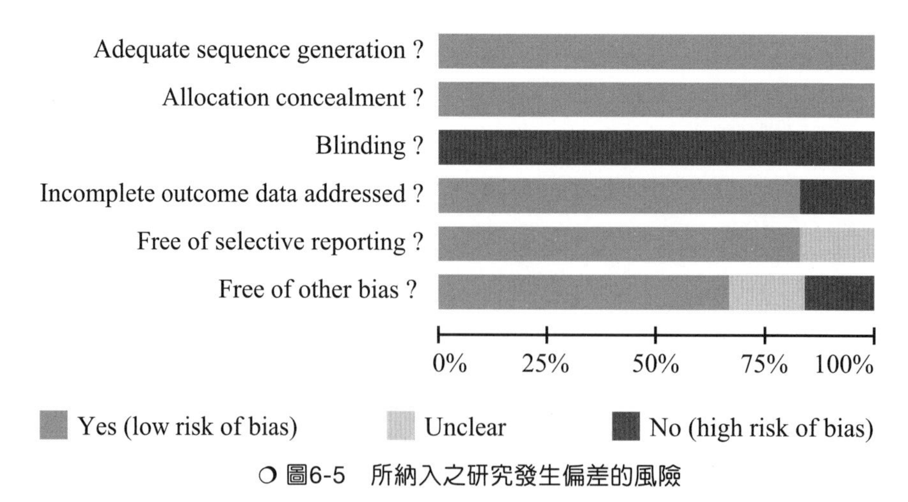

❍ 圖6-5　所納入之研究發生偏差的風險

資料來源：Webster, J., Osborne, S., Rickard, C., & Hall, J. (2010). Clinically-indicated replacement versus routine replacement of peripheral venous catheters (Review). *The Cochrane Library*, 3.

(5) 各研究結果是否相似：共完成5個整合分析結果，皆以森林圖呈現，檢視其I^2均介於0~13%之間，且Chi^2無顯著差異。

2. 如何瞭解森林圖：請依圖四編號閱讀下列說明

(1) Study or subgroup：此整合分析納入了5篇原始研究。

(2) Clinical indicated v.s. routine replacement：兩研究中實驗組與對照組的人數。

Events：兩研究發生靜脈炎次數、Total：兩研究中兩組人數。

2-1:Total (95%CI)實驗組總人數9,027、對照組總人數8,174。

Events：實驗組發生靜脈炎次數145、實驗組發生靜脈炎次數123。

(3) Weight：各篇研究結果對影響整合分析之權重。

(4) Odds ratio (95%CI)：各篇研究中兩組之風險勝算比(OR)及95%信賴區間。

(5) 以圖示各篇研究之風險勝算比及95%信賴區間。

(6) 藍色四方形：代表個別研究呈現的點估計值，四方形大小代表樣本數的多寡，越大代表樣本數越多。

(7) 貫穿四方形之橫線：代表個別研究的95%信賴區間，信賴區間越寬代表越不精確，可能是樣本數太少。

(8) 菱形：代表整合分析5篇研究之整體效應。

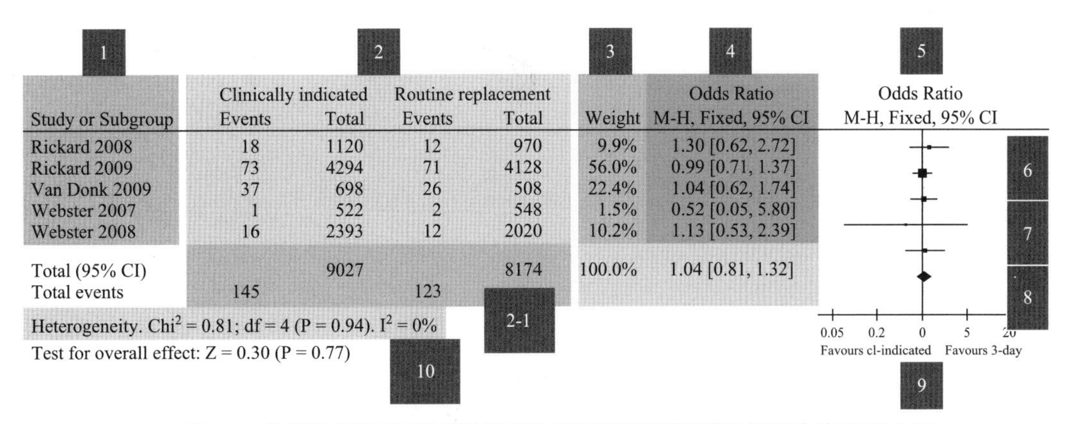

❍ 圖6-6 比較依臨床症狀或常規更換周邊靜脈導管靜脈炎發生率之森林圖

資料來源：Webster, J., Osborne, S., Rickard, C., & Hall, J. (2010). Clinically-indicated replacement versus routine replacement of peripheral venous catheters (Review). *The Cochrane Library*, 3.

(9) 無效線：四方形或菱形碰到無效（差異）線，即表示該研究中的兩組結果或是整合後之整體效應兩組結果是沒有差異的，若納入研究之結果指標是二元變項則無效線座標值為1，因為二元變項OR的信賴區間包含1時，代表兩組結果是無差異（無效）。若納入研究之結果指標是連續變項，則無效線座標值為0，因為連續變項平均值的信賴區間包含0時，代表兩組結果是無差異（無效）。

(10) 異質性檢定

A. 研究結果之一致性：檢查(5)圖示中所有納入研究之信賴區間是否是重疊與方向一致？本研究之信賴區間皆集中於無效線附近代表兩種更換導管的方式對於靜脈炎發生是沒有差異。

B. $Chi^2=0.81$ df=4 p=0.94：P值>0.1代表兩組結果的差異不具統計學意義，即表示所納入之5篇研究間無異質性。若是P值<0.1，則表示所納入之5篇研究間具異質性，但是異質性程度不確定（莊，2011）。

C. $I^2=0\%$：表示5篇研究間異質性低，I^2數值與異質程度之關係：

a. $I^2=0\sim40\%$代表異質程度不重要。

b. $I^2=30\sim60\%$代表可能有中度異質性。

c. $I^2=50\sim90\%$代表可能有明顯的異質性。

d. $I^2=75\sim100\%$代表可能嚴重的異質性(Higgis & Green, 2011)。

異質性的可能原因來自於下列七個原因（莊，2011），讀者必需詳細閱讀所納入之5篇文獻中，是否出現差異（仍是以PICOS為導向去瞭解各個研究中的差異）：

a. 不同的病人群研究(patient population studies)。

b. 治療方法(interventions used)。

c. 附加治療(co-interventions)。

d. 結果評估方式(outcomes measured)。

e. 研究設計不同(different study design features)。

f. 研究品質(study quality)。

g. 隨機誤差(random error)。

（二）系統性文獻回顧之重要性評估

系統性文獻回顧的證據是否重要取決於三個面向的評估，包括：

1. 這些結果在不同研究之間是否一致？

要判斷各研究結果之間是否相似，首先可檢視各單獨研究結果之方向（是否有效）是否相同。其次，將效果之信賴區間重疊區域範圍作一粗略判斷，看重疊範圍如何，如大多數的研究結果落在綜整結果的範圍內代表各研究間一致性較高，若遇到不一致狀態則須檢視造成單一研究之間差異的原因，必要時進行次群組的統合分析，而是否真達到異質性則需由上述I^2及異質性統計檢定來判斷異質性是否達統計顯著差異。如上述依臨床症狀更換周邊靜脈導管之統合分析途中，綜整菱形的兩端，與上述5個單一研究的信賴區間都重疊了，代表一致性高，同時以I^2及異質性統計檢定檢視，I^2為0%，顯示同質性高，而異質性檢定中p=0.94，>0.1，未達統計顯著差異。

2. 療效有多大？

系統性文獻回顧的綜合療效主要檢視整合後的OR及CI，首先檢視信賴區間範圍是否涵蓋無效線，其次檢視OR大於1或小於1，亦即此介入措施是增加或減少成果指標事件，如依臨床症狀更換周邊靜脈導管的例子，綜整的OR為1.04，代表依臨床症狀更換周邊靜脈導管會增加靜脈炎，但信賴代區間跨過無效線，為0.81~1.32，表示實驗組相較於對照組綜整的結果並無統計顯著差異。OR也可以透過網站換算為NNT (http://ktclearinghouse.ca/cebm/toolbox/ortonnt)，輸入OR及預期病人不良事件發生率，即可得到NNT及NNH。

3. 療效的描述有多精準？

結果的精準與否可先從概略的95%信賴區間是否過寬判斷，信賴區間受到個案數的影響很大，個案數越多，信賴區間越窄，代表療效估計越精準。OR及RR有信賴區間，NNT及NNH亦有其推算的信賴區間，也可提供讀者做療效精準度的評估。

（三）系統性文獻回顧之臨床適用性評估

系統性文獻回顧之臨床適用性評估與單一研究中所採用之方法相同，仍須檢視我們的病人與研究中病人差異程度，該措施於我們的臨床情境適合使用程度，病人可獲得的益處與害處平衡為何，是否利多於弊，以及新措施是否符合病人的期待，同時，系統性文獻回顧給予我們某族群採用某項介入措施對相關成果指標之影響的綜整結果，是臨床單一問題使用之最佳文獻。

澳洲實證健康照護機構Johanna Bridges Institute (JBI)所發展的實證健康照護模式(Pearson et al., 2005; JBI, 2014)，是另一套不同評核系統，對於評核各項實證健康照護證據時，只要是正視其可符合其中任何一項，無論證據來自論述、經驗、專家意見及各式研究等，皆被視為實證的一種形式，所採用的評核標準是以可行性、適當性、意義性以及有效性等四個面向進行評價：

1. 可行性(feasibility)：判斷某種活動或措施是否可施行於臨床實務，檢視內容包括成本效益、採用該文獻時單位內是否有相關資源，而醫事人員是否有相關經驗可以執行該項措施。

2. 適當性(appropriateness)：判斷某種活動或措施是否符合當地實務的道德倫理或文化等情境脈絡，檢視內容包括當地文化是否可接受，是否對大多數的民眾都適用以及是否在各種不同場域都是適合使用的。

3. 意義性(meaningfulness)：判斷證據是否涵蓋個案及其重要關係者的意見、經驗、價值、想法、信仰以及詮釋，檢視面向則為是否納入了參與者、照顧者或重要關係人好的或壞的經驗。

4. 有效性(effectiveness)：判斷成效是否來自於特定介入措施的證據，同時須檢視該項措施是否有有益的成果，對病人是否安全，或甚至帶來傷害等，都需在此一併檢視。

三、其他類型研究之評析工具與評析方法

護理人員在進行研究時，礙於臨床情境多變，經常無法採用隨機對照試驗或是類試驗型研究設計，進行臨床驗證護理措施或服務的有效性，因此在針對

護理措施或服務進行實證文獻搜尋時，很多時候都是搜尋不到實驗型研究，而是搜尋到描述型研究、調查型研究，或是世代／病例對照研究，因此該如何針對這類的文獻進行標準化的品質評讀，是一個重要的問題。目前有許多實證機構已開始注意到此問題。澳洲實證健康照護機構(JBI)的成立是由護理人員所發起，主要的理由也是針對非醫師之醫療人員及護理人員的研究特性（觀察描述型研究多於實驗型研究），所發展的實證健康照護機構，此機構有如護理界的考科蘭(Cochrane)，最早提供了描述／調查型研究(Descriptive Studies)文獻評析表（附錄五），世代／病例對照研究(Cohort / Case Control Study)文獻評析表（附錄六），讓護理人員執行實證探索時也能有標準化的工具進行文獻品質的評讀分析。

1. 描述／調查型研究法(descriptive research)：主要是對特定人群或社會的某種現象進行系統性的測量或描述，如從病人的特徵、疾病狀況、嚴重程度或事件發生率等面向進行詳細描述，但多是靜態描述。描述／調查型研究可以是量性或質性的，主要資料收集方法包括：(1)調查法；(2)訪談法；(3)問卷法；(4)觀察法及(5)個案研究法。JBI的評讀表內容包含9項（附錄五），只限用於量性研究，評析結果判讀分為四個標準：Yes清楚描述且確實執行；No未做到而嚴重危及研究品質；Unclear 文獻內未描述；Not Applicable不適用。

2. 世代／病例對照研究法(cohort / case control study)：世代追蹤研究是分辨疾病發生之原因的最好方法，而且可以用來調查單一暴露因子造成的多樣化結果（如吸菸是否會導致肺癌的產生）。但是，這種方法有時需要很長的時間才能顯現要觀察的事件。而病例對照研究方法則是將研究對象依是否罹患某病來區分為「病例組」及「對照組」，再來比較這二組過去的暴露經驗是否不同。例如：病例組過去暴露在致病因子的機會較高，而對照組較低的話，即可判定此一致病因子和疾病之間存在著相關性，但無法確認為因果關係。JBI的評讀表內容包含也是9項（附錄六），評析結果判讀呈現方法與描述／調查型研究評讀一樣。

結論

臨床上的治療／預防病人問題與醫療情境，依據臨床情境發展一個可回答的臨床問題，再由資料庫中搜尋目前可得的最佳證據，依證據等級由高至低選取當下能得到的最佳證據，仔細評析並進行重要性及臨床適用性的評估，再應用至臨床，這是執行臨床實務的重要準則，而謹慎每一步則是臨床人員執行實證的不二法門。

問題與討論

1. 治療類問題的最高等級的文獻類型為？
2. 證據等級數字越大代表等級越高？
3. 在隨機對照試驗中，隨機順序的產生是在預防什麼偏差？為什麼？
4. 在隨機對照試驗中，盲化過程很重要，是為了減少什麼偏差？為什麼？
5. 隨機對照試驗中的結果分析，intention to treat指的是？
6. 進行系統性文獻回顧評析時，納入文章研究結果是否相似可以僅判斷I^2範圍即可？為什麼？
7. 統合分析後產出的森林圖中，菱形代表的是？
8. 系統性文獻回顧的重要性評估，如何評估療效的精準度？
9. 如何評估系統性文獻回顧的臨床適用性？

答案

1. 答案參見牛津實證醫學中心2011證據等級表。
2. 請見6-1治療／預防問題之特性之二、研究設計與證據等級。
3. 請見表6-3 RCT評析結果。

4. 請見6-2治療／預防問題文獻評析概念與方法之一、隨機對照試驗評析工具與評析方法。

5. 請見6-2治療／預防問題文獻評析概念與方法之一、隨機對照試驗評析工具與評析方法。

6. 請見6-2治療／預防問題文獻評析概念與方法之二、系統性文獻評析工具與評析方法。

7. 請見6-2治療／預防問題文獻評析概念與方法之二、系統性文獻評析工具與評析方法之（一）系統性文獻回顧之效度評估之2.如何瞭解森林圖。

8. 請見6-2治療／預防問題文獻評析概念與方法之二、系統性文獻評析工具與評析方法之（二）系統性文獻回顧之重要性評估。

9. 請見6-2治療／預防問題文獻評析概念與方法之二、系統性文獻評析工具與評析方法之（三）系統性文獻回顧之臨床適用性評估。

參考資料 Reference

王程遠、李智雄、林育志、陳苓怡、方姿蓉、蔡宜純、…蔡哲嘉(2010)．經實證證實有效的隨機對照試驗報導及評析工具－CONSORT Statement 2010簡介．*內科學誌*，21，408-418。

莊其穆(2010)．臨床醫師閱讀隨機分派研究(Randomized clinical trial)論文應有的正確觀念．*臺灣醫界，53*(10)，18-24.

莊其穆(2011)．臨床醫師如何閱讀統合分析(Meta-analysis)的論文．*臺灣醫界，54*(2)，74-82.

CEBM Levels of Evidence Working Group (n. d.). The Oxford 2011 Levels of Evidence. *Oxford Centre for Evidence-Based Medicine*. Retrieved from http://www.cebm.net/index.aspx?o=5653

Critical Appraisal Skills Programme (2014b). *CASP systematic review checklist*. Retrieved from http://www.casp-uk.net/checklists

Critical Appraisal Skills Programme (CASP, 2014a). *Appraising the evidence*. Retrieved from http://www.casp-uk.net/appraising-the-evidence

DiCenso, A., Guyatt, G., & Clinska, D. (2005). *Evidence-based nursing: A guide to clinical practice*. Elsevier Mosby.

Grimes, D. A., & Schulz, K. F. (2002). An overview of clinical research: The lay of the land. *Lancet*, 359, 57-61.

Guyatt, G., Rinnie, D., Meade, M., & Cook, D. (2008). *Users' guides to the medical literature: Essentials of evidence-based clinical practice* (2nd ed.). McGraw Hill Education & The JAMA Network.

Higgins, J. P. T., & Green, S. (2011b). *Cochrane handbook for systematic reviews of interventions. Version 5.1.0*. Retrieved from http://handbook.cochrane.org/index.htm#chapter_9/9_5_2_identifying_and_measuring_heterogeneity.htm

Higgins, J. P., Altman, D. G., Gotzsche, P. C., Juni, P., Moher, D., Oxman, A. D.... Sterne, J. A. (2011a). The Cochrane Collaboration's tool for assessing risk of bias in randomised trials. *BMJ*, 343, d5928.

Joanna Briggs Institute Reviewers' Manual (2014a). *Appendix V (c) - MAStARI critical appraisal tools descriptive / case series studies*. Retrieved from http://joannabriggs.org/assets/docs/sumari/reviewersmanual-2014.pdf

Joanna Briggs Institute Reviewers' Manual (2014b). *Appendix V (b) - MAStARI critical appraisal tools comparable cohort / case control studies*. Retrieved from http://joannabriggs.org/assets/docs/sumari/reviewersmanual-2014.pdf

OCEBM Levels of Evidence Working Group*. "*The Oxford Levels of Evidence 2*". *Oxford Centre for Evidence-Based Medicine*. Retrieved from http://www.cebm.net/index.aspx?o=5653

Oxford Centre for Evidence-Based Medicine (2014). *Systematic reviews critical appraisal sheet*. Retrieved from www.cebm.net/wp-content/uploads/2014/06/SYSTEMATIC-REVIEW.docx

Pearson, A. et al. (2005). The JBI model of evidence-based healthcare. *International Journal of Evidence-Based Healthcare, 3*(8), 207-215.

Rickard, C. M., Webster, J., Wallis, M. C., Marsh, N., McGrail, M. R., French, V., …Whitby, M.(2012). Routine versus clinically indicated replacement of peripheral intravenous catheters: a randomized controlled equivalence trial. *Lancet, 380*(9847), 1066-1074. doi: 10.1016/S0140-6736(12)61082-4.

The Joanna Briggs Institute (JBI) Levels of Evidence and Grades of Recommendation Working Party. (2014). *New JBI grades of recommendation.* Retrieved from http://joannabriggs.org/assets/docs/approach/JBI-grades-of-recommendation_2014.pdf

Vandenbroucke, J. P., von Elm, E., Altman, D. G., Gøtzsche, P. C., Mulrow, C. D., Pocock, S. J., ... Egger, M,; STROBE Initiative.(2014) Strengthening the reporting of observational studies in epidemiology (STROBE): Explanation and elaboration. *International Journal of Surgery, 12*(12), 1500-1524. doi: 10.1016/j.ijsu.2014.07.014.

Webster, J., Osborne, S., Rickard, C. M., & Hall, J. (2010). Clinically-indicated replacement versus routine replacement of peripheral venous catheters (Review). *The Cochrane Library*, 3.

CHAPTER 07

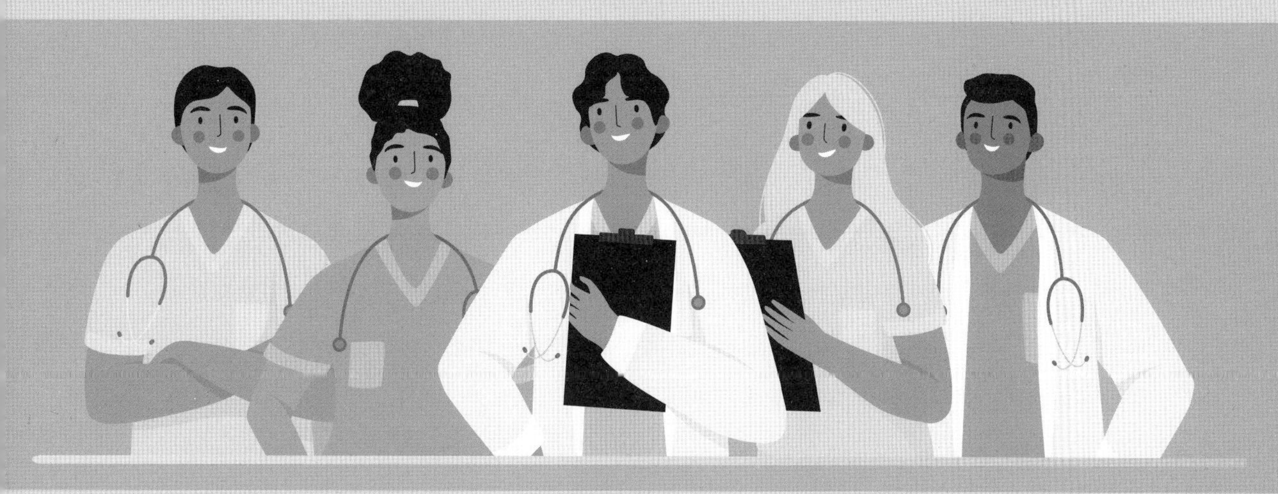

診斷型試驗準確度之系統文獻回顧

編者｜林小玲

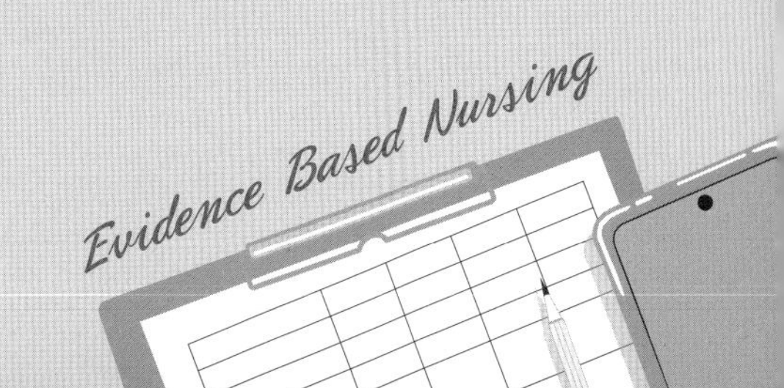

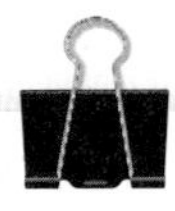
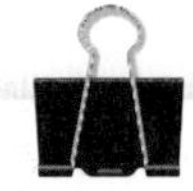
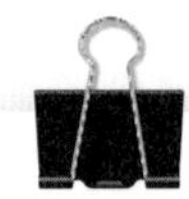

前言

所謂“試驗”是指所有用於獲得病人資訊的方法，例如：從病史、身體檢查、實驗室檢查、功能測試、影像檢測和組織病理學等(Bossuyt et al., 2003)。診斷型試驗目的可將類似的情況區分開來，儘早檢測到問題或狀況才能及早提供好的治療與健康照護結果(Courtney, 2004)。護理研究中也常見實施某種護理評估工具，想測量其準確性；如耳溫槍測量之準確度分析（林等，2004）、跌倒危險評估量表之準確度（林、溫、陳，2010）與離床報知機偵測病人離床之準確度（林、謝、溫，2016）等，都有助臨床醫護人員鑑定病人某些特定狀況是否存在，進而提供正確資訊，讓醫護工作者發展適當的治療或照護方式。

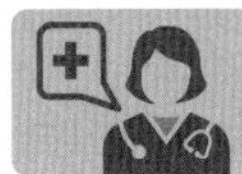

7-1 研究方法簡介

一、試驗、檢測或評估的用途

經診斷型試驗、檢測或評估所提供之訊息，有以下八項用途，說明如後(Macaskill et al., 2010; Takwoingi, 2013)：

1. 傾向(predisposition)：指檢查誰可能會罹患某疾病。舉例：某女士具有*BRCA*突變基因，是否會罹患乳癌？
2. 篩檢(screening)：指尚未有症狀，經檢查有無罹患某疾病。舉例：為早期發現癌症或其癌前病變，針對具某些條件之民眾，在沒有任何症狀時，即進行癌症篩檢。
3. 診斷(diagnosis)：指已有某症狀，檢查並確認罹患某疾病。舉例：病人有解血便情形，醫師執行大腸鏡檢查確立診斷；或病人肝功能指數不正常，且疲倦、食慾不振，經抽血檢驗「B型肝炎病毒表面抗原」呈陽性反應，故診斷為B型肝炎。

4. 分期(staging)：指經檢查確認分期，瞭解某疾病的進展情形。舉例：胃癌手術中行切片檢查，可由病理學報告知道TNM癌症分期。如T是指腫瘤大小（分為T0~T4），N指淋巴腺轉移（分為N0~N3），M指遠處轉移（分為M0~M1）。

5. 預後(prognosis)：指疾病發生後，預測疾病未來發展的病程和結局，如痊癒、復發、惡化、致殘、併發症和死亡等。醫師通常需要根據病人病情相關因素如疾病種類、症狀、病情分期、病理圖像、基因、併發症、年齡等，對未來治療結果所做的預估(Fineout-Overholt & Melnyk, 2004)。舉例：第一次急性心肌梗塞之後，哪些病人最可能在30天內死亡？

6. 分層(stratification)：指檢查誰是反應者。舉例：依危險因子(risk factor)、基因(gene)或某分子(molecular)而分成不同層級。

7. 監測(monitoring)：指檢查某疾病在控制中。舉例：肝癌病人治療療程結束後，每年定期監測追蹤甲型胎兒蛋白(AFP)與影像學大於三次。

8. 復發(recurrence)：指檢查某疾病復發。舉例：肝癌病人接受手術切除治療後三年，由超音波檢查發現復發。

二、診斷型試驗準確度

診斷型試驗準確度(diagnostic test accuracy, DTA)研究，係檢查試驗的表現(performance)，即計算敏感度(sensitivity)和特異度(specificity)的研究，是比較新試驗與當時最佳試驗是否更準確之研究方法。新試驗稱為指標試驗(the index test)，可能上市後會更準確、便宜、更快或者比現有試驗有更低的損害性。與指標試驗相比較的稱為基準試驗(the reference standard)，此指能準確鑑定某項感興趣的狀況或主題確實存在(White, Schultz, & Enuameh, 2011)。「黃金標準」一詞經常被使用，然而此詞彙含意常常誤導人們以為基準試驗是完美準確的，其實為不太可能的情況(Virgili et al., 2009)。沒有任何試驗是完美的，此為重要概念，藉由診斷試驗研究方法蓬勃發展與新醫療科技進步，當指標試驗相較優於基準試驗時，該基準試驗很快會被取代(White, Schultz, & Enuameh, 2011)。

計算指標試驗或基準試驗的結果，可用來測量某項研究者感興趣的狀況是否存在(Bossuyt et al., 2003)。在此架構下，基準試驗通常被考量為最精準合適的試驗方法，需可準確詮釋某項研究者感興趣的狀況真的存在或者不存在，此包含實驗室檢查、功能測試、影像檢測和病理學檢查等。

三、敏感度(Sensitivity)和特異度(Specificity)

所謂敏感性是指指標試驗(the index test)能正確顯示某現象或狀況的程度；而特異性則指指標試驗(the index test)若無顯示，則表示某現象或狀況不存在的程度。真陽性(true positive)、真陰性(true negative)、假陽性(false positive)與假陰性(false negative)之描述（表7-1）。

Macaskill等(2010)依照病人試驗結果與有無疾病建置2×2列表（表7-2），由此表可計算敏感性、特異性、預測值與相似比等。

❒ 表7-1　病人診斷型試驗準確度試驗結果之描述

病人	試驗結果
真陽性	指標試驗結果－陽性 基準試驗結果－陽性
真陰性	指標試驗結果－陰性 基準試驗結果－陰性
假陽性	指標試驗結果－陽性 基準試驗結果－陰性
假陰性	指標試驗結果－陰性 基準試驗結果－陽性

❒ 表7-2　病人試驗結果與有無疾病之2×2列表

試驗結果	疾病／基準試驗結果(the reference standard)		總和
指標試驗結果(the index test)	陽性	陰性	
陽性	真陽(TP) (a)	假陽(FP) (b)	a+b
陰性	假陰(FN) (c)	真陰(TN) (d)	c+d
總和	a+c	b+d	a+b+c+d

敏感度Sensitivity $= \frac{TP}{TP+FN}$ 或 $\frac{a}{a+c}$

特異度Specificity $= \frac{TN}{TN+FP}$ 或 $\frac{d}{b+d}$

陽性預測值 Positive Predictive Value $= \frac{TP}{TP+FP}$ 或 $\frac{a}{a+b}$

陰性預測值 Negative Predictive Value $= \frac{TN}{TN+FN}$ 或 $\frac{d}{c+d}$

陽性相似比Positive Likelihood Ratio $= \frac{Sensitivity}{1-Specificity}$

陰性相似比Negative Likelihood Ratio $= \frac{1-Sensitivity}{Specificity}$

繪製2×2列表時，每一細格均為二位元整數(dichotomized)，病人只能歸類於陽性或陰性其中一類，指標試驗要有合宜的臨界值(cut-off value)。臨界值不合適，會導致降低敏感性或特異性，繪製ROC (receiver operator curve)曲線，可檢查其閾值(threshold)之合適性(Zhuo et al., 2002)。

陽性預測值與陰性預測值可用來評估某結果的可用性，假設陽性預測值為95%，係指有95%有某疾病的病人測得陽性結果；而若陰性預測值為60%，係指有60%沒有某疾病的病人測得陰性結果。

由敏感性與特異性衍生出來的相似比(likelihood ratio)，係指測試結果真正顯示病人有某現象或狀況的可能程度與一樣結果卻無某現象或狀況可能程度的比值(Deeks, 2001)；可用以表達檢驗有用程度的預測值，也能評估檢驗效能之優劣（郭，2000）。

案例一

測量體溫是護理人員基礎常規工作，正確測量體溫是病人病情變化的基本指標。基於環保考量，玻璃水銀溫度計已不符合現代需求，紅外線耳溫槍已廣泛使用。林等(2004)以診斷分析(diagnostic test)驗證耳溫槍測量值之準確度，研究中耳溫槍測量值為指標試驗，其基準試驗在加護中心為病人肺動脈溫，普通病房為病人口溫（表7-3）。耳溫準確度以38~39℃範圍來分析，以左耳來看，敏感性為

0.400，特異性為0.986，陽性預測值為0.800，陰性預測值為0.924。此敏感性表病人基準試驗38~39℃時，耳溫測出38~39℃的機率為40.0%；特異性指病人基準試驗非38~39℃時，耳溫也測出非38~39℃的機率為98.6%；陽性預測值指耳溫測出38~39℃，而病人基準試驗同為38~39℃的機率為80.0%；陰性預測值指耳溫測出非38~39℃，病人基準試驗也非38~39℃的機率為92.4%。

❐ 表7-3　測得耳溫於體溫38~39℃之對照表

左耳耳溫測出體溫為38~39℃	標準溫測出體溫為38~39℃		總和
	是	否	
是	4	1	5
否	6	73	79
總和	10	74	84

註：1. 加護中心標準溫指肺動脈溫；普通病房標準溫指口溫。
2. Sensitivity＝4/(6+4)＝ 40.0%
3. Specificity＝73/(73+1)＝ 98.6%
4. Positive predictive＝4/(1+4)＝ 80.0%
5. Negative predictive＝73/(73+6)＝ 92.4%

資料來源：林小玲、王慶燕、陳小妮、林瓊娟、翟惠珍、蔡欣玲(2004)．耳溫測量信效度之研究．*榮總護理，21*（研究應用專刊），87-99。

案例二

正確評估與篩檢住院病人跌倒高危險群，方可作為執行預防跌倒措施之依據。林、溫、陳(2010)測量跌倒危險評估量表之準確度，研究中跌倒危險評估表為指標試驗，總分≧3分當切點，其基準試驗為病人發生跌倒（表7-4）。跌倒危險評估表準確度以評估表總分≧3分當臨界值，得敏感性為0.793，特異性為0.777，陽性預測值為0.044，陰性預測值為0.997，而相似比為3.56；此說明敏感性指發生真正跌倒，評估表總分≧3分的機率為79.3%。特異性指不發生跌倒，評估表總分≦2分的機率為77.7%。陽性預測值指評估表總分≧3分，發生真正跌倒的機率為4.4%。陰性預測值指評估表總分≦2分，不發生跌倒的機率為99.7%。相似比3.56，代表確認評估表總分≧3分有發生跌倒機率的區別能力。

❒ 表7-4 跌倒危險評估表測量總分與是否發生跌倒之對照表

跌倒危險評估表總分	發生跌倒		總和
	是	否	
> 3分	96	2074	2170
< 2分	25	7225	7250
總和	121	9299	9420

註：1. Sensitivity＝96/96+25＝ 79.3%
2. Specificity＝7225/7225+2074＝ 77.7%
3. Positive predictive＝96/96+2074＝ 4.4%
4. Negative predictive＝7225/7225+25＝ 99.7%
5. Likelihood ratio＝79.3%/(1-77.7%)＝ 3.56

資料來源：林小玲、溫明寰、陳玉枝(2010)．跌倒危險評估量表準確度之研究．*醫護科技期刊*，*12*(1)，47-59。

案例三

離床報知機對預防住院病人跌倒之成效不一，為評估離床報知機是否能有效偵測病人離床，以減少住院病人跌倒，林、謝、溫(2016)測量離床報知機偵測病人離床之準確度，研究中裝置離床報知機為指標試驗，其基準試驗為病人離床（表7-5）。得離床報知機之敏感性為0.944，特異性為0.735，陽性預測值為0.689，陰性預測值為0.954，而相似比為3.56；敏感性此指病人離床且離床報知機警示的機率為94.4%，特異性是指病人未離床而離床報知機也未警示的機率為73.5%，陽性預測值指離床報知機警示且病人真的離床的機率68.9%，陰性預測值指離床報知機未警示且病人真的未離床的機率95.4%，相似比3.56表確認離床報知機之機器警示，對病人下床的區分能力。

❒ 表7-5 使用離床報知機評估與是否病人離床之對照表

離床報知機	病人離床		總和
	有	無	
有響	3717	1678	5395
無響	222	4648	4870
總和	3939	6326	10235

註：1. Sensitivity =3717 / 3939 = 94.4%
2. Specificity =4648 / 6326 = 73.5%
3. Positive predictive = 3717 / 5395 = 68.9%
4. egative predictive = 4648 / 4870 = 95.4%
5. Likelihood ratio =94.4% /(1-73.4%)= 3.56

資料來源：林小玲、謝雅宜、溫明寰(2016)．使用離床報知機偵測離床降低住院病人跌倒之研究．*榮總護理*，*33*(2)，164-175。

由上述三項實例得知，診斷型試驗有助臨床醫護人員鑑定病人是否存在某些特定狀況或區分嚴重度如何，臨床護理工作中診斷型問題林林總總，如疼痛評估、口腔粘膜炎評估、失禁性皮膚炎評估、壓瘡評估與出備篩選等，醫護工作者必須依照不同評估訊息，才能發展或提供適當的治療或照護方式，此片藍海有待護理研究者努力開發與著力貢獻。

7-2 診斷型研究問題

訂定診斷型研究問題系統文獻回顧之草案，與介入治療型問題同樣有八個步驟：一、選定主題；二、確立納入排除標準與訂定搜尋策略；三、執行完整搜尋；四、選擇文獻；五、嚴謹評析納入文獻；六、結果資料萃取；七、整合分析與綜整數據與八、詮釋結果等(White, Schultz, & Enuameh, 2011)。

國際間為維持文章發表之水準，Bossuyt等(2003)規範作者可依據「診斷型研究文章發表之標準」(standards for reporting diagnostic accuracy statement, STARD)來執行寫作的步驟，Bossuyt等(2015)考量各項診斷型研究問題常見的偏差與變異性(bias and variability)，更新STARD 2015為30項，促進其完整性與透明性(completeness and transparency)，內容如表7-6，為研究者撰寫與投稿草案時之最佳參考標準。

一、選定PICO主題

P是病人、民眾或受試者(patients / population / participants)，I是指標試驗(index test)，C是基準試驗(reference test)，O是診斷相關目標值(target conditions / diagnosis of interest)，如敏感性、特異性、預測值與相似比等。重要的是，診斷型試驗要說明試驗臨界值(cut-off value)或閾值為何？無論指標試驗或基準試驗，都要清楚定義何為陽性？何為陰性？此外，也要說明此系統文獻回顧中，指標試驗的用途與目的為何。

指標試驗的用途包含：診斷(diagnosis)、篩檢(screening)、分期(staging)、監測(monitoring)、預後(prognosis)等。指標試驗的目的則分有：新試驗(new test)、

新試驗將取代原有試驗(replacement)、新試驗為附加試驗(add-on)，及新試驗為進行某試驗前的分類試驗(triage)等。

研究設計通常包括：橫斷性研究(cross-sectional study)、個案對照研究(case-control study)、世代追蹤研究(cohort study)或隨機對照研究(randomised controlled trials)等。

二、訂定納入排除標準、搜尋策略與選擇文獻

系統搜尋診斷型研究文獻是具挑戰性的，完整系統性文獻回顧(comprehensive systematic review, CSR)的文章搜尋真諦，必先廣收，爾後嚴選國際間的所有文獻。然而，並沒有哪個資料庫包羅所有文獻，因此，撰寫草案時，訂定一個良好搜尋策略實為重要，學者建議若能有圖書館員協助搜尋，會是成功關鍵主力。

初始搜尋(initial search)步驟包含：(1)選定主要資料庫：依資料庫的特性，評估及選擇檢索資料庫；(2)選擇合適的檢索關鍵字或詞彙，善用醫學標題表(medical subject heading, MeSH)使檢索更完整；(3)決定檢索策略並執行查詢：如布林邏輯、萬用字元(wildcard)、切截字(truncation)、年限或限制(limit)檢索等；(4)依據查詢結果修正並重複搜尋步驟；(5)依納入或排除條件標準檢視標題與摘要，篩選文獻並繪製流程圖；(6)記錄搜尋過程。

診斷型研究問題系統文獻回顧，通常不建議設限研究設計(White, Schultz, & Enuameh, 2011)，此與治療介入型文獻回顧偏好篩選隨機對照研究不同，畢竟多數診斷型研究問題多為橫斷性研究設計(Joanna Briggs Institute Reviewers' Manual, 2015)。

診斷相關目標值，如敏感度(sensitivity)、特異度(specificity)、預測值(predictive value)、相似比(likelihood ratio)、診斷試驗(diagnostic test)與正確性(accuracy)等都是重要關鍵字。

接續搜尋(second search)所有可能資料庫，可能需微調關鍵字或詞，依各式不同資料庫作些許調整；最後，展開地毯式搜尋(third search)，又稱手工搜尋(hand search)或目光搜尋(eyeball search)，即包括所有納入文獻中的參考文獻、未

發表論文，如：研討會論文集、碩博士論文或政府統計年報等(White, Schultz, & Enuameh, 2011)。

三、嚴謹評析文獻

系統文獻回顧中最重要的部分，就是對所納入文獻作嚴謹地評讀。研究方法學之品質，係指研究設計與執行研究過程中，可能產生試驗偏差的風險。診斷型研究文章之品質，取決於其研究設計、招募樣本之取樣方法、各項測試試驗如何進展、詮釋試驗有無或如何遮盲，與完整報告研究成果等。嚴格謹慎地評讀分析文章品質過程，可查檢每一研究是否違反其原先所設置的條件或規範、有無考量涉及各類測量偏差之風險性、並評值其研究成果之可信度與被認為有效之程度(Reitsma et al., 2009)。

目前最被廣泛建議使用的是2011年修訂的QUADAS 2量表(Whiting et al., 2011)，此量表源於Whiting等學者2003年發展的診斷型研究品質評析量表(the Quality Assessment of Diagnostic Accuracy Studies, QUADAS)，初版原有14題項，後來學者考量自己的經驗、各專家使用者的回饋及考科藍合作中心(Cochrane Collaboration)的建議而修訂第二版為QUADAS 2。不僅考科藍診斷型研究問題系統文獻回顧規範使用此QUADAS 2量表(Deeks, Wisniewski, & Davenport, 2013)，澳洲實證中心喬安娜布里格斯機構(the Joanna Briggs Institute, JBI)也鼓勵研究者使用(Joanna Briggs Institute Reviewers' Manual, 2015)。

QUADAS 2評析量表含病人選擇、指標試驗、基準試驗、流程與時間先後四個層面，7-4節將詳細說明（表7-10）。

四、萃取數據與整合分析

資料萃取(data extraction)可將收錄的研究中，重要成果相關的訊息分類與記錄；製作一標準資料萃取表，有助歸納整理不同納入文章，彙整呈現相同類型的數據與成果，此為投稿JBI或考科藍系統文獻回顧草案時必備的一部分，表7-7為JBI建議格式。資料萃取時，建議由兩位不同作者使用相同表格，分開各自進行以減少錯誤。診斷型研究中指標試驗之閾值(threshold)或臨界值(cut-off value)

為何，務必描述清楚，此非常重要(Joanna Briggs Institute Reviewers' Manual, 2015)。

1. 資料綜合分析(data synthesis)：是描述如何將不同研究之成果數據統合的方法，如統合分析(meta-analysis)、文字綜整(narrative synthesis)，或製圖表述(graphical representation)等。

2. 森林圖(forest plots)：診斷型研究問題系統文獻回顧也可使用RevMan 5軟體繪製森林圖。如圖7-1為某腫瘤標記診斷膀胱癌之敏感性與特異性(Leeflang et al., 2008)，敏感性與特異性各在一側，分別呈現所納入文獻的敏感性與特異性數據與信賴區間。此外，臨界值、真陽性、假陽性、假陰性、及真陰性也可同時呈現。

3. SROC曲線圖(summary receiver operator curve, SROC)：圖7-2此曲線圖橫軸（x軸）為1-特異性，縱軸（y軸）為敏感性；每一研究均有其獨特的一圈點，其取決於原研究的敏感性與特異性。圈點大小取決於樣本大小，黑色圈點代表針對某一閾值整合後的估計值，不規則點狀圓型區域則代表信賴區間的預測值。此結果可估計試驗的精確性，若圈點愈高，表敏感性愈高；愈左，表特異性愈高。

Author, Year (Reference)	TP	EP	FN	TN	Cutoff	Sensitivity (95% CI)	Specificity (95% CI)
Abbate et al., 1998 (37)	59	4	50	69	12.0	0.54 (0.44-0.64)	0.95 (0.87-0.98)
Casella et al., 2000 (38)	67	17	63	88	10.0	0.52 (0.43-0.60)	0.84 (0.75-0.90)
Chahal et al., 2001 (39)	7	7	9	73	10.0	0.44 (0.20-0.70)	0.91 (0.83-0.96)
Glannopoulos et al., 2001 (40)	47	16	21	34	8.0	0.69 (0.57-0.80)	0.68 (0.53-0.80)
Lahme et al., 2001 (41)	25	31	15	98	10.0	0.63 (0.46-0.77)	0.76 (0.68-0.83)
Landman et al., 1998 (42)	38	7	9	23	7.0	0.81 (0.67-0.91)	0.77 (0.58-0.90)
Lee, 2001 (43)	53	10	17	26	7.7	0.76 (0.64-0.85)	0.72 (0.55-0.86)
Mlyanga et al., 1999 (44)	20	68	2	219	12.0	0.91 (0.71-0.99)	0.76 (0.71-0.81)
Oge et al., 2001 (45)	20	4	7	6	10.0	0.74 (0.54-0.89)	0.60 (0.26-0.88)
Paoluzzl et al., 1999 (46)	27	22	5	36	10.0	0.84 (0.67-0.95)	0.62 (0.48-0.74)
Ramakumar et al., 1999 (47)	30	56	27	83	3.6	0.53 (0.39-0.66)	0.60 (0.51-0.68)
Shama et al., 1999 (48)	4	33	2	166	10.0	0.67 (0.22-0.96)	0.83 (0.78-0.88)
Sözen et al., 1999 (49)	29	19	11	81	10.0	0.72 (0.56-0.85)	0.81 (0.72-0.88)
Zlppe et al., 1999 (50)	18	45	0	267	10.0	1.00 (0.85-1.00)	0.86 (0.81-0.89)

Sensitivity (95% CI) axis: 0 0.2 0.4 0.6 0.8 1
Specificity (95% CI) axis: 0 0.2 0.4 0.6 0.8 1

FN = false-negative; FP = false-positive; TN = true-negative; TP = true-positive. Data are from reference 10. Forest plots document the extracted data for each study (numbers of TP, FP, FN, and TN results) together with estimates of sensitivity and specificity accompanied by 95% CIs. The scatter of the estimates and CIs indicates that the variability in sensitivity and specificity is unlikely to be explained by chance only, but it is not possible to ascertain whether a threshold-type relationship is evident.

❍ 圖7-1 某腫瘤標記診斷膀胱癌之敏感性與特異性森林圖

資料來源：Leeflang M. M. G., Deeks, J. J., Gatsonis, C., Bossuyt, P. M. M.(2008). Systematic Reviews of Diagnostic Test Accuracy. *Annals of Internal Medicine, 149*(12), 889-897.

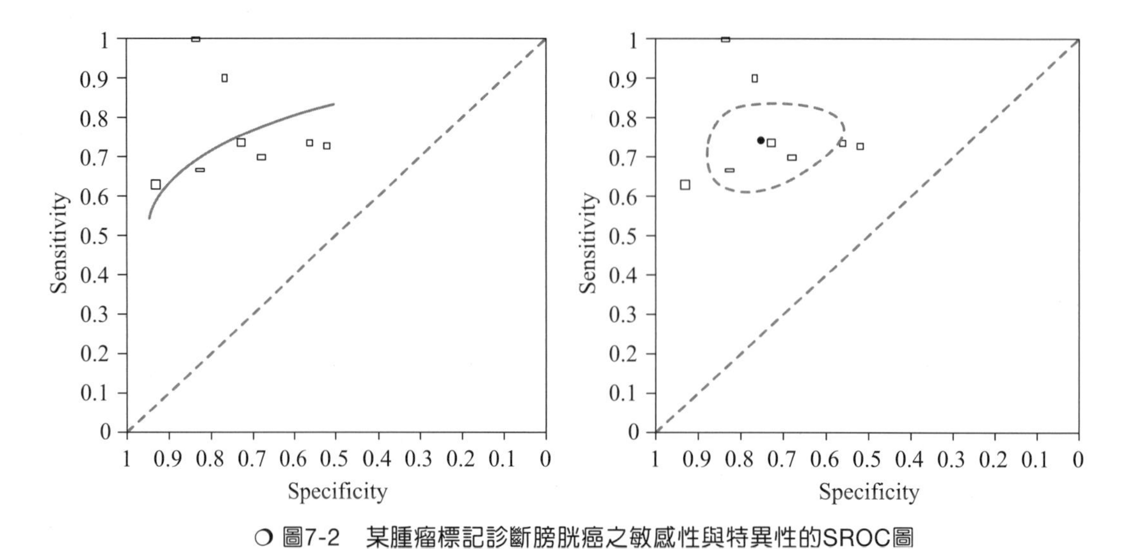

❍ 圖7-2　某腫瘤標記診斷膀胱癌之敏感性與特異性的SROC圖

資料來源：Leeflang M. M. G., Deeks, J. J., Gatsonis, C., Bossuyt, P. M. M.(2008). Systematic Reviews of Diagnostic Test Accuracy. *Annals of Internal Medicine, 149*(12), 889-897.

4. 統合分析(meta-analysis)：診斷型研究問題系統文獻回顧中的整合分析，數理統計非常複雜且困難度極高，對統計學家也是挑戰。基本來說，若原來每個研究中，只有一個閾值或臨界值，整合分析為估計整合的敏感性與特異性，此SROC曲線圖較單純；但若原來每個研究中，均有數個閾值或臨界值，就需逐一繪製SROC曲線圖，並且估計每個閾值或臨界值的整合敏感性與特異性。此部分統計學家仍多有爭論，且新方式還在演進中。但簡單言之，有三個模式：(1)摩西林柏模式(The Moses-Littenberg model)：此較常用，為固定效應模式(fix effect model)，用在探索性分析(exploratory analysis)，研究間變異性高時不可用；(2)二元隨機效應模式(Bivariate random effects model)：為隨機效應模式(random effect model)，適用於研究間變異性高時；(3)基線階層式摘要ROC曲線模式(Hierarchical summary ROC model, HSROC)：為隨機效應模式(random effect model)，適用於研究間變異性高時，尤指有數個閾值或臨界值時(Macaskill et al., 2010)。

5. 異質性(heterogeneity)：診斷型研究問題系統文獻回顧中，不同研究間異質性高，實屬常見，此係因不同樣本群體來源、各試驗執行過程不同及各試驗情境與背景也不同之故(Macaskill et al., 2010)。異質性來源有三類：(1)臨床(clinical)，如不同研究間其受試者之年齡、病況、共病、藥物治療情形不同；

(2)方法學(methodological)，如不同研究間其詳細設計與方法步驟不同、時間或取得何種資料也不盡相同；(3)統計學(statistical)，同質性檢定統計量含卡方(Chi square)與I^2，簡言之，同質性高時可採固定(fix)模式，異質性高時則需調整成隨機(random)模式，或使用整合迴歸(meta-regression)統計方式避免混合偏差(White, Schultz, & Enuameh, 2011)。

❒ 表7-6　診斷型研究文章發表之標準(Standards for reporting diagnostic accuracy statement, STARD)

段落	題號	項目	頁碼
主題或摘要	1	Identification as a study of diagnostic accuracy using at least one measure of accuracy (such as sensitivity, specificity, predictive values, or AUC) 確定是研究診斷準確性的文章，至少含一種準確性測量方式，如敏感度、特異度、預測值或曲線下面積等	
摘要	2	Structured summary of study design, methods, results, and conclusions 結構化概要地呈現全文研究設計、方法學、結果與結論	
前言	3	Scientific and clinical background, including the intended use and clinical role of the index test 科學化與臨床化闡述研究背景，包含指標試驗的用途與其臨床角色	
	4	Study objectives and hypotheses 研究目的與假設	
研究方法			
Study design 研究設計	5	Whether data collection was planned before the index test and reference standard were performed (prospective study) or after (retrospective study) 說明資料收集計劃，是在執行指標試驗與基準試驗前就進行資料收集（前瞻型研究）？或試驗之後才收集（回溯型研究）？	
Participants 受試者	6	Eligibility criteria 納入排除條件	
	7	On what basis potentially eligible participants were identified (such as symptoms, results from previous tests, inclusion in registry) 確認要有哪些潛在的基本要素才是合乎條件受試者，如症狀、原先檢查結果、登記條件	
	8	Where and when potentially eligible participants were identified (setting, location and dates) 確認要在何單位、何地理位置與何時招募潛在的合乎條件受試者	
	9	Whether participants formed a consecutive, random or convenience series 受試者是否以連續式、隨機式或方便隨意式排成檢查序列	

❒ 表7-6 診斷型研究文章發表之標準(Standards for reporting diagnostic accuracy statement, STARD)（續）

段落	題號	項目	頁碼
Test methods 試驗方法	10a	Index test, in sufficient detail to allow replication 指標試驗，詳細描述過程細節以允許反覆執行一致性	
	10b	Reference standard, in sufficient detail to allow replication 基準試驗，詳細描述過程細節以允許反覆執行一致性	
	11	Rationale for choosing the reference standard (if alternatives exist) 詳述選擇某基準試驗之理由（當同時有另一種選擇時）	
	12a	Definition of and rationale for test positivity cut-offs or result categories of the index test, distinguishing pre-specified from exploratory 定義選擇指標試驗之某臨界值或結果分類為陽性之理由，如何由實驗預先指定來區別	
	12b	Definition of and rationale for test positivity cut-offs or result categories of the reference standard, distinguishing pre-specified from exploratory 定義選擇基準試驗之某臨界值或結果分類為陽性之理由，如何由實驗預先指定來區別	
	13a	Whether clinical information and reference standard results were available to the performers / readers of the index test 對指標試驗執行者或判讀者而言，臨床資訊與基準試驗結果是否方便取得	
	13b	Whether clinical information and index test results were available to the assessors of the reference standard 對基準試驗評估判讀者而言，臨床資訊與指標試驗結果是否方便取得	
Analysis 分析方法	14	Methods for estimating or comparing measures of diagnostic accuracy 估計或比較診斷準確性的計算方法	
	15	How indeterminate index test or reference standard results were handled 如何處理不確定的指標試驗或基準試驗之試驗結果	
	16	How missing data on the index test and reference standard were handled 如何處理指標試驗與基準試驗之遺漏值	
	17	Any analyses of variability in diagnostic accuracy, distinguishing pre-specified from exploratory 有分析處理診斷準確性研究之變異性嗎？如何由實驗預先指定來區別	
	18	Intended sample size and how it was determined 如何估計樣本數大小	

❒ 表7-6 診斷型研究文章發表之標準(Standards for reporting diagnostic accuracy statement, STARD)（續）

段落	題號	項目	頁碼
結果			
Participants 受試者	19	Flow of participants, using a diagram 圖示說明受試者分組與收案流程	
	20	Baseline demographic and clinical characteristics of participants 受試者基本資料與臨床特性	
	21a	Distribution of severity of disease in those with the target condition 具某目標條件的病人，其疾病嚴重度的分布	
	21b	Distribution of alternative diagnoses in those without the target condition 無某目標條件的病人，其他診斷的分布情形	
	22	Time interval and any clinical interventions between index test and reference standard 執行指標試驗與基準試驗的間隔時間與有無其他臨床介入	
Test results 試驗結果	23	Cross tabulation of the index test results (or their distribution) by the results of the reference standard 將指標試驗與基準試驗的結果繪製2×2交叉列聯表呈現	
	24	Estimates of diagnostic accuracy and their precision (such as 95% confidence intervals) 估算診斷準確性研究之精確度，如95%信賴區間	
	25	Any adverse events from performing the index test or the reference standard 執行指標試驗或基準試驗有無不良反應	
討論	26	Study limitations, including sources of potential bias, statistical uncertainty, and generalisability 研究限制包含潛在風險之來源、統計不確定性與普遍性	
	27	Implications for practice, including the intended use and clinical role of the index test 實用性之寓意，含指標試驗之可行性與臨床角色	
其他訊息	28	Registration number and name of registry 註冊編號與名稱	
	29	Where the full study protocol can be accessed 完整研究草案在何處進行	
	30	Sources of funding and other support; role of funders 經費贊助或其他支助之來源；贊助者的角色	

資料來源：Bossuyt, P., Reitsma, J., Bruns, D., Gatsonis, C., Glasziou, P., Irwig, L., ... Cohen, J., for the STARD Group. (2015). STARD 2015: an updated an updated list of essential items for reporting diagnostic accuracy studies. *The British Medical Journal, 351*: h5527, 1-9.

❒ 表7-7　JBI標準資料萃取表

作者／日期	
納入與排除條件：如目前症狀、前次檢驗結果等	納入條件： 排除條件：
樣本數	
受試者基本資料（如年齡、性別、目前症狀癥候、有無其他共病、目前治療、收案地點等）	
研究方法（連續性或採隨機；回溯性或前瞻性）	
研究執行期間（研究起迄日期）	
指標試驗之描述（含陽性結果的定義）	
基準試驗之描述（含陽性結果的定義）	
收集資料之地理位置	
收集資料之單位	
何人執行指標試驗與解說試驗結果（人員數、是否訓練、專業程度）	
何人執行基準試驗與解說試驗結果	
指標試驗與基準試驗執行時間的間隔（兩項試驗間是否已開始治療）	
具某目標條件的病人，其疾病嚴重度的分布	
無某目標條件的病人，有無其他診斷	
指標試驗有無不良反應	
基準試驗有無不良反應	

指標試驗結果（閾值或臨界點 = 　　　）	真實情況陽性	真實情況陰性	總數
指標試驗陽性			
指標試驗陰性			
總數			

資料來源：The Joanna Briggs Institute (2015). *Joanna Briggs Institute reviewers' manual 2015: The systematic review of studies of diagnostic test accuracy*. Adelaide, SA: Author. Available from: http://www.joannabriggs.org/assets/docs/sumari/Reviewers-Manual_The-systematic-review-of-studies-of-diagnostic-test-accuracy.pdf

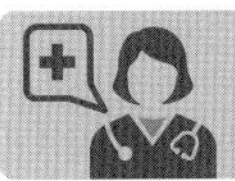

7-3 診斷型系統文獻回顧及整合分析

本節將舉實例說明診斷型系統文獻回顧及整合分析，以利讀者學習。

案例一

臨床上護理人員可藉由吞水測驗來評估腦中風病人是否有咀嚼吞嚥困難之情形，然而卻也有導致吸入性問題的風險。許多文獻中的吞水測驗不盡相同，且每個研究有不同的臨界值。有研究使用70~90 mL測驗，也有研究使用50~60 mL，還有研究使用30mL或更少mL的吞水試驗，於是陳、莊(2015)進行腦中風吞嚥困難病人接受吞水測驗之統合分析，以探討吞水測驗之精確度。

此研究之P為腦中風吞嚥困難病人(stroke deglutition disorders)、I指標試驗(index test)為吞水測驗(water swallow test)、C基準試驗(reference test)為內視鏡吞嚥檢查(fiber-optic endoscopic examination)或錄影螢光吞嚥檢查(video-fluoroscopic swallowing study)、O為敏感度(sensitivity)及特異度(specificity)、S為診斷型研究(diagnostic research)的論文。

作者以上述關鍵字搜尋Cochrane Library、MEDLINE、CINAHL (Cumulative Index to Nursing and Allied Health Literature)、ProQuest、PubMed等資料庫文獻，且訂定該研究評估與彙整文章之納入準則為：(1)年份1990~2014年12月；(2)腦中風吞嚥困難病人、無性別與種族之限制；(3)測試含吞水測驗、內視鏡吞嚥檢查、錄影螢光吞嚥檢查；(4)測量：敏感度、特異度。排除準則：(1)非中文或英文之文章；(2)介入措施合併兩種以上無法確認其單一成效；(3)研究屬性為論述或回顧性文章，若有重複發表的文章則取其一篇（陳、莊，2015）。

此研究使用Whiting等學者2003年發展的14題診斷型研究品質評析量表(the Quality Assessment of Diagnostic Accuracy Studies, QUADAS)評讀收錄文章；由兩位受過實證教育訓練課程的審查者，獨立評讀每篇文章，每篇評分結果須達8分，才納入統合分析。當有不同意見時，延請第三位審查者給予意見以達成共識（陳、莊，2015）。

作者最終納入11篇文章，使用Stata13.1進行整合分析，圖7-3森林圖(forest plot)呈現綜合效果量及95%信賴區間。11篇文獻之樣本人數共787人，11篇文獻包含15個吞水測驗，每個研究有不同的臨界值。15個吞水測驗之匯集敏感度為0.65（95%信賴區間[0.57, 0.73]），匯集特異度為0.78（95%信賴區間[0.70, 0.85]）。由圖7-3得知敏感度異質性，Q = 54.08，$p < .001$; $I^2 = 74.11\%$；特異度異質性，Q = 88.98，$p < 0.001$; $I^2 = 84.27\%$，因$I^2 > 50\%$表文獻間異質性高，顯示此11篇研究間異質性頗高。

作者考量每個研究有不同的臨界值，遂異質性頗高，故合併診斷比值比(diagnostic odds ratio, DOR)作診斷預測，以≥ 50mL且< 100mL當此整合分析之臨界值，採隨機效應模式(random effect model)，即圖7-4基線階層式摘要ROC曲線模式(Hierarchical summary ROC model, HSROC)，得SROC曲線，並計算曲線下面積(area under the ROC curve, AUC)為0.77（95%信賴區間[0.73, 0.81]）。

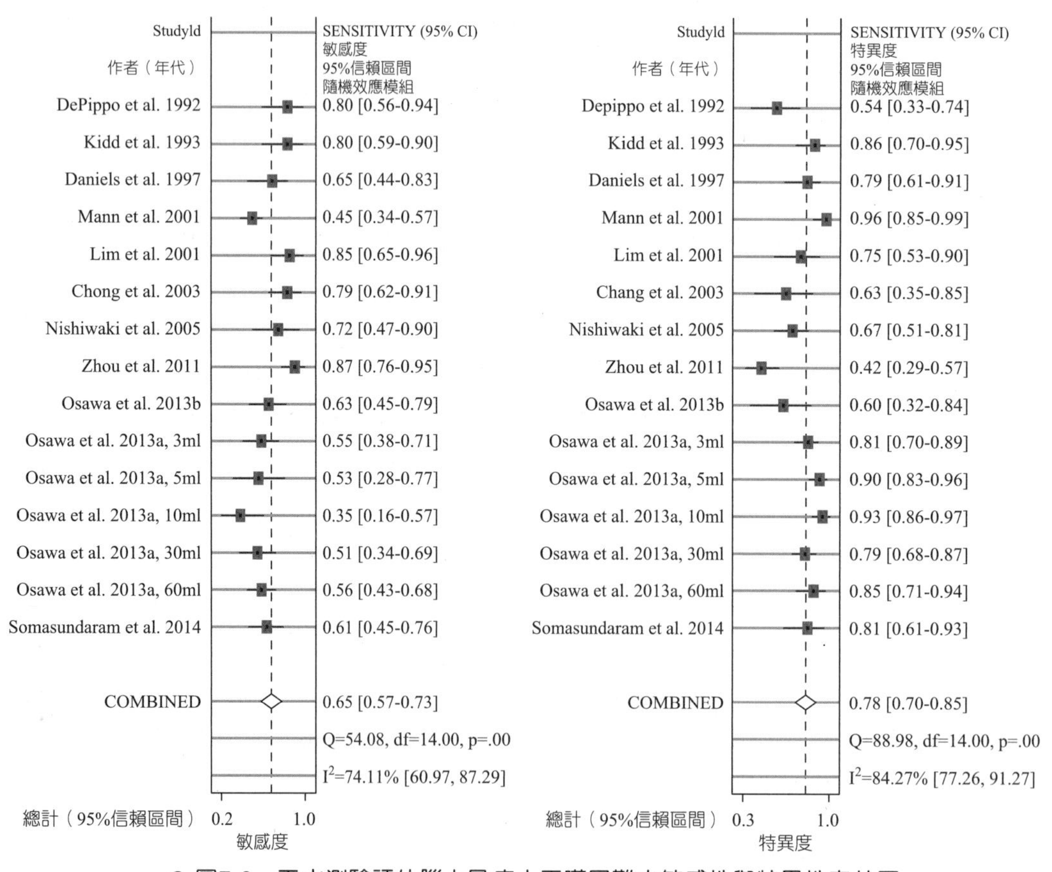

❍ 圖7-3　吞水測驗評估腦中風病人吞嚥困難之敏感性與特異性森林圖

資料來源：陳柏成、莊情惠(2015)．腦中風吞嚥困難病人吞水測驗精確度之統合分析．*護理暨健康照護研究*，*11*(2)，161-169。

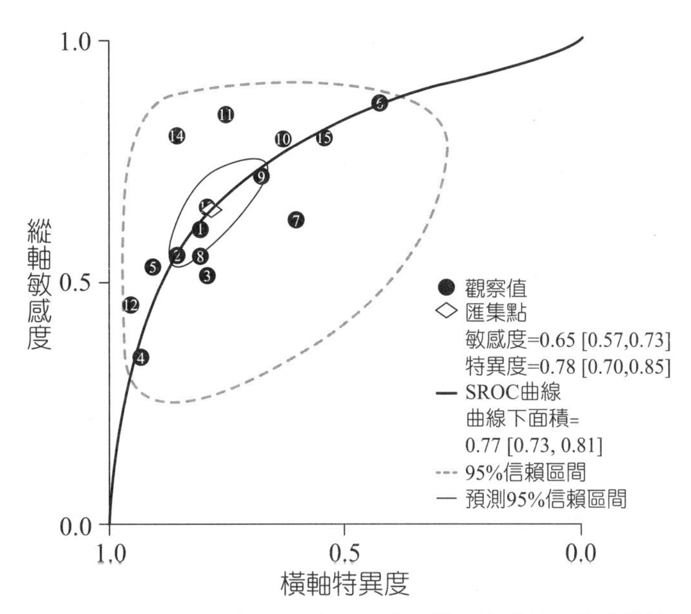

❍ 圖7-4　吞水測驗評估腦中風病人吞嚥困難之敏感性與特異性的SROC圖

資料來源：陳柏成、莊情惠(2015)・腦中風吞嚥困難病人吞水測驗精確度之統合分析・*護理暨健康照護研究*，*11*(2)，161-169。

由此結果可知，圖7-4曲線接近左上角，顯示診斷效能高，以≥ 50 mL且< 100 mL之吞水測驗評估腦中風吞嚥困難病人有高的準確度，若能應用此吞水測驗評估方法，則對臨床貢獻具有價值。

案例二

膽道是指肝內膽管匯流成左、右肝管，到總肝管後再匯合囊狀管而形成總膽管。所謂膽道結石就是指上述管腔內有結石滯塞的現象。有些病人有膽道結石卻無症狀；但也有病人膽絞痛(biliary colic)、引發阻塞性黃疸、膽管炎或胰臟炎。膽道結石最基本的篩檢(screening tests)與診斷方法為：肝功能血液檢驗，如膽紅素(serum bilirubin)、鹼性磷酸酶(serum alkaline phosphatase)，或非侵入性的腹部超音波檢查等。Gurusamy等學者(2015)進行診斷型系統文獻回顧及整合分析，探討超音波檢查與肝功能血液檢驗，對診斷膽道結石的準確度。

此研究之P為疑似有總膽道結石病人(common bile duct stones)、I指標試驗(index test)為超音波檢查(ultrasound)、肝功能血液檢驗如膽紅素(serum bilirubin)、鹼性磷酸酶(serum alkaline phosphatase, ALP)、C目標條件(target conditions)與基準試驗(reference test)為膽道結石確診病人或六個月以上無症狀、

無發作、無需治療手術者、O為敏感度(sensitivity)及特異度(specificity)、S不設限研究設計。

作者以上述關鍵字搜尋MEDLINE、EMBASE、Science Citation Index Expanded、BIOSIS與Clinicaltrials.gov等資料庫文獻，並查找所收錄文獻的所有參考資料，也搜尋來自DARE（Database of Abstracts of Reviews of Effects、HTA (Health Technology Assessment)、Medion與ARIF (Aggressive Research Intelligence Facility）等資料庫之特定系統文獻回顧的參考資料表(Gurusamy et al., 2015)。

作者訂定該研究評估與彙整文章之納入準則為：(1)年份至2012年9月；(2)不設限語言、也不設限研究設計，即前瞻型研究或回溯型研究均可；(3)疑為總膽道結石病人，無論有無膽結石病史、有無症狀、合併症、治療或手術前後者；(4)測試含超音波檢查、肝功能血液檢驗如膽紅素、鹼性磷酸酶；(5)測量：真陽性、假陽性、假陰性、及真陰性。排除準則：橫斷型研究或比較型研究中合併四種以上試驗無法確認其單一成果者(Gurusamy et al., 2015)。

此研究使用Whiting等學者2011年更新的第二版診斷型研究品質評析量表(the Quality Assessment of Diagnostic Accuracy Studies, QUADAS-2)評讀收錄文章；審查者先獨立評讀每篇文章，遇不同意見時，所有審查者必充分討論，解決分歧以達成共識；也會尋求文獻原作者意見，以期正確評估其研究品質(Gurusamy et al., 2015)。作者最終納入5篇文章，由圖7-5與圖7-6看研究品質的偏差風險(risk of bias)偏高，而適用性考量(applicability concerns)風險較低。

作者使用Stata 13進行整合分析，因文章總數少，使用RevMan 5繪製圖7-7森林圖(forest plot)呈現綜合效果量及95%信賴區間。5篇文獻之樣本人數共523人，5篇文獻均包含超音波檢查。5篇超音波檢查之敏感度範圍為0.32~1.00，特異度範圍為0.77~0.97；而匯集敏感度為0.73（95%信賴區間[0.44, 0.90]），匯集特異度為0.91（95%信賴區間[0.84, 0.95]）。

其中一篇研究(Silverstein et al., 1998)比較超音波檢查、血膽紅素與血鹼性磷酸酶診斷膽道結石之敏感度與特異度；敏感度結果，超音波檢查為0.32，血膽紅素臨界值大於22.23 μmol/L者為0.84，血鹼性磷酸酶臨界值大於125 IU/L者為

0.91；特異度結果，超音波檢查為0.95，血膽紅素臨界值大於22.23 μmol/L者為0.91，血鹼性磷酸酶臨界值大於125 IU/L者為0.79。另此研究僅整合5篇研究，較少故未呈現文獻間異質性。

作者考量每個研究間可能存在變異性，採隨機效應模式(random effect model)，即圖7-8以二元隨機效應模式(Bivariate random effects model)，得5篇超音波檢查診斷膽道結石之SROC曲線圖。圖中5個橢圓形分別代表5篇研究其對應的敏感性與特異性，黑色實心圓點代表匯集的敏感性與特異性結果，點線區域代表95%信賴區間範圍，而虛線區域代表95%預測範圍。

由此結果可知，圖7-8曲線頗接近左上角，顯示診斷效能中高，超音波檢查診斷膽道結石病人有中高的準確度，然此篇診斷型系統文獻回顧及整合分析其偏差風險偏高，未來仍需有必要進行高品質診斷型研究。若能以超音波檢查準確診斷膽道結石，就能順利早期治療；降低假陽性或假陰性，才能避免不必要的進一步侵入性檢查或撙節醫療成本，如內視鏡超音波(endoscopic ultrasound, EUS)、核磁共振胰膽管造影(magnetic resonance cholangiopancreatography, MRCP)、內視鏡逆行性胰膽管造影(endoscopic retrograde cholangiopancreatography, ERCP)，或經手術膽管造影(intraoperative cholangiography, IOC)等。

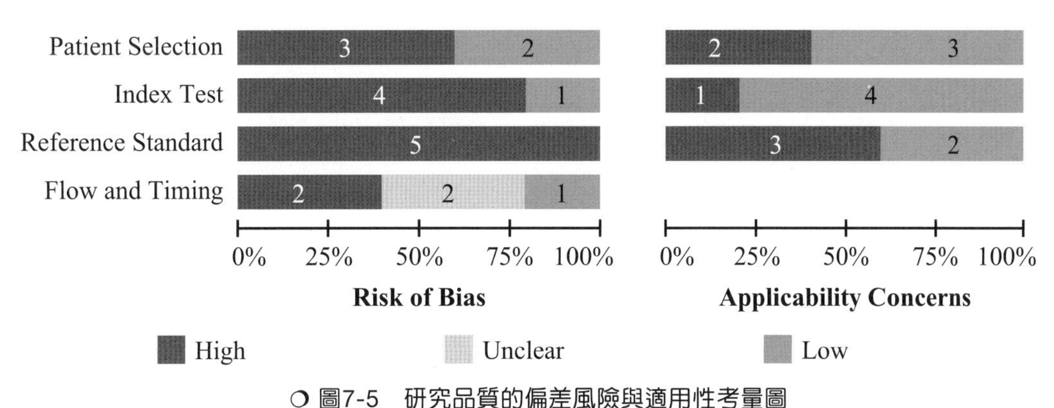

❍ 圖7-5　研究品質的偏差風險與適用性考量圖

資料來源：Gurusamy, K. S., Giljaca, V., Takwoingi, Y., Higgie, D., Poropat, G., Štimac, D., Davidson, B. R.(2015). Ultrasound versus liver function tests for diagnosis of common bile duct stones. *Cochrane Database of Systematic Reviews*, Issue 2. Art. No.: CD011548. DOI: 10.1002/14651858.CD011548.

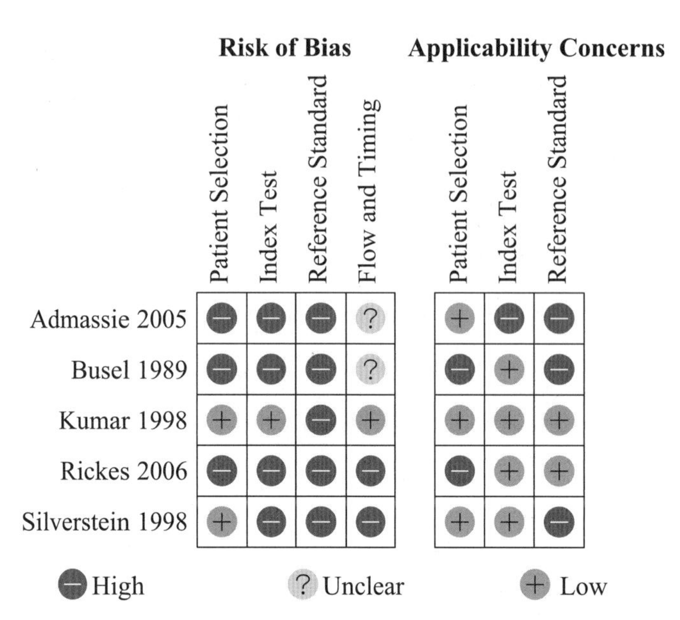

❍ 圖7-6　研究品質的偏差風險與適用性考量綜整表

資料來源：Gurusamy, K. S., Giljaca, V., Takwoingi, Y., Higgie, D., Poropat, G., Stimac, D., Davidson, B. R.(2015). Ultrasound versus liver function tests for diagnosis of common bile duct stones. *Cochrane Database of Systematic Reviews*, Issue 2. Art. No.: CD011548. DOI: 10.1002/14651858.CD011548.

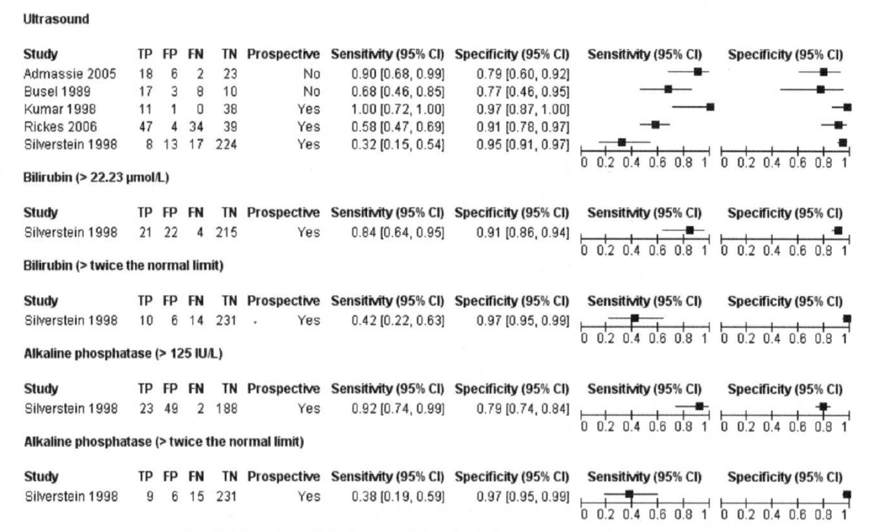

Ultrasound

Study	TP	FP	FN	TN	Prospective	Sensitivity (95% CI)	Specificity (95% CI)
Admassie 2005	18	6	2	23	No	0.90 [0.68, 0.99]	0.79 [0.60, 0.92]
Busel 1989	17	3	8	10	No	0.68 [0.46, 0.85]	0.77 [0.46, 0.95]
Kumar 1998	11	1	0	38	Yes	1.00 [0.72, 1.00]	0.97 [0.87, 1.00]
Rickes 2006	47	4	34	39	Yes	0.58 [0.47, 0.69]	0.91 [0.78, 0.97]
Silverstein 1998	8	13	17	224	Yes	0.32 [0.15, 0.54]	0.95 [0.91, 0.97]

Bilirubin (> 22.23 μmol/L)

Study	TP	FP	FN	TN	Prospective	Sensitivity (95% CI)	Specificity (95% CI)
Silverstein 1998	21	22	4	215	Yes	0.84 [0.64, 0.95]	0.91 [0.86, 0.94]

Bilirubin (> twice the normal limit)

Study	TP	FP	FN	TN	Prospective	Sensitivity (95% CI)	Specificity (95% CI)
Silverstein 1998	10	6	14	231	Yes	0.42 [0.22, 0.63]	0.97 [0.95, 0.99]

Alkaline phosphatase (> 125 IU/L)

Study	TP	FP	FN	TN	Prospective	Sensitivity (95% CI)	Specificity (95% CI)
Silverstein 1998	23	49	2	188	Yes	0.92 [0.74, 0.99]	0.79 [0.74, 0.84]

Alkaline phosphatase (> twice the normal limit)

Study	TP	FP	FN	TN	Prospective	Sensitivity (95% CI)	Specificity (95% CI)
Silverstein 1998	9	6	15	231	Yes	0.38 [0.19, 0.59]	0.97 [0.95, 0.99]

❍ 圖7-7　超音波與肝功能檢驗診斷膽道結石之敏感性與特異性森林圖

資料來源：Gurusamy, K. S., Giljaca, V., Takwoingi, Y., Higgie, D., Poropat, G., Stimac, D., Davidson, B. R.(2015). Ultrasound versus liver function tests for diagnosis of common bile duct stones. *Cochrane Database of Systematic Reviews*, Issue 2. Art. No.: CD011548. DOI: 10.1002/14651858.CD011548.

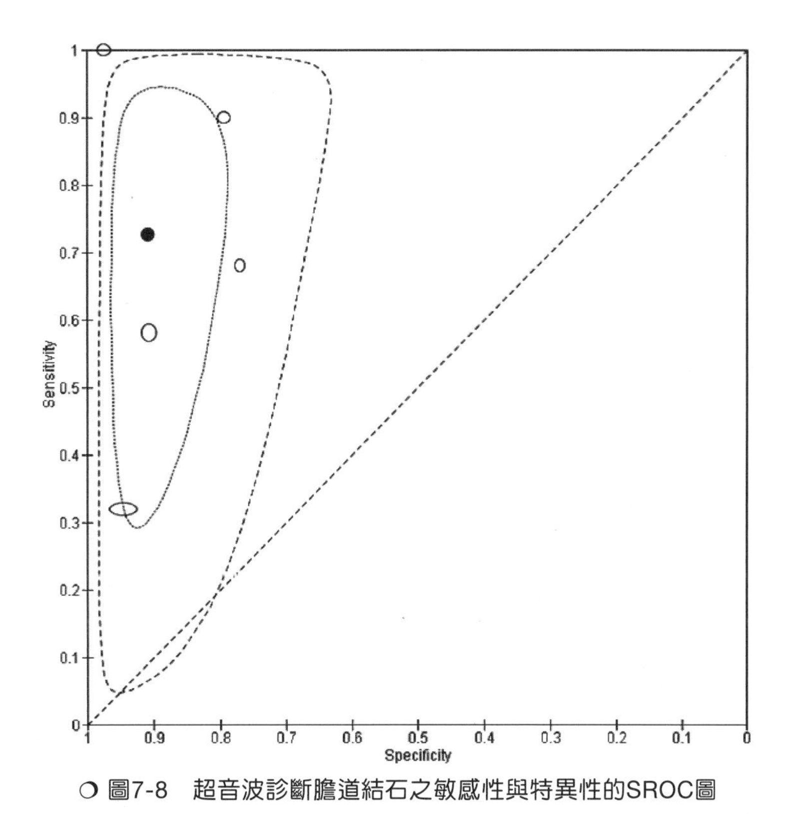

❍ 圖7-8　超音波診斷膽道結石之敏感性與特異性的SROC圖

資料來源：Gurusamy, K. S., Giljaca, V., Takwoingi, Y., Higgie, D., Poropat, G., Stimac, D., Davidson, B. R.(2015). Ultrasound versus liver function tests for diagnosis of common bile duct stones. *Cochrane Database of Systematic Reviews*, Issue 2. Art. No.: CD011548. DOI: 10.1002/14651858.CD011548.

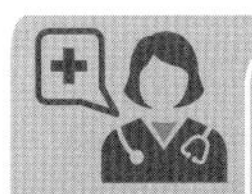

7-4　第二版診斷型研究品質評析量表 (the Quality Assessment of Diagnostic Accuracy Studies, QUADAS-2)

QUADAS 2評析量表(Whiting et al., 2011)分三個步驟，即：(1)陳述系統文獻回顧問題、(2)圖示原研究其收案步驟流程、(3)評估偏差風險與適用性。而步驟三包含四個層面，即病人選擇、指標試驗、基準試驗、流程與時間先後等（表7-10）。

一、步驟一：陳述系統文獻回顧問題

舉例：有一病人有關節症狀，期間小於12個月；懷疑他有類風濕關節炎，若想比較兩個檢查，即「ELISA anti-CCP第二代分析試驗」與「latex agglutination

檢測」的準確度，而基準試驗是美國風濕病學醫學會診斷標準(Macaskill et al., 2010)，其PICO如表7-8。

❐ 表7-8　陳述系統文獻回顧PICO問題

PICO	舉例
受試者	病人有關節症狀，期間小於12個月
指標試驗	ELISA anti-CCP 第二代分析試驗
比較測試	類風濕因子可由latex agglutination檢測
目標情況	類風濕關節炎
基準試驗	美國風濕病學醫學會診斷標準(American College of Rheumatology criteria, ACR)

二、步驟二：圖示原研究其收案流程

上述研究共連續收案467人，採ELISA anti-CCP第二代分析者467人，結果陽性Anti-CCP2有95人，而陰性372人。陽性Anti-CCP2中，確診有類風濕關節炎者82人、其他疾病6人、不確定者7人；而陰性Anti-CCP2中，不確定者100人、其他疾病200人、確診有類風濕關節炎者71人(Takwoingi, 2015)。此研究流程可繪圖如圖7-9。

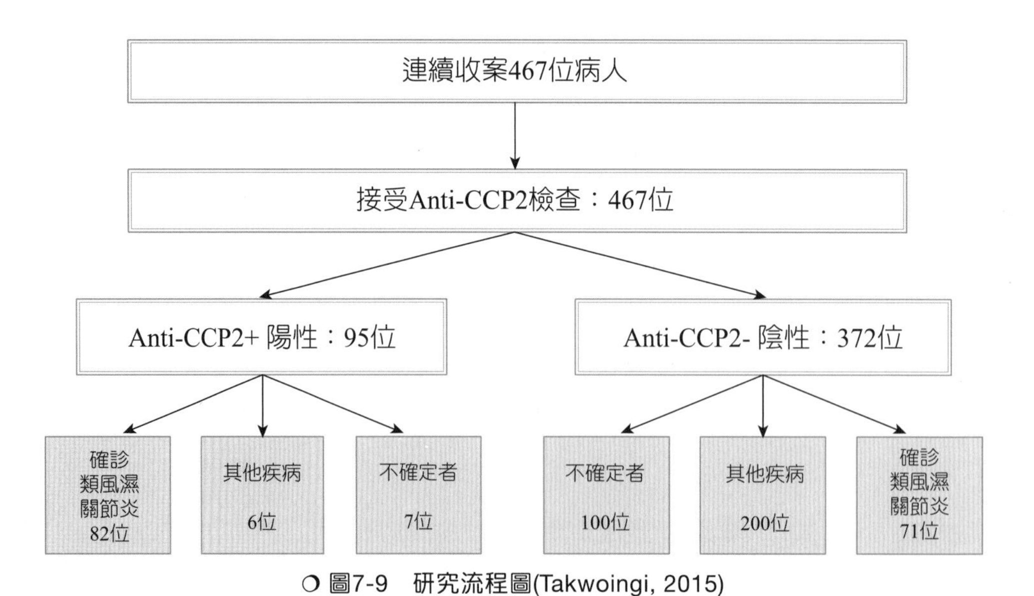

❍ 圖7-9　研究流程圖(Takwoingi, 2015)

資料來源：Takwoingi, Y. (2015). *Workshop: Assessment of Methodological Quality and QUADAS-2*. Taipei Veterans General hospital, Taipei, Taiwan.

三、步驟三：評估偏差風險與適用性

此步驟分為四個層面，每個層面均先描述研究內文資訊，以作為評析的依據。以燈號問題(signaling questions)即「綠燈、紅燈與黃燈」來區分「低、高與不確定風險」(Takwoingi, 2015)。每個層面要評析偏差風險與適用性，會列舉數個問題詢問「是、否或不確定」，如有一個或數個「否」，可能代表有風險，但未必一定是高風險。病人選擇、指標試驗、基準試驗、流程與時間先後等四個層面，評估偏差風險與適用性的項目內容如表7-9。

❐ 表7-9　評估偏差風險與適用性的項目內容

層面	偏差風險	適用性
病人選擇	研究設計 前瞻型或回溯型 選樣	基本資料 前次測試結果 目前情況 預備執行之測試 檢查單位
指標試驗	遮盲 閾值訂定	試驗技術／科技 試驗執行者 詮釋結果之場所 詮釋結果之專家學者
基準試驗	確診過程 獨立 遮盲	基準試驗或標準
流程與時間先後	合宜的時間間隔 試驗間的介入措施 確診的風險 合宜的排除條件 合宜的納入條件	NA

（一）層面一：病人選擇

1. 偏差風險

要考量如何選樣與試驗執行之研究設計。

2. 適用性

準確度測量方法可能會因病人不同而改變，如不同疾病分期、症狀、單位、前次試驗結果、出現不適反應、基本資料、預定使用測試的條件等。

（二）層面二：指標試驗

1. 偏差風險：盲化

(1) 若依據基準試驗的知識背景來詮釋指標試驗結果，此可能高估其準確性之估計，或導致過於樂觀詮釋。

(2) 若指標試驗結果在基準試驗結果前被詮釋，可能會突顯某目標試驗較不具重要性。

2. 適用性

若指標試驗的執行、技術、執行單位或詮釋，不同於研究者預備作的研究問題，則表示適用性低。

（三）層面三：基準試驗

1. 偏差風險

(1) 需引用從何處得知此基準試驗或標準，如往生後(post-mortem)、組織學、放射線學、微生物學、化學病理學等。

(2) 假設基準試驗是100%正確，依照此值計算準確度，要估計相對於指標試驗是正確或不正確的比率。

2. 偏差風險：盲化

(1) 指標試驗與基準試驗結果的詮釋應互相遮盲。

(2) 關係於主觀程度及試驗程序。

(3) 指標試驗不宜形成基準試驗的部分。

舉例：類風濕關節炎的判定基準是美國風濕病學醫學會診斷標準(ACR)，然此結果的判定常在anti-CCT指標試驗結果之後，因此可能影響真正之測試結果的判定(Takwoingi, 2015)。

3. 適用性

(1) 基準試驗的結果必須為具決定性的，若基準試驗無法偵測／定義研究者所預備作的研究問題的某目標狀況，則指適用性低。

(2) 要嚴謹選擇最理想或有確實根據的基準試驗。

▶ **舉例**：確診尿路感染必須以細菌培養標本為依據，但其閾值或何分界點定義為陽性，可能因不同研究而異(Takwoingi, 2015)。

（四）層面四：流程與時間先後

1. 時間之偏差風險

(1) 任何測試之間若有延遲，可能由於疾病恢復或惡化進展，而導致錯誤分類。

(2) 兩測試間隔時間長短，可能導致陽性、陰性兩種情況間風險的改變。

▶ **舉例**：想經由MRI早期確診多發性硬化症(multiple sclerosis, MS)，至少需連續追蹤10年；但感染問題如尿路感染，若延遲數天才確診，則結果將迅速惡化影響重大(Takwoingi, 2015)。

2. 確診之偏差風險

(1) 某些基準試驗可能非常昂貴、危險或不舒服，臨床上一般正常人不會願意去執行。

(2) 倘若只有指標試驗陽性病人進行基準試驗，此可能誤判假陰性為真陰性，而高估敏感性與特異性。

(3) 若有可延伸追蹤的對比測試(alternative test)，或測試為陰性者採隨機比較，可能較為合適。

▶ **舉例**：D-dimer可診斷肺栓塞(pulmonary embolism, PE)，基準試驗通氣灌注掃描(ventilation perfusion scans)，則用來確立診斷D-dimer陽性病人，若D-dimer陰性病人則持續臨床追蹤；然此追蹤可能錯估而流失一些D-dimer雖陰性、但真有肺栓塞病人，也造成高估D-dimer準確度(Takwoingi, 2015)。

❒ 表7-10　第二版診斷型研究品質評析量表 (the Quality Assessment of Diagnostic Accuracy Studies, QUADAS-2)

步驟一：陳述系統文獻回顧問題

受試者（單位、合乎某指標試驗之條件、目前症狀、前次檢驗結果）：

指標試驗：

基準試驗與目標狀況：

步驟二：圖示原研究其收案流程

步驟三：評估偏差風險與適用性

依四層面之偏差風險與適用性逐一評析，每一層面均有數個子題，需針對文章研究問題判斷。

層面一：病人選擇

A. 偏差風險

描述選擇病人之方法與步驟：

❖受試者之檢查序列為連續式或隨機式？	是／否／不確定
❖是否避免個案對照型研究？	是／否／不確定
❖是否避免不合宜之排除條件？	是／否／不確定
病人選擇之偏差風險？	風險：低／高／不確定

B. 適用性

描述所納入受試者其前次檢驗結果、目前症狀、合乎某指標試驗之條件與收案單位：

是否考量所納入受試者不符合該研究問題？	考量：低／高／不確定

❐ 表7-10　第二版診斷型研究品質評析量表 (the Quality Assessment of Diagnostic Accuracy Studies, QUADAS-2)（續）

層面二：指標試驗	
（若研究中有兩項指標試驗以上，每項試驗均須填寫。）	
A. 偏差風險	
描述指標試驗、其執行過程與結果詮釋方法：	
❖指標試驗結果之詮釋不會混用基準試驗結果之學理知識？	是／否／不確定
❖若使用閾值，是否已預先設定？	是／否／不確定
指標試驗之執行與結果詮釋之偏差風險？	風險：低／高／不確定
B. 適用性	
是否考量此指標試驗之執行或結果詮釋不符合該研究問題？	考量：低／高／不確定

層面三：基準試驗或標準	
A. 偏差風險	
描述基準試驗或標準、其執行過程與結果詮釋方法：	
❖基準試驗可正確將某特定目標狀況分類？	是／否／不確定
❖基準試驗結果之詮釋不會混用指標試驗結果之學理知識？	是／否／不確定
基準試驗之執行與結果詮釋之偏差風險？	風險：低／高／不確定
B. 適用性	
是否考量以此基準試驗定義該目標狀況不符合其研究問題？	考量：低／高／不確定

❒ 表7-10 第二版診斷型研究品質評析量表 (the Quality Assessment of Diagnostic Accuracy Studies, QUADAS-2)（續）

層面四：流程與時間先後	
A. 偏差風險	
描述有無病人未接受指標試驗及／或基準試驗、或在2×2列聯表中被排除（參照流程圖）： 描述指標試驗及基準試驗之間其時間間隔，與有無任何介入措施：	
❖指標試驗及基準試驗間之時間間隔是否合宜？	是／否／不確定
❖是否所有病人都接受基準試驗？	是／否／不確定
❖是否所有病人都接受相同基準試驗？	是／否／不確定
❖是否所有病人都納入分析？	是／否／不確定
病人排檢流程與時間先後之偏差風險？	風險：低／高／不確定

資料來源：Whiting, P., Rutjes, A. W. S., Westwood, M. E., Mallett, S., Deeks, J. J., Reitsma, J. B., ... Bossuyt, P. M. M., the QUADAS-2 Group (2011). QUADAS-2: a revised tool for the quality assessment of diagnostic accuracy studies. *Annals of Internal Medicine, 155*, 529-536.

結 論

診斷型試驗準確度之系統文獻回顧，確實是一門較艱深困難的實證方法學，然而，隨著護理學者之專業精進與臨床上實務需求，診斷型試驗準確度之研究，是一片可深入考究的藍海。

診斷型試驗目的是將類似的情況區分開來，盡早檢測到問題或狀況才能及早提供好的治療與健康照護結果。主要用途包含：診斷(diagnosis)、篩檢(screening)、分期(staging)、監測(monitoring)、預後(prognosis)等。試驗目的則分有：新試驗(new test)、新試驗將取代原有試驗(replacement)、新試驗為附加試驗(add-on)及新試驗為進行某試驗前的分類試驗(triage)等。

診斷型試驗之PICO：P是病人或民眾或受試者，I是指標試驗(index test)，C是基準試驗(reference test)，O是診斷相關目標值(target conditions / diagnosis of interest)，如敏感性、特異性、預測值與相似比等。重要的是，診斷型試驗要說明試驗臨界值(cut-off value)或閾值為何，才能區分陽性或陰性。

護理評估是臨床護理重要技能之一，臨床護理工作中診斷型問題繁多，如跌倒評估、疼痛評估、口腔粘膜炎評估、失禁性皮膚炎評估、壓瘡評估、老人皮膚脫水評估或出備篩選等，醫護工作者可藉由不同評估訊息，發展或提供適當的治療或照護方式。

目前涉獵此領域的學者不多，但需執行系統文獻回顧之護理評估診斷類議題需求頗高，筆者期望拋磚引玉，讓更多護理研究者有志一同、共襄盛舉。

問題與討論

1. 有一研究測試裝置離床報知機的準確度，有關敏感性與特異性，下列何者為非？(A)計算離床報知機的敏感性為0.944，此指病人離床且離床報知機警示的機率為94.4%　(B)計算離床報知機的特異性為0.735，此指病人離床且離床報知機警示的機率為73.5%　(C)假陽性是指離床報知機警示，但病人並未離床　(D)假陰性是指病人離床，但離床報知機未警示
2. 下列何者非屬診斷型研究的目的？(A)疾病傾向　(B)篩檢　(C)疾病分期　(D)治療效果
3. 有關診斷型的PICO問題，下列何者不正確？(A) P是病人或民眾或受試者　(B) I是介入處置　(C) C是基準試驗　(D) O是診斷相關目標值，如敏感性、特異性、預測值與相似比等
4. 有關診斷型系統性文獻回顧之整合分析，下述何者正確？(A)研究設計之選擇通常以隨機對照研究為主　(B)診斷型研究文章品質無偏差風險，不需嚴謹評讀　(C)資料綜合分析是將不同研究之成果數據統合的方法，診斷型系統性文獻回顧可繪製森林圖執行整合合析　(D)診斷型研究中，因群體來源、試驗執行過程及各試驗情境與背景相同，故異質性較不常見

5. QUADA-II是下列哪一種類型研究的品質評析工具？(A)介入型研究 (B)預後型研究 (C)傷害型研究 (D)診斷型研究

答案

1.B 2.D 3.B 4.C 5.D

參考資料 Reference

林小玲、王慶燕、陳小妮、林瓊娟、翟惠珍、蔡欣玲(2004)．耳溫測量信效度之研究．*榮總護理，21*（研究應用專刊），87-99。

林小玲、溫明寰、陳玉枝(2010)．跌倒危險評估量表準確度之研究．*醫護科技期刊，12*(1)，47-59。

林小玲、謝雅宜、溫明寰(2016)．使用離床報知機偵測離床降低住院病人跌倒之研究．*榮總護理，33*(2)，164-175。

郭英調(2000)．*臨床研究手冊*．臺北市：合慶圖書公司。

陳柏成、莊情惠(2015)．腦中風吞嚥困難病人吞水測驗精確度之統合分析．*護理暨健康照護研究，11*(2)，161-169。

Bossuyt, P., Reitsma, J., Bruns, D., Gatsonis, C., Glasziou, P., Irwig, L., ... de Vet, H. (2003). Towards complete and accurate reporting of studies of diagnostic accuracy: The STARD initiative. *Annals of Internal Medicine, 138*(1), 40-44.

Bossuyt, P., Reitsma, J., Bruns, D., Gatsonis, C., Glasziou, P., Irwig, L., ... Cohen, J., for the STARD Group. (2015). STARD 2015: An updated an updated list of essential items for repoting diagnostic accuracy studies. *The British Medical Journal, 351*: h5527, 1-9.

Coutney, M. (2004). *Evidence for nursing practice*, Elsevier Churchill Livingstone.

Deeks, J. (2001). Systematic reviews of evaluations of diagnostic and screening test. In: Egger, M., Davey Smith, G., Altman, D. (eds.) *Systematic reviews in healthcare: Meta-analysis in context*. BMJ publishing group.

Deeks, J. J., Wisniewski, S., & Davenport, C. (2013). Chapter 4: Guide to the contents of a Cochrane Diagnostic Test Accuracy Protocol. In: Deeks, J.J., Bossuyt, P.M., Gatsonis, C. (eds), *Cochrane handbook for systematic reviews of diagnostic test accuracy Version 1.0.0.* The Cochrane Collaboration. Available from: http://srdta.cochrane.org/.

Fineout-Overholt, E., & Melnyk, B. M. (2004). EBN users' guide, Evaluation of studies of prognosis. *Evidence-Based Nursing*, 7, 4-8.

Gurusamy, K. S., Giljaca, V., Takwoingi, Y., Higgie, D., Poropat, G., Štimac, D., & Davidson, B. R. (2015). Ultrasound versus liver function tests for diagnosis of common bile duct stones. *Cochrane Database of Systematic Reviews,* Issue 2. Art. No.: CD011548. DOI:10.1002/14651858.CD011548.

Leeflang, M. M. G., Deeks, J. J., Gatsonis, C., & Bossuyt, P. M. M. (2008). Systematic reviews of diagnostic test accuracy. *Annals of Internal Medicine, 149*(12), 889-897.

Macaskill, P., Gatsonis, C., Deeks, J., Harbord, R., & Takwoingi, Y. (2010). Chapter 10: Analysing and presenting results. In: Deeks, J., Bossuyt, P., Gatsonis, C., eds. *Cochrane handbook for systematic reviews of diagnostic test accuracy.* The Cochrane Collaboration. Available from: http://srdta.cochrane.org/.

Reitsma, J., Whiting, P., Vlassov, V., Leeflang, M., & Deeks, J. (2009). Chapter 9: Assessing methodological quality. In: J D, eds. *Cochrane handbook for systematic reviews of diagnostic test accuracy*. The Cochrane Collaboration.

Silverstein, J. C, Wavak, E., & Millikan, K. W. (1998). A prospective experience with selective cholangiography. *American Surgeon, 64*(7), 654-9.

Takwoingi, Y. (2013). *Workshop: Diagnostic test accuracy reviews: Introduction to meta-analysis*. 21st Cochrane Colloquium, Quebec.

Takwoingi, Y. (2015). *Workshop: Assessment of methodological quality and QUADAS-2*. Taipei Veterans General hospital.

The Joanna Briggs Institute (2015). *Joanna Briggs Institute reviewers' manual 2015: The systematic review of studies of diagnostic test accuracy*. Adelaide, SA: Author. Available from: http://www.joannabriggs.org/assets/docs/sumari/Reviewers-Manual_The-systematic-review-of-studies-of-diagnostic-test-accuracy.pdf.

Virgili, G., Conti, A., Murro, V., Gensini, G., & Gusinu, R. (2009). Systematic reviews of diagnostic test accuracy and the Cochrane collaboration. *Internal Emergency Medicine*, 4, 255-258.

White, S., Schultz, T., & Enuameh, Y. A. K. (2011). *Synthesizing evidence of diagnostic accuracy*. Lippincott Williams and Wilkins.

Whiting, P., Rutjes, A. W., Reitsma, J. B., Bossuyt, P. M., & Kleijnen, J. (2003). The development of QUADAS: A tool for the quality assessment of studies of diagnostic accuracy included in systematic reviews. *BMC Medical Research Methodology*, 3, 25-37.

Whiting, P., Rutjes, A. W. S., Westwood, M. E., Mallett, S., Deeks, J. J., Reitsma, J. B., ... the QUADAS-2 Group (2011). QUADAS-2: A revised tool for the quality assessment of diagnostic accuracy studies. *Annals of Internal Medicine*, 155, 529-536.

Zhuo, X., Obuchowski, N., & Mcclish, D. (2002). *Statistical methods in diagnostic medicine*. Wiley.

CHAPTER 08

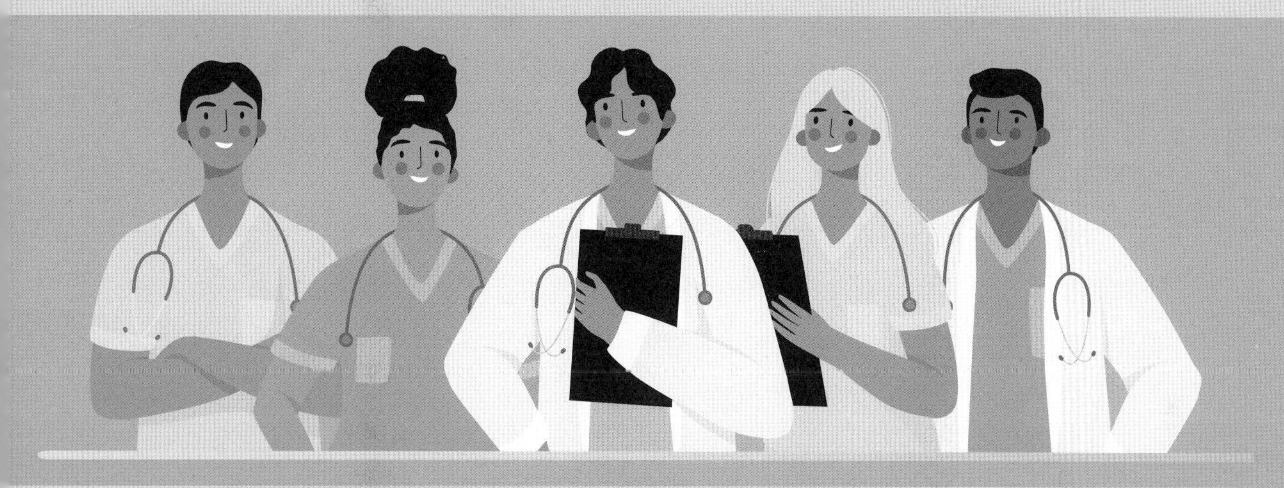

危害／病因問題

編者｜徐德福

8-1 研究方法簡介

8-2 研究問題舉例與說明

8-3 PICO文獻回顧步驟與說明

8-4 評讀工具及內容說明

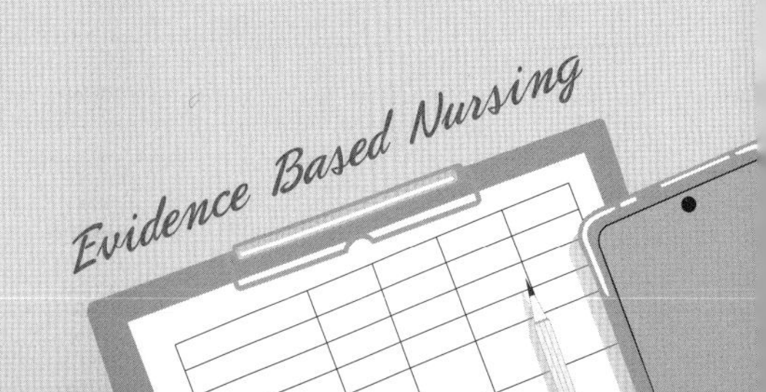

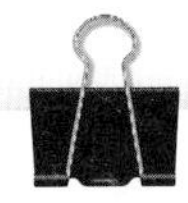
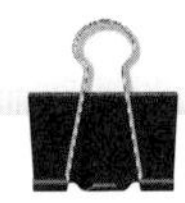
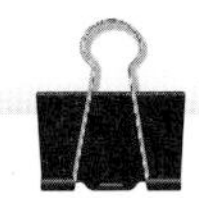

前言

實證健康照護(evidence-based healthcare)不是僅僅涉及知識內容(knowledge)，還包括臨床運用技能(skill)、願意使用的態度(attitude)，以及追求改善病人照護品質的信念(belief)！綜合這些KSAB在實證醫療照護上的整體表現，方稱得上具備應用實證醫學的勝任能力，也是每一位醫療專業人員應有的自我期許。

本章聚焦在實證醫療照護上最常被問的四大類臨床問題－危害／病因問題。本文會說明相關的研究方法學及使用評讀工具的判斷準則，並以臨床情境來一步一步鋪陳完整的評讀危害／病因相關文獻的使用技巧及觀念，包括VIP：如何評斷一篇文章的有效性(validity)，決定其重要性(importance)，以及如何運用到個別病人身上的實用性(practicability)。

從研究族群的同質性(homogeneity)，介入治療或暴露的一致性(equality)，足夠的追蹤期間，追蹤的完整性等，來探討一篇文章的有效性。提供勝算比(odds ratio, OR)、相對風險(relative risk, RR)、絕對風險增加(absolute risk increase, ARI)，及害一需治數(number needed to harm, NNH)的計算方法。最後將以上所學，應用到病人照護之中。

也會涉及如何將研究結論一般化(generalizability)，以及考量病人的價值觀、期望、顧忌等議題。

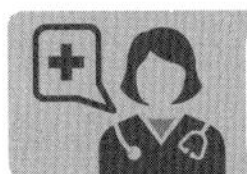

8-1 研究方法簡介

一、危害／病因問題的定義及臨床意義與貢獻

在臨床工作中，常會遇到病人提出他自己關於風險暴露的的疑慮，可能是吸菸導致肺癌、空氣汙染($PM_{2.5}$)和肺腺癌的發生密切相關、服用新一代消炎藥（COX-2抑制劑，如rofecoxib）潛在的心臟病或中風發作危害、輸精管結紮術後的前列腺癌風險，或是糖尿病用藥梵帝雅(Avandia)可能增加的心肌梗塞等。

會產生這樣的危害認知，通常起源於觀察到異常的危害發生率及相關性，也就是異常的病例聚集。因為這樣的警覺及發現，才會讓我們進一步去探討其真實狀況，在臨床醫學上的貢獻可謂不小！以文獻研究類型來說，危害事件的觀察結果會形成一份病例報告，可以是單一病例、多個病例，或是系列病例。這樣的“回溯性”觀察，缺少了對照組，在牛津實證醫學中心的證據等級上，屬於第四級的證據，只略高於第五級的專家意見。

若以肺癌為例，想知道吸菸（達到一定累積量）是否和其相關，可以找到兩群病人，一組有肺癌，一組沒有肺癌（例如找基本特性相符的體檢病人），分別計算有吸菸的勝算(odds)，將有肺癌病人的吸菸勝算除以沒有肺癌病人的吸菸勝算，得到勝算比(odds ratio, OR)，看其差異是否超出機率因素，就可以知道兩者是否“相關”。這類型的研究設計稱之為病例對照試驗，在臨床意義上，病例對照試驗比病例報告可以告訴我們較多的訊息，但是其本質仍是“回溯性”的觀察，在發生時序上是逆向的，故無法推論有無因果關係。加上其配對比較的對照組，是否有混淆因素存在，皆削弱了其效度，在牛津證據等級上，還是屬於第四級的證據。

世代型的研究試驗，屬於前瞻性的觀察，可以解決部分病例對照試驗的缺陷，即因果關聯。它是先觀察到暴露因子（吸菸、不吸菸）的有無，追蹤一段夠長的時間，客觀收集夠完整的預後結果（肺癌），分別計算其風險(risk)，將吸菸者得到肺癌的風險除以沒有吸菸者得到肺癌的風險，得到風險比(risk ratio, RR)。前瞻性的觀察也可計算出勝算比(OR)，但是回溯性的觀察不能計算風險比(RR)。世代型的研究試驗符合先有因再有果的時序性，其說服力就比前幾種研究設計要好的多。但是，同樣有對照組選擇的不確定混淆因素存在。雖然可以將已知的混淆因子逐一辨識出來，例如年齡、性別、職業（礦工、石棉工人）等，加以排除或讓兩組分布一致。可是未知的混淆因子不知凡幾，如何分配一致？若有可能盡知混淆因子，將其逐一分配，其數量恐怕會大到無法在短時間內收案完畢。因為仍有這層混淆因素的干擾，在牛津證據等級上，只能達到第三級的證據分量。

隨機對照試驗則可以用隨機分配的方法，解決混淆因子分布不平均的困擾。只要每組收案的數目達到100~200，其兩組基本資料的分布就會趨於一致，只要依循嚴謹的隨機產生法、夠隱匿的分派，加上盲化及客觀的測量與收集預後，的確是一個理想的研究設計。在牛津證據等級上，可以達到第二級的證據分量。但是對於危害類的問題，越理想的研究設計，有時反而會觸及“倫理”紅線。以吸菸或$PM_{2.5}$為例，我們如何隨機分配一個健康人，去暴露在風險之中，只為了完美地執行實驗？所以在現實上，有些危害，只能從世代型的研究試驗去旁敲側擊。

最高證據等級的研究設計，非“系統性回顧文獻”莫屬。顧名思義，就是系統性的找到一群PICO相似的文獻，最好都是隨機對照試驗，依照發生偏差的風險(risk of bias)高低逐一判斷其效度，將符合標準的高品質文獻的後果指標統合起來，看能否得到同質性高的綜合結果。

二、在知識轉譯及臨床應用上需考慮的影響因素

當我們在處理危害病因類的臨床問題時，除了前段所提的各種研究設計優劣之外，可以另外從VIP角度來考量，亦即評估相關證據的效度，致病因果的強度大小及精確度，以及對病人的實用性。本文會探討危害議題的單一文獻，但為了完全釐清致病因果，需要盡量搜尋可得的文獻，作為系統性的概覽，例如統合分析(meta-analysis)可以提供現有文獻的客觀總結，關於系統性文獻的評讀，已有專章討論，本文不另做討論。

三、發展性與限制

醫療介入除了預期的有效治療之外，另一個危害或不良效應的面向常為人所忽略。這樣的結果不令人意外，有效治療的追尋常是研究設計的主要指標，危害的發現則多為意外的附產品，需要我們在閱讀文獻時多加注意。習慣性地強調益害分析，常常可以取得平衡的觀點。

但是，“純”危害的文獻，因醫學倫理的考量，常無法以隨機對照試驗方法來客觀驗證其因果強度，只能往大規模、長期的登錄資料庫去爬梳，運用統計方法，包括傾向匹配(propensity-matched)分析、多變項回歸分析(multivariate regression analysis)等，將混淆因素盡可能的控制，以趨近於真實的因果關係。

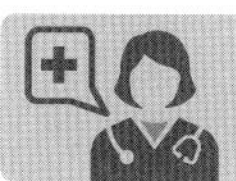

8-2 研究問題舉例與說明

網路媒體經常會報導一些會造成潛在傷害的人為介入或環境因子，而讓民眾產生莫大憂慮。諸如：「刊登在《刺胳針》的一項大規模研究指出，嬰兒期就吃普拿疼退燒的孩子，將來長到六、七歲時，氣喘機率比其他從沒有服用此種藥物的孩童高出46%」(Beasley et al., 2008)；「75%的臺灣女性肺癌患者不吸菸，但女人罹患肺癌比例仍然持續增加，許多公衛和環工學者的研究，都相當程度的證實肺癌病人上升的原因和生活環境裡不斷上升的致癌$PM_{2.5}$（細微懸浮粒子）有關」（關鍵評論網，2014）。我們必須學會判斷這些介入或暴露，是否會對人們有害，其規模效應有多大，以及如何讓民眾或病人知悉。

雖然媒體人、部落客或特定社群會對一些議題長期追蹤，通常也都能取得相當多的資訊，依其個人意見（可稱為專家意見）擷取並加以闡釋，至於所參考的資訊，常隱晦不明甚至闕如，讓人無從判斷所言真假。這樣的專家意見，加上不透明、不客觀的佐證，在牛津實證醫學中心的證據等級位階上，屬於最低層級的第五級證據，據此就得讓閱聽大眾採信，誤信的風險實在太大。

即便在眼見為信的公開資訊中，其資料成形的過程，是系列病例報告、病例對照研究（牛津第四級證據）、前瞻性的世代研究（牛津第三級證據）、隨機對照試驗（牛津第二級證據），或是前述任何形式研究的系統性回顧（牛津第一級證據），亦需經過嚴格的評估過程，方能判定其證據等級及建議等級。目前國際上公認最具權威的建議等級分類系統GRADE (Grading of Recommendations Assessment, Development and Evaluation)，從2000年開始推展以來，已漸漸融入各專業領域，很多系統性回顧文獻及臨床照護指引都可以看到GRADE的影子，有心進一步學習的人，可以多注意這方面的訊息。

臨床情境的呈現，需包含病人的基本資料，包括年齡、性別、過去共病病史、種族、適當的危險因子及疾病嚴重度資訊，以及此次所遭遇的臨床問題等。可以從疾病的流行病學（這樣的疾病發生率有多高）、疾病篩檢（需要對健康人或未發病的人做篩檢嗎？）、疾病診斷（如何診斷、侵襲性或高貴檢驗）、診斷後不予治療的預後追蹤（自然病程、何時介入治療）、嚴重度分級後的預後預測（一般病房、加護中心、中繼醫療機構、養護機構或家庭照護等後續醫療資源配置）、介入治療或預防的成效（規模效應多大、多精確）、暴露的危害（劑量效應）、治療的不良效應（輕微或嚴重的副作用）等方向入手。

當然一個完整的臨床情境，可以有很多個臨床問題，其解決方法也可以很多元。為了釐清致病機轉，需從臨床基礎知識上追尋，或是使用問題導向學習法(problem-based learning)來解決。關於臨床決策的定奪，若能以PICO的型式來加以描述，使用實證醫學技巧來解決就是一個可能的方案。

以下列舉一個臨床情境，會依實證醫學的概念，從5A逐步推展，亦即－Ask問一個可以回答的臨床問題，以PICO表示；Acquire搜尋資料庫中的證據；Appraise評讀相關證據，使用特定的評讀工具；Apply應用至你的病人身上；Assess評估應用的成效。相關細節，會在後面章節呈現。

《臨床情境》

文雄是個45歲男性，下班後有和朋友聚餐小酌的習慣。以前，每年痛風大概都會發作個一兩次，最近可能是因為壓力大，應酬多，痛風頻頻發作，一下子是腳趾，一下子是膝蓋，有時候又痛到腳踝，背痛的宿疾也不時常來攪局。文雄覺得這樣不行，於是到家醫科門診求診。血壓測量值收縮壓137毫米汞柱，舒張壓84毫米汞柱，身體質量指數24.7（略過重）。醫師評估過後，建議文雄先使用秋水仙素和消炎止痛藥治療。文雄覺得實在痛得很厲害，之前有些朋友是吃類固醇來改善狀況，消炎止痛藥也有新一代的，就問了醫師究竟哪個效果比較好？有沒有副作用？

文雄沒有高血壓、糖尿病，不吸菸，未服用什麼藥物。前幾年健檢時發現有大腸腺瘤性息肉，切除檢查為良性。職業為高階行政主管，坐辦公桌不常運動。父親曾發生心肌梗塞，祖父因大腸癌過世。醫師問診問到這裡，文雄突然想起一則網路報導，是在他息肉切除之後找到的，說新一代消炎止痛藥（經醫師提醒是COX-2）可以預防大腸癌，但是好像會引起心臟血管疾病，不知道是不是真有其事？

經過治療，文雄症狀消失了，再度回到門診追蹤。上次門診替文雄抽了血檢查，血中尿酸8.4 mg/dL，肌酸酐0.81 mg/dL。醫師建議文雄應該使用降尿酸藥物控制。「醫師啊，這繼續吃藥下去不就成了慢性病嗎？可以不要吃嗎？而且，醫師，最近報紙報導過，有個降尿酸藥物吃了如果過敏，可是會沒命的，我嚇都嚇死了。」於是醫師詳細跟文雄解釋用藥理由，同時告訴文雄，如果真的對那種藥物害怕，可以接受HLA-B*5801基因檢測或是使用其他類藥物。文雄忍不住問醫師，那個基因檢測真的那麼準確嗎？其他藥物的治療效果會不會一樣好？經過醫師詳細解釋後，文雄決定自費使用新一代的藥物Febuxostat做為治療藥物，至於是否要使用COX-2消炎止痛藥治療背痛宿疾，則還要想想，因為除了止痛之外，還要擔心會不會像父親一樣得心臟病，會不會像祖父一樣得大腸癌，煩惱啊！

文雄的煩惱並非空穴來風，想逐一解決這些問題，可以先從「一般」的臨床問題開始。

本文由曹彥博醫師授權提供，經同意後修改而成

我們先來練習看看，根據上述的臨床情境，可以問出什麼樣的一般臨床問題。在問問題時也先思考一下，臨床問題的分類到底是屬於診斷、治療／預防、預後、危害／病因的哪一類，方能判斷搜尋何種研究設計的類型，以及決定可以有效表達效應量的指標。至於如何轉換成PICO格式，在下一節會作詳細說明。

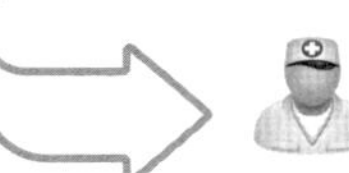

《一般臨床問題》

1. 中年男性急性痛風發作時，使用口服非類固醇消炎藥單一治療和加上秋水仙素複合治療兩者相比，何者能快速、有效地減緩疼痛？兩種藥物各有何副作用？（治療）
2. 中年男性急性痛風發作時，除了秋水仙素的治療外，口服非類固醇消炎藥、和類固醇兩者相比，何者能快速、有效地減緩疼痛？有何副作用？（治療）

3. 中年男性急性痛風發作時，除了秋水仙素的治療外，口服傳統非類固醇消炎藥、和新一代非類固醇消炎藥(COX-2)相比，何者能快速、有效地減緩疼痛？腸胃道副作用有差別嗎？（治療）
4. 中年男性急性痛風發作時，除了秋水仙素的治療外，口服類固醇和關節腔內注射類固醇相比，何者能快速、有效地減緩疼痛？有何副作用？（治療）
5. 中年男性大腸腺瘤性息肉切除患者，預防性使用COX-2治療，能否有效地減少大腸癌的發生率？（治療／預防）
6. 中年男性大腸腺瘤性息肉切除患者，預防性使用COX-2治療，是否會增加心臟血管疾病的風險？（危害）
7. 中年男性，腎功能正常的高尿酸血症，在急性發作之後，使用口服單一治療：Probenecid、Benzbromazone、Allopurinol三者相比，何者能有效地降低血中尿酸值？有何副作用？（治療）
8. 使用Allopurinol來治療高尿酸血症，其發生過敏性反應的機會有多高？（流行病學）
9. HLA-B*5801基因檢測陽性，可以準確預測Allopurinol過敏性反應的發生嗎？其經濟效益如何？（診斷）
10. 腎功能正常的高尿酸血症，在急性發作之後，使用口服單一治療：Allopurinol和Febuxostat相比，何者能有效地降低血中尿酸值？有何副作用？其經濟效益如何？（治療、經濟分析）
11. 腎功能正常的高尿酸血症，在急性發作之後，飲食及生活型態介入，能否有效降低血中尿酸值？能否有效降低急性痛風的發作？（非藥物治療）
12. 從未急性發作的高尿酸血症，飲食及生活型態介入，能否有效降低血中尿酸值？能否有效降低急性痛風的發作？（非藥物治療）
13. 從未急性發作的高尿酸血症，如果不予治療，急性痛風的發作的機會有多高？（預後）

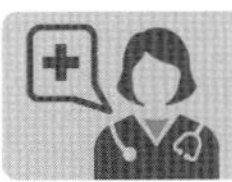

8-3 PICO文獻回顧步驟與說明

完整的實證醫學執行步驟，可以用5A來幫助理解。分別是Ask問可回答的臨床問題、Acquire搜尋可得的臨床文獻、Appraise評讀文獻的效度及重要性、Apply應用到我們獨特的病人、Assess評估運用過程中的成效。本節會介紹前兩個A，其餘會在隨後的章節中討論。

將一個複雜的臨床情境，抽絲剝繭之後，就可以來執行實證醫學的第一個步驟－「Ask」，問一個可回答的臨床問題，它的形式可以化為PICO或PECO。

P意指population，是我們感興趣的病人族群，可能包含一種特定的疾病診斷或是暴露於某一特定風險的族群。疾病診斷包含疾病名稱（含分期或嚴重程度），性別或年齡分類，族群所在機構層級、區域或國家等。以肺炎為例，肺炎並不是一個非常特定的疾病診斷，肺炎可細分為社區感染性、院內感染性、機構內感染性、吸入性、呼吸器相關性肺炎等更特定的疾病診斷。若以pneumonia在PubMed上搜尋，有超過12萬筆結果，若以community acquired pneumonia搜尋，則只有9千多筆結果。在開始決定病人族群時，需要特別留意謹慎，否則找到的文獻不一定能有用處，還白白花費時間去評讀。再進一步聚焦，可以依年齡分成小孩、成人、老年人等類別；或依嚴重度分成輕度、中度或重度社區感染性肺炎，此時可以參考一些指標，例如pneumonia severity index (PSI)小於91稱之為輕度，91~130稱之為中度，大於130稱之為重度，則有一明確客觀之特定族群。在一些情境下，可能想知道在門診或住院、診所或醫院、社區醫院或醫學中心、已開發或開發中國家地區，甚至限制至亞洲、東北亞、或是臺灣等，都需先有一腹案，才能在應用實證醫療照護過程中，不會迷失方向。

I意指intervention，有時會用E替代I，意指exposure，是我們感興趣的介入措施或暴露因素。以「成人輕、中度社區感染性肺炎」為例，我們想知道是否可以不要住院治療，使用口服氟喹諾酮類(fluoroquinolones)藥物居家治療即可，這就是我們希望的介入治療。除此之外，還需描述劑量、使用方法及期間，才是完整的intervention。例如：口服佐淨菌膜衣錠(Levofloxacin)750毫克5天，和500毫克10天，其治療效果是否相當。從另一個觀點來看，氟喹諾酮類抗生素有一個潛在的副作用，會因QT延長而造成心律不整，這時就需用E來取代I，亦即在先暴露在「氟喹諾酮類抗生素」一定的累積劑量及期間之後，最好能在時序上先有暴露，然後再發生不良後果的因果時序描述，才是完整的exposure。

C意指comparator，指相對於前段的介入措施或暴露因素。最單純的比較介入就是沒有療效的安慰劑(placebo)。雖然說是安慰劑，並不是所有的治療都不予執行，這樣不符合醫學倫理。例如：診斷為「成人輕、中度社區感染性肺炎」的病人，僅以症狀藥物治療，而不給予和介入治療不同種類、劑型、期間的抗生素治療，顯有違醫療常規，致病人於險境，這就不允許了。比較常見的比較介入，就是不同種類，例如和口服Amoxicillin / Clavulanic Acid相比；或是不同劑型，例如靜脈注射「氟喹諾酮類抗生素」，這同時也意味著門診（口服抗生素）和住院治療（靜脈抗生素）的比較；或是不同期間，例如：一般劑量10天或高劑量5天等。相對以危險暴露而言，安慰劑對肺炎患者不符合醫學倫理，只有另類的抗生素使用，堪以互相比較。在一些情境下，會選取不同病人族群，來觀察藥物暴露的不良反應或副作用風險，例如找不是肺炎、未使用「氟喹諾酮類抗生素」的上呼吸道感染病人來做比較，這時，所欲觀察的不良後果，是否有所患疾病的干擾因素存在，則需進一步釐清。

O意指outcome，因為intervention和comparator的不同，所發生的後果差異。後果有正向及負向的表現方式，例如肺炎的治療成功或治療失敗、存活或死亡等。倘若使用正向的表示方式，加上意向治療(intention to treat)分析，其統計分析的結果較為穩健。一般還會區分成主要後果或次要後果。主要後果指和病人的治療成功、存活、沒有重大傷害（例如：插管、神經缺損、生活依賴等）相關。次要後果則較沒有主要後果那麼嚴重，例如：發燒天數、咳痰量、住院天數、滿意度等。有時主要後果與次要後果並不一定那麼好界定，但是需要注意的是不要反客為主，例如坊間有一些健康食品，強調可以有效降低血清中GOT、GPT的數值，可以增加白蛋白的產量，聲稱有保護肝臟的療效。姑且不論其研究設計嚴謹度（多為動物實驗），這樣的後果指標，只是一種次要後果，或可稱為替代(surrogate)指標。GOT從80降到40雖然有明顯的改善，但是對長期的肝硬化、肝癌或存活率沒有交代，甚至會不會影響生活品質等，亦不可得知。最後，還要考慮疾病本身的併發症，例如肺炎併發呼吸衰竭、呼吸器依賴；以及介入治療的不良後果，例如使用「氟喹諾酮類抗生素」後心律不整的發生率，甚至引起死亡的風險等。

《臨床問題》

對於一個沒有心臟血管疾病風險的中年男性，使用COX-2消炎止痛藥，可否有效預防大腸癌？又會增加多少心臟血管病發的風險？

《轉換成PICO / PECO形式》

將上面的描述文字拆解成PICO型式，是執行實證醫學的重要關鍵步驟之一，P (population)即病人族群，健康的成年男性，是否要限制至中年男性，可以做完初步文獻篩選之後，再做定奪。I (intervention)為介入措施，可以是藥物或是暴露風險，此為COX-2消炎止痛藥的使用。C (comparator)為比較措施，為對應介入措施的控制變因，最好有安慰劑的設計，以避免未使用的偏差效應。O (outcome)為觀察的結局指標，第一個問題是預防大腸癌發生的比率，第二個問題是引起心臟血管病發的風險。

將一個可回答的臨床問題，轉換成PICO或PECO形式後，就可以來執行實證醫學的第二個步驟－「Acquire」，依據出現的關鍵字轉換成搜尋字串，選用適當的資料庫進行搜尋。關於資料庫的選用及系統性的搜尋策略，不是本章的重點，另有專章討論，本章範例僅使用PubMed做一般性的搜尋。

做為初學者，一般會建議先找單篇最高證據等級的隨機對照試驗文獻來練習評讀，進一步再嘗試練習評讀系統性回顧文獻。有時候危害／病因類問題的最高證據等級，並無法找到隨機對照試驗的文獻，例如手機的電磁波輻射是否會增加罹患腦瘤的風險？這樣的主題，的確會有醫學倫理的考量。使用“(cellular phones) AND (brain tumor risk)”關鍵字在PubMed搜尋，可以找到160多篇文章，當限制為隨機對照研究時，得到的結果是0；當限制為系統性回顧時，可以找到10幾篇文章，細看其內容，多為流行病學世代研究或是病例對照研究。在這種情況之下，最高證據等級的單篇危害類文獻，就只能是世代研究了。

當我們找到題意相符的文獻，在評讀之前，建議先把這篇文獻的PICO先條列出來，然後跟我們的臨床情境所衍生的PICO相互比較，看看兩者是否相符，值不值得繼續評讀下去。倘若不相符，只得另起爐灶，再搜尋適合的文獻。

《搜尋文獻》

將關鍵字“(COX-2 inhibitors OR cyclooxygenase-2 inhibitors) AND (cancer prevention) AND (cardiovascular risk)”鍵入PubMed的搜尋框，可以找到近100篇的文章，從螢幕左上的文獻種類過濾器選取臨床試驗(clinical trial)，可以找到一篇看起來適用的文章(Bresalier et al., 2005)。若過濾器選取系統性回顧文獻(systematic reviews)，可以找到另一篇回顧性文獻(Rostom et al., 2007)。

在第一篇文章中(Bresalier et al., 2005)，病人族群(P)為大於40歲成年人，經切片證實有大腸直腸腺瘤，無需長期使用非類固醇抗消炎藥物的病人。隨機分派至介入組(I)，使用每日25毫克的rofecoxib，安慰組(C)服用外觀相似的藥錠，治療期間為三年。主要預後指標(O)為栓塞性心臟血管事件。經和文雄的臨床問題相互比對，兩者相符，所以這篇文章值得繼續讀下去！

8-4 評讀工具及內容說明

在確認病人的臨床問題並搜尋到適合的文獻之後，要將結果應用到臨床之前，還有一個重要的把關動作，就是將搜尋到的文獻，依照不同的研究設計類型，選用適當的檢核標準來加以評讀。關於不同研究設計的評核標準，在國際上已有一些行之有年的參考資訊，包括牛津實證醫學中心(Oxford Centre for Evidence-Based Medicine)官網「實證醫學資源」項目下的臨床評讀工作表、多倫多實證醫學中心(Toronto Centre for Evidence-Based Medicine)官網「實證醫學工具箱」項目下的臨床評讀工作表、嚴格評讀技能計畫(Critical Appraisal Skills Programme)官網「工具及檢核表」項目下的各式研究設計類型的檢核表，或是考科藍組織用於系統性回顧的偏差風險(risk of bias)評估工具等。

在挑選並運用這些工具之前，必須思考工具的合用性。用隨機對照試驗的檢核表，來評讀一篇系統性回顧文章，或是探討診斷類的文獻，就不是一個明智的選擇。例如，常用的考科藍偏差風險評估工具，是針對隨機對照試驗的效度評估，不是適用於所有的研究設計類型，在使用時不可不慎。

本節會討論一般性的評讀原則，內容會涵蓋上段所提的各式工具，包括危害病因類文獻的效度、對結果呈現的判斷，以及運用到病人的相關考量。針對臨床情境的討論，則於相對應的段落內以方框呈現。

執行實證醫學的第三個步驟－「appraise」，評讀參考文獻的效度(validity)及結果的重要性(importance)。

一、進入評讀

（一）文獻是否有針對一個明確、聚焦的問題？

如同8-3節所討論的PICO一樣，評讀一篇文獻的第一步，也是嘗試去拆解這篇文獻的PICO。其針對的病人族群(P)或臨床現象是什麼？對於危害病因類文獻，除了8-3節所討論的重點之外，還需考量其族群是否為健康人或罹患輕症的病人，這群病人比較能容忍危害的發生，可能會低估最後結果的規模效應。介入組(I)和比較組(C)的描述是否詳盡，重點在控制的變因是否明確，沒有互相參雜。有時在控制組也可使用介入組的治療方式來當作救援選項之一，或是兩個不同介入治療組間，互相交叉(crossover)使用對方的治療方式，就不是一個好的研究設計。對於危害病因類文獻，若以暴露(exposure)某項危害因子作為比較對象時，其暴露強度及時間長短，就必須明確界定，可能是類別變項，例如高、中、低暴露，或是直接採用連續性的變量，這樣有利於劑量－效應的探討。最後，還要檢視其預後指標(O)的描述，是主要預後還是次要預後。對於危害病因類文獻需要特別考量的是，追蹤的時間是否夠久到能發生這樣的預後？例如：無線基地台對腫瘤、鋁對阿茲海默症、塑化劑對兒童第二性徵等，若追蹤的時間太短，則難以排除其危害性。

（二）不同組別的基本特性是否相似？

先談第一項，基本特性相似是嚴謹比較的第一道關卡。我們想知道不同組別的不同介入或暴露，是否是“唯一”的重要獨立影響因子，在起始點上就需盡量嚴謹控制其他變因。凡是選擇分派至介入組或對照組，就很難避免帶有一些特性，例如有蛋白尿的糖尿病病人，在診所收錄和醫學中心門診收錄的，可能就在家庭支持度或共病症上有所差異。另一個例子是前面提到肺癌和吸菸的病例對照試驗，以體檢病人做為肺癌的對照組，看其吸菸的勝算是否有顯著差異。思考一個自行選擇體檢的病人，是基於注重自己養生的健康人，其吸菸的比率是否會較低？或是公司福利提供的健檢，是否是較高階的主管才有的福利，這群人的工作型態或壓力，會不會導致其較高的吸菸比率？

當基本特性出現不一致時，在解讀因果相關時，就會受到混淆因素(confounding factors)的干擾。評讀文獻時，可以檢視其收錄病人的基本特性表，通常是文獻內第一個出現的大表，看是否在不同組間，其重要特性是否有明顯不同，有時還會有p值可以參考，或是用直觀判斷。大部分人會注意的是年紀、性別、主要共病症、危險因子等。越來越多的文獻發現，不同種族間，也有某種程度的影響，需要額外加以注意。雖然有統計方法可以矯正這些分布不均勻的因素，如果能事先加以規劃，應該可以將發生這種情況的機率降至最低。

（三）分派機制是否爲隨機？

隨機對照試驗的設計可以解決上一節部分的問題。適當的樣本數、隨機分組、分派過程的隱匿，可以將已知的或未知的混淆因素均勻地分派到不同的組別，讓不同組別的基本特性達到一致。關於有效樣本數的計算，超出本文內容，暫不予討論。用擲骰子、抽牌、丟銅板等，或是依照出生年月日的個位數、身分證字號的某位數、星期、掛號順序等方法做隨機分派的基礎，並不是理想的方法。比較理想的隨機分組是採用亂數表，不論是電腦產出或是紙本形式皆可，但需事先訂定規則，不可途中或事後發現分組數量不平均而臨時修改。為保證組間數量相近，可以用區塊包裹(block)的方式分派，例如需分AB兩組病人，採用以8個為一個區塊包裹的方式，起初採用隨機抽樣，倘若B組先達到一半4人(BABBAB)，剩下的2人自動就變成A組，最後的結果就變BABBABAA，兩組比率為4:4。在跨國、多機構試驗中，以機構為單位區塊包裹，可以保證不同組間病人的基本特性趨於一致，才不會造成某一地區病人在某一組占比分布不均勻，而造成混淆。收案期間很長的研究也有類似的考量，即便是在同一機構，如果疾病的發生及嚴重度和季節有關，例如冬天流感期間的氣喘發作，偏巧被分配至對照組的比率較高，而讓我們誤認新的支氣管擴張劑介入治療有較佳的療效。

關於分派過程的隱匿，意指參與隨機分派的人員不可以是執行計畫的主持人，可以是一個獨立的個人，或是隨機分派中心，將事先設計的隨機機制，將分派組別、藥物流水號或是處置編號等裝入不透光的密封信封，或是在線上接受請求後，再給予相關的分派訊息。這樣做的好處是，不會因為收案病人或研究人員的偏好而影響分組。倘若加上後續執行過程的標準化及盲化，才能客觀地呈現研究的結果。

（四）除了介入或暴露因素外，其他的執行程序及預後測量都有客觀的標準可供依循？

研究文獻的「材料及方法」段落內，是否有描述標準化的作業程序及客觀的預後測量。描述或定義越清楚，則越沒有模糊空間，而且自始自終都應使用同一套標準，例如顯影劑引起之腎損傷定義，肌酸酐上升是在48小時內或72小時內測量，是上升25%、上升0.5mg/dL、兩者其一，或兩者皆要，皆需事先定義清楚。預後測量如果是客觀的存活、脫離呼吸器、出院等，比較沒有問題，如果是主觀的生活品質、疼痛分數或是關節活動的角度測量等，可能是病人自我報告或是評估者協助測量，明確客觀的評量指引就益形重要。就像隨機分派隱匿一樣，預後的追蹤也可以由一個獨立的委員會來執行，特別是危害的不良預後，由客觀的第三者來裁決，降低隱匿不報的風險。

（五）對病人、研究執行人員或是評估人員是否有盲化？

盲化(blinding)就是讓參與其中的人，不知道實際的分組狀況，減少其先入為主的認知偏差，避免其無意識或蓄意地誇大治療的成效，或回憶起較多的效用。對病人而言要做到盲化，除了第一階段分派過程的隱匿之外，對照組若沒有介入措施，則需使用和治療組無法區分的安慰劑或措施，不能讓病人得知其分組情形。如此可以減少安慰劑效應，讓結果呈現治療和對照之間真正的療效差異。對研究執行人員盲化，可以標準化介入的過程，除了介入治療的差異之外，不會因其分組不同而遭遇不同的待遇，影響最終的結果。對評估人員盲化，在執行預後觀察或評估測量時，才不會蓄意的加強詢問預期的結果，或對模稜兩可的測量加以操弄。

（六）研究對象追蹤期間是否夠長？是否完整？

能完整地追蹤一段夠長的時間，是決定一篇文獻是否達到效度的重要考量。太短的追蹤時間若讓疾病或風險無法顯現，就會低估其發生率。適當的追蹤時間到底為何？需根據研究問題、介入措施、聚焦的預後指標，或是其他因素（人口流動、研究經費）等一併考量。原則上，越急性的病症，例如心肌梗塞、敗血症等，主要預後可能是某介入措施後的28天死亡率，或是急性梗塞性中風後第90天的神經功能等。但是，一些慢性病程的疾病，例如危害物質的致癌性、心血管疾病的初級預防，或是失智症等，追蹤的時間可能就需3~5年，甚至10年以上。

追蹤完整度則考驗著研究設計的良莠及執行力的高低。從分派開始不論有無失去追蹤，都將其列入分母計算，稱之為意向治療分析(intention to treat analysis)，若將失去追蹤的參與者排除在外，則稱之為按方案分析(per protocol analysis)，前者的分析方法原則上比較嚴謹，不過也有誤導的情形發生。一般的追蹤完整度的判斷準則是“5和20法則”，如果少於5%的參與者失去追蹤，比較不會影響到最後的結果。如果超過20%參與者失去追蹤，最後的研究結果就比較不能採信。因為失去追蹤的病人，可能是因為副作用、死亡、尋求其他治療等原因失去追蹤，而讓我們低估其不良的效應。要解決這樣的疑慮，可以使用敏感性分析(sensitivity analysis)，將失去追蹤的病人分別以好預後及壞預後去試算，如果所有試算的結論都一致，就可以採信這樣的結果。另一個可行的辦法為存活分析(survival analysis)，將時間因素列入追蹤的變項，而以危害比(hazard ratio)來表示，這在腫瘤治療相關的研究上很常見，除了其統計量的意義外，失去追蹤的比例高低也是另一個考量。

（七）研究的結果是否符合因果關係？是否符合生理機轉？

大部分的研究可以解釋介入措施或暴露因子和結果有“相關”，但是還不能說是有因果關係。對於危害或病因問題更是如此。若要闡明因果關係，有下列幾件要項要成立：(1)暴露需發生在結果之前。(2)是否有劑量反應關係，亦即暴露量越高，產生的危害越顯著。(3)當暴露因素消失時，危害現象解除；暴露因素再出現時，危害又再次顯現。(4)如果其他的研究也顯示相似的暴露－危害相關時，比較能相信因果關係真的存在。(5)這樣的因果關係是否存在生理基礎。例如在咖啡因是否會造成中年婦女尿失禁的相關研究中(Arya et al., 2000)，發現有顯著的相關性。劑量越高則症狀越明顯，暫停咖啡的攝取的確會減輕症狀，再喝咖啡時症狀又出現，其他文獻也有相似的發現，在生理上咖啡因會影響平滑肌的鈣離子幫浦，使平滑肌過動而導致尿失禁的結果。如此看來，咖啡因和中年婦女的尿失禁應該有因果關係！

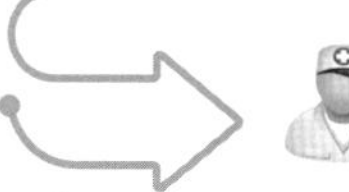

《評讀文獻－效度》

❍ 文章連結

細看Cardiovascular Events Associated with Rofecoxib in a Colorectal Adenoma Chemoprevention Trial 這篇文章(Bresalier et al., 2005)，病人來自29個國家108個機構中心，收案期間自2000年2月至2001年11月。使用雙盲、隨機的方法分派至兩組，介入組有1,287位，安慰組有1,299位。參與研究的病人基本特性詳列於該文獻表一，包括性別、年紀、身高、體重、種族、心血管相關危險因子、吸菸等，兩組皆沒有明顯差異，表示隨機分派的結果，兩組間的基本特性相當一致。符合良好隨機分派的條件。

追蹤至完成3年藥物治療，或是發生栓塞性心臟血管事件為止，介入組完成追蹤者有877位(68%)，平均追蹤2.4年；安慰組有980位(75%)，平均追蹤2.6年。在表一中有明確說明失去追蹤的原因及數量，介入組明顯有較多的失去追蹤人數，以不良臨床事件及撤除同意書為大宗。由於失去追蹤的比率大於20%，預後的呈現以“追蹤人年”及“時間事件(time-to-event)”來表示，而沒有用意向治療(intention to treat)來表示。追蹤時間夠長，但追蹤完成比率低於80%，不完全符合追蹤完整度的考量。

介入組及安慰組因為有良好的隨機分派機制，加上服用藥物外觀上的一致，對病人及專業照護人員，符合良好的盲化設計。關於預後評估者，預後指標「栓塞性心臟血管事件」的測量，由一個不知病人分組治療的裁決委員會，依據事先定義的指標來判斷。其項目包括致命或非致命性的心肌梗塞或腦梗塞、不穩定心絞痛、周邊動靜脈血管栓塞、肺栓塞等。符合客觀測量及盲化的要求。

二、研究結果的重要性

在確認研究的效度之後，接著可以來看看研究的結果有何重要之處，亦即VIP的第二項importance。在結果指標上就是其規模效應有多大(effect size)以及多精確(precision)。

（一）介入措施或暴露因子對預後的規模效應有多大？

規模效應的表達有很多種方式，連續變項可以用平均的差值(mean difference, MD)來表示。類別變項可以用風險比(risk ratio, RR)、勝算比(odds ratio, OR)或風險差(risk difference, RD)來表示。在回溯性的病例對照研究中，因為不知道事件的發生率，所以只能採用OR做為統計量。前瞻性的世代研究或隨機對照試驗，OR、RR、RD都可以使用。存活分析則用危害比(hazard ratio, HR)來呈現。在表示暴露危害的效應量上，可以使用害一需治數(number needed to harm, NNH)的觀念表達，算法為RD的倒數(1/RD)無條件進入法取其整數，解讀為“每暴露多少位的病人，即會增加一位額外的危害事件”。1/RD這個公式適合前瞻性的研究設計，只有OR統計量的回溯性研究，轉換成NNH的公式比較複雜，可以在網路上找到轉換的計算器，這裡提供多倫多實證醫學中心的計算器網址：http://ktclearinghouse.ca/cebm/practise/ca/calculators/ortonnt。

（二）介入措施或暴露因子對預後的規模效應有多精確？

由於統計量是從抽樣子群體所計算出來的，要推估母全體的真值範圍，一般是使用95%信賴區間(95% confidence interval, CI)來表示，這個範圍就是所謂的精確度(precision)，也就是真值有95%的機率落於這個範圍。樣本數越大範圍就越小，代表越能精確地界定真值。以“差值”計算的指標，如MD或RD就看95% CI有無跨過0；以“比值”計算的指標，如OR、RR、HR則檢視95% CI有無跨過1，可以得知兩組之間有無顯著差異。效應量越大，95% CI越窄，表示不同的介入或暴露產生較可信賴的效應量。

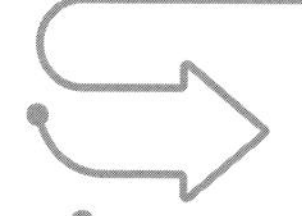

《評讀文獻－重要性》

栓塞性心臟血管事件發生率，包括心肌梗塞、腦缺血性中風、周邊動靜脈栓塞或肺栓塞，在rofecoxib組為每100人年1.50次，在對照組為每100人年0.78次，相對風險（風險相除）為1.92倍，95%信賴區間1.19~3.11，達統計上顯著差異。其絕對風險（風險相減）為每100人年增加0.72次，是否可以換算成害一需治數(number needed to harm, NNH)，可以姑且一算為1/0.0072，無條件進入法得139，解讀為長期使用rofecoxib者，每年每139位使用者，會增加1位栓塞性心臟血管事件的發生。

在鬱血性心臟衰竭、肺水腫的比較上，rofecoxib組相對於對照組的危害比(hazard ratio, HR)為4.61，95%信賴區間為1.50~18.83。在文章內沒有提供單一的風險值，無法計算NNH。

在整體死亡率及心血管原因死亡率上，兩組沒有顯著差異。意謂著在接近3年的追蹤之下，無法推估在長期上是否存有差異！

三、臨床應用

在驗證了參考文獻的效度及重要性之後，接著要判斷這樣的結論會不會影響我們的決策，要採用或尋找其他替代性方案。要做以實證醫學為基礎的臨床決策，除了最新、最佳臨床證據的採用之外，還需要整合病人的價值觀、期望、偏好，以及考量當下的醫療環境的適用性。對實證醫學誤解的人，以為只要採用最新的臨床證據，就可一體適用於所有的病人及醫療環境上。殊不知實證醫學其實要將醫療專業人員的重心，從聚焦於疾病移轉到生病的個人，邀請病人表達其偏好或期望，輔以所提供的臨床證據及專業經驗，分析利弊得失，讓病人重拾醫療決策的最終決定權！要達到這樣的境地，需要考量下列因素：

（一）參考文獻所收錄的病人族群是否和我們的病人有顯著的差異？

從文獻的「材料及方法」段中，可以找到病人的收錄條件及排除條件(inclusion and exclusion criteria)，看看我們的病人是不是在收錄條件之內，或是不在排除條件之列。例如一篇關於72小時內急性顏面神經麻痺的研究中，將糖尿病血糖控制不良的病人列入排除條件，使用類固醇治療，可以有效地改善第6個月的顏面神經功能。可是病人患有糖尿病，門診抽血血糖值250mg/dL，雖然符合72小時內的急性顏面神經麻痺診斷標準，我們適不適合將類固醇列入治療的選項當中？值得和病人好好討論！另外，還需參考收錄病人的基本資料表（通常為文獻的表一），看看收錄病人的分布，有沒有包含我們的病人。例如在一篇探討statin藥物初級預防梗塞性中風的研究中(Heart Protection Study Collaborative Group, 2002)，文獻收錄病人平均年齡為65歲，在考量我的病人年紀較大（75歲），有較高的基準中風發生率，使用statin藥物應該有更好的保護成效。

（二）根據文獻研究結果的成效或危害，需個人化地調整其益害規模效應

在應用文獻結論時，理想的狀況是我們的病人和文獻收錄的病人在基本特性上相符，這樣在套用結論時會感覺比較合理。可是有些狀況，兩者之間存有一些差異，在直接套用上就會產生疑慮。例如在上段提到的兩種情境，在引用時就必須做一些調整。以我們的臨床情境來看，使用使用COX-2持續約3年的期間，發生心臟血管事件的風險是不使用者的1.92倍，NNH為139《評讀文獻－重要性》。檢視參考文獻的病人族群中，有心血管疾病風險的研究病人約佔三分之一，我們的病人文雄卻沒有這些危險因子，他發生心臟血管事件的基礎風險，應該比研究收錄的病人更低。假設，有心血管疾病風險因子的中年男性比沒有者，發生心臟血管事件高出3倍的風險。也就是文雄只有三分之一的機會發生心臟血管事件。這個個人化的危險因子調整，稱之為f統計量，將NNH除以f統計量，就是量身訂做的個人化NNH_f=NNH/f，算出來是417，調整後的解讀：每年每417位使用者，會額外增加1位栓塞性心臟血管事件的發生。以這樣的結果和病人討論，可以提供較個人化的數據，來協助病人做決策。

（三）考量病人的顧忌及期望

除了客觀的數據說明之外，病人有其文化社經背景，自有其顧忌與考量之處，有人視吃藥為畏途，有人目睹心臟病發的苦痛，有親朋歷經化療的磨難，或是經濟上的因素無法負擔等，皆會影響病人的決定。

（四）有沒有替代方案？

有時改變生活型態、飲食調整、控制相關的危險因子，規則的追蹤，反而較容易為病人所接受。等到有較明顯的症狀或風險出現時，病人才會重新考量有潛在危害的介入措施。替代方案有時不只是指另一種手術方法或另一種藥物，也可以是非藥物治療，或僅只是不處理，把時間當成一種“治療”選項，定期追蹤。

《評讀文獻－應用》

經過前面評讀文獻的效度及重要性的過程之後，我們覺得這篇文章的研究設計、方法學、預後指標呈現的結果，是可信且合理的。稍有疑慮之處為失去追蹤的比例超過20%，結果可能會受到影響。本篇文獻使用“追蹤人年”及“時間事件”來呈現結果，是一個合理的選用。

在查了一些相關資料之後，得知Rofecoxib是一種cyclooxygenase-2酵素的選擇性抑制劑，可以抑制有血管擴張作用的prostacyclin，引發促血栓狀態而導致心血管栓塞，造成相關疾病甚至死亡。在確認生理機轉之後，我們更有信心將文獻結果應用到文雄身上。

文雄沒有高血壓、糖尿病、吸菸等危險因子，但參照該文獻的「表一、病人基本特徵」，病人族群的高血壓約佔35%、糖尿病約佔10%、吸菸約佔20%。相較於安慰組，使用Rofecoxib發生栓塞性心臟血管事件的風險為1.92 (1.19~3.11)倍，NNH為139；發生鬱血性心臟衰竭的HR為4.61 (1.50~18.83)倍；死亡率則無顯著差異。有危險因子的人發生栓塞性心臟血管事件的比率本就較高，這樣的結果應用到文雄身上，可能會有高估的現象，需要好好地和文雄討論，是不是再查查COX-2對預防大腸癌的好處到底有多大，才來考慮是否要來承擔罹患心臟血管疾病的風險。

結論

大部分的醫療專業人員對實證醫學應不陌生，甚至已經憑其直覺運用實證醫學於每日的臨床工作之中。但有些醫療人員仍需學習結構化的步驟，整合臨床與實證，能更加嫻熟地運用以成就自我終身學習。

實證醫學是依據科學的原理，強調客觀、透明的過程，控制良好的對照，減少人為的干擾，嚴謹的統計分析，可重現且一致的結果，最後經過因果假說的確立，輔以闡釋理論的建立等過程，得到一般化的建議。再依據個別病人的特性及偏好，做適當的調整，整合成以病人為中心的醫療決策。

希望藉由本文在內容知識的介紹後，能引起讀者的興趣而願意學習這項技能；體認到實證醫療照護的實用性，而願意使用在每日的臨床工作中；經由日積月累的使用經驗，增加提高病人照護品質及滿意度的實踐信念！

問題與討論

《臨床情境》

一位45歲男性，因三天前感冒引發咳嗽、呼吸急促及喘鳴而來急診就診。病人意識清楚，呼吸26次／分，心跳116次／分，血氧飽和度86%。因為太喘，所以無法吹尖峰吐氣流量。身體評估顯示所有肺野瀰漫著吐氣喘鳴聲。你的診斷為氣喘急性惡化。過去病史有高血壓、冠狀動脈疾病，做過心導管及支架置放術。

你馬上開立短效乙型交感神經作用劑蒸氣吸入，加上類固醇靜脈注射。病人在治療20分鐘後部分改善，但仍喘的厲害。你立刻再開立一次短效乙型交感神經作用劑蒸氣吸入。過了一小時，病人呼吸急促症狀逐漸改善，但是心悸的很厲害，心跳每分鐘125下，病人倒是擔心起他的心臟病了。雖然如此，病人還是向醫師要求開立短效乙型交感神經作用劑的噴劑，以防在家中復發時可以救急使用，不過醫師卻有不同考量。

1. 請依上述臨床情境，提出至少三個一般臨床問題，至少包含一個有關危害類的問題。

2. 從上題的危害類問題中，轉換成完整的PICO / PECO格式。

3. 依照你的PICO / PECO，描述使用哪些關鍵字、搜尋方法，在哪個資料庫中如何搜尋到合適的參考文獻。

4. 假設你找到一篇系統性回顧文獻(Cardiovascular effects of beta-agonists in patients with asthma and COPD: a meta-analysis.)，連續使用乙型交感神經作用劑噴劑的病人，發生心博過速的比率為100/2,451，沒有使用者為10/1,083，相對風險為3.06，95%信賴區間為1.70~5.50。發生嚴重心血管事件發生率分別為15/1,742及7/1,347，相對風險為1.66，95%信賴區間為0.76~3.60。請解釋其統計量有無顯著差異，並以NNH觀點向病人解釋。

❍ 文章連結

參考資料 Reference

關鍵評論網廣編團隊(2014)．*女人與肺癌，PM$_{2.5}$與肺癌密不可分的關係，The News Lens關鍵評論*．取自http://www.thenewslens.com/post/46420/

Arya, L. A., Myers, D. L., & Jackson, N. D. (2000). Dietary caffeine intake and the risk for detrusor instability: a case-control study. *Obstet Gynecol, 96*(1), 85-9.

Beasley, R., Clayton, T., Crane, J., von Mutius, E., Lai, C. K., Montefort, S., Stewart, A.; ISAAC Phase Three Study Group. (2008). Association between paracetamol use in infancy and childhood, and risk of asthma, rhinoconjunctivitis, and eczema in children aged 6-7 years: Analysis from phase three of the ISAAC programme. *Lancet, 372*(9643), 1039-1048.

Bresalier, R. S., Sandler, R. S., Quan, H., Bolognese, J. A., Oxenius, B., Horgan, K., ... Baron, J. A.; Adenomatous Polyp Prevention on Vioxx (APPROVe) Trial Investigators. (2005). Cardiovascular events associated with rofecoxib in a colorectal adenoma chemoprevention trial. *New England Journal of Medieine, 352*(11), 1092-1102.

Heart Protection Study Collaborative Group. (2002). MRC/BHF Heart Protection Study of cholesterol lowering with simvastatin in 20,536 high-risk individuals: A randomised placebo-controlled trial. *Lancet, 360*(9326), 7-22.

Rostom, A., Dubé, C., Lewin, G., Tsertsvadze, A., Barrowman, N., Code, C., Sampson, M., Moher, D.; U.S. Preventive Services Task Force. (2007). Nonsteroidal anti-inflammatory drugs and cyclooxygenase-2 inhibitors for primary prevention of colorectal cancer: a systematic review prepared for the U.S. Preventive Services Task Force. *Annals of Internal Medicine, 146*(5), 376-389.

Salpeter, S. R., Ormiston, T. M., & Salpeter, E. E. (2004). Cardiovascular effects of beta-agonists in patients with asthma and COPD: A meta-analysis. *Chest, 125*(6), 2309-2321.

CHAPTER 09

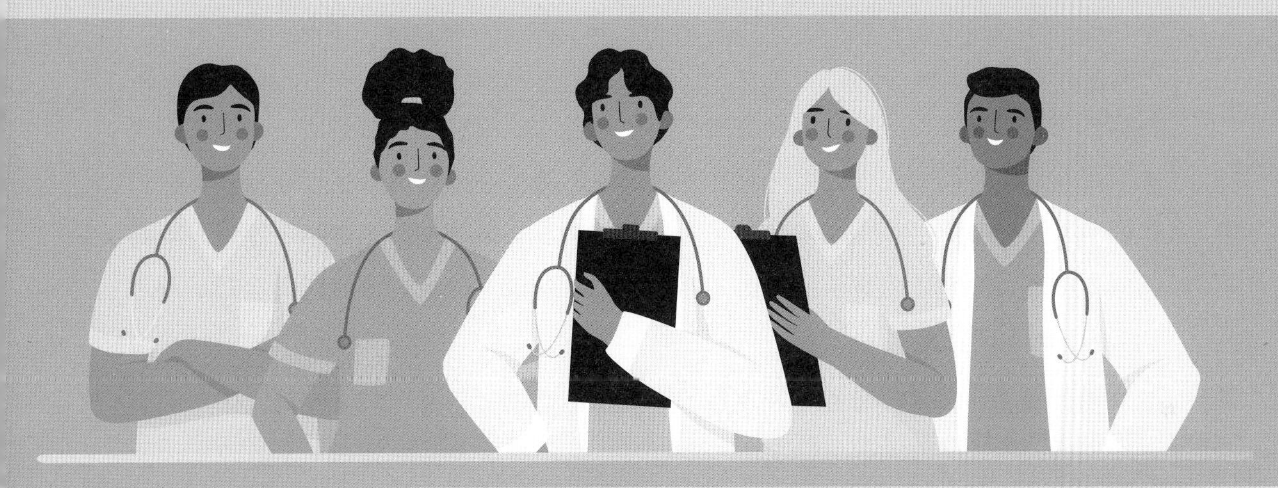

經濟效益

編者｜鄒樂起

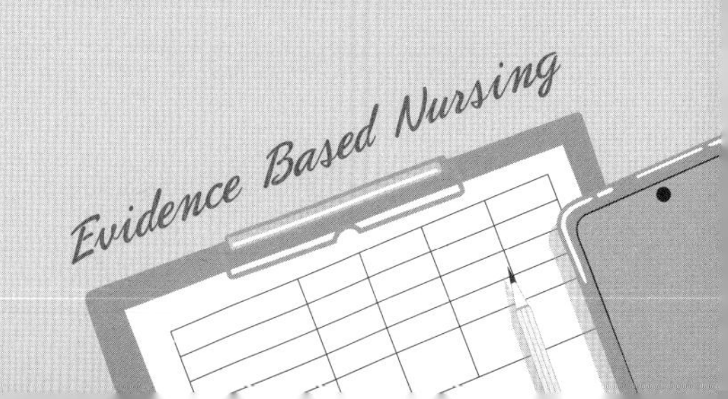

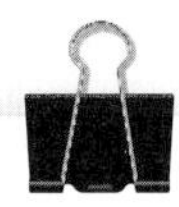
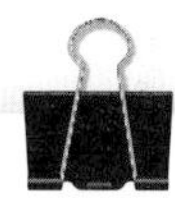

前言

成本效益分析(cost-effectiveness analysis)為檢驗成果效益及成本的概念。最簡單的方式是針對同一結果(outcome)的不同方法，所產生的不同成本作比較，最便宜為優先稱為最低成本分析。其後會兼顧成果所產生之效益作計算單位，比較不同成本，則為我們熟識的成本效果分析。如果成果所產生的效益是以生活質量及天數、年份(QALY)作比較，則為成本效用分析。若成果為多項或未來的效益，需要作不同的成本比較，則可使用效益費用比。不同的分析設計，顯示其中的結果參數不同，參與的元素也不盡相同。

實證醫學從質性、量性、統合分析、系統性回顧等研究，多半討論臨床上的藥物、治療、侵入性或非侵入性處置是否可行、臨床療效是否顯著等。本章將集中討論成本的投入與效果的價值，是否符合經濟學上的成本效益。

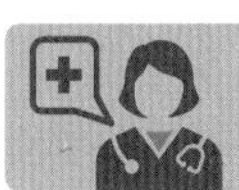

9-1 研究方法簡介

一、成本效果分析(Cost-Effectiveness Analysis, CEA)

CEA為檢驗成果效應及成本的概念。成本效果分析假設了我們的成果都是一個正常的臨床成果，因此CEA並不用以比較不同的結果(outcomes)狀況底下的成果效應分析。測量單位為臨床常用之單位，例如血壓的毫米汞柱、膽固醇的濃度、沒有生病的天數、能救回的平均餘命等。成果呈現常以每一個個案(case)的金錢花費，或每一個傷害造成的金額損失作比較。

CEA較常見的PICO問題，例如有塗藥的心臟支架與無塗藥金屬支架對降低心絞痛症狀的比較。也可多種方法共同比較，例如防止一次中風的花費是多少，若ABC三方法皆可預防中風，則此三方法的成果效應可用以比較分析。優點為同時評估成本及效果，以自然單位（每一個案花費、血壓、血清濃度下降幅度、每減一公斤、可增加壽命多少月年、每減少一位死亡的花費）為效果計算單位；缺點是不同結果(outcomes)則無法比較。

二、成本效用分析(Cost Utility Analysis, CUA)

如果測量需兼顧生活的質量及天數呈現的話，稱作成本效用分析(cost utility analysis, CUA)。常用生活品質調整後生存年數(quality-adjusted life years, QALY)、失能調整後生存年數(disability adjusted life years, DALY)作分析比較之單位，其他尚有健康相等年數(healthy years equivalent, HYE)、saved young life equivalent等。

CUA較常出現的PICO問題，例如：對成年人患有嚴重雙側舌後耳聾的病人，植入人工耳蝸與否，對他／她生活改善程度的比較。優點為同時兼顧生活質量及生命的增加日子，非單純病人的層面，而是提升較多社會成本為考量，常見以QALY、DALY為單位。

三、成本效益分析(Cost-Benefit Analysis, CBA)

若成果為多項或未來的效益，需折算「現值」計算時，則使用成本效益分析(cost-benefit analysis, CBA)或效益費用比(benefit cost ratio, BCR)，為計算期內多項效益及將來效益的現值與費用現值的比率，其計算公式如下。但未來效益的現值計算必須假設平均年通貨膨脹率（例如現在較常假設的年度通貨膨脹率為2~3%），再者為多項效益間的估計價值會較主觀認定，所以一般會較少使用此方法。常見以淨現值(net present value, NPV)或BCR表達，以每一塊金錢或每一元在現在的價值（現值）為單位，常見於效益累積較長時間時使用，會同時考慮到通貨膨脹的問題。

BCR＝效益增加的現值／成本增加的現值

四、最低成本分析(Cost Minimization Analysis, CMA)

以最便宜為優先，而假設成果或利益均不會因最便宜而改變時使用，基本上此分析法並非較全面考量的經濟分析方法，僅以總價最低者得標之採購方法或給付方法。不要認為此簡單的成本法應該已經淘汰掉，很多採購案或醫療單一給付制（同樣的疾病就只給單一金額），其邏輯皆與此概念相關。

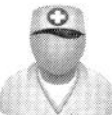

《臨床案例》

1. 試計算以塗藥支架或非塗藥支架，作單條動脈之經皮冠狀動脈撐開術的成本分析。
   (1) 請問結果好壞如何測量？
   (2) 效益如何測量？
   (3) PICO如何訂定？
   (4) 是屬於上述幾種分析法的哪一種？
2. 目前膽囊切除術有多種手術方法可完成，健保給付均相同。
   (1) 請問結果好壞如何測量？
   (2) 效益如何測量？
   (3) PICO如何訂定？
   (4) 是屬於上述幾種分析法的哪一種？

所以效果評估也是重要的一環，最常見的有效醫療是指不治療的死亡率是多少，A治療或B治療（均為內科藥物療法）可減少多少，外科手術（C手術或D治療的通血管介入措施或E的置放支架）可降低到多少，比較其治癒率及併發症考量，再來考慮成本（付費），大略上就可決定治療的方針。嚴重性較低的疾病則以不治療後產生的併發症或失能程度，大致上可衡量治療結果的改善程度。

效益有時候除了金錢付出外，尚有住院期間無法工作、家人照顧時間、家人心力的損耗、生病或併發症後失能的損耗、失能往後對家庭或社會生產力的減損、轉化為慢性疾病或慢性疼痛等，都在效益評估、計算、規劃的範圍內。

尋找相關實證文章時，PICO首先以該疾病為主題優先（相關的別稱或用詞皆需納入），再以特定的治療方式為交集，文章太多時可於“P”加入特定病人之性別及年齡層（如小於18歲、中年、老人、女性等）以便在文章太多時，縮窄有興趣的範圍。

先加入單一（最有興趣的）介入措施(intervention)與“P”之關鍵字(keyword)交集作尋找，以免太多介入措施或比較措施(comparisons)加入，而使尋覓到的文章太少，或漏掉很多有用的文章。然後就可從「摘要」中知道有沒有關切的結果(outcomes)出現。

要尋找成本效益分析文章，可加入成本或成本效果(cost, cost effectiveness)作關鍵字即可， 或上述四類不同分析方法名稱（視乎個案需求而定）。

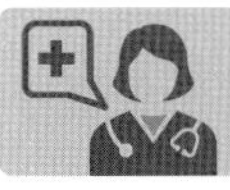

9-2 研究問題舉例與說明

案例一

以2015年新英格蘭醫學雜誌(New England Journal of Medicine)刊登的一篇文章為例(Moran et al., 2015)，此研究展示根據2014年美國高血壓治療指引，如何找到成本效益較佳的藥物。作者以35~74歲尚未接受抗高血壓藥物的成年人，以心血管疾病政策模式(cardiovascular disease policy model)作模擬，推估10年（2014~2024年）。作者只根據年齡、高血壓程度、是否出現慢性腎臟病、糖尿病為評估之標的。

此研究發現，依2014年美國高血壓治療指引（以下稱新指引，舊版是指2003年之版本）對35~74歲作積極的治療，包括男性（35~74歲）或女性（45~74歲）的第二期高血壓（第一期是指收縮壓140~159 mmHg，第二期是指收縮壓160 mmHg以上之病人），可獲最大的成本效益。

根據新指引：

1. 對沒有慢性腎臟病的35~59歲中年人，治療目標為舒張壓＜90 mmHg。
2. 對沒有慢性腎臟病的60~74歲中老年人，治療目標為舒張壓＜90 mmHg及收縮壓＜150 mmHg。
3. 對所有慢性腎臟病的35~74歲成年人，治療目標為舒張壓＜90 mmHg及收縮壓＜140 mmHg。

按此標準，則新指引將多納入1%年輕及8%年紀較大之成年人，接受血壓控制治療，同時也估計全美仍有2,800萬高血壓成年人未接受血壓控制治療。電腦將模擬35~94歲間所有冠狀動脈疾病及中風的盛行率、發生機率、死亡率、醫療及社會成本作計算。其風險因子估計是根據美國國家健康及營養調查(National Health and Nutrition Examination Survey)作推估，以其年齡及性別作比重分析，已假設藥物依從率為75%，抗高血壓成本包括各種藥物、監測、副作用處置費用（以其他統合分析(meta-analysis)文章統計之副作用發生率及處置費用）等為基礎計算。

此研究結果顯示自2014~2024年間，依據新指引作治療目標，估計將可每年減少約16,000件心血管疾病（包括心肌梗塞或中風）發生，亦可減少每年約6,000件因心血管疾病造成的死亡事件。如果新指引被引進並落實執行，則應會有另外的860萬目前未接受治療的病人納入，每年可再減少約40,000件心血管疾病（包括心肌梗塞或中風）發生，亦可再減少每年約7,000件因心血管疾病造成的死亡事件。因此合計此新指引引發初級及次級預防後，將可預防每年約56,000件心血管疾病（包括心肌梗塞或中風）發生，亦可預防每年共約13,000件因心血管疾病造成的死亡事件。

新指引所增加的治療人數、醫療費用、藥物費用是否合符成本效益？此研究把每增加一單位的QALY，所增加之花費小於50,000美元視為符合成本效用；花費50,000~150,000美元／QALY為中度符合成本效用；花費超過150,000美元／QALY為低度符合成本效用。則治療第一期高血壓的女性，已合併有糖尿病或慢性腎臟病者為9,000美元／QALY，沒有糖尿病或慢性腎臟病者為22,000美元／QALY，符合成本效用。

如果把第一期高血壓已合併有糖尿病或慢性腎臟病的女性再以年齡細分，就會發現35~44歲的女性，每一QALY需增加125,000美元，而45~59歲女性只需增加16,000美元／QALY，60~74歲女性只需增加3,000美元／QALY就可達到預防的目的。而第二期高血壓（指收縮壓160 mmHg以上）的女性則需更積極的治療作預防醫學，此研究指出，35~44歲年齡層女性，每增加一單位的QALY只需增加26,000美元，顯示第二期高血壓的35~44歲女性，投入經費作積極治療，可節省約4/5的成本。

在此預防醫學問題上，性別差異也明顯，45歲以下第一期高血壓的男性，只需增加40,000美元／QALY，便符合此研究的成本效益準則；45歲以下第一期高血壓的男性合併有糖尿病或慢性腎臟病者，只需增加13,000美元／QALY，顯示此族群更需積極治療以達到預防包括心肌梗塞或中風的併發症，亦可減少因心血管疾病造成的死亡事件。當然，45歲以上的第一期高血壓的男性及所有年齡層的第二期高血壓的男性，其積極控制血壓的醫療成本，計算結果顯示應該都已符合此研究的成本效用準則。

值得討論的是，因75歲以上老年人較為脆弱有認知障礙、藥物副作用風險增加等因素，所以此研究是以35~74歲的對象為主軸。同時，研究對象亦未納入失能、高血壓引發之心臟疾病或周邊血管疾病（如周邊動脈阻塞疾病(PAOD)）、腎衰竭及其他非心血管疾病所引發的成本計算。研究中亦未分析計算有效的食物或生活型態介入之降血壓治療法，亦未分析新指引內關於控制高膽固醇、血糖、減輕體重的措施所增加的協同效應，這些因素將使成本計算更複雜，變數更大。

看完此例子後，能否對自己清楚說明以下的問題：

1. 此研究設計是上述四種分析方法的哪一種？
2. 新指引大概內容是什麼？
3. 有多少人數將納入分析內？
4. 新指引的預期效益為何？
5. 將投入成本為何？是否符合成本效益？
6. 哪一族群值得實施（此研究中有性別、年齡層、高血壓嚴重度、是否合併其他疾病等差異性，需要投入的成本不盡相同）。

案例二

舉例說明是否可以在同一份研究內，導入成本效果分析(CEA)及成本效用分析 (CUA)兩種方法。以2015年刊登於《神經調節(Neuromodulation)》的治療脊椎術後失敗症候群(failed back surgery syndrome, FBSS)所使用脊髓刺激(spinal cord stimulation, SCS)介入方法的成本分析作例子(Zucco et al., 2015)。

此研究為義大利的前瞻性多中心隨機分配研究(prospective randomised controlled multicenter trial of the effectiveness of spinal cord stimulation, PROCESS)，主要是評估傳統醫療處置及SCS加傳統醫療處置的2年內復原情況，及花費的成本效果分析。所有收案為2005年6月至2007年10月的28個月內，在義大利九個專業治療中心（包括3個神經外科病房及6個疼痛治療單位）所收治的FBSS且適合接受SCS治療的病人為主，九個專業治療中心分布義大利不同地區，且必須有收治FBSS及SCS治療達五年以上經驗的中心。研究個案納入的條件包括FBSS疼痛且傳導到下肢、數字疼痛量表(numerical rating scale, NRS) 5分以上至少6個月以上、18歲以上、對以往的傳統治療（包括物理及功能性治療、使用兩種以上的止痛藥、手術）皆無效的病人，且病人必須同意參與研究、研究期間按時回診、有能力在植入前後均能處理及使用該神經刺激器。另一方面，個案排除條件為預計生命兩年以內（因為要追蹤兩年）、凝血問題或其他原因無法置放神經刺激器、有其他疼痛問題（如癌症疼痛）會干擾疼痛分數評估者，也排除疼痛主要來自腰椎的病人。

評估工具包括疼痛以0~10分之NRS作標準、失能程度以歐氏失能量表(Oswestry disability index, ODI)作指標、病人以SF-36整體健康調查問卷(medical outcome study short form 36, SF-36)及歐洲生活品質五面向量表(Euroqol 5-dimension questionnaire, EQ-5D)（0.0~1.0分）作自評工具。以往有些報告以健康生活品質(health related quality of life, HRQoL)作指標，已經顯示一般神經性慢性疼痛病人的HRQoL皆較同年齡人為差。

研究結果顯示最初納入80位，其中8位（佔10%）在SCS測試時因反應不良而排除掉，經SCS測試有效果者，平均收案30天後植入完整的置入式神經刺激器(implantable neurostimulator, INS)，植入24個月後，全部完成追蹤者為72位中的55位。失能指標ODI在此研究中簡單分五級（0~20為輕度、21~40為中度、41~60為重度、61~80為跛腳、81~100為嚴重），結果顯示剛收案時最後三級（即41~100分）佔91.0%病人數，在SCS治療24個月後改善至47.5%之病人數(P＜0.0001)。平均ODI值、疼痛指數NRS由收案時分別為61.6及7.56明顯下降至

SCS治療24個月後的42.4及5.11(P＜0.0001)。內容較精簡的健康生活品質指標EQ-5D，其平均值由收案時0.421明顯增加至SCS治療24個月後的0.630(P＜0.001)。此次研究發現平均ODI及疼痛指數NRS在SCS治療6個月後就已分別穩定在45.6及4.99。

花費方面，在SCS治療前，義大利的國健部門(Italian National Health Service, INHS) 每人每年用於「非SCS之醫療支出」為2,654歐元，在SCS治療後可減為1,525歐元（減少額度為1,129歐元／病人／年），但INHS必須支付一次性9,273歐元的SCS測試及植入費用。病人在SCS治療前需支付2,128歐元／病人／年，在SCS治療後可減為1,315歐元（減少額度為812歐元／病人／年）。對社會成本來說，在SCS治療前社會成本為6,567歐元／病人／年，在SCS治療後可減為3,943歐元／病人／年（減少額度為2,624歐元／病人／年），但其成本必須加上一次性9,273歐元的SCS費用。

此研究顯示在置放SCS治療前後，QALY增加0.173，因此產生由INHS觀點的每增加一單位QALY之成本為38,372歐元，社會成本為47,000歐元／QALY。此增加比值稱增加成本效用比(incremental cost-utility ratio, ICUR)。

其治療前後，疼痛指數NRS明顯減少2.528分，由INHS及社會觀點的每降一分NRS之成本分別為3,222及2,631歐元，此增加比值稱增加成本效果比(incremental cost-effectiveness ratio, ICER)。由此例可見CEA（以ICER為計算基礎）及CUA（以ICUR為計算基礎）的成本分析在有些臨床實例中，要分開兩份計算方式或圖表，有時候會一些困難，重點的是病人可因此份成本分析數據，有更多資訊以便於決定是否接受SCS治療較為重要。最後此研究搬出2003年在義大利發表的調查報告，顯示義大利人願意支付每增加一單位QALY的支出是60,000歐元，故此研究以經濟學推估80~85%的義大利人會願意接受此一治療。

ICER＝成本增減／效果增減

亦即「治療A的淨成本－治療B的淨成本」作分子，「治療A的淨效果－治療B的淨效果」作分母，相除後得ICER值。簡言之，每增加一單位效果，需要增加的成本。ICUR 則為每增加一單位QALY，需要增加的成本。

看完此例子後，能否對自己清楚說明以下的問題：

1. 是否更清楚瞭解CEA（自然單位，如ODI值、NRS的疼痛分數）、及CUA（以QALY為單位）的差異？
2. 成本分析時應有多個面相，如病人家屬觀點、衛生單位的支付及社會成本的增減都需要考量？
3. 成本分析的數據，對病人家屬決定下一步醫療介入或手術，是否有幫助？
4. 除了ODI及疼痛分數下降、生活品質改善外，還有沒有想到其他病人更在意的指標？
5. 限制(limitation)：
   (1) 此研究中的間接成本，未導入病人的生產力損失，因為此研究中大部分病人為退休或家管。
   (2) 此研究沒有分年齡層、性別、社會經濟負擔程度的差異性，因此數據的變異性可能會較大。社會成本分析不夠深入、詳細。

案例三

如果同一個題材，在不同國家均有成本效益分析，要如何處理才能達到經濟分析統整的目的。以2013年刊登於《藥物經濟學(Pharmacoeconomics)》上成本效益分析文章的系統性回顧(Szucs, & Pfeil, 2013)。水痘帶狀皰疹病毒(varicella zoster virus, VZV)常引發幼兒的水痘及成年人的帶狀皰疹，特別是50歲以上的中壯年易發生，年紀越大發生率越高，估計全美國每年有100萬新發病個案。

急性期的帶狀皰疹非常疼痛，根據一份2014年的系統性回顧包含40多份全球報告顯示(Kawai, Gebremeskel, & Acosta, 2014)， 5~30%的帶狀皰疹會發展成帶狀皰疹後神經痛(post-herpetic neuralgia, PHN)，其中30~50%的PHN病人有慢性疼痛持續一年以上的經驗，非常困擾。2005年法國估計帶狀皰疹及PHN耗費之醫療費用達1.7億歐元；Lu等人(2007)估計全美直接健康照顧成本耗用達5.66億美元。因此自2001年開始有學者嘗試用疫苗預防VZV所引發的帶狀皰疹及後續的PHN，

2005年之大型隨機分配臨床試驗(randomized clinical trial, RCT)預防性研究顯示疫苗可有效減少帶狀疱疹達51%及減少後續之PHN達67%(Oxman et al., 2005)。

此系統性文獻回顧(systematic review, SR)作者Szucs等人以此關鍵字及cost-effectiveness 或economic evaluation尋找到396篇，刪除重複後剩182篇，排除非英文（6篇）、無經濟評估（148篇）及非成本分析（17篇）後，餘下11篇作評讀。自2001~2011年間發表，統計美國的帶狀疱疹疫苗計畫施行於60歲以上的老年人，ICER範圍由44,000~190,000美元，視乎實施的年齡及性別有所差異，2006年發表的報告顯示如果接種在70歲以上的女性，應符合成本效益。另一份2007年美國的報告顯示保險公司願意給付的範圍是18,439~27,609美元，前者價格為只接種免疫力受損的保險人，後者為60歲以上所有的保險人接種的平均成本(Pellissier, Brisson, & Levin, 2007)。而英國衛生部根據英國國家健康與照顧卓越研究院(National Institute for Health and Excellence, NICE)建議，可以接受的成本效用分析為每增加一QALY而增加的費用應＜30,000英鎊，實際ICER費用範圍自9,187英鎊（50~54歲）至103,082英鎊（＞100歲），因此2010年的報告認為，50~85歲的老年人接種帶狀疱疹疫苗合符成本效益(Moore, Remy, Martin, Beillat, & McGuire, 2010)。

2008年加拿大研究若大規模接種在50歲以上的民眾時，一般可以接受的成本效用分析為40,000加幣／QALY(Brisson, Pellissier, Camden, Quach, & De Wals, 2008)，前題是接種疫苗成本應在50~100加幣；若接種疫苗費用在150加幣時，則僅接種在60~70歲的民眾才符合成本效用。若接種疫苗費用在200加幣時，則接種任何年齡層，皆不符合成本效用。2009年刊登於《藥物經濟學(Pharmacoeconomics)》上的加拿大醫療給付單位估算(Najafzadeh, Marra, Galanis, & Patrick, 2009)，若大規模接種在60歲以上的保險人時，ICER為41,709加幣；若僅接種於60~74歲的保險人，則ICER為35,357加幣，皆合符保險願意給付閥值(willingness-to-pay threshold)的50,000加幣／QALY。若接種在75歲以上的保險人，則不合符成本效果。由以上的報告可見，慎選接種帶狀疱疹疫苗的年齡層很重要，疫苗施打的藥物成本也很重要。

究竟此篇SR還能提供我們什麼資料。首先，所有報告皆指向在慎選接種年齡層後，接種帶狀疱疹疫苗大致上都符合成本效用。在11個報告中，使用了7個不同的推論方法及模型，但大部分報告皆顯示60~75歲為符合效益的接種年齡層，85歲以上幾乎都不符合效益。

其次，英國的帶狀疱疹疫苗價格為55~95英鎊、加拿大為50~200加幣之間、美國為50~500美元（最常被使用的價格為150美元作基準）。各報告都有推估若加拿大疫苗價格超過200加幣，或美國疫苗價格超過300美元時，則該國接種帶狀疱疹疫苗都不符合成本效用。

第三點為帶狀疱疹疫苗的效率，一般認為預防帶狀疱疹發生的效果在37~64%間，而大部分報告認為帶狀疱疹疫苗可預防PHN發生的效果在44~67%之間，視乎年齡而定。目前認為若帶狀疱疹疫苗有效保護期夠長久，甚至可保護終身，且預防效果＞70%以上，則較高的疫苗價格仍會符合成本效用。因後續發生的慢性嚴重疼痛(PHN)為14~67%，需視乎各國的生活水準及國家衛生財政負擔，訂定保險願意給付閥值來衡量。

看完此例子後，可以想想以下的問題：

1. 如果我國要實施大規模接種帶狀疱疹疫苗，我們會選哪個年齡層，或特殊的病人為施打的對象？
2. 接種帶狀疱疹疫苗的成本及施打的相關費用是多少，該採購原廠進口疫苗或我國自製較經濟？
3. 我國的衛生部門的保險願意給付閥值會是多少？私人保險公司的保險願意給付閥值會是多少？
4. 國人的帶狀疱疹轉為慢性PHN的比率是否更低？國人的PHN疼痛程度是否與國外報告相近，特別是慢性嚴重性疼痛的比率是否有所差異？掌握這些問題的國內確實數據，才能真正評估對哪個年齡層作大規模施打較符合成本效益。

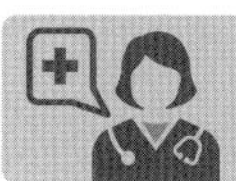

9-3 臨床問題成本效益分析之系統文獻回顧

一、搜尋

先確立臨床問題，且此臨床問題有多項解決方法，其效果有強弱高低的差異，成本花費差異也較大。尋找的文獻中必須包含成本(cost)及效益(effectiveness, utility)等作關鍵字，可於各一般文獻資料庫及特殊資料庫中尋找。

特殊資料庫是指經濟評估資料庫如NHS Economic Evaluation Database (NHS EED)、Health Economic Evaluations Database (HEED)、NHS Research and Development Programme所支持之NHS Economic Evaluation Database for healthcare decision makers、Health Technology Assessment (HTA) database、Cost-effectiveness Analysis (CEA)等。

二、評讀

兩位評讀作者必須清楚此臨床問題的研究設計特點，在分別獨立評讀文獻前，必須共同選定評讀清單(checklist)作工具，確認評讀項目、意義、定義及如何判定，以便應用及判斷的一致性。實際評讀文獻遇困難時，不排除可以互相對話以確保其標準一致。嚴格評讀目的是評估其內部效度，以分析找出研究設計上的破綻，確保最後納入者皆為高品質之文獻。

對成本效益分析之文獻評讀，首先確立臨床問題是否定義清楚，包括成本及效益需那一種設計(CEA、CUA、BCR、CMA)分析比較，需要比較的另一方法是否確立，其成效為死亡率、併發症、生活品質等。以比對之另一方法而言，可以是重要的新方法、現存的普通方法、或許是什麼都不作為的自然發展病程方式，因此詳細瞭解比對的介入方法也很重要。

以成本為考量，分為一次性增加的儀器、運載工具、建造樓房、人員訓練等費用，稱為資產成本(capital costs)，另有消耗性用品，可以日、週、月、年、或以不定期消耗品購置為主，為消耗性成本。

功能性成本是指此新方法所涉及之人員、空間、藥材、儀器工具、運輸、諮詢、教育訓練、其他科部溝通配合上所增加的費用，以作為產品服務訂價的成本計算基礎。其他還有考量的是機會成本(opportunity costs)、借貸成本、社會成本等也可能需計算分攤在每一次的產品或服務上。

直接成本是指醫療服務、藥品、住院食宿等醫療費用的支出，一般較容易理解。而非直接成本(indirect costs)指因生病、相關併發症或死亡所延伸的花費，包括病人直接生產力（或收入）的減損、家屬照顧者降低的生產力及需要消耗的時間、提早退休以便全時間照顧等的成本。無形的成本常為精神層面的消耗，包括病人及家屬照顧者的焦慮、疲勞倦怠、疼痛、治療所附帶產生的副作用等苦楚所帶來的損耗、生產力降低及相關的花費等。

有時候，成本評估會有失真的現象，例如志工的參與（人力成本會被低估），或志願者捐地或降租（空間成本被低估），這些現象需要兩位評讀作者共同討論並予以修正其成本至適當的市場價格，才能把幾篇研究文獻放在一起作比較。現值(present value)的計算，若成本是現在需要投入的費用，而療效顯著與否，必須十年後才能明確評估，則療效的價值必須折算為現值，現值是財務或會計帳上，指未來數年後獲取的價值折算為現有價值的計算方式；這個概念反映了金錢的時間價值，以及金融風險等諸多因素。就以躉繳型十年保險單為例，今年一次繳清的現金，保險公司明定十年才可領回，雖然金額較躉繳時高一些，但十年後明定的金額就必須計算等於現值多少，中間必須有一個重要的假設通貨膨脹率，假設被保險人認為十年不景氣的平均約每年2%，當然認為此保險單的現值計算3.5%是有利的，但保險公司的投資部門往往是以較高的投資報酬率（例如4.5%）作公司計算基準。因此保險單是否有利視現值還原後是否大於躉繳金額而定；而醫療費用的支出是否符合成本效用，則以十年後明顯療效的價值還原現值後，應大於現在投入的醫療費用。計算公式為：

$$現值＝n年後的收入／（1＋年利率）^{n}$$

$$PV＝Cash／(1＋i)^{n}$$

（一）發展性與限制

明確訂出哪些成果效益應該納入，也就是兩位評讀作者必須確立此系統性文獻回顧的納入(inclusion criteria)及排除條件(exclusion criteria)。最後檢視個別文獻是否適合其他地區或醫療機構使用，包括人員、藥物、儀器工具的普遍性問題，可於文獻收集前予以規範，或系統文獻回顧的討論中描述清楚。其他系統性文獻回顧運用的限制包括人口分布、種族、基因、疾病的流行學分布、醫療資源的取得普遍性、醫療專業人員及醫療機構的專業性及積極性、醫療服務的相對價格及成本等因素，皆為成本及效益分析之限制所為，也造就了各國或不同地區會一再評估與製作有相當差異的成果效益分析報告。因此成本效益分析之系統文獻回顧希望納入的研究包含人員、藥物、儀器工具等元素應以各國皆普遍使用，減少其地域差異性為佳。

當然，如果文獻中研究人員有做各成本及效益變動模型為基礎的敏感度分析(sensitivity analysis)則文章的效度更佳。例如在敏感度分析時，考慮藥物價格有所變動，如上述案例三，加拿大疫苗接種費可能因地區或不同時間費用由50提升到200加幣時，或美國之價格從50~300美元不等，那大型接種計畫是應增加經費、或重新選擇最有效益的年齡層接種、或減少接種人口等會改變分析結果，最好在成本分析時一併考慮主要要素的變異，及可能變動的範圍。其他可變因素亦可能是疫苗（或藥物）副作用的處理成本、或副作用的發生次數等，最好有一估算的變動範圍，作為文章下結論前的敏感度分析。

（二）評讀工具

條列式的評讀工具包括以下10點，可遂一核對文章中是否有清楚描述：

1. **是否清楚定義問題、成本是指哪些、療效或效果是指哪些、需要比較的方案有哪些**：效果是指發病率、引發的併發症、再發病比例、死亡率等，也可以是QALY、DALY等生活品質。

2. **是否清楚描述兩個或更多需要比較的方案**：比較的方案必須具體、合理、有足夠的資料可資比較、介入方式的具體內容等。

3. **是否所有方案的主要、相關成本及效益都已清楚描述**：以成本為考量，分為資產成本、消耗性成本、功能性成本、借貸成本、社會成本等。在此機會成本放在第7點中說明。

4. **是否已清楚描述各方案的臨床上成本效益分析**：是否已透過隨機分派臨床試驗(RCT)、系統性文獻回顧(SR)確定其效益，或其他實證確認其效果明顯。

5. **成本及效益測量是否正確、合理**：此時兩位評讀員必須討論，哪些成本該納入或排除較為合理；哪些效益最重要，必須納入，作為此次評讀前的主體架構共識。例如需要照護的時數、需回診的次數、無法工作的日數需要多少、收入減損等，會明顯影響成本的計算。評讀前確認，評讀時才有較一致的標準。

6. **成本及效益評價是否值得信賴**：此點是最困難評斷、較主觀、需較多假設的評論點。其效益價值可以市場價值（國內外的論文統計而推估其價值）、病患或家屬的評價及偏好、衛生部門的評價或專家根據整體考量的評價等，其差異性相當大。成本評估也會有失真的時候，例如志工的參與、志願者捐獻等因素使成本低估，需要予以修正至適當的市場價格始能作比較。

7. **成本及效益是否考量時間因素**：若成本是現在需要投入的費用，而效果是五年或十年後方可收明顯療效（或說療效顯著與否，必須十年後才能明確評估），則療效的收益（價值）必須折算為現值。文章中是否有調整此時間因素為經濟評讀上重要項目之一，因為此處的現金投入已把機會成本的因素涵蓋。

8. **是否使用敏感度分析(sensitivity analysis)為各成本及效益估算時的變動性考量**：如果文章中有包含敏感度分析，則文章中應有成本及效益估算的變動範圍作參考，至少主要的研究參數有變動範圍值，一般會有一段描述此敏感度分析的各種假設及變動範圍值推算的文字描述段落。

9. **所有的分析結果是否涵蓋了大部分讀者關心的各種問題**：在這較空泛的評讀點上，是一加分的大雜題。是指其他替代方案的成本及效益價值是否已作分析、是否清楚描述介入的規模大小、兩方案間的成本差異是否有計算、考慮到兩方案的決擇上是否存在其他重要考量（如道德衝擊等）。研究涵蓋越多，此點給分較易，是指評讀作者自覺應考慮到的點，研究內都有包涵到，則給分；如果幾乎都沒有涵蓋到應有的考量點，則視為沒做到，不予給分。

10. **研究的結果是否可以推廣到其他地區或族群、或其他醫療單位運用**：檢視其成本及效果分析的結果，是否侷限於某一地區、很少數的族群適用，或處理成本及效果分析時，需要做許多特殊的假設等。

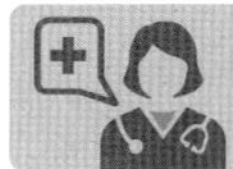

9-4 成本效益分析之臨床應用

第二節的三個臨床案例均為成本效益分析之臨床應用，第一個是評估新指引投入的成本大概是多少，是否符合成本效益，端視對哪一族群值得實施（此研究中有性別、年齡層、高血壓嚴重度、是否合併糖尿病或腎臟病等因素造成較大的差異性）。第二個案例說明了成本分析時會有多個面相，如病患家屬觀點、衛生單位支付增加及社會成本是否可以明顯減少為分析的主軸，且四種成本分析方法可能在評估中同時使用到。最後是同一個題材，在不同國家均有成本效益分析，適當的整理與運用的例子，雖然國情不同、藥物成本價格不同、其藥物的效力也可能有所差異，惟應掌握國內確實的相關數據，分析衛生部門及私人保險公司的保險願意給付閥值會是多少，才能真正評估對哪個年齡層作大規模施打或使用，較符合成本效益。

面對於新藥研發上市，我們應如何評估較好的療效與新價格之間，該如何取捨。有時候我們會發現新藥物較便宜，效果又好，成本效益當然很明顯讓我們選擇這個新藥使用。但是如果這個新藥的效果是增加了，唯成本也增加的話，這時候我們可能變得難以抉擇。

1. **作圖**：把效果作為x軸，花費作y軸，畫出一個四個象限成本效益分析圖。

2. **判斷**：第二象限的新藥（D藥）有效果增加且價格又變得便宜的特性，所以我們較容易接受這個藥物。若價格及藥效的增減落在Q1（第一象限）及Q3（第三象限），則不易抉擇。

因此在Q1我們作45度一條線穿過零點到Q3，若其落點在從0到45度內（C藥），這些藥物效果增加的幅度大於其花費，於是我們接受這個新藥；同樣的落點在第三象限－90度到－135度之間（E藥），哪些新藥效果降低幅度少而其花費降低幅度多，則我們可以考慮接受這個新藥效果稍降的成本效益分析（圖9-1）。

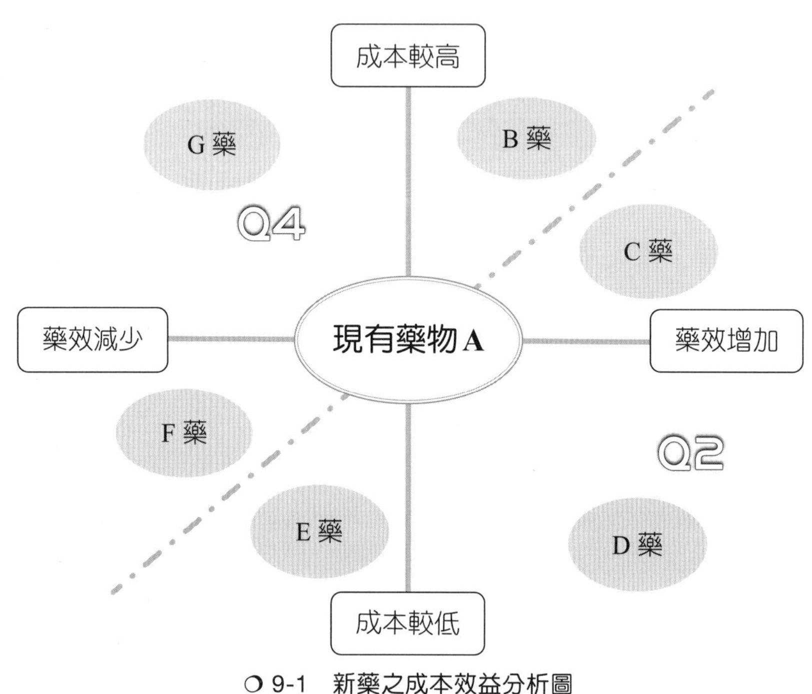

❍ 9-1　新藥之成本效益分析圖

相對而言，新藥（G藥）的花費高而藥效較原來還差， 應不是該選擇的對象；而（B藥）及（F藥）可能也不合乎新藥開發的經濟效益。但有些時候，藥廠會以副作用較少，或其他方式考量作推廣的主軸，則不在此討論範圍內。

問題與討論

1. 試簡述Cost-Effectiveness Analysis的意義及通常使用之單位。

2. 試簡述Cost Utility Analysis的意義及通常使用之單位。

3. 試簡述醫療成本上之非直接成本、無形成本的意義。

4. 試簡述現值(present value)的意義、計算方式、主要假設、醫療效果的評估上的意義及可能的應用。

5. 如果新藥的藥效增加，但價格較舊藥貴，在藥效為X-軸，價格為Y-軸的作圖中，落在第一象限75度的位置。如果單純考量新藥的成本效益，此新藥是否符合成本效益？試簡短分析。

答案

1. 請見9-1研究方法簡介之一、成本效果分析。
2. 請見9-1研究方法簡介之二、成本效用分析。
3. 請見9-3臨床問題成本效益分析之系統文獻回顧之一、評讀。
4. 請見9-3臨床問題成本效益分析之系統文獻回顧之二、評讀。
5. 請見9-4成本效益分析之臨床應用。

參考資料 Reference

Moran, A. E., Odden, M. C., Thanataveerat, A., Tzong, K. Y., Rasmussen, P. W., Guzman, D., … Goldman, L. (2015). Cost-effectiveness of hypertension therapy according to 2014 guidelines. *The New England Journal of Medicine, 372*(5), 447-455.

Zucco, F., Ciampichini, R., Lavano, A., Costantini, A., De Rose, M., Poli, P.,… Mantovani, L. G. (2015). Cost-effectiveness and cost-utility analysis of spinal cord stimulation in patients with failed back surgery syndrome: Results from the PRECISE study. *Neuromodulation, 18*(4), 266-276

Szucs, T. D., & Pfeil, A. M. (2013). A systematic review of the cost effectiveness of herpes zoster vaccination. *Pharmacoeconomics, 31*(2), 125-136.

Kawai, K., Gebremeskel, B. G., & Acosta, C. J. (2014). Systematic review of incidence and complications of herpes zoster: Towards a global perspective. *BMJ Open, 4*(6), e004833.

Oxman, M. N., Levin, M. J., Johnson, G. R., Schmader, K. E., Straus, S. E., Gelb, L. D.,…Silber, J. L. (2005). A vaccine to prevent herpes zoster and postherpetic neuralgia in older adults. *The New England Journal of Medicine, 352*(22), 2271-2284.

Pellissier, J. M., Brisson, M., & Levin, M. J. (2007). Evaluation of the cost-effectiveness in the United States of a vaccine to prevent herpes zoster and postherpetic neuralgia in older adults. *Vaccine, 25*(49), 8326-8337.

Moore, L., Remy, V., Martin, M., Beillat, M., & McGuire, A. (2010). A health economic model for evaluating a vaccine for the prevention of herpes zoster and post-herpetic neuralgia in the UK. *Cost Effectiveness and Resource Allocation, 8*, 7.

Brisson, M., Pellissier, J. M., Camden, S., Quach, C., & De Wals, P. (2008). The potential cost-effectiveness of vaccination against herpes zoster and post-herpetic neuralgia. *Human Vaccines & Immunotherapeutics, 4*(3), 238-245.

Najafzadeh, M., Marra, C. A., Galanis, E., & Patrick, D. M. (2009). Cost effectiveness of herpes zoster vaccine in Canada. *Pharmacoeconomics, 27*(12), 991-1004.

CHAPTER 10

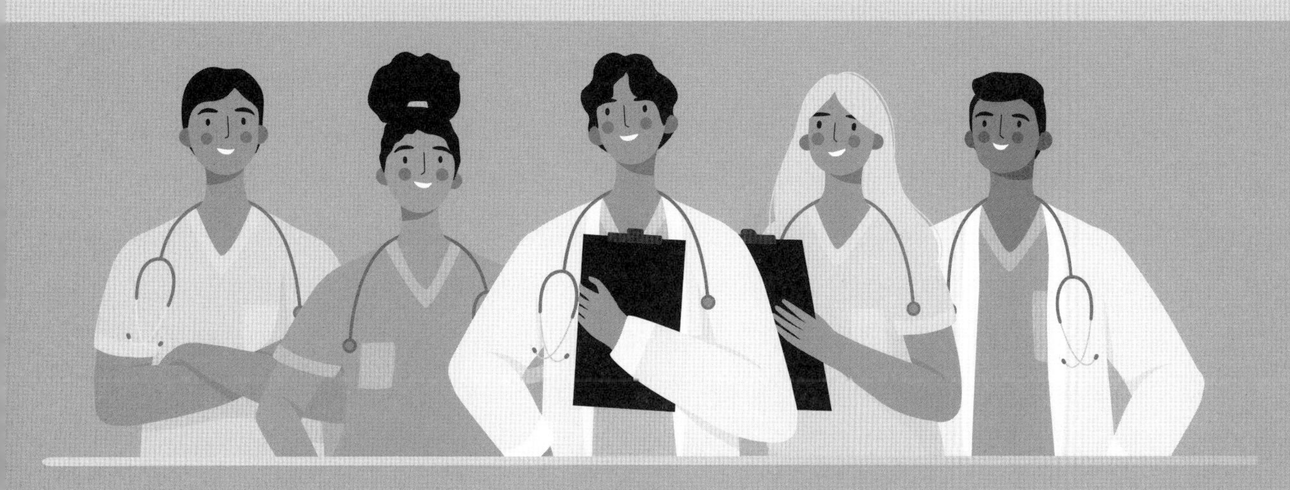

預後類文獻回顧研究簡介

編者｜鄭浩民

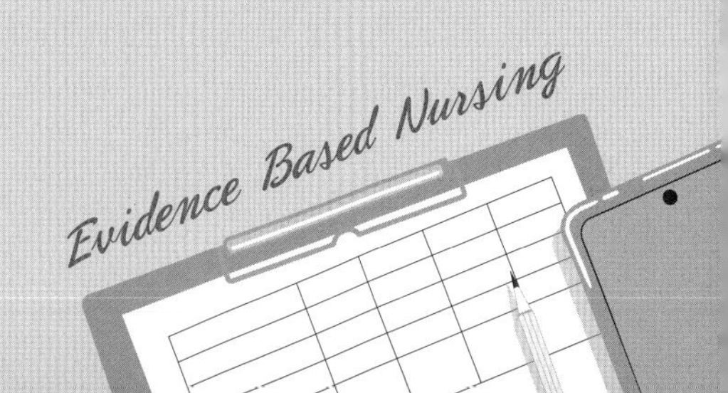

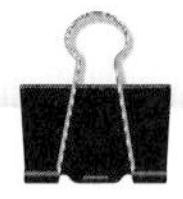

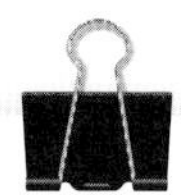

前 言

近來預後類的研究逐漸普及，許多生理或是病理的指標被應用在預測病人重要的病情發展(outcome)。這些預後因子，或單獨或集合成為預測模組(prediction model)，經常可以提供重要的臨床資訊。同樣的，預後類文獻回顧研究(prognostic studies)是近年提出的新的系統文獻回顧種類之一，相較於傳統介入性研究的系統性文獻回顧，預後類研究的回顧在整合研究證據的過程中，所遭遇研究間的變異性更大，最重要的挑戰則來自於這些預測是否準確，同時預測的結果將如何影響臨床診療。預後類文獻回顧研究的進行仍採用嚴謹的實證轉譯的系統文獻回顧的步驟，針對所有與研究主題相關的發表文獻進行評讀與分析。本文將簡介進行預後類文獻回顧的目的，包括預後類文獻的特性及其限制，預後類文獻的評讀重點及進行薈萃分析(meta-analysis)需要注意的原則。

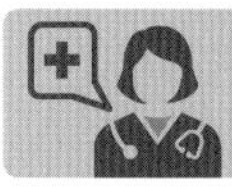

10-1 預後類文獻回顧研究的目的

一、預後類研究簡介

預後是指一個疾病可能的結果，和它們被預期可能發生的頻率，例如失智症病人的死亡。有時候，特定病人的特徵有助於更正確預測該病人最後的結果，例如一個失智症病人如果有行為的問題，可能預後會比沒有行為問題的病人差；這些特徵就是「預後因子(prognostic factor)」，預後因子可以是任何一類，例如人口學資料（例如年紀）、特定的疾病情況（例如癌症期別），或共病情況（也就是研究的疾病外其他同時存在的情況）；它們可以用來預測各種結果，不管是好的（例如治癒、或存活）或壞的（例如死亡或併發症）。預後因子不一定是造成結果的原因，只要是和結果有足夠強的相關性，就是可以預測結果發生的預後因子。在文獻裡的用詞，預後因子的意義通常和危險因子(risk factor)不一樣，危險因子指的是和疾病的發生有相關性的病人特徵，例如，吸菸是肺癌發生的重要危險因子，但對於已經肺癌患者的預後因子，吸菸和腫瘤期別比起來反而不重要。

二、預後類研究常用的方法學介紹

把病人隨機分組成不同的預後因子通常不可能，或是不合倫理，因此在研究是否為預後因子，及該預後因子增加的風險時，最好的實驗設計是世代研究(cohort study)，世代研究追蹤還沒有發生我們關心的結果事件的一群或好幾群人（世代），監測一段時間看他們發生該結果的人數。理想的世代研究應該有明確界定的病人，具有該研究疾病的代表性，而且要有客觀的結果判斷標準。例如在Framingham的一個世代研究，從1948年起，追蹤了5,209個人，提供了很多有關心血管疾病重要預後因子的資訊。另外，因為嚴謹的隨機對照試驗具有仔細界定的收案標準和嚴格的追蹤程序，這樣的研究裡的病人剛好也可以為一個世代，可能產生有關疾病預後的訊息，但是要注意，參加這些試驗的病人常不能代表該疾病一般病人群。有些研究會收集已經發生關心的結果的「病例」，和另外一群沒有發生的「對照組」比較，以研究該結果的預後因子，也就是所謂的「病例對照研究(case-control study)，這類研究會計算兩組人具有某特定預後因子的人數，（例如，死亡的失智症病人，和沒有死的失智症病人比起來，是不是比較多人合併有行為問題？）。

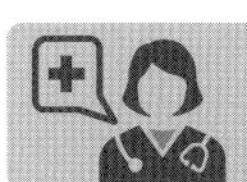

10-2　預後類研究的系統文獻回顧草案

預後類文獻回顧研究是採用系統方式進行文獻回顧。和診斷類回顧不同，預後類文獻回顧研究的文獻回顧主要目的不是診斷疾病的正確性，而是預測某種不良事件的準確性如何。因此，透過預後的指標，我們將可以把病人區分為高危險、中度危險或是低危險性。草案須說明危險性的分級定義。除此之外，草案也須列出納入與排除條件，以及所納入的資料如何進行預後類的薈萃分析。對於預後類的研究而言，追蹤時間的長短也是重要的考量，因此草案中也要定義預後因子或是預後模型在不同追蹤時間下的表現。換言之，預後類文獻回顧研究草案提供了一個研究計畫，因此，減少資料的偏誤(bias)是重要的。投稿者除了投JBI資料庫，亦可提供PROSPERO的註冊號碼。此外，預後類文獻回顧研究亦須呈現使用Preferred Reporting Items for Systematic Reviews and Meta-Analyses (PRISMA)評析工具進行。以下針對書寫預後類文獻回顧研究草案書寫步驟進行說明：

一、預後類文獻回顧研究草案的題目

預後類文獻回顧研究的題目中，不同於治療性系統文獻回顧對研究問題所用的PICOS，預後類文獻回顧研究的研究問題為PEOT。P為群體(patient or population)，E為概念(eposure)，O為脈絡(outcome)，T為追蹤的時間長短。所訂定的研究題目也需反應PEOT的內容。因此由研究題目就可略覽此預後類文獻回顧研究的預後因子及其結果的應用。換言之，研究題目、目的及納入條件均需反應PEO且有一致性。

二、預後類文獻回顧研究的研究目的

研究目的與題目必須一致。且於研究目的中清楚指出納入條件的可能樣態。

三、預後類文獻回顧研究的研究問題

研究問題引領著納入條件的方向。明確的研究問題可協助發展草案、查詢文獻，及提供研究報告的結構，且須呼應PEOT的內容。

四、背景

此段落須完整的呈現對此研究問題的主要內涵。需要清楚說明過去已有的研究提供了哪些已知的證據，是否存在文獻證據的缺口(gap)，為何要進行此預後類文獻回顧研究。JBI建議此段落約為1,000字。此段落需要清楚的說明此研究概念的定義。為了說明需要進行預後類文獻回顧研究的必需性，在此段落須說明納入條件的脈絡、已經有哪些文獻回顧、研究統整及單一的研究報告。此外，常使用查詢的資料庫有JBISRIR, Cochrane Database of Systematic Reviews, CINAHL, PubMed及Google Scholar。

五、納入條件

1. 研究群體：須清楚說明納入群體的特性，並說明如此定義的原由。

2. 預後因子或預測模型：預後類文獻回顧研究的預後指標需要清楚的說明及界定，包括如何測量、資料如何儲存、如何進行預測。此定義會引領並決定預後類的研究的納入條件。

3. 事件終點（不良事件或是良好預後事件）：結果如何判讀，事件終點是否包括時間(time dependent probabilities)，哪些是預測因子期待預測的結果。

4. 追蹤時間：預後因子被用在疾病的哪個階段，並且在什麼時間點預測疾病未來的事件終點，通常追蹤時間越久，發生不良事件的比例越高，也因此追蹤時間必須清楚地載明。

六、資料來源

預後類文獻回顧研究的資料來源通常是世代研究或是臨床試驗的長期追蹤結果，個案對照研究有時也可以被納入進入回顧。納入條件要能包括所有可能收集到相關文獻的資料庫或資料來源。

七、資料搜尋方式

資料搜尋對象為盡可能包括所有可以回答研究問題的已發表或尚未發表的資料來源。建議參考JBI搜尋文獻的三步驟進行。第一步驟主要是確認需要使用的關鍵字或索引字(index terms)。此步驟為初步且無限制的文獻搜尋，至少須查詢兩個主要資料庫。例如PubMed或Cochrane Library。將初步搜尋到的文獻進行閱讀，過程中分析其在題目、摘要及所使用的索引字中所用的概念或關鍵字。第二步驟為正式的資料查詢。乃將第一步驟所確認出的所有關鍵字及索引字應用在所有的資料庫中進行查詢。第三步驟為尚未發表的文獻，乃將所查詢到的文獻之參考資料的文章再次閱讀，是否有其他未查詢到且與研究主題相關的文章。文獻查詢的廣度或資料庫的多少，須依據預後類文獻回顧研究的目的以及研究的概念主要來自哪些實證資料庫而決定。所包含的文章需考量研究主題所需納入的不同語言的文章及發表時間，並且說明原因。因此，研究者若對所擬研究的概念屬性目前文獻發表狀況越瞭解，也就越容易確定出適當的資料庫與查詢的關鍵字。

八、資料萃取

在書寫預後類文獻回顧研究的研究草案時，預後類文獻回顧研究的資料處理過程須將所查詢到的資料結果列表。將結果做一邏輯性的統整描述且呼應此預後類文獻回顧研究的研究目的與問題。所整理的資料須包括：作者、發表年代、研究群體之國家、參考資料、研究目的、研究群體及樣本數、研究方法、預後因子、研究追蹤的時間及其事件終點的發生比率，與預後類文獻回顧研究問題相關的研究結果。

對於預後類研究而言，常用的統計指標包括 hazard ratio, relative risk, and odds ratio，這些指標呈現的是預後因子與事件終點間的相關性，因此雖然有顯著的結果，這些指標不必然可以幫助區分風險性的高低。然而如果研究者僅試圖呈現某種預後因子的確與某種不良事件有顯著相關，目前已經有發展完整的方法可以幫忙進行上述統計指標的薈萃分析(meta-analysis) (Earle, Pham, & Wells, 2000; Fibrinogen Studies Collaboration, 2009; Parmar, Torri, & Stewart, 1998; Arends, Hunink, & Stijnen, 2008)。

九、結果

在預後類文獻回顧研究之研究草案時，需提出如何報告研究結果的計畫，例如：表格或分析出的主題、圖像或表格等。研究結果亦可以文字描述方式進行說明，或以概念分類方式呈現研究結果，例如，將預後因子透過不同強度或不同測量方式分類，將群體分為次群體，研究方法進行分類或是研究發現的重新統整進行分類處理，甚至可以討論目前研究的限制及待努力方向的類型。最後如果可行，應使用薈萃分析進行資料的綜整，藉以瞭解預後因子與事件終點間的相關強度。

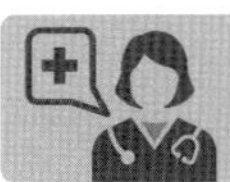

10-3 預後類文獻評讀的重要原則

評估預後類的個別研究時，可以參考以下的指引：

一、主要指引

1. 研究樣本是否具代表性且是明確界定的，在病程相似點的病人？

這一點有兩個重點，首先要注意的是，該研究是否明確界定納入研究的病人，以及這些病人是否有足夠代表性；能代表這個病一般的病人群；文獻作者應該明確描述定義診斷病人有這個病（這個例子是有阿茲海默症）的標準，還有該研究如何選擇收集到這些病人。很多收集病人有關的誤差都可能影響研究結果，例如在醫學中心的研究，因為個案是從基層轉診來的，可能有比較高比例病情相對比較嚴重或特殊，有可能預後比較差。舉一個這種轉診過濾偏差(referral filter bias)的例子：探討第一次發生熱痙攣的小孩以後發生癲癇之可能性時，在醫院裡面收集的病人個案的可能性就比社區裡的一般病人群大。再來要注意的是，研究的病人群是否都在病程中一個明確界定的相似點；作者應該清楚描述收進研究的病人的疾病期別。例如，罹病時間長短常常和結果相關，所以研究者應該要記錄研究的病患罹病期間的長短。照理說，大部分甚至全部的研究病人群應該在病程的相似點，例如第一次心肌梗塞發作後生存的人，又例如剛診斷肺癌的病人。雖然應該要在病程的相似點，而是否一定要是病程早期，則視研究而定。

2. 追蹤是否時間夠長且完整？

因為一個預後因子通常在發展到某些結果之前很久就出現了，研究者應該要追蹤這些病人夠久的時間才能觀察到這些關注的結果發生。例如乳癌病人的復發，可能是發生在一開始診斷和治療之後的很多年。例子中這一個失智症病人的研究，是從1980~1982年間收集病人，然後追蹤到1988年或病人死亡（在1988年前死亡）為止，所以追蹤的時間是相當長的，其中有61%人都在這段追蹤期間死亡了。理想的情況下，研究者可以追蹤完所有納入研究的病人（像這個失智症研究就是），但這通常很難做到。病人沒有完成研究追蹤不見得是為了我們不重視的緣故，他們可能因為某些我們關注的結果（例如死亡，或變嚴重而被送到機構去照護了）才無法繼續追蹤；相對的，覺得很健康的病人也可能因此不再回來接受評估。所以，愈多病人沒有追蹤到，預測結果發生的機率就會愈不正確。什麼情況下追蹤不完整會影響到研究的效度？重點是要看沒有完整追蹤的病人比例和發生關注的結果的病人比例兩者之間的關係，也就是說，如果相對於發生關注的結果的病人數，情況不清楚的病人數愈多，對研究的效度影響就愈大。舉一個例子來說明，假設有一群高危險群病人（例如有糖尿病的老人）在長時間追蹤期發現有30%人發生不好的結果（例如死於心血管疾病），如果有5%人沒有追蹤到，真正因此死亡的病人最多就可能是35%，但即使如此也對臨床上影響不大，這時候追蹤不完整的程度就沒有威脅到該研究的效度；相對的，在一群風險低很多的病人（例如相對健康的中年男性），被觀察到發生不好結果的比例可能只有1%，如果沒有完整追蹤到的5%人都是因為死了才漏掉的，6%死亡發生率就會讓意義非常不一樣。如果無法完整追蹤的病人數可能威脅研究的效度，就應該找出他們沒有完整追蹤的原因，並且比較他們和其他完整追蹤的人，在人口學上和臨床上的特徵有什麼不一樣，如果可以知道病人不見的原因和結果無關，而且病人基本特徵和完整追蹤的人也類似，那就比較可以放心。如果文獻作者沒有提病人不見的原因或不見的病人特徵，那這個研究結果的影響力就會減弱。

二、次要指引

1. 研究結果判斷是否使用客觀無偏差的標準？

研究者必須在研究開始之前，就對想要關心的不好結果建立清楚且敏感的標準；我們關心的結果可能很客觀且容易確定（如死亡），也可能需要一些判斷（如心肌梗塞），甚至需要比較多判斷，且常常是不容易測量的（如失能、生活品質）。為了減少誤差，負責判斷結果發生的人不應該知道該病人是否有一些可能的預後因子，但這有時候的確很難。對於像是死亡這類相對客觀的事件需要判斷的空間很小，但對於需要很多判斷的結果（如暫時性腦缺血TIA、不穩定心絞痛等），這樣的盲化(blinding)就很重要。

2. 是否針對重要的預後因子做調整校正？

在比較兩組病人預後的時候，研究者應該考慮兩組病人的特徵是否類似，如果有不一樣就應該在分析時做調整校正。Framingham研究發現合併有心房纖維顫動和風濕性心臟病的病人，每1,000人年會有41人發生中風，這個機率和只有心房纖維顫動卻沒有風濕性心臟病的病人差不多，但其實有風濕性心臟病的病人相對於沒有風濕性心臟病的病人是比較年輕的，如果針對年齡、性別和高血壓狀態做過調整之後，研究結果發現合併有心房纖維顫動和風濕性心臟病的病人發生中風的機率，是只單獨有心房纖維顫動的病人的六倍。很多有關預後的研究根據預期的預後因子把病人分成不同的世代群，比較這些病人群發生關注結果的型態和頻率，就可以知道該預後因子的相對風險。例如Pincus等人曾經追蹤一群有類風濕性關節炎的病人15年，他們根據人口學特徵、疾病特徵，還有功能狀態，把病人分成好幾個世代，最後發現一些重要的死亡預後因子，包括一些人口學特徵（年齡、教育程度）還有功能狀態（行走時間、日常生活功能ADL）。治療也會影響病人的結果，所以在分析預後因子的時候也應該被考慮進去，雖然嚴格來說，治療與否不能算是一種預後因子，但是因為它對結果的影響，研究者在分析結果時應該根據治療的不同做調整校正。例如Framingham研究中也比較了第一次心肌梗塞是有Q波和非Q波心肌梗塞兩組的預後，他們調整校正了病人的年齡、性別、和心肌梗塞前是否有高血壓、心絞痛、鬱血性心衰竭、心血管疾病等因子，卻沒有考慮心肌梗塞時醫師是否有給病人阿斯匹靈或乙型交感阻斷劑，而這些治療是會影響死亡率的。

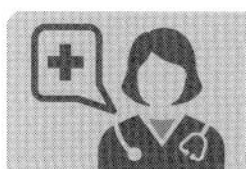

10-4 舉例

案例一

我們的研究團隊在2013年發表了一篇預後類的研究(Hsu et al., 2013)，其主題是針對低血糖對於心血管風險的影響進行分析研究，研究資料為全民健保資料庫中的糖尿病人者。研究發現，低血糖的發生對於糖尿病病人的心血管事件發生甚至是死亡率有不良的影響。受到此研究結果的啟發，我們接著針對這個主題進行了系統性文獻回顧(Yeh et al., 2015)。主要的研究目的是透過針對不同族群、不同追蹤時間，以及不同嚴重度的低血糖，低血糖的發生是否與不良心血管事件有關，我們透過嚴謹的定義PEOT，及低血糖的嚴重度，進行了草案的撰寫，接著使用嚴謹的搜尋策略，尋找所有相關的文獻，並針對所有的納入文獻進行品質的評析。這個預後類的系統性文獻回顧主要的目的是確認低血糖與心血管事件間的關係。我們的系統性文獻回顧發現，因為存在著dose-response，所以也許低血糖不僅是個預後因子，甚至扮演著危險因子的角色。本研究的結果提供研究實證，建議未來臨床使用降血糖藥物時，要積極避免低血糖的副作用，以免增加病人的心血管事件風險。

案例二

Chainani等針對近來非常熱門的衰老症進行了一個預後類的文獻回顧(Chainani et al., 2016)。這個回顧主要的研究目的是評估衰老症經常出現的手握力(hand grip strength)減弱及步態(gait speed)減緩與心血管死亡率之間的關係。這個回顧研究顯示：大多數針對這個主題所進行的預後類研究，在經過傳統心血管風險因子的校正後，仍然顯示這兩種徵象是獨立的心血管預後因子。比較可惜的是這個研究並未針對所萃取的資料進行薈萃分析，也因此未能提供風險量化的具體資訊。

結 論

預後類研究的系統性文獻回顧可以協助將過去的研究證據整合起來，以判斷某種新的指標是否可以作為預後因子，幫助臨床專業人員更加準確地判斷病人的整體預後，進而進行更準確的臨床診療決策。

問題與討論

1. 下列何者可以歸類在預後類研究的範疇：(A)評估某種新治療方法的效益即可能副作用　(B)評估某種新診斷工具是否夠精確　(C)評估某些生理或是病理的指標被應用在預測病人重要的病情發展(outcome)　(D)評估每些暴露因素可能帶來的不良後果

2. 下列何者可以是預後因子：(A)人口學資料（例如年紀）　(B)特定的疾病情況（例如癌症期別）　(C)共病情況（也就是研究的疾病外其他同時存在的情況）　(D)以上皆是

3. 下列何者敘述有誤：(A)把病人隨機分組成不同的預後因子通常不可能，或是不合倫理，因此在研究是否為預後因子，及該預後因子增加的風險時，最好的實驗設計是世代研究(cohort study)　(B)預後因子通常是造成結果的原因，所以建立因果關係很重要，因此預後因子通常也可以當作危險因子　(C)世代研究透過追蹤，瞭解還沒有發生我們關心的結果事件的一群或好幾群人（世代），監測一段時間看他們發生所關心結果的人數　(D)以上皆正確

4. 下列何者通常為預後類研究最好的實驗設計：(A)隨機對照研究　(B)病例對照研究　(C)橫斷性觀察性研究　(D)世代研究

5. 請簡述預後類文獻回顧研究的PEOT為何？

答案

1.C　　2.D　　3.B　　4.D

5. 請見10-2預後類研究的系統文獻回顧草案之一、預後類文獻回顧研究草案的題目。

參考資料 Reference

Arends, L. R., Hunink, M. G., & Stijnen, T. (2008). Meta-analysis of summary survival curve data. *Statistics in Medicine, 27*(22), 4381-4396.

Earle, C. C., Pham, B., & Wells, G. A. (2000). An assessment of methods to combine published survival curves. *Medical Decision Making, 20*(1), 104-11.

Fibrinogen Studies Collaboration. (2009). Measures to assess the prognostic ability of the stratified Cox proportional hazards model. *Statistics in Medicine, 28*(3), 389-411.

Hsu, P. F., Sung, S. H., Cheng, H. M., Yeh, J. S., Liu, W. L., Chan, W. L., ... Chuang, S. Y. (2013). Association of clinical symptomatic hypoglycemia with cardiovascular events and total mortality in type 2 diabetes: A nationwide population-based study. *Diabetes Care, 36*(4), 894-900.

Parmar, M. K., Torri, V., & Stewart, L. (1998). Extracting summary statistics to perform meta-analyses of the published literature for survival endpoints. *Statistics in Medicine, 17*(24), 2815-2834.

Yeh, J. S., Sung, S. H. Huang, H. M., Yang, H. L., You, L. K., Chuang, S. Y., ... Chen, C. H. (2016). Objective measures of the frailty syndrome (hand grip strength and gait speed) and cardiovascular mortality: A systematic review. *International Journal of Cardiology*, 215, 487-493.

Yeh, J. S., Sung, S. H., Huang, H. M., Yang, H. L., You, L. K., Chuang, S. Y., ... Chen C. H. (2015). Hypoglycemia and risk of vascular events and mortality: A systematic review and meta-analysis. *Acta Diabetologica, 53*(3), 377-392.

CHAPTER 11

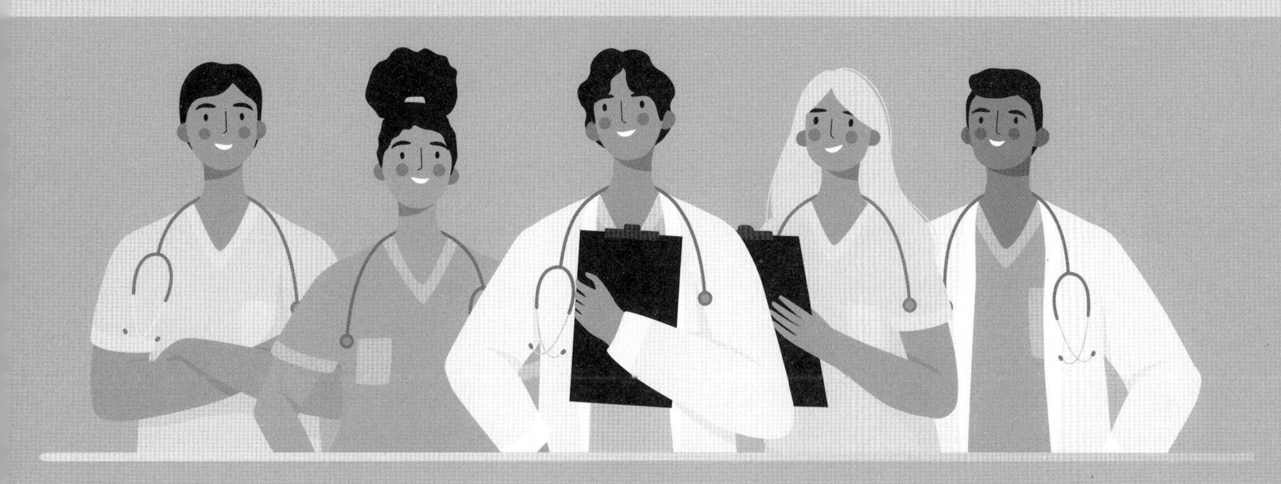

質性系統性文獻回顧

編者｜李美銀

11-1 研究方法簡介

11-2 研究問題及臨床應用之舉例說明

11-3 PICO系統性文獻回顧草案步驟與說明

11-4 評析工具及內容說明

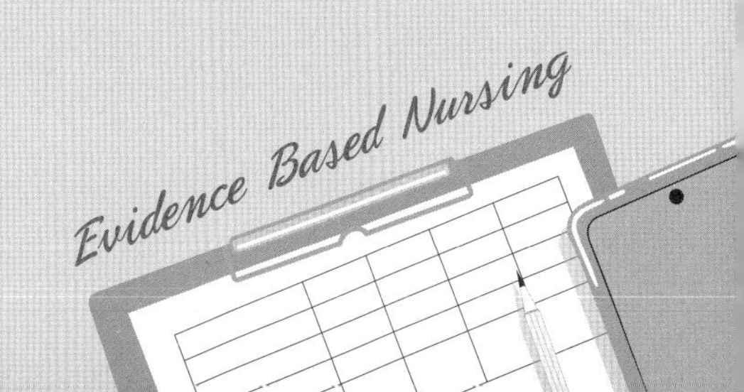

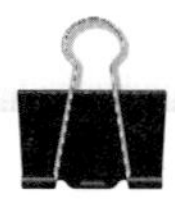

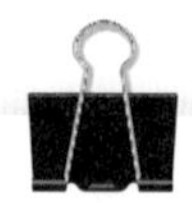

前 言

質性系統性文獻分析(meta-synthesis)是一種質性研究方法，整合來自相同或相關的主題之不同質性文章的研究結果，跨越個人的研究結果，產生新的及統整的詮釋(Sandelowski & Barroso, 2007)。然而，質性系統性文獻回顧並非新的概念，Glaser及Strauss於1971年整合質性研究結果且發表專書(Kent & Fineout-Overholt, 2008)。在護理領域中，Stern及Harri於1985年發表了第一篇質性統合分析(qualitative meta-analysis)(Zimmer, 2006)。質性系統性文獻回顧不同於文獻回顧(literature review)及統合分析(meta-analysis)，因其並非只做次級資料的統整，或是收集、聚集及壓縮量化資料，更不是總結或複製研究結果，而是透過整合數篇相同主題的質性研究，進行資料萃取及整合(Zimmer, 2006; Sandelowski & Barroso, 2007)。

研究者在進行質性系統文獻回顧的第一要務，是發展一個特定且精確的研究目的及問題。進而執行系統性的文獻搜尋，針對可能納入的研究文章仔細評析。並選擇及執行質性系統性文獻回顧的技巧，最後呈現跨研究的結果之整合及在過程中反思(Joanna Briggs Institute, 2014; Ludvigsen et al., 2016)。然而，質性研究之系統性回顧可提供做為臨床決策時之實證，並對於該現象更具系統性的瞭解及解釋(Walsh & Downe, 2005)，且朝向發展臨床照護指引，促進臨床實務工作者及政策制定者在臨床情境中廣泛、靈活，且謹慎的運用及評值（Finfgeld-Connett, 2010；穆，2014）。

11-1 研究方法簡介

在健康照護方面，很多現象難以被量性研究設計所捕捉。然而，質性研究結果可提供介入性措施及醫療照護服務的參酌依據，並促進對於治療的遵從度或健康促進生活型態的選擇(Korhonen, Hakulinen-Viitanen, Jylha, & Holopainen, 2012)。質性資料的收集旨在從主體的角度來瞭解某一現象；其焦點在描述、瞭解及賦權。該理論的發展乃奠基於歸納式推理，源自於研究對象所感知與經驗的現象(Joanna Briggs Institute, 2014)。由實證照顧的觀點，質性研究對認為理所當然的護理現象或照顧措施內涵進行探究，增加對個案的生活經驗觀點及行為的瞭解（穆，2014）。然而，相較於單一文獻，整合文獻所使用不同的研究方法，亦可提供對於治療方法綜合性的觀點(Korhonen et al., 2012)。但也並非所有的質性文章之研究結果皆可進行資料的整合。Sandelowski及Barroso (2003)指出質性研究結果包括已詮釋資料(interpreted data)，或未被分析的引用資料(unanalysed quotations)、文件、田野筆記、病歷、詩、小說、戲劇、故事等。雖上述研究結果皆來自質性研究，但除了已詮釋資料之外，其餘皆因缺乏明確地闡述，不適用於更高層次的資料整合。

Kent及Fineout-Overholt (2008)提出質性系統性文獻回顧(meta-synthesis)並非新的概念。Glaser及Strauss二位發展紮根理論社會學家，整合四篇質性研究結果，於1971年發表狀態通道(status passage)一書。Zimmer (2006)在護理研究領域，Stern及Harri (1985)發表了第一篇質性系統性文獻回顧(meta-synthesis)，當時稱之質性統合分析(qualitative meta-analysis)。亦指出質性系統文獻回顧乃指統合質性研究的研究結果，成為一個理論、模式，或對一個現象的整體描述。之後，Noblit及Hare二位教育學家，在1988年於人類學領域整合詮釋民族誌研究後，創造了一個名詞，稱之質性民族誌系統文獻回顧(meta-ethnographic)。此研究法基於詮釋現象學思維與資料分析方式，著重在「metaphors」為描述的內容或類目（Noblit & Hare, 1988；穆，2014）。質性系統性文獻回顧不同於文獻回顧(literature review)，因其是一個複雜且深思熟慮的歷程，強調跨研究(across studies)之分析及詮釋研究結果。且不同於次級資料分析，因次級資料的分析主體是初級文章的原始資料(raw data)，但在質性系統性文獻回顧並非僅用原始資料分析，而是進一步作資料萃取及整合(Sandelowski & Barroso, 2007)。然而，質性系統性文獻回顧異於統合分析(meta-analysis)。統合分析的目的是在進行收集、堆疊及壓縮量化資料，進而成為一個常見及標準化的數字價值（如：an effect size）；質性系統性文獻回顧之目的是整合數篇相同主題的質性研究，但並非總結或複製其研究結果，而是超越個人的研究結果，進而產生新的及統整之詮釋(Zimmer, 2006; Sandelowski & Barroso, 2007)。

Meta是指整體(overall)，synthesis乃指統合(make a whole) (Paterson, Thorne, Canam, & Jillings, 2001)。Kent及Fineout-Overholt (2008)指出質性系統性文獻回顧又被稱之綜合研究(meta-study)、質性民族誌系統文獻回顧(meta-ethnography)、質性統合分析(qualitative meta-analysis)及聚集分析(aggregated analysis)。簡言之，質性系統性文獻回顧是整合多元(multiple)質性文章的研究結果之總和(summation)，亦被比喻成在傳統的系統性文獻回顧之綜合分析。質性系統文獻回顧基本假說來自詮釋建構論(interpretative constructivist)。此假說相信：並沒有單一客觀的真實世界，真實世界是多元、共在，且可能不和諧、不一致的。研究的原著者與系統文獻回顧的研究者，創造或建構她們對現象的特殊的瞭解。此外，研究過程中建構的現象被社會、文化及脈絡所影響且於此產生。質性研究的統合分析亦提供對於生活經驗現象的整體內涵的實證資料（穆，2014）。然而，JBI質性系統文獻回顧的研究法乃奠基於描述現象學(descriptive phenomenology)的觀點，聚集研究發現(aggregation of the findings)，期望更完整的瞭解，如：生活經驗的現象、接受介入措施的經驗與機轉；強調系統文獻結果需應用於臨床，及發展臨床照護指引(Joanna Briggs Institute, 2014)。Zimmer (2006)質性系統性文獻回顧是一種質性研究方法，主要是使用連結來自相同或相關的主題之不同質性文章的研究結果。並不是整合或是敘事再次回顧(narrative re-view)，也非原始資料的次級分析。而是評論者(reviewer)以來自於原始資料的研究結果，經由其對於研究結果，可能包括主題、次主題及其類目的詮釋。Walsh及Downe (2005)質性研究之系統性回顧可補足做決策時的研究實證，且可提供對於現象更統整性(comprehensive)的瞭解及解釋。

目前有一些學者提出關於使用質性研究於臨床實務應用的質疑，以及可能的限制。Thorne (2009)質性研究是護理領域所熟悉的研究方法，但也注意到在一些護理文獻對於實證所提出的概念和術語的混淆不清。然而，現存的實證整合的機制，並非完全符合且考量到質性研究的特性。Polit和Beck (2010)指出質性研究的外推性(generalization)是相當複雜且具有爭議性的，但質性研究者卻很少擔憂外推性的問題，是因大部分質性研究的目的是針對特定個案深入探究，以提供對於人類經驗脈絡性豐富的理解。但仍有部分質性研究者認為獲得外推性是相當重要的。Finfgeld-Connett (2010)指出與健康相關的質性研究結果，其實持存著一些程度上的隱晦(obscure)，且對於臨床實務和政策形成之影響力並不大。為了幫助型塑健康相關政策及改善臨床實務，質性系統文獻回顧的研究結果是需具備有外推性及可轉移(transferable)至新的情境。然而，增進外推性則可運用如：系統性的選樣以確保效度、第二級的三角交叉法(second-tier triangulation)、維持詳實記錄的檢核線索(audit trails)，及多面向理論的發展。然而，質性系統文獻回顧的研究結果是持續的試探，直到成功的轉移新的情境。Polit及Beck (2010)運用Firestone於1993年所發展的探討質性與量性研究之外推性的三種模式：統計外推性(statistical generalization)、分析外推性(analytic generalization)及可轉移性(transferability)，進一步探究質性與量性研究的外推性之迷思及策略。該研究建議增加三種外推性模式的策略，如：在抽樣上的複製、研究的複製、實證的整合、思考概念化及反思性、認識資料、深度描述、混合方法研究及在RE-AIM架構的務實臨床實驗。

Thorne (2009)探討質性研究在以實證為基礎脈絡所扮演的角色，並嘗試藉由質性系統性文獻回顧去回答此問題。該研究以質性研究在護理領域的重要性、多元知識方法之挑戰、以實證為基礎之挑戰、研究統合的目標，及研究整合的允諾共五個面向去探討此議題。並指出促進在研究的統合及整合在護理及其他應用學門而言，對於實證的考量是跨越一個更寬廣的科學性研究方法學的範疇。然而，如何將質性系統性文獻回顧之實證結果運用在臨床實務呢？穆(2013)提到質性轉譯科學(qualitative translational science)旨在將基礎研究產生新的治療方式或護理介入措施推動上線的過程。此研究過程包含了護理典範基礎科學及臨床護理應用面相互交織的互動與影響。轉譯研究中三個轉譯障礙是近年實證照護討論的議題（如：由知識的需求到醫學新發現的過程、研究新發現推動到臨床研究的過程，以及如何將臨床實證的研究成果落實於臨床照護的過程）。在臺灣已有Tsay、Mu、Lin、Wang和Chen (2013)以質性系統性文獻回顧探討呼吸器依賴成人病人之經驗，並運用實證結果建構使用呼吸器病人的臨床照護指引（穆、陳，2011）。綜上述，整合多篇相同質性主題或現象之研究結果，運用質性系統性文獻回顧之研究結果，進而建構及發展的臨床照護指引，足以證明實證護理是可縮短學術研究及臨床實務之間的差距，並提供醫護人員實際運用於臨床照護病人工作。

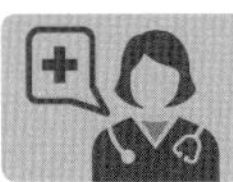

11-2 研究問題及臨床應用之舉例說明

質性研究並非基於或應用某理論基礎及前人研究，而是期望藉由生活經驗的時空去發現欲探索的現象，並發展新的理論(Morse, 1991)。質性研究方法具有獨特的理念，認為「人」是具有自由意願，也是環境的創造者，強調人的內心世界的經驗，此種研究在知識論上的理念與護理應產生的知識一致，因此質性研究被認為是研究人類生活中健康與生病經驗的適當方法（陳，2000）。質性研究提供了一個研究方法，其功能包括：(1)幫助我們瞭解個人、社區，或團體對健康與疾病的觀點；他們如何處理健康問題或如何做決策；(2)提供主要照顧者、健康專業人員或醫護互動的觀點及行為意涵；(3)經由當事人的生活經驗觀點，確定其經驗發生的機轉或經驗的本質；(4)發展護理照護措施；(5)協助我們瞭解有關在轉變或改變的過程；(6)如何解決在地文化的困境（穆，2014）。質性系統性文獻回顧分析(qualitative meta-synthesis)並非等同於特定領域的文獻回顧，或是將欲探討的研究現象之原始資料(primary data)匯集合併為次級資料(secondary data)。而是去詮釋所選擇的文章之研究結果。換言之，研究者在執行質性系統文獻回顧時，不僅是在整合納入文章的研究結果，而是積極投入在一個複雜且深度的分析，並進行資料的詮釋(Zimmer, 2006)。

質性系統文獻回顧將收集與分析質性研究的發現(findings)，並使用質性研究方法來統合這些發現的意涵。其目的乃是對質性研究之發現產生新的及統整的詮釋，且超越個人的研究調查結果。統整後的研究結果朝向發展臨床照護指引及臨床應用（穆，2014）。Finfgeld-Connett (2010)指出護理研究者致力於發展精良的研究設計，及執行質性系統性文獻回顧，是具有潛力的去外推研究結果至相關的臨床實務及政策的形成。然而，質性系統文獻回顧之研究結果，是可以讓臨床實務工作者及政策制定者廣泛且靈活的使用，並在臨床情境中謹慎運用及評值。以下將以二篇研究為例(Tsay et al., 2013; Lee et al., 2012)，說明質性系統文獻回顧是如何從有興趣的現象，進而提出研究問題的探問，並經由實證結果發展臨床照護指引的歷程。

案例一

Tsay等人(2013)以質性系統性文獻回顧探討呼吸器依賴之成人病人的生活經驗，在其研究背景提及現今已有一些質性研究探討長期或居家呼吸器依賴之病人的身心需求、病人與外界溝通問題、生活品質，及呼吸器依賴對於病人存在於世的意義之相關生活經驗。研究目的為以質性系統性文獻回顧探討呼吸器依賴之病人生活經驗的本質，並致力確認需改善的領域，予以病人支持。經由謹慎的資料收集、確認符合納入及排除文章的標準（含中英關鍵字）、相關資料庫的搜尋、批判性的評析，最後將16篇納入文章的研究結果，進行資料萃取及整合。研究結果共有五個主題：由於呼吸器依賴衍生的恐懼及生活失控、與現實脫節、受損的肉身（受損的身體心像及身體界線的延伸）、因應型態的建構及信任與關懷關係。經由上述實證結果發展建議病人使用呼吸器的臨床照護指引：

1. 健康醫療照護人員與病人之間建立信任關係，是促進病人成功使用呼吸器的本質元素。
2. 幫助病人發展連結其周圍利於使用的溝通方法，及使其能夠表達自己的感受。
3. 鼓勵病人參與照顧及找尋自我實現之道。
4. 協助病人瞭解呼吸器的功能，及呼吸器是如何運作。
5. 承認病人的毅力、耐受力，及鼓勵持存正向信念及希望。
6. 與病人同在。
7. 鼓勵家庭成員參與照護病人。
8. 在抽痰或是執行其他程序時，必須先呼叫病人姓名、自我介紹，及提供病人認識情境。
9. 和善及自信的溝通告知病人預計執行的護理活動。
10. 向病人自我介紹，注意到病人的需求，讓病人認識環境，將有助於建立信任感，以及對於時間及場所的定向感。

11. 徵詢病人的同意，以及當進行的醫療程序時，尊重病人的選擇，將有助於建立信任感。
12. 照護過程中，協助病人參與護理活動，可有助於病人的掌控感。
13. 在抽痰或執行其他程序時，健康照護提供者可同步運用和善及自信的聲音，詳細描述程序過程，給予鼓勵和同理心。健康照護提供者應詢問病人可能感覺到的任何不適，並鼓勵他們使用非語言溝通技巧去表達需求。
14. 健康照護提供者應於抽痰後，給予病人情緒支持，及詢問病人是否有經驗到任何不舒服，像是與世界脫離、自卑，或隔離的感受，避免他們受到呼吸器依賴而導致任何不良的影響。

此篇質性系統性文獻回顧顯示呼吸器依賴之成人病人的經驗是非常具有壓力性的，其建構經驗的本質共有兩部分：第一部分是描述心理壓力（關於呼吸器依賴造成的及生活失控、與現實脫節、受損的肉身）；第二部分是韌性因素（因應的建構、信任與關懷關係）。此研究結果洞悉呼吸器依賴之病人的身心需求，並延伸病人與外界的互動溝通及因應型態，進而發展清晰明確且可提供臨床實務工作者參酌之臨床照護指引。此研究將有助於未來發展及執行對於病人、家庭及醫療專業照護人員實行的支持方案，亦建議未來的研究應降低病人的心理壓力及促進發展因應型態。

案例二

Lee等人(2012)以質性系統性文獻回顧探討癌症兒童及青少年身體心像的經驗，在其研究背景提及兒童及青少年發展身體心像的歷程，現已有數篇質性研究探討當兒童及青少年罹患癌症且接受治療之際，其所覺察及感受身體心像改變的經驗。然於初步搜尋文獻時，確認並無整合此主題及群體之質性系統性文獻回顧的文章。研究目的是整合現存的質性研究文獻，以質性系統性文獻回顧探討癌症兒童及青少年身體心像的經驗。進而協助癌症兒童及青少年身心調適及與疾病共存。經由謹慎的資料收集、確認符合納入及排除文獻的標準（含中英關鍵字）、相關資料庫的搜尋、批判性的評析，最後將8篇納入文獻的研究結果，進行資料萃取及整合。研究結果共衍生四個主題：正常身體的遠離、自我認同的失落、護己的謀略與支持，及超越身體的枷鎖。經由實證結果發展對於兒童和青少年癌症患者的臨床照護指引建議：

1. 傾聽及接受癌症兒童及青少年身體心像改變的想法及感受。
2. 評估情緒、疾病相關訊息及實質社會支持的需求。
3. 瞭解並協助重返正常生活的重要性。
4. 激發面對身體心像改變的勇氣。
5. 協助發展因應身體心像改變之策略，如：面對身體外觀改變、他人質疑及好奇的處理之道。
6. 鼓勵表達面對及處理人際互動的問題，及教導面對他者對於身體外觀改變的質疑之溝通技巧。
7. 學習瞭解更多關於治療造成的身體孱弱，及影響生活型態之因素，協助癌症兒童及青少年重新架構新的生活型態。
8. 與癌症兒童及青少年討論關於其身體外觀改變的自我覺察，協助發現及確認自我優勢。
9. 鼓勵正向思考及與其討論對於未來的規劃。

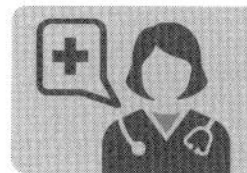

11-3 PICO系統性文獻回顧草案步驟與說明

質性系統文獻回顧是跨越不同的質性研究，進行整合及詮釋其研究結果。不同的學者對於描述質性系統文獻回顧的步驟可能有些不同，但其本質是相似的，最重要的是每一個步驟都應具有統整性及嚴謹性(comprehensive and rigorous) (Erwin et al., 2011)。Zimmer (2006)質性系統性文獻回顧使用連結來自相同或相關的主題之不同質性文獻的研究結果。並非整合或原始資料的次級分析，而是研究者基於原始資料的研究結果，經由其對研究結果之詮釋，可能包括主題、次主題及其相關。期能藉由質性系統文獻回顧之研究結果，更易於運用在臨床實務和政策的形成(Finfgeld-Connett, 2010)。質性系統文獻回顧共有六步驟，以下說明之（Noblit & Hare,1988; Sandelowski & Barroso, 2007; Major & Savin-Baden, 2010; Erwin et al., 2011；穆，2014; Joanna Briggs Institute, 2014; Ludvigsen et al., 2016）。

1. **形構一個清楚的研究問題**：進行質性系統文獻回顧的第一要務，是發展一個特定且精確的研究目的及問題。亦可選擇一個理論架構做為研究現象的基礎，進行文獻的收集。研究問題需要呈現：
   (1) 群體(P)：Population。
   (2) 研究的現象(I)：Phenomenon of interest。
   (3) 現象發生的脈絡(Co)：Context。
2. **執行系統性的文獻搜尋**：研究者確認關鍵字及可運用的資料庫（如：CHNAHL、PubMed、PsychLIST、Social science abstract、ERIC、JBI Lib、思博網，及中華民國碩博士論文），必須確認資料庫最近更新的日期，以確保搜尋資料庫的正確性。文獻搜尋策略分為三步驟：
   (1) 第一步驟是進行初步的資料搜尋。基於欲探討有興趣的現象，初步設定關鍵詞，搜尋重要專業領域的資料庫，確定此現象的廣度與深度範圍合宜，且尚未有系統文獻回顧的文章發表。經此查詢出初步的重要相關文獻。
   (2) 第二步驟為確定使用的關鍵字。初步的資料搜尋所查到的文章，經詳讀文章的題目、摘要、文章中之重要概念，以及該文章所引用參考資料的相關關鍵詞等。用以確定正式進行文獻查詢時，所應用的關鍵詞，以期對所查詢文獻的完整性沒有任何遺漏。
   (3) 第三步驟乃依據所整理出來的PICO及研究方法的關鍵詞對所有相關領域的資料庫進行資料的查詢。此外，所查詢到的文章的每篇文章所引用的文獻亦進行審閱，確認是否符合納入條件或屬於排除條件，此部分為灰色地帶文獻(gray literature)查詢。

3. **對於可能納入的研究文章進行仔細的評析**：研究者必須相當清楚納入及排除文章的標準，評析質性研究文章並不容易，因其可能來自不同的領域及研究方法。此階段取決於在相似的研究文章中，探討其陳述的研究目的、研究問題的探問、資料收集的技巧、資料分析及研究結果（評析工具的介紹，請見11-4）。

4. **選擇及執行質性系統性文獻回顧分析的技巧(meta-synthesis techniques)，去統整及分析質性研究發現**：研究者開始檢驗納入研究文章之研究結果的概念、主題及隱喻(metaphors)之相關性。質性系統性文獻回顧的研究結果是藉由分析及詮釋納入的原始文章，轉變成較高層次的理解。在此階段就是藉由使用嚴謹的質性資料分析程序，資料的萃取乃來自符合PICO所發表文章中的結果發現。然而，結果發現需與PICO的內容及研究目的相契合。質性研究資料的分析與萃取包含三個步驟：
   (1) 步驟1：確認研究發現。
   (2) 步驟2：將相同現象或關係的研究結果發現，整合成類目（次主題）。
   (3) 步驟3：將相同的類目（次主題）整合成主題，使研究現象成為一整體。

5. **呈現跨研究的結果的整合**：研究者在呈現研究結果時，需考量不同讀者在使用質性系統性文獻回顧結果中，從研究到臨床實務的獲益。質性系統文獻回顧的分析結果需呈現主題、次主題及類目。此外，收錄文獻的總數量、篇數、各種研究方法、與發表文章國別、各篇文章的品質，及其他相關資料均需說明。最後，需說明此整體研究現象的結果，提出建議說明如何應用於研究及臨床照護指引。然而，關於此系統文獻回顧的限制也需說明。

6. **在過程中反思**：在整個研究歷程中，研究者須不斷的自我反思。如：在第一步驟時，研究問題是否清楚？在此研究中主要的讀者是誰？在第三步驟時，自我反思其他的問題，包括納入的文章是否為灰色地帶文獻。除此之外，再度反思納入及排除的文章的標準，是否基於研究者對此主題完全涵蓋的識別力。所有的納入質性研究文章，關於其確實性及嚴謹度的議題都必須論述。

以下基於質性系統性文獻回顧之文章架構（穆，2014; Joanna Briggs Institute, 2014），以二篇文章實例(Lee et al., 2012; Mu et al., 2015)說明之：

案例一

1. 研究題目：以質性系統性文獻回顧探討癌症兒童及青少年身體心像的經驗(Lee et al., 2012)。

2. 研究現象的背景、研究問題及目的：該文章描述癌症兒童及青少年面對治療時，對於身體心像的影響及衝擊之相關研究，並顯示此議題的對於兒童及青少年發展軌跡的重要性。由於目前並無針對此現象的質性系統性文獻回顧，強調整合現存的相關文獻，對於瞭解癌症兒童及青少年身體心像的經驗的重要性，可進一步協助其身心調適及與疾病共存。該研究問題為癌症兒童及青少年身體心像的經驗為何？研究目的是以系統性文獻回顧及整合現存的質性研究結果，進一步瞭解探討癌症兒童及青少年身體心像的經驗。基於此研究結果，去改善癌症兒童及青少年的心智健康及社會互動關係，並確保他們可獲得適當的關懷及支持，進而發展臨床照護指引。

3. 納入條件(inclusion criteria)
   (1) 群體(types of participants, P)：納入群體以6~20歲罹患癌症之兒童及青少年，且不限制其癌症類型、嚴重度及預後。
   (2) 有興趣的現象(phenomena of interest, I)：此系統性回顧聚焦在癌症之兒童及青少年，當他們面對癌症治療過程對於身體心像改變的衝擊。
   (3) 現象發生的脈絡(context, Co)：此現象發生在急性照護單位、居家及社區之任何文化脈絡的情境。
   (4) 研究方法(methodology)：此研究聚焦在質性研究，但不限制研究設計。納入的研究如：現象學、紮根理論、民族誌及詮釋現象學等。

4. 搜尋策略（資料庫、關鍵詞）：由於語言的限制，難以搜尋多種符合此現象的語言。故該研究納入中、英文之相關文章。搜尋資料的時間點是以1960年（資料庫之啟用時間）至2010年之間發表的文章。第一階段以搜尋PubMed及CINAHL，以確認相關的關鍵字(key word or index terms)及符合主體的標題(matched subject headings)。第二階段是擴延的搜尋資料庫，使用搜尋策略去確認潛在的納入文章。最後，檢索納入文章的羅列之參考資料，及碩、博士論文等。該研究使用的資料庫如：PubMed, CINAHL、Scirus、Mednar、ProQuest Dissertations and theses、CEPS 思博網－中文電子期刊服務及全國博碩士論文資訊網。此研究使用的關鍵字如下：

(1) 英文關鍵字：

A. Phenomena of interest: body image* or body perception or body reality or body ideal or body presentation or appearance or self-image or short stature or body shape preferences.

B. Types of participants: child* or adolescen* or teen* or pediatric or paediatric or youth* or cancer or neoplasm or leukemia or brain tumor or CNS tumor or malignancy or oncology.

C. Types of studies: qualitative or phenomenology or hermeneutic phenomenology or grounded theory or ethnography or focus group or action research or feminist research or experience*.

(2) 中文關鍵字：

A. 有興趣的現象：經驗、生活經驗、身體心像。

B. 群體：癌症、兒童、青少年。

C. 研究種類：質性研究、現象學、詮釋現象學、紮根理論、民族誌、焦點團體及行動研究。

5. 文獻評析(quality appraisal)：經由二位研究者獨立的去確認可能納入文章的研究方法論之嚴謹度，進而決定納入文章。此部分是使用JBI-QARI(Standardized critical appraisal instruments from the Joanna Briggs Institute Qualitative Assessment and Review Instrument)。然而，二位研究者若對於納入文章產生意見分歧，可進行討論以尋求解決之道，抑或再請第三位研究者進行協助評析及建議，評析工具如表11-1。

6. 資料萃取(data extraction)：質性研究的萃取是來自於原始研究(original study)。使用JBI-QARI之軟體，針對納入的文章，如：方法學(methodology)、方法(method)、有興趣的現象(phenomena of interest)、場域(setting)、地域

(geographical)、文化(cultural)、研究對象(participants)以及資料分析(data analysis)進行詳盡資料萃取，並書寫作者結論（表11-2）。此步驟讓研究者去詳實記錄每一篇納入文章的研究方法論（包含研究的理論基礎），亦涵蓋研究對象的相關訊息資料及研究場域的脈絡觀點。定期會議及交叉檢查有助於降低錯誤的風險，及提供此研究的正確性(Joanna Briggs Institute, 2014)。此外，針對納入文章之研究結果（主題、次主題），逐一進行實證等級的確認。評析質性研究結果之實證等級的確實性(credibility)可分為三種層級：

(1) 明確的(unequivocal)：對所提的實證沒有疑慮。

(2) 可確信的(credible)：儘管資料或研究架構中有些解釋似是而非，但仍可由邏輯推理證實與資料是相符的。

(3) 未獲支持(not supported)：大部分的研究資料無法支持研究發現。

❒ 表11-1 JBI質性評析工具闡述性與鑑定性研究檢核表(QARI)

評閱者＿＿＿＿＿＿日期＿＿＿＿＿＿				
作　者＿＿＿年代＿＿＿編號＿＿＿＿＿				
	是	否	不清楚	不適用
1. 研究的哲理觀點與研究法是否一致？	□	□	□	□
2. 研究問題、目的及研究方法學間是否一致？	□	□	□	□
3. 研究方法學與收集資料問題是否一致？	□	□	□	□
4. 研究方法學與資料呈現及分析間是否一致？	□	□	□	□
5. 研究方法學與結果的解釋間是否一致？	□	□	□	□
6. 有無研究者文化或立場的說明？	□	□	□	□
7. 研究者對研究及其他層面可能會有的影響是否有說明？	□	□	□	□
8. 研究對象的意見是否有適當表達？	□	□	□	□
9. 研究是否有通過倫理審查委員會審查？	□	□	□	□
10. 研究結論是否來自研究資料的分析或詮釋？	□	□	□	□
整體評讀：□採納　□拒絕　□尋找其他資訊				
評論（包括不採納理由）				

❒ 表11-2　JBI闡述性與鑑定性研究資料萃取格式(QARI)

評閱者＿＿＿＿＿＿＿＿日　期＿＿＿＿＿＿＿＿
作　者＿＿＿＿＿＿＿＿年　代＿＿＿＿＿＿＿＿
期　刊＿＿＿＿＿＿＿＿編　號＿＿＿＿＿＿＿＿
研究描述
方法學
方法
措施
場域
地域
文化
對象
資料分析
作者結論
評論

7. 資料統合(data synthesis)：Pearson (2004)指出在統整文字資料時最複雜的問題是確認相關研究發現的技巧，並取得一致性的意見。統合統整是將個別性的質性研究結果結合形成一致的論點，需經過合理性且具邏輯性的解讀推論的流程。對於質性研究證據的評讀者而言，再進行質性資料統整之前，必須建立特定之標準。如：設定主題分類的規則、把研究發現歸納與書寫摘要至各次主題與主題的方法。最終的系統性文獻回顧報告中，應詳實記錄與說明所有上述之決定及理由。質性研究的分析和統整是依據所處理的資料，如同量性資料之統合分析。但主要的差異是量性資料統合多是應用隨機控制試驗的研究結果；而質性資料統整是應用質性研究結果(Joanna Briggs Institute, 2014)。質性研究結果的整合是使用JBI-QARI之軟體，基於這些相似意義的研究結果進行聚集或

整合(aggregation or synthesis)成類目，再將相同的類目整合成主題，使研究現象成為一整體（穆，2014）。

8. 結果：該研究一開始由資料庫搜尋共有337篇可能文章。再經過納入文章標準的篩選後，共有12篇文章進行評析，最後共納入8篇文章（共41個研究結果）。經由資料的整合，共衍生9個次主題及4個主題。研究結果之主題分別為：
   (1) 正常身體的遠離：在治療過程中，癌症兒童及青少年身體會經驗到極度的虛弱與活動受限，也中斷了原有的生活秩序。對照生病前後身體的變化，自覺正常身體逐步遠離自己，且羨慕同儕擁有健康的身體。
   (2) 自我認同的失落：反覆住院接受治療過程中，癌症兒童及青少年會經驗身、心與社會的多重失落，如：失去自我控制、對癌症復發的不確定感、生活型態改變後易與同儕失聯，以及與家人互動關係改變。身體受苦與不適症狀、生活方式及學校生活之改變與中斷，致使自我與社會認同的受創。
   (3) 護己的謀略與支持：癌症兒童及青少年自覺身體改變後，為維持自我的完整性及減少傷害，在與他人及社會互動時，會運用技巧隱藏病症、試探他人的反應，與為避免嘲弄，則採取避免社交退縮的因應策略。然而，同儕支持與父母無悔的再保證與接納，可使其獲得安全感與實質的情緒支持。
   (4) 超越身體的枷鎖：經歷威脅生命的疾病，癌症兒童及青少年會改變看待生命的方式，以正向成熟的態度處理挫折與問題，關心且珍惜與家人朋友的關係。用正向角度欣賞自己身體的變化，拒絕被貼上疾病標籤。跨越了抗癌過程帶來身體的改變與限制，對自己的未來生活也有嶄新的規劃。

9. 討論：該研究分別針對四大主題，進行與相關文章的批判及討論。

10. 結論：提供對於臨床實務的建議，如：傾聽與接受癌症兒童及青少年身體心像改變的感受、評估情緒、疾病相關訊息，及實質社會支持的需求。瞭解並協助重返正常生活的重要性、協助發展因應身體心像改變之策略、鼓勵表達面對人際互動的問題及教導溝通技巧、協助發現及確認自我優勢，以及鼓勵他們正向思考，及與其討論對於未來的規劃。

案例二

1. 研究題目：癌症兒童及青少年確立為癌症後一年內家庭成員的生活經驗(Mu et al., 2015)

2. 研究現象的背景、研究問題及目的：當兒童及青少年無預期地確認罹患癌症，對於病童本身、父母及家庭成員經歷驚慌、恐懼的情緒。少數的質性研究指出病童罹癌確診一年內，為了配合治療，經驗到混亂的家庭生活情境及生活失序的衝擊。然而，癌症病童及青少年、父母及手足，皆有其不同因應癌症治療的體現。目前並無此現象之質性系統性文獻回顧，期望藉由此系統性文獻回顧，瞭解癌症兒童及青少年確立為癌症後一年內家庭成員的生活經驗。提供實證建議，促進醫護專業人員以家庭為中心的觀點及系統性性評估，有助於家庭成員的調適。研究目的為探討癌症兒童及青少年確立為癌症後一年內家庭成員的生活經驗。

3. 納入條件(inclusion criteria)

   (1) 群體(types of participants, P)：納入群體是兒童及青少年罹患癌症一年內，涵蓋父母及手足之家庭成員。在此系統性文獻回顧並無限制其癌症類型、嚴重度及預後。排除非癌症兒童及青少年的家庭成員（如：醫療專業人員的經驗）。

   (2) 有興趣的現象(phenomena of interest, I)：此系統性文獻回顧所感興趣的現象是兒童或青少年罹患癌症一年內，整個家庭對於病童確診及接受治療過程的影響及衝擊的經驗。排除兒童或青少年罹患癌症超過一年的家庭成員的經驗。

   (3) 現象發生的脈絡(context, CO)：此現象發生在急性照護單位、居家及社區之任何文化脈絡的情境。

   (4) 研究方法：此研究聚焦在質性研究，但不限制研究設計。納入研究如：現象學、紮根理論、民族誌、行動研究、詮釋現象學、焦點團體等。排除專家意見報告。

4. 搜尋策略（資料庫、關鍵詞）：研究納入中、英文之相關文章。搜尋資料的時間點是以1960年（資料庫之啟用時間）至2013年之間發表的文章。第一階段以搜尋PubMed 及CINAHL，以確認相關的關鍵字(key word or index terms)及符合主體的標題(matched subject headings)。第二階段是擴延的搜尋資料庫，使用搜尋策略去確認潛在的納入文章。最後，檢索納入文章的羅列之參考資料及碩、博士論文等。該研究使用的資料庫如：PubMed, CINAHL、ProQuest Dissertations and theses、CEPS思博網－中文電子期刊服務及全國博碩士論文資訊網。此研究使用的關鍵字如下：

(1) 英文關鍵字：

A. Phenomena of interest: lived experience* or life experience or experiences or feeling* or child parent relation or distress or stress or impact

B. Types of participants: child with cancer or pediatric cancer or family or siblings or carcinoma or sarcoma or lymphoma or neuroblastoma or tumor or leukemia or brain tumor or child* or adolescen* or teen* or youth* or pediatric or paediatric

C. Types of studies: qualitative research or phenomenology or hermeneutic phenomenology or grounded theory or ethnography or focus group or action research or narrative research

(2) 中文關鍵字：

A. 有興趣的現象：經驗、生活經驗、壓力經驗、親子關係。

B. 群體：癌症、兒童、青少年、手足、父母親。

C. 研究種類：質性研究、現象學、詮釋現象學、紮根理論、民族誌、焦點團體、行動研究及敘事研究。

5. 文獻評析(quality appraisal)：經由二位研究者獨立的去確認可能納入文章的研究方法論之嚴謹度，進而決定納入文章。使用JBI-QARI為評析工具（見表11-1）。

6. 資料萃取(data extraction)：使用JBI-QARI之軟體，進行資料萃取（見表11-2）。此步驟讓研究者去詳實的記錄每一篇納入文章的研究方法論(methodology)、研究方法(method)及資料分析，亦涵蓋參與者的相關訊息資料及研究場域的脈絡觀點。定期會議及交叉檢查有助於降低錯誤的風險及提供此研究的正確性。

7. 資料整合(data synthesis)：質性研究結果的整合是使用JBI-QARI之軟體，基於這些相似意義的研究結果進行聚集或整合(aggregation or synthesis)成類目，再將相同的類目整合成主題，使研究現象成為一整體。

8. 結果：該研究一開始由資料庫搜尋共有2,406篇可能文章。再經過納入文章標準的篩選後，共有11篇文章進行評析，最後納入8篇文章（共29個研究結果）。納入文章之研究設計：2篇紮根理論研究、4篇現象學研究及2篇質性研究(qualitative inquiries)。經由資料的整合，共衍生7個次主題及5個主題。研究結果之主題分別為：(1)籠罩癌症現身的失落煎熬；(2)更迭處境中激發共同承擔的勇氣與希望；(3)專業照顧與支持性關懷，使家庭獲得恢復力；(4)醫病溝通以掌握病情變化與自身處境；(5)正向面對計畫未來。

9. 討論：該研究分別針對五大主題，進行與相關文章的批判及討論。

10. 結論：研究對於臨床實務的建議，如：傾聽與接受初次確診之癌症兒童與青少年及其家庭成員的震驚、憤怒與失落的情緒；瞭解初次確診罹癌及接受治療過程對於癌症兒童與家庭成員的身心困擾，及改變原有生活秩序、家庭運作的關聯性； 激發癌症兒童及其家庭成員積極抗癌的希望與勇氣；提供家庭成員重返原有的正常生活型態的策略；提供癌症病童適應陌生醫院環境與情境的方式；主動發現不同年齡癌症病童個人特性及自主性，提供符合其所期待的醫療訊息需求，以增進其對治療的認識及配合度；尊重家庭成員對於獲知醫療訊息的角色與需求，提供符合個別性認知醫療訊息告知方式，增進其對於病情的掌握度；醫療團隊應展現對於癌症治療的專業與技術的能力，增進癌症兒童及其家庭對醫療照護的信任及安定感；及鼓勵癌症兒童及其家屬於病情穩定後，正向思考與計畫未來生活。

11-4 評析工具及內容說明

對於判定初級研究(primary research)及次級研究(second research)的文章品質，皆是以文章是否具備嚴謹度來決定。同儕審查制度可提升研究草案及執行系統性文獻回顧之報告書寫的嚴謹度(Joanna Briggs Institute, 2014; Hopp & Rittenmeyer, 2015)。Cohen及Crabtree (2008)指出現存的評析工具有7個相關於文章品質的面向，如：研究者偏差的評值、效度、信度、研究計畫的重要性、研究報告的清晰及邏輯一致性、倫理考量及嚴謹性的工具。Pearson (2003)發展評讀詮釋型與批判型研究效度的準則，說明如下：

1. 在所陳述的哲學觀點和所應用的研究方法間，應具有一致性。在報告中應明確陳述研究本身所依據的哲學或理論，以及研究方法的選擇。
2. 研究方法學與研究問題或目的應具有一致性。研究方法學適用於研究問題。
3. 在研究方法學與研究蒐集資料的方法之間存有一致性。研究所應用的資料蒐集方法應符合研究方法學。
4. 在研究方法學與資料分析與重現間具有一致性。資料分析與重現過程應與研究方法學立場一致。
5. 在研究方法論與研究成果的詮釋具有一致性。研究成果應以能反映其研究方法論的方式來詮釋。
6. 研究者本身之信念與價值觀對於研究有潛在的影響，因此研究中需說明研究者之文化背景或理論背景是非常重要的。
7. 研究者對於研究的影響要說明清楚，反之亦然。研究者與研究中任一要素（包括受訪者或訪問過程）有任何相關的情況，都應適當說明與澄清。
8. 受訪者以及他們的本意，都要適度重視。這類性質的報告都擷取部分訪談資料以作為研究者對其結論之基本佐證資料，並藉以確保受訪者能在報告中重現。
9. 研究本身應該要有合乎專業倫理的認可，不論是根據現有的判斷準則，或如最近一些研究的做法，說明獲得且符合倫理規範的證明。

10. 研究論文中的結論撰述應溯源自研究資料的分析或詮釋。此一判斷準則重視的是研究發現與受訪者的想法或說法兩者間的關係。在評讀一份報告時，最重要的是文章中的結論是完全依據所蒐集的資料萃取而來。

JBI發展質性系統文獻回顧的嚴謹度之評析工具，建議需要至少兩個研究者（主持人及其同儕）。當主持人針對所有納入文章之每一評析的題目評讀，並給予分數及建議後，再由另一位研究者進行文章評析。最後，由此研究的主持人進行每篇文章評析結果的審核，若有項目彼此意見不同可以進行討論，最後由主持人決定是否納入該篇文章（穆，2014; Joanna Briggs Institute, 2014）。

目前有一些研究者在進行質性系統性文獻回顧時，選擇JBI質性評析工具(QARI)，理由是此工具簡潔（10題），其他的優勢如：各題目的嚴謹度、考量質性研究之反思性的本質（如：問題是定位在關於研究者的文化性或理論性），及包括研究者反思自己與研究場域的關係。此外，在研究中參與者的表達的想法是否有被適當的陳述，這些問題有助於聚焦在我們所關注的現象(Ludvigsen et al., 2016)。Hopp及Rittenmeyer (2015)常見的質性系統性文獻回顧的評析工具，如：JBI-QAIR（見表11-1）、critical appraisal skills program (CASP)及evaluation tool for qualitative studies (ETQS)，然而，這些評析工具的異同處為何？

Hannes、Lockwood及Pearson (2010)以比較性分析三種質性研究的評析工具（JBI-QAIR、CASP及ETQS），進行協助研究者對於評估原始質性研究報告之效度(validity)。該研究將此三種研究工具集聚成為11個評析標準，如：理論性架構、研究設計的適當性、資料收集步驟、資料分析、研究結果報告、研究的脈絡、對研究者的衝擊、可信性、倫理、研究結果的適當性，及研究的價值／臨床應用，以進行一致性的比較。並運用Maxwell (1992)解構質性研究之效度的五大步驟，如：描述性效度(descriptive validity)、詮釋效度(interpret validity)、理論性效度(theoretical validity)、外推性（generalization；亦稱外在效度）及評值效度(evaluative validity)，進行全面性的探究。研究結果顯示儘管CASP是常見的評析工具，且對於新手研究者而言，是相較簡單友善的。但相較於其他二種評析工具，CASP並無特別去論述原始研究(original study)的研究方法論的品質。然而，JBI-QAIR的評析工具未提及原始研究之研究的價值／臨床應用。相較之下，ETQS可提供更詳細說明在如何詮釋評析標準。整體而言，JBI-QAIR的評析工具是聚焦於研究方法論與哲理觀、資料收集、分析、結果等的一致性(congruity)，顯示最具有連貫性(the most coherent)。

以下筆者以Mu等人(2015)癌症兒童及青少年確立為癌症後一年內家庭成員的生活經驗，所納入文章(Wong & Chan, 2006)之一，舉例說明如何運用JBI-QAIR的評析工具（見表11-3）。

❒ 表11-3　運用JBI-QAIR的評析工具之實例說明

評析項目	納入文章內文說明（頁數）	是	否	不清楚	不適用
研究的哲理觀點與研究法是否一致？	研究方法採用現象學研究法，現象學源自胡賽爾、海德格、沙特及梅洛龐蒂…。研究針對一個特殊的現象之參與者的經驗，探討其較深度及較完整的意義(p.711)	☐	☐	☐	☐
研究問題與目的及研究方法學間是否一致？	研究目的是瞭解癌症兒童之父母在孩子接受治療期間之因應經驗(p.711)	☐	☐	☐	☐
研究方法學與收集資料問題是否一致？	收集資料採立意取樣，納入的對象是病童在接受治療期間，為其主要照顧者之父母。以質性訪談，使用開放式問句與互動(p.712)	☐	☐	☐	☐
研究方法學與資料呈現及分析間是否一致？	資料分析以Colaizzi's現象學研究法，陳述資料分析過程透過現象學存而不論的方法等(p.712~713)	☐	☐	☐	☐
研究方法學與結果的解釋間是否一致？	透過現象學分析及結果的書寫歷程與其研究方法學一致(p.713~715)	☐	☐	☐	☐
有無研究者文化或立場的說明？	於討論處，研究者提及中國文化信念影響父母的因應經驗。孩子生病歸因其命運，家長對孩子的病情態度類似的中國宿命論的 'yuan' (p.715)	☐	☐	☐	☐
研究者對研究及其他層面可能會有的影響是否有說明？	於討論處，研究者提及研究對象之文化及其佛教宗教信念，影響與病童的互動及照顧態度等(p.715~716)	☐	☐	☐	☐
研究對象的意見是否有適當表達？	每一主題均有描述其內涵，並引用研究對象的話語予以呼應(p.713~715)	☐	☐	☐	☐
研究是否有通過倫理審查委員會審查？	已通過倫理審查委員會審查(p.712)	☐	☐	☐	☐
研究結論是否來自研究資料的分析或詮釋？	研究結論以深度訪談的逐字稿資料，運用現象學分析及詮釋資料(p.715~716)	☐	☐	☐	☐

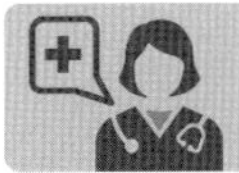

結論

質性研究結果提供介入性措施及醫療照護服務的參酌依據，而質性系統性文獻回顧則是整合多篇的質性研究，跨越了個人對該現象之研究結果的分析及詮釋(Korhonen et al., 2013)。透過嚴謹的確認問題、搜尋資料、文獻評析、資料萃取及整合，進而產生新的及統整的詮釋。期望藉由實證更能洞悉有興趣的現象之全貌及本質，且能提供健康照護工作者在臨床複雜的照護情境中，促進其敏銳且正確地執行臨床決策或擬定相關政策之建議。然而，運用實證於臨床實務及相關政策之使用，可能會面臨質性轉譯科學研究障礙，及研究結果外推性的挑戰。穆(2013)整合多元專業領域及研究方法來建構實證照護應用架構，針對處理轉譯研究障礙，強化質性系統文獻回顧的深度與廣度，應可提供高品質的護理照護措施。

相關研究也提及外推性是對於研究結果如何應用在群體、情境及時間上相當重要的議題，若無外推性，亦無以實證為基礎的實務(Polit & Beck, 2010)。Finfgeld-Connett (2010)提出建構健康相關政策及改善臨床實務，實證的研究結果是需具備有外推性及可轉移性(transferable)至新的情境。綜上述，護理研究者致力於發展質性系統性文獻回顧的過程中，仍需考量處理質性轉譯科學障礙及研究結果外推性、可轉移性的相關議題，方能提供最適切且符合臨床照護實務面的需求之研究結果，進而發展臨床照護指引及協助相關健康政策的制定。

問題與討論

1. 請說明質性系統性文獻回顧與文獻回顧之差異？

2. 請簡述書寫質性系統性文獻回顧之研究步驟？

3. 請討論如何使用JBI質性文獻評析工具？

4. 請說明針對納入質性研究文章之研究結果評析的方式？

5. 請說明質性轉譯科學研究障礙為何？

答案

1. 請見11-1研究方法簡介。
2. 請見11-3 PICO系統性文獻回顧草案步驟與說明。
3. 經由二位研究者獨立去確認可能納入文章之研究方法論之嚴謹度（詳細步驟說明請參考表11-1）。
4. 請見11-3 PICO系統性文獻回顧草案步驟與說明之6.資料萃取。
5. 請見11-1研究方法簡介。

參考資料 Reference

陳月枝等(2000)．*質性護理研究法*．臺北市：護望出版社。

穆佩芬(2013)．質性轉譯研究之臨床應用．*護理雜誌，60*(5)，18-24。

穆佩芬(2014)．質性系統性文獻回顧研究法．*源遠護理，8*(3)，5-11。

穆佩芬、陳玉枝(2011)．*100年實證護理繼續教育應用及推廣計畫期末報告*．臺北市：臺灣實證照護中心。

Bridie Kent, E. F.-O. (2008). Using meta-synthesis to facilitate evidence-based practice. *Worldviews on Evidence-Based Nursing, 5*(3), 160-162.

Cohen, D. J., & Crabtree, B. F. (2008). Evaluative criteria for qualitative research in health care: Controversies and recommendations. *Annals of family Medicine, 6*(4), 331-339.

Erwin, E. J., Brotherson, M. J., & Summers, J. A. (2011). Understanding qualitative metasynthesis: Issues and opportunities in early childhood intervention research. *Journal of Early Intervention, 33*(3), 186-200.

Finfgeld Connett, D. (2010). Generalizability and transferability of meta-synthesis research findings. *Journal of Advanced Nursing, 66*(2), 246-254.

Hannes, K., Lockwood, C., & Pearson, A. (2010). A comparative analysis of three online appraisal instruments' ability to assess validity in qualitative research. *Qualitative Health Research, 20*(12), 1736-1743.

Hopp, L., & Rittenmeyer, L. (2015). Review and synthesize completed research through systematic review. *Western Journal of Nursing Research, 37*(10), 1359-1372.

Joanna Briggs Institute. (2014). JBI reviewers' manual, 2014. University of Adelaide: South Australia, Joanna Briggs Institute.

Kent, B., & Fineout-Overhold, E. (2008). Using meta-synthesis to facilitate evidence-based practice. *Worldviews on Evidence-Based Nursing*, 5, 160-162.

Korhonen, A., Hakulinen Viitanen, T., Jylhä, V., & Holopainen, A. (2013). Meta synthesis and evidence based health care–a method for systematic review. *Scandinavian journal of caring sciences, 27*(4), 1027-1034.

Lee, M. Y., Mu, P. F., Tsay, S. F., Chou, S. S., Chen, Y. C., & Wong, T. T. (2012). Body image of children and adolescents with cancer: A metasynthesis on qualitative research findings. *Nursing and Health Science*, 14, 381-390.

Ludvigsen, M. S. H., Elisabeth, O. C., Meyer, G., Fegran, L., Aagaard, H., & Uhrenfeldt, L. (2016). Using Sandelowski and Barroso's meta-synthesis method in advancing qualitative evidence. *Qualitative Health Research, 26*(3), 320-329.

Major, C. H., & Savin-Baden, M. (2010). *An introduction to qualitative research synthesis: Managing the information explosion in social science research*. Routledge.

Morse, J. M. (1991). Approach to qualitative-quantitative methodological triangulation. *Nursing Research. 40*(1), 120-123.

Mu, P. F., Lee, M. Y., Sheng, C. C., Tung, P. C., Huang, L. Y., & Chen, Y. W. (2015). The experiences of family members in the year following the diagnosis of a child or adolescent with cancer: A qualitative systematic review. *JBI Database of Systematic Reviews & Implementation Reports*, 13, 293-329.

Noblit, G. W., & Hare, R. D. (1988). *Meta-ethnography: Synthesizing qualitative studies*. Sage.

Paterson, B. L., Thorne, S. E., Canam, C., & Jillings, C. (2001). *Meta-study of qualitative health research*. Thousand Oaks, CA: Sage.

Pearson, A. (2004). Balancing the evidence: Incorporating the synthesis of qualitative data into systematic reviews. *JBI reports, 2*(2), 45-64.

Polit, D. F., & Beck, C. T. (2010). Generalization in quantitative and qualitative research: Myths and strategies. *International Journal of Nursing Studies, 47*(11), 1451-1458.

Sandelowski, M., & Barroso, J. (2003b). Classifying the findings in qualitative studies. *Qualitative Health Research, 13*(7), 905-923.

Sandelowski, M., & Barroso, J. (2007). *Handbook for synthesizing qualitative research.*

Sandelowski, M. (2008). Reading, writing and systematic review. *J Adv Nurs, 64*(1), 104-110.

Stern, P. N., & Harris, C. C. (1985). Women's health and the self-care paradox: A model to guide self-care readiness. *Health Care for Women International*, 6, 151-163.

Thorne, S. (2009). The role of qualitative research within an evidence based context: Can metasynthesis be the answer? *International Journal of Nursing Studies*, 46, 569-575.

Tsay, S. F., Mu, P. F., Lin, S., Wang, K. W. K., & Chen, Y. C. (2013). The experience of adult ventilator-dependent patients: A meta-synthesis review. *Nursing & Health Sciences, 15*(4), 525-533. doi: 10.1111/nhs.12049.

Zimmer, L. (2006). Qualitative meta-synthesis: A question of dialoguing with texts. *Journal of Advanced Nursing, 53*(3), 311-318.

Walsh, D., & Downe, S. (2005). Meta synthesis method for qualitative research: A literature review. *Journal of Advanced Nursing, 50*(2), 204-211.

Wong, M. Y. F., & Chan, S. W. C. (2006). The qualitative experience of Chinese parents with children diagnosed of cancer. *Journal of Clinical Nursing, 15*(6), 710-717.

CHAPTER 12

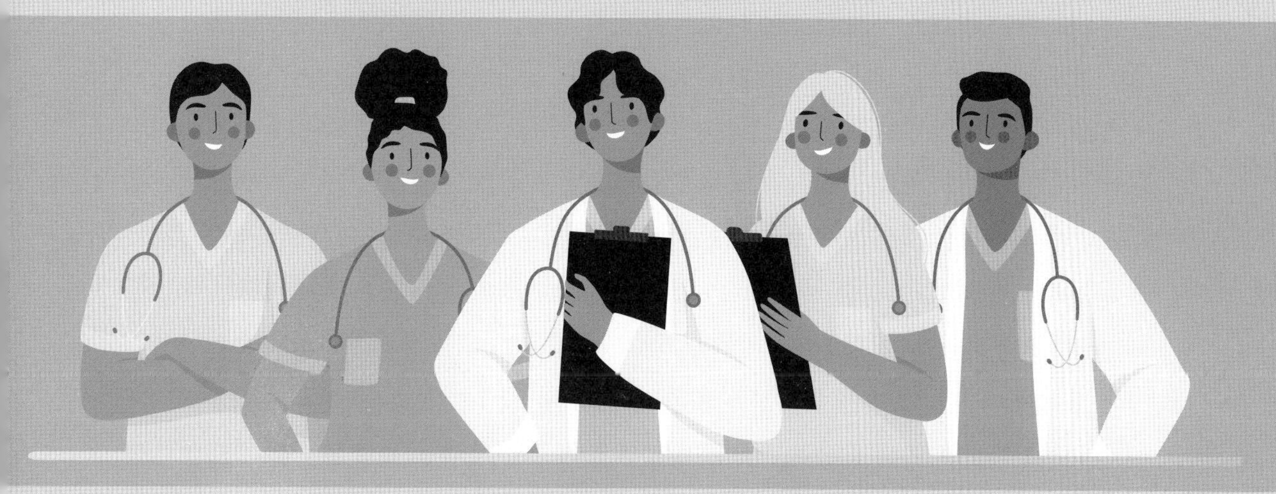

文本和專家意見

編者｜楊寶圓

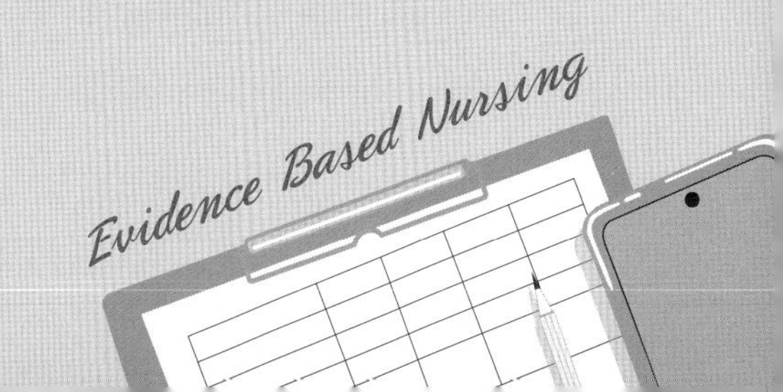

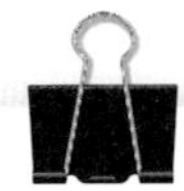
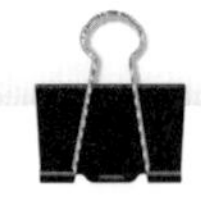
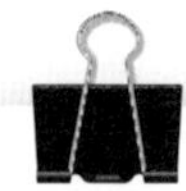

前言

雖然醫療保健人員普遍的認為以實證研究為基礎，所獲得的結果，才是實務推行的最高準則；但一些臨床醫師對常規性的運作，仍要以實證驗證才可進行實務操作之想法，感到過度實證操作，而失去實證的原意，且有相當多的批評。因此他們要求一個折衷的、務實的態度來構思在日常工作中的執行證據的方法；那就是在整個健康衛生體系，讓病人即該系統評價“消費者”，視經驗豐富的醫護人員和其他專家的觀點，為實務實證有效形式。在臨床照護活動中，有些因倫理而無法執行研究來引導臨床實務的改進時，此時專家的意見著實可協助實務的推行及改善。

專家除接受科學訓練，並將所學運用實務操作。於實務過程中，不斷累積經驗和認知，最終形成專家經驗，此經由嚴謹訓練過程所產生之意見，亦具有參考價值；但並非全部專家意見皆可參酌，一些缺乏嚴謹思考的專家意見或因時代文化變遷，仍視為無證據力。因此本章節探討專家意見的文獻回顧，使其集結結論為可信的意見，以作為實務運用。

12-1 專家意見之文獻回顧目的／問題

專家意見的文獻回顧，是針對特定臨床議題之專家建議，而非研究實證的因果關係的議題，其“PICO”內容如下。

一、納入標準

（一）群體／參加者的類型(Population / Type of participants)

主要探討專家對某特定群體，提出相關的意見。所描述之群體，應包括特定特徵，如年齡、性別、學歷或專業資格層級。這對要探討的問題是非常重要，都應該加以說明。群體的特點，無論是包含條件或排除條件，都應基於一個明確的理由，而不是個人的推理。

（二）相關的措施／現象(Intervention(s) / phenomena of interest)

所謂的相關的措施／現象是主要要探討的現象或議題，包括診斷、治療、預後及病人的觀點等。這其實與其他類型的文獻回顧一樣，都是針對有興趣的措施／現象進行文獻回顧探討。只是此現象並非研究的現象，而是以專家意見、政策或其他醫療保健等方面的意見為主，例如實務管理或特定的措施之文本描述或論述。

（三）脈絡(Context)

專家意見的文獻回顧是不需要「對照措施」，而是描述所探究現象或議題所發生之脈絡(CO)。意即在何種情境及情況之下發生。

（四）結果(Outcome)

專家意見的文獻回顧不需要「結果」的說明。

案例一

1. 文獻回顧目的／問題：

Dodd (2012)以專業者的觀點，探討小時候被性虐待而有創傷經驗老人的處境及遭遇。此篇是屬於專家意見的文獻回顧，其目的是揭露機構、社會、社區和個人互動關係，針對老人未被解決的創傷經驗，有哪些因素可能強化或減低老人創傷影響。

2. 納入範圍

P. 群體

健康專業者包括精神科醫師、心理師、護理師、一般醫師、社會工作者和其他臨床師或治療師，曾經照護有小時候被性虐待之創傷老人所撰寫之專家意見。

I. 相關的措施／現象

探討小時候曾經有被性虐待之創傷老人之經驗。

CO. 脈絡

搜尋文獻內容將包括專家意見、假設或主張、討論文章、意見書和個案報告這些文章，可能出現在雜誌、書、專著、報告和政府出版品包括政府網站的出版品。未出版文獻，例如論文，也是可搜尋的內容。

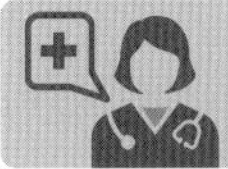

12-2 搜尋文獻回顧的策略

文獻回顧的搜尋文獻不是研究相關文獻，而是以搜尋專家論述或見解為主的文獻。搜尋策略主要尋求出版和未出版文獻，搜尋策略為三個步驟：

1. 第一步驟：以PubMed、MEDLINE和CINAHL有限的搜索包含在標題、摘要和索引詞的文本文字分析，以決定描述文章關鍵字有哪些字詞。在搜尋研究資料的步驟中，我們可由前述PICO做為各個資料庫的關鍵詞。
2. 第二步驟：使用確定的所有關鍵字和索引詞在納入所有資料庫進行搜索(Jordan, Konno, & Mu, 2011)。
3. 第三步驟：計畫草案應該列出搜尋有哪些資料庫，沒有出版文獻應該納入參考文獻。每個資料庫的關鍵字查詢策略應該被記錄（Jordan et al., 2011；宋、張，2006）。

案例一

Dodd (2012)以專業人員的觀點探討童年受性虐待的創傷老年人：文本和專家意見的系統性回顧：

1. 關鍵字："older adult survivor of childhood sexual abuse", "older adult survivor", "older male survivor", "older female survi1vor", "older women survivors"

2. 檢索文獻回顧的策略

有三步驟的搜索策略：

(1) 第一步驟是有限的搜索：從MEDLINE、CINAHL和PsycINFO資料庫中搜索重要文獻，以確定發表相關主題的主要關鍵字。

(2) 其次步驟：使用確定的所有關鍵字和索引字詞在所有資料庫中進行第二次搜索，包括PubMed / Medline, CINAHL, PsycINFO, PsycARTICLES, Scopus, Google Scholar, Google Books, Illumina / Proquest, PILOTS (Published International Literature or Traumatic Stress)。

(3) 第三步驟：自第一、二步驟之後，自所有已查明的報告和文章的參考文獻，進行手動搜索，以尋求更多的相關文章，這包括相關的期刊、書籍、意見書、會議程序和論文。

由此案例一，最終合格為59篇文獻，全文評估後最後再選擇出26篇文本和論文做進一步的資料萃取。

12-3 敘事、專家意見及文本文獻回顧評核

專家意見的有效性，應該考慮意見的合理性、邏輯性、說服能力、意見權威性的來源和意見的品質，以判斷的內容有效性。

因此，哪些專家意見的文獻可被納入，評核重點是專家陳述意見的真實性，包括：具體地、意見來源的真實、可能的動機因素和如何交替意見得到解決。

以下為JBI有關文本和專家意見的回顧評核表，可協助審核專家意見文獻的適切性：

❒ 表12-1　JBI敘事、專家意見及文本文獻回顧評核表

批閱者__________　日期__________

作者年__________　編號__________

	是	否	不清楚	不適用
1. 意見來源是否清楚確認	☐	☐	☐	☐
2. 意見來源是否屬於該專業領域	☐	☐	☐	☐
3. 專家意見是否以病人利益為中心	☐	☐	☐	☐
4. 專家意見的邏輯／經驗基礎是否可明確清楚的表達	☐	☐	☐	☐
5. 此意見是否有分析性的發展	☐	☐	☐	☐
6. 是否有參考現存文獻／證據和有任何不一致和有無邏輯辯護	☐	☐	☐	☐
7. 同儕是否支持此論點	☐	☐	☐	☐

整體評讀：☐採納　☐拒絕　☐尋找其他資訊

評論（包括不採納理由）

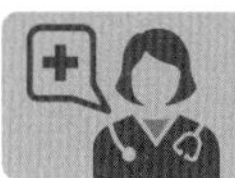

12-4　資料萃取

應仔細閱讀文獻後，進行提取該文獻的主要詳細訊息的摘要。評論文獻的優點和弱點的摘要總結：文本資料萃取，涉及從原始出版物，是否有使用一致和標準化的具體的方法，以達成審查結論的轉移彙總。

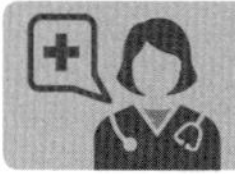

12-5　資料聚合

採用資料聚合(meta-aggregation)的方式來處理及分析文本資料，步驟為：(1)組成總結；(2)分類這些總結的內容，根據相似的意涵，形成類別；(3)統整這些類別，形成一組能夠充分代表統整類別之意涵，並標示為主題，此主題是可以被用來作為實證基礎的實務。

每一個結論／結果，都應評斷其可信度層級，文本和專家意見的結論／結果之可信度可分為三個層次：

1. **明確的**：依據實證排除合理的懷疑，其結果是符合實際事件的報告、觀察和沒有任何異議提出。

2. **可信的**：那些論點和理論架構儘管解釋的似是而非，它們仍可以根據資料進行邏輯地推斷。由於調查結果具有解釋性，所以他們的可信度是可以被挑戰的。

3. **不被支持的**：當資料是不支持結果。

當所有結果和說明的資料已經被確定，評審者需要讀取所有的結論，並且確認出相似結果，進行歸類為類別。類別的建立是從個別文獻的結果，到考慮納入審查的所有論文之結果。資料綜合的第一步是聚集各篇文獻結果和移動結果。類別是基於評審者認定在含義上有相似者。一旦類別成立，將結果和其解釋一讀再讀，加上評審者之間的討論，即可建立綜合的結果。當分配類別至統合分析之主題結果，NOTARI會將資料轉換成一個資料綜合表或“NOTARI－視圖”。這些類別和綜合結果可以被用作為根據的實務狀況之實證（穆、蔡、石，2012）。

案例一

Fallon等(2008)將近五年之文章經由專家意見的審查共有25篇文獻被萃取。大便失禁的評估共有254個結果提取，合成31類別，然後將其此些類別分為五個綜合結果（主題）：

1. 歷史：採用醫療、手術、胃結腸、產科、泌尿科、認知、毒品和藥物、營養和性的歷史細節。

2. 腸評估：使用與發病有關的特定評估工具（繪畫大便圖表、排便日記、症狀的嚴重程度分級）、評估問題、因素或事件、目前的管理、腸模式史、症狀的嚴重程度。

3. 心理方面：關係的發展，即測量生活、環境品質評估工具，以及功能和認知能力的評估。

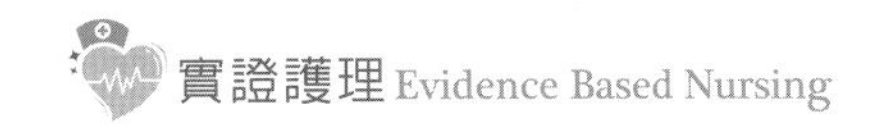

4. 生理檢查：目視檢查、腹部觸診和直腸指檢。

5. 專家推薦：風險因素識別、轉診病理、診斷評估。

結果和報告

系統性回顧報告的組成部分，將會在程度上反映原來系統性回顧計畫草案的內容。當配上該計畫草案時，應該有一個全面的背景，為執行文獻回顧結論進行審查的原因和理由。它還應包括審查目標的描述、回顧的文章中考慮的標準、搜索策略和關鍵評估方法、資料萃取與資料綜合。除了這些部分，該報告當然包括，綜合的結果及通過嚴格總結和已確認文獻的討論、解決執行評論時產生的議題（例如：限制）、為更進一步研究和實務的適當建議。

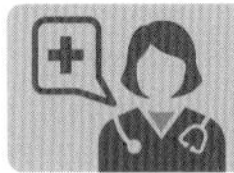

結 論

一、實務意義

一旦證據有足夠的水平驗證，便應作出適當的建議。該影響必須是根據專家意見之系統文獻分析處理之結果，而不是審閱自身的意見。建議必須清楚、簡潔和明確。

二、研究的意義

研究中，所有的影響必須取自於文獻回顧的結果，基於確認出文獻中的薄弱環節，如作者的專業信度，而得出的審查結果。

研究意義應避免一般的陳述回應，應需要進一步研究，但應該鏈接到具體問題（如較長的追蹤期）。

三、發展建議

The Joanna Briggs Institute (JBI)只要有可能，為了實務便會對每個系統性文獻回顧結果提出建議。在不同類型的實證和系統回顧的方法中，常見的做法是實務建議，此可以概括為需求。

實證分配等級

JBI之系統性文獻回顧所給予所有評論，設計實證等級。評論者應起草並為實務和研究修改建議，且包括和導致建議研究設計一致的證據等級。

實證等級反映出目前國際標準與期待。然而，隨著JBI採取對證據更廣泛的概念觀點，如反映在執行評論的能力中呈現之可行性、適當性、健康照護或保健經驗的意義，JBI實證等級包括具體標準，給予被萃取的納入文章一整體實證評估的可信性。

四、結論

嚴謹的提案或方案的發展，是產生高品質的系統性文獻回顧至關重要的因素。撰寫專家意見時，應確保過程的嚴謹性，並且當有必要的時候，應促進專家意見系統文獻分析結果之有效的更新。

問題與討論

1. 專家意見雖然在量性系統文獻回顧研究層級為最低層級，但於實務運用中仍有其執行和討論的必要性，其原因為何？
2. 專家意見的文獻回顧之PICO為何？
3. 專家意見的文獻回顧之搜尋策略？
4. 專家意見的資料綜合是如何進行？
5. 如何建立方法品質的評估？

答案

1. 請見前言。
2. 請見12-1專家意見之文獻回顧目的／問題。
3. 請見12-2搜尋文獻回顧的策略。
4. 請見12-5資料聚合。
5. 請見結論。

參考資料 Reference

宋惠娟、張淑敏(2006)．臨床決策：實證實務的步驟．*志為護理—慈濟護理雜誌*，*5*(3)，73-80。

穆佩芬、蔡淑鳳、石曜堂(2012)．*護理與健康照護之實證基礎的臨床應用－洞悉研究、經驗與專家意見*．臺灣愛思唯爾有限公司。

穆佩芬(2016)．護理實證轉譯．*護理雜誌*，*63*(6)，12-17。

謝伶瑜、林淑英(2014)．探討實證護理工作坊對護理人員實證知識、態度、技能及批判性思考之學習成效．*臺灣醫學*，*18*(1)，22-30。

Barton, C., Bonanno, D., Carr, J., Neal, B., Malliaras, P., Franklyn-Miller, A., & Menz, H. (2016). Running retraining to treat lower limb injuries: A mixed-methods study of current evidence synthesised with expert opinion. *British Journal of Sports Medicine, 50*(9), 513-526.

Diener, H., Bernstein, R., Butcher, K., Campbell, B., Cloud, G., Davalos, A., ... Krieger, D. (2017). Thrombolysis and thrombectomy in patients treated with dabigatran with acute ischemic stroke: Expert opinion. *International Journal of Stroke, 12*(1), 9-12.

Dodd, M. (2012). Health professionals' experiences with older adults affected by the trauma of their childhood sexual abuse: A systematic review of text and expert opinion. *Systematic Review Protocol, 9*(16), 1-21. doi: 10.11124/jbisrir-2011-313

Fallon, A., Westaway, J., & Moloney, C. (2008). A systematic review of psychometric evidence and expert opinion regarding the assessment of faecal incontinence in older community dwelling adults. *International Journal of Evidence Based Healthcare, 6*(2), 225-259.

Glennie, R. A., Dea, N., Ailon, T., Rhines, L., Sciubba, D., Verlaan, J.-J., … Fisher, C. (2016). A systematic review and expert opinion of preferred reconstructive techniques after enbloc spinal column tumor resection. *Global Spine Journal, 6*(1_suppl), s-0036-1583024-s-1580036-1583024.

Jordan, Z., Konno, R., & Mu, P. (2011). Synthesizing evidence from narrative, text and opinion. Lippincott Williams & Wilkins.

CHAPTER 13

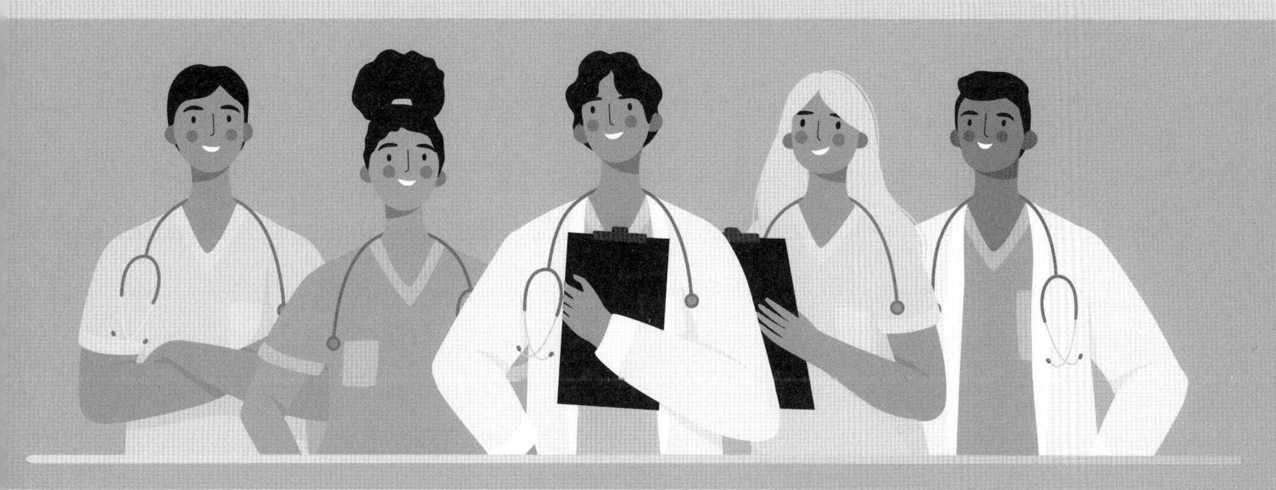

範域文獻回顧研究簡介

編者｜穆佩芬

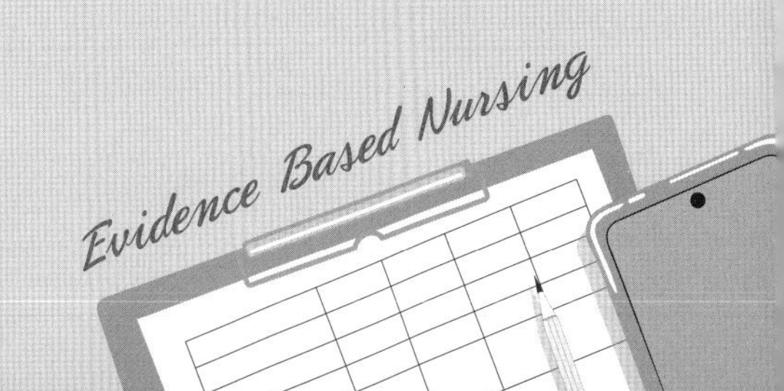

前言

範域文獻回顧研究(scoping review)是近年提出的一種新的系統文獻回顧方法，2009年由Grant和Booth首先提出此概念。範域文獻回顧研究又稱作「繪製圖像(mapping)」的文獻回顧研究(Anderson, Allen, Peckham, & Goodwin, 2008)。2005年Arksey及O'Malley提出了研究與分析的步驟。範域文獻回顧研究雖與系統文獻回顧有不同的研究目的，但仍採用嚴謹的實證轉譯的系統文獻回顧步驟，來確認及分析查詢所有與研究主題相關的發表文獻進行分析(DiCenso et al., 2010)。Daudt等人(2013)指出範域文獻回顧研究的目的在將特定主題文獻的研究方向進行繪製其圖像，並確定出其主要概念，文獻中的限制或待加強處，及用於臨床實務或政策制定中的實證型態與資源。

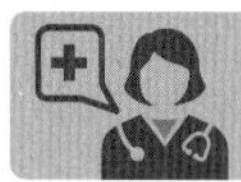

13-1 範域文獻回顧研究的目的

範域文獻回顧研究有下列幾種研究目的：(1)可做為在某研究領域中繪製其主要概念的範域，並且澄清其概念定義。例如：對青少年韌力經驗的質性研究方式及結果進行分析與統整，可以了解主要的群體特性研究方法及研究結果的向度，並對知識缺口進行討論；(2)可用來探究某一概念或現象的範域。此方式可提供未來進行系統文獻回顧的方向及協助研究者確認並精煉研究問題和適當的PICO/PICo；(3)可更廣泛的應用，如：用來澄清主要的概念、整理出某個主題中的介入措施的實證型態、確認實證的不足處。例如：比較並分析減緩癌症病患疲倦的各種介入措施的現況、優勢與未來發展方向；(4)可用來統整實證的發表時間、地點、文獻種類及研究領域；(5)可對某一主題進行較廣泛實證的探勘，也可以概念圖方式呈現在文獻中此概念如何定義、何其所指，以及包括哪些內涵，亦可用來確認實證資料及統整其內涵間的關係；(6)可用來決定某一研究主題的現有的內涵及研究方法。尤其我們對某一現象想深入了解並進行分析其包含向度的研究結果之現況、優勢與知識缺口時，範域文獻回顧的方式極為重要。

Arksey和O'Malley於2005年提出了範域文獻回顧研究步驟：(1)確認研究問題、(2)確認相關的文獻、(3)選擇文獻、(4)整理資料、(5)彙整及報告彙整結果、(6)討論與結論。因為範域文獻回顧研究的探勘範圍廣泛，乃將目前的實證資料整理並繪製成一個圖像，因此，並不需要如系統文獻回顧般的進行實證評讀。Levac、Colquhoun和O'Brien於2010年將Arksey等人所提出的分析步驟做了更清楚描述，其步驟為：(1)澄清並連接研究目的與研究問題、(2)考量廣度及完整性，確立範域文獻回顧研究過程的可行性、(3)採用團隊合作，共同選擇文獻及資料收集、(4)提供量性數據及質性內容分析的結果、(5)確認研究結果於政策、臨床及研究的應用及(6)討論與結論。

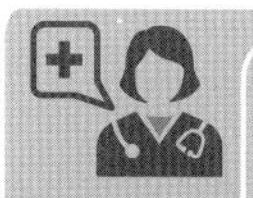

13-2 範域文獻回顧研究與系統文獻回顧研究之不同處

範域文獻回顧研究與系統文獻回顧研究均是採用嚴謹的研究過程來確認及分析回答研究問題的實證文獻(DiCenso et al., 2010)。兩者主要的差異乃在其研究目的與研究問題。範域文獻回顧研究是將特定主題的所有相關文獻繪製其圖像(Arksey & O'Malley, 2005)；系統文獻回顧研究是針對研究問題，將最好的文獻進行彙整。此外，範域文獻回顧研究是尋求對一較廣主題或現象(PCC)的相關文獻知識進行整體的查詢及報告，包括所有相關的研究設計與方法，並進行該知識的強處或知識缺口進行討論與分析。而系統文獻回顧乃針對一個特殊的研究問題(PICo)選擇較少的相關實證文獻進行統整(Arksey & O'Malley, 2005)。在資料分析與處理上，範域文獻回顧研究是對資料進行整體的描述，並不進行每個文獻的評析或對多個文獻的研究結果進行實證萃取；系統文獻回顧研究則須評估文獻研究設計的偏差並提供實證萃取的結果報告。

13-3 範域文獻回顧研究的系統文獻回顧草案

範域文獻回顧研究的進行可有不同的目的，因此，在範域文獻回顧研究的草案形構過程中，確定好研究的目的及擬採用的研究方法是首要步驟。範域文獻回顧研究是採用系統方式進行文獻回顧。範域文獻回顧研究的文獻回顧草案提供讀者瞭解最終目的為何，草案也須說明納入條件與排除條件，以及所納入的資料如何進行範域的圖像建構。換言之，範域文獻回顧研究草案提供了一個研究計畫，因此，減少資料的偏見是重要的。投稿者除了投JBI資料庫，亦可提供PROSPERO的註冊號碼。此外，範域文獻回顧研究亦須呈現使用Preferred Reporting Items for Systematic Reviews and Meta-Analyses (PRISMA)評析工具進行。以下針對書寫範域文獻回顧研究草案書寫步驟進行說明：

（一）範域文獻回顧研究草案的題目

範域文獻回顧研究的題目中，一定要呈現此研究方法。不同於治療性系統文獻回顧對研究問題所用的PICO，範域文獻回顧研究的研究問題為PCC。P為群體(population)，C為概念(concept)，C為脈絡(context)。所訂定的研究題目也需反應PCC的內容。因此由研究題目就可略覽此範域文獻回顧研究的範域及其結果的應用。換言之，研究題目、目的及納入條件均需反應在PCC上且有一致性。

例如：Tunnicliff等(2013)應用範域文獻回顧研究，在英國及其他開發中國家確認並評價實證對HIV臨床護理專家對預防HIV照顧的貢獻。Boydell等(2012)應用範域文獻回顧研究確認使用藝術為基礎的研究在文獻中的應用廣度，彙整其研究結果，及確認此研究法目前的不足處。Nichol等(2016)應用範域文獻回顧研究法調查居家罹患癌症病人的癌症症狀的處理與調適。也有學者應用範域文獻回顧法對某測量否臨床徵象的各種量表進行整體調查並進行量表的理論向度、使用群體、信效度特性與成效的討論並對知識缺口進行討論。

（二）範域文獻回顧研究的研究目的

研究目的與研究題目必須一致。且於研究目的中清楚指出納入條件的可能樣態。

（三）範域文獻回顧研究的研究問題

研究問題引領著納入條件的方向。明確的研究問題可協助發展草案、查詢文獻，及提供研究報告的結構。且須呼應PCC的內容。

（四）背景

此段落須完整的呈現對此研究問題的主要內涵。需要清楚說明為何要進行此範域文獻回顧研究。JBI建議此段落約為1,000字。此段落需要清楚的說明此研究概念的定義。為了說明需要進行範域文獻回顧研究的必需性，在此段落須說明納入條件的脈絡、已經有哪些文獻回顧、研究統整及單一的研究報告。此外，常使用查詢的資料庫有JBISRIR, Cochrane Database of Systematic Reviews, CINAHL, PubMed, EPPI, Epistemonikos及Google Scholar。

（五）納入條件

1. 研究群體：須清楚說明納入群體的特性，並說明如此定義的原由。
2. 概念：範域文獻回顧研究的核心概念需要清楚的說明及界定。此定義會引領並決定範域的界限與深度。概念可以是介入措施、現象，或是一個成效(outcome)。
3. 脈絡：可以是不同文化、種族、地點、地區、健康系統、機構或住家。

（六）資料來源

範域文獻回顧研究的資料來源可以是任何發表的文獻，包括：單一研究、文獻回顧、質性或量性之系統文獻回顧、臨床照護指引或專家意見的文章等。因此，納入條件需要能包括所有可能收集到相關文獻的資料庫或資料來源。若研究的範域僅為特定的群體或概念，資料的來源就可有所限制。

（七）資料搜尋方式

資料搜尋對象為盡可能包括所有可以回答研究問題的發表的或尚未發表的資料來源。建議參考JBI的搜尋文獻的三步驟進行。第一步驟主要是確認需要使用的關鍵字或索引字(index terms)。此步驟為初步且無限制的文獻搜尋，此步驟至少須查詢兩個主要資料庫。例如：PubMed或Cochrane Lib。將初步搜尋到的文獻進行閱讀，過程中分析其在題目、摘要及所使用的索引字中所用的概念或字。第二步驟為正式的資料查詢。乃將第一步驟所確認出的所有關鍵字及索引字應用在所有的資料庫中進行查詢。第三步驟為查詢灰色地帶的文獻，乃將所查詢到的文獻之參考資料的文章再次閱讀，是否有其他未查詢到且與研究主題相關的文章。文獻查詢的廣度或資料庫的多少，須依據範域文獻回顧研究的目的以及研究的概念主要來自哪些實證資料庫而決定。所包含的文章需考量研究主題所需納入的語言的文章及發表時間並說明原因。因此，研究者若對所擬研究的概念屬性於已發表文獻中的狀況越瞭解，也就越容易確定出適當的資料庫與查詢的關鍵字。

（八）資料萃取

在書寫範域文獻回顧研究的研究草案時，範域文獻回顧研究的資料處理過程須將所查詢到的資料結果列表。將結果做一邏輯性的統整描述且呼應此範域文獻回顧研究的研究目的與問題。所整理的資料須包括：作者、發表年代、研究群體之國家、參考資料、研究目的、研究群體及樣本數、研究方法、介入措施及操作定義（質性研究可省略）、成效指標（質性研究可省略），與範域文獻回顧研究問題相關的研究結果。

（九）結果

範域文獻回顧研究之研究草案中，需提出如何報告研究結果的計畫，例如：分析出的主題、圖像或表格等。此外，PCC之定義也可用於資料處理及如何繪製圖像的原則。也可用表格說明納入文章的基本資料。研究結果亦可以文字描述方式進行說明，或以概念分類方式呈現研究結果，例如：將介入措施劑型分類、將群體分為次群體、研究方法進行分類或是研究發現的重新統整進行分類處理，甚至可以討論目前研究的限制及待努力的方向。此外，也可略述研究結果對知識發展及臨床應用的可能貢獻。

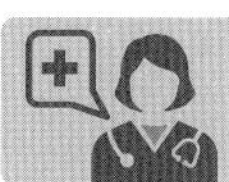

13-4 舉例

案例一

Boydell等(2012)應用範域文獻回顧研究確認使用藝術為基礎的研究在文獻中的應用廣度、彙整其研究結果，及確認此研究法目前的不足處。研究問題為：(1)在健康領域，使用藝術為過程的已發表實證研究報告之現況如何？(2)在健康領域，文獻中使用藝術帶來影響的知識現況為何？(3)此領域目前的知識不足處為何？因此，群體(P)為提供藝術為基礎照顧的個案；概念(C)為以藝術為基礎的健康研究，包括知識產生的過程及成效；脈絡(C)為健康相關之領域。其採用Arksey及O'Malley (2005)的範域文獻回顧研究方法，查詢五個資料庫：PsyCHINFO, CINAHL, ASSIA, EMBASE, MEDLINE and Web of Science。使用關鍵字為：diverse art genres, as well as terms to health, knowledge translation and qualitative inquiry。其發表在2000~2010年間，且以英文發表。初步查詢共有4,729篇，經由題目及摘要刪除不適當者後，共有71篇研究文章納入研究。研究結果呈現文章性質的描述性結論及質性主題分析。描述性資料報告發表文章在不同國家的分布、採用的藝術素材、所繪畫健康議題的分布及專業特性。在主題分析上呈現六個主題進行文章總論的討論：(1)使用藝術為基礎策略的原因、(2)理論架構、(3)研究方法、(4)研究結果、(5)限制、(6)未來方向。研究結果處呈現五個類目進行總結與討論：(1)疾病經驗、(2)參與知識建構的益處、(3)健康專業人員的反應、(4)執行計畫及政策上的應用、(5)質性研究方式的擴展。此外，研究限制處呈現三個藝術為基礎的照顧不足處：(1)健康照顧研究中需要對藝術為基礎的健康研究進行更積極的討論與對話、(2)需要著眼於如何判斷此類研究的品質、(3)需要對此類研究的投入與參與的倫理情境進行討論。

案例二

Duffett等(2013)針對兒童重症照顧的RCT文章進行範域文獻回顧研究。群體(P)為住在加護病房的病童及其家屬；概念(C)為在加護病房內執行介入措施的實驗性或類實驗性研究；脈絡(C)為加護病房。資料查詢包括MEDLINE, EMBASE, LILACS及CENTRAL。此範域文獻回顧研究採用 Cochrane Risk of Bias Tool 對每一篇文章進行評讀並做報告。共收集了248篇文章，並對收案地點、病童疾病種類、樣本數、介入措施特性、測量成效等進行總結報告及討論。此篇範域文獻回顧研究結果強調兒童重症的實驗性介入研究，需要更嚴謹的研究設計、更適當的成效指標，及需要更高品質的實證研究來支持對此危重脆弱群體的臨床決策。

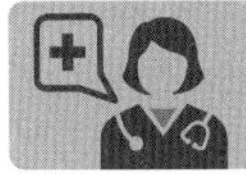

結論

範域文獻回顧研究是近年廣被採用的研究方法。Davis, Drey and Gould (2009)針對護理領域中採用範域文獻回顧研究的文章進行範域文獻回顧研究。其研究發現目前護理的範域文獻回顧研究之圖像有四個層次：(1)初步調查性描述、(2)評值量表及評讀研究品質、(3)確認出知識缺口，發展進階研究、(4)探究概念本質的研究。換言之，範域文獻回顧研究可以整理出特定實證證據的意涵及彙整出該領域在護理知識發展的意義。針對研究目的，嚴謹的進行範域文獻回顧研究是重要的。此外，除了前述六種範域文獻回顧研究目的及Davis等(2009)提到護理四種層次的研究，亦可與其他研究法共用來開創護理新知及概念圖像。

問題與討論

1. 請簡述範域研究的目的。

2. 範域研究之研究問題乃採用PCC呈現。請問PCC個別代表的意義。

3. 有關範域研究的研究目的描述，下列何者錯誤？(A)範域研究是將特定主題的所有相關文獻繪製其圖像　(B)範域研究針將特定主題的所有相關文獻進行資

料彙整　(C)範域研究是對資料進行整體的描述並不進行研究結果實證的萃取　(D)系統文獻回顧針對研究問題將最好的實證文獻進行彙整

4. 若想要瞭解癌症病患家屬的哀傷篩選量表的分布狀況、量表的適合篩選的對象與信效度。請問適合採用的系統文獻方式為下列何者？(A)質性系統文獻回顧　(B)範域研究　(C)治療型系統文獻回顧　(D)相關性系統文獻回顧

5. 若想要瞭解國內外以實證為基礎且為大區域進行的長照照顧模的現況及其照顧模式的特性與經濟成效，請問適合採用的系統文獻方式為下列何者？(A)範域研究　(B)質性系統文獻回顧　(C)治療型系統文獻回顧　(D)專家意見系統文獻回顧

答案

1. 請見13-1範域文獻回顧研究的目的。

2. P（群體），C（概念），C（脈絡）。

3. B　4. B　5. A

參考資料 Reference

Arksey, H., & O'Malley, L. (2005). Scoping studies: Towards a methodological framework. *International Journal of Social Research Methodology, 8*(1), 19-32.

Anderson, S., Allen, P., Peckham, S., & Goodwin, N. (2008). Asking the right questions: Scoping studies in the commissioning of research on the organisation and delivery of health services. *Health Research Policy and Systems, 6*(7), 12.

Boydell, K. M., Gladstone, B. M., Volpe, T., Allemang, B., & Stasiulis, E. (2012). The production and dissemination of knowledge: A scoping review of arts-based health research forum. *Qualitative Social Research, 13*(1), Art. 32,

Davis A. K., Drey, N., & Gould, D. (2009). What are scoping studies? A review of the nursing literature. *International Journal of Nursing Studies*, 46, 1386-1400

DiCenso, A., Martin-Misener, R., Bryant-Lukosius, D., Bourgeault, I., Kilpatrick, K., Donald, F., Kaasalainen, S., ... Vohra, J., & Charbonneau-Smith, R. (2010). Advanced practice nursing in Canada: Overview of a decision support synthesis. *Nursing Leadership* (Toronto, Ont.), 23, 15-34.

Daudt, H. M., van Mossel, C., & Scott, S. J. (2013). Enhancing the scoping study methodology: A large, inter-professional team's experience with Arksey and O'Malley's framework. *BMC Medical Research Methodology*, 13, 48.

Duffett, M., Choong, K., Hartling, L., Menon, K., Thabane, L., & Cook, D. J. (2013). Randomized controlled trials in pediatric critical care: A scoping review. *Critical Care, 17*(R256), 1-9.

Grant, M. J., & Booth, A. (2009). A typology of reviews: an analysis of 14 review types and associated methodologies. *Health Information and Libraries Journal, 26*(2), 91-108.

Levac, D., Colquhoun, H., & O'Brien, K. K. (2010). Scoping studies: Advancing the methodology. *Implementation Science, 5*(69), 1-9.

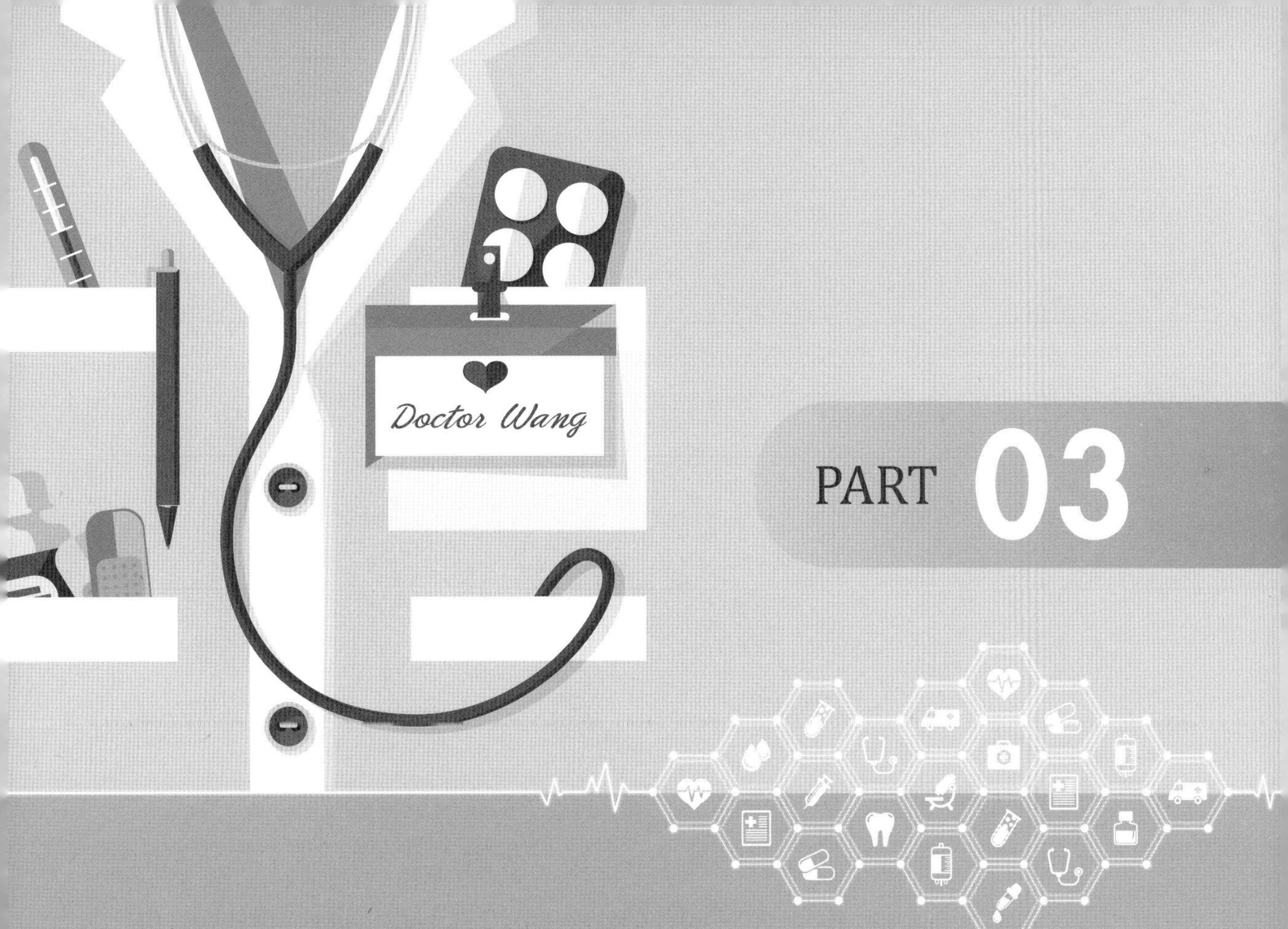

PART 03

查詢與評讀研究證據

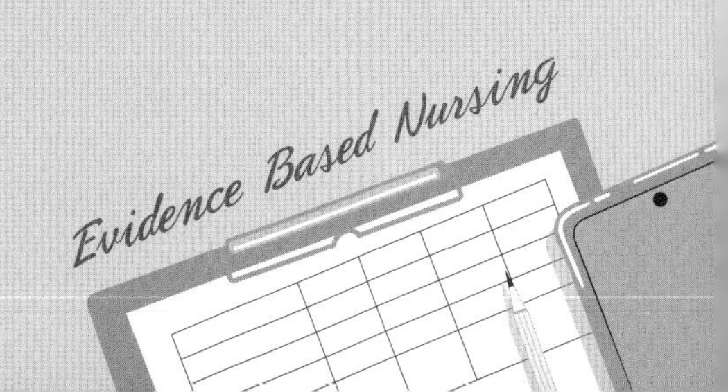

CHAPTER 14

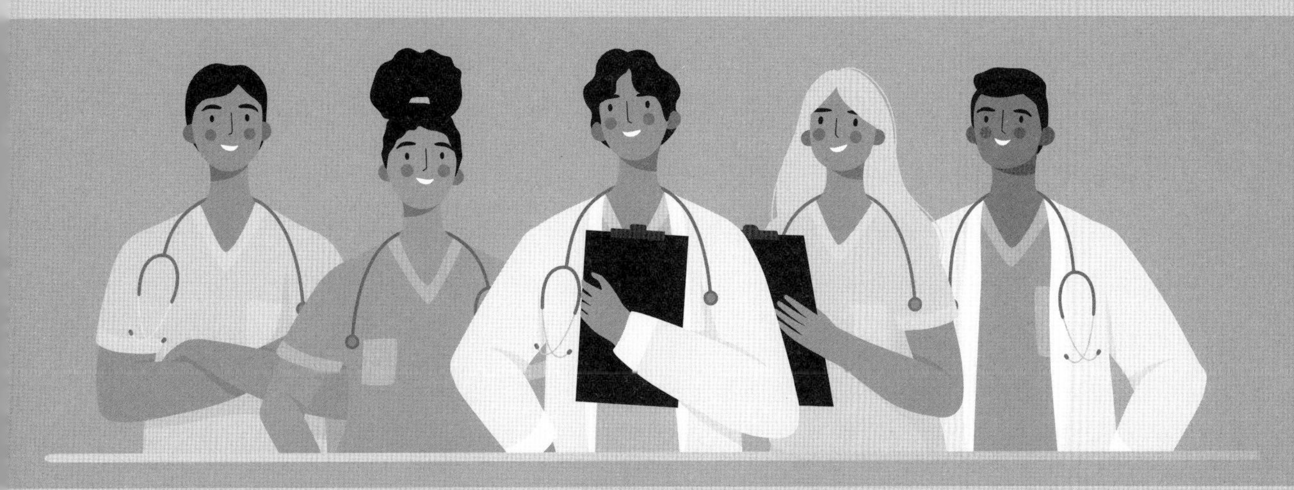

查詢相關的研究證據

編者｜張麗銀

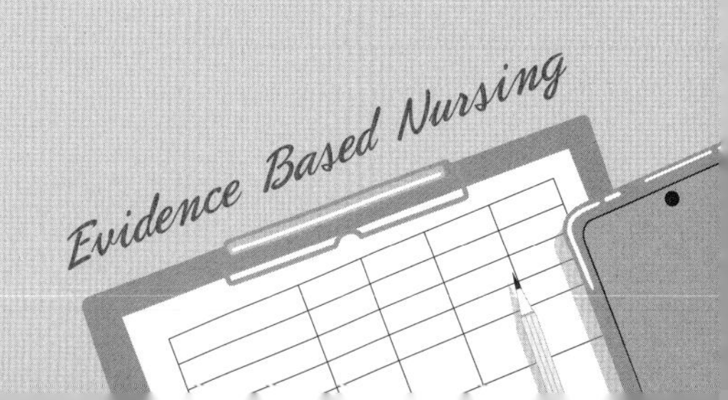

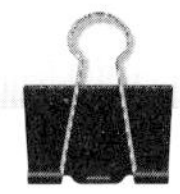
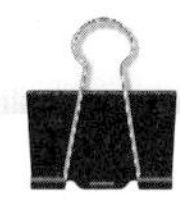
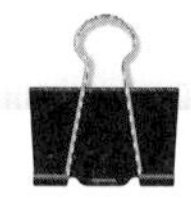

前言

實證健康照護5A的第二個步驟是尋找可以回答問題的最佳實證資料及相關文獻。美國醫學機構(Institute of Medicine, IOM)於2006年實證醫學圓桌會議中提出，要以學習型的健康照護系統提供安全、有效、以病人為中心、適時、高效率及公平的醫療照護；期望2020年之前，美國醫療照護體系能達到90%之臨床決策都有精確、即時、最新臨床資訊及最佳可用研究證據作支持(Institute of Medicine, 2007)。其中最大的挑戰是實證資料的形成與應用，研究指出充足的時間、人力、資料庫等是成功推展實證的重要因素（穆、蔡、張，2013），另有研究亦指出文獻搜尋時會有焦慮情形發生，包括搜尋策略、資料庫選擇、文獻篩選、資源及全文取得、外文能力等，因此在知識爆炸的時代，如何在有限的時間及人力物力限制下，快速搜尋最佳文獻證據是一大挑戰。

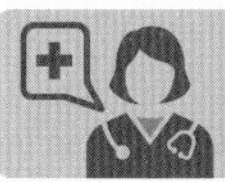

14-1 資料庫使用的意義

隨著資訊的快速發展及資料庫系統與資訊檢索技巧的開發，使期刊論文由紙本邁向資訊化，促使文獻搜尋更便捷與可近，因而帶動實證健康照護的快速推展。資料庫是由一群相關資料的集合體，以不重複的方式來儲存許多有用的資訊，使用者可經由檢索、排序、計算、查詢等方法有效率的管理，並轉換成有用的資訊（李，2014）。優質的資料庫應包括下列特性：資料之不重複性(redundancy)與一致性(consistency)、資料整合(integrity)及共享(data sharing)、制定之標準化(standardize)、資料之保密性和安全性(security)、資料之獨立性(data independent)等（李，2014）。然而資料庫如雨後春筍般快速發展，文獻太多無法在有限的時間搜尋且文獻品質參差不齊，因此如何協助有效率、精確的找到需要的文獻是一大關鍵挑戰。搜尋最佳實證文獻之前除了要釐清問題的類型（表14-1）外，Dicenso, Bayley及Haynes於2009年提出文獻搜尋6S模式（圖14-1），搜尋最佳實證文獻建議由金字塔頂端開始，以便能有效率的找到能解答問題之實證文獻。各層之定義與常見資料庫說明如下：

❒ 表14-1　依問題性質選擇最佳的研究方法

問題類型	研究設計
診斷(Diagnosis)	盲化、與黃金標準比較之橫斷式研究的系統性文獻回顧 > 橫斷性研究 > 病例對照研究(Systematic review of cross-sectional study with reference standard and blinding > Cross-sectional study > Case control study)
預後(Prognosis)	世代研究的系統性文獻回顧 > 世代研究 > 病例對照研究 > 病例系列研究(Systematic review of Cohort study > Cohort study > Case control study > Case series study)
治療(Therapy)	隨機對照試驗之系統性文獻回顧 > 隨機對照試驗 > 世代研究 > 病例對照研究 > 病例系列研究(Systematic review of RCT > Randomized control trial > Cohort study > Case control study > Case series study)
治療傷害 (Treatment Harms)	隨機對照試驗之系統性文獻回顧 > 隨機對照試驗 > 世代研究 > 病例對照研究 > 病例系列研究(Systematic review of RCT > Randomized control trial > Cohort study > Case control study > Case series study)

資料來源：摘自OCEBM Levels of Evidence Working Group(2011). The Oxford 2011 Levels of Evidence.

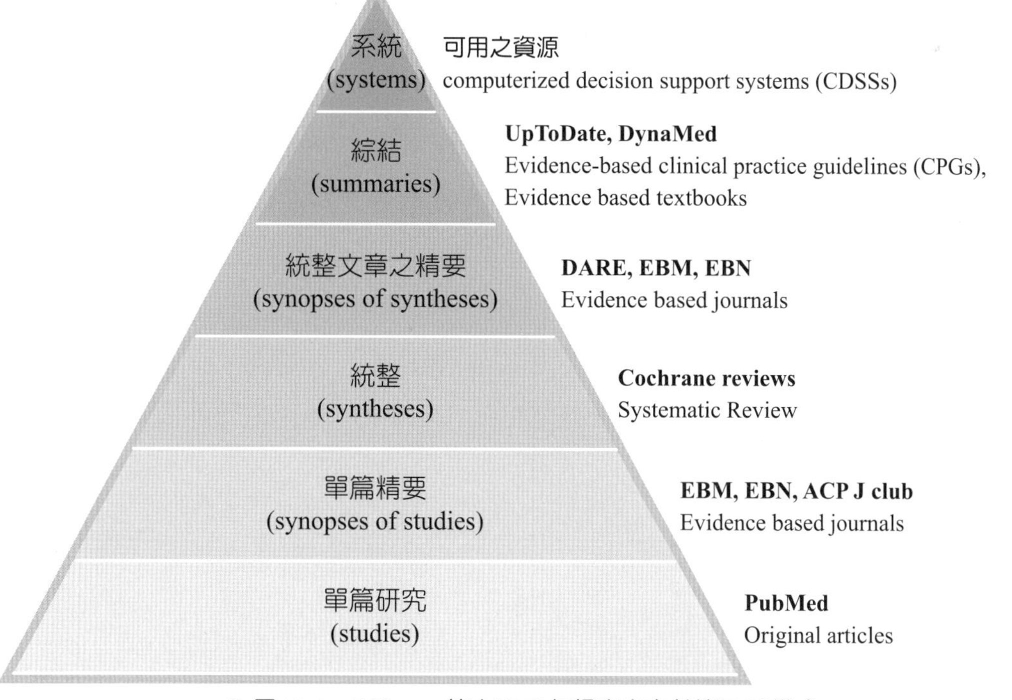

❍ 圖14-1　DiCenso等人2009年提出之文獻搜尋6S模式

一、系統(Systems)

是一個整合重要實證證據與病人病歷結合的理想資訊系統，可做為臨床照護決策之參考(Dicenso, Bayley, & Haynes, 2009)。例如評估病人壓瘡等級後，電腦資訊會呈現病人傷口處置之實證建議，但到目前為止尚無完善的臨床決策資訊系統。

二、綜結(Summaries)

是指定期針對某特定臨床問題更新實證臨床照護指引或實證書籍及電子書資料(Dicenso, Bayley, & Haynes, 2009)。實證臨床照護指引是經由團隊以系統性文獻回顧方式統整目前最佳照護之實證等級與建議，以協助醫療人員處理特定的臨床問題(Trico, Allen, Kranner et al., 2009)。然而實證臨床照護指引品質不一，可經由臨床照護指引評估工具AGREE (Appraisal of Guidelines for Research & Evaluation in Europe)評讀，以確認其嚴謹度。實證摘要之資源例如：National Guideline Clearinghouse (NGC)、NICE clinical guideline、UpToDate、DynaMed等。

三、統整文章之精要(Synopses of Syntheses)

無論質性或量性之系統性文獻回顧(systematic review)都是歷經嚴謹之過程，包括形成問題、搜尋相關文獻、嚴謹評讀文獻、萃取文獻分析、總結等步驟，然而臨床醫療人員忙碌無法一一閱讀描述完整詳細之系統性文獻回顧文章，因此萃取此文獻之精要，以利於快速獲得知識(Dicenso, Bayley, & Haynes, 2009)。統整文章精要之資源例如：ACP Journal Club (www.acpjc.org)、Evidence-Based Medicine (ebm.bmj.com)、Evidence-Based Nursing (ebn.bmj.com)、Database of Abstracts of Reviews of Effects (DARE) (www.crd.york.ac.uk/crdweb/Home.aspx?DB=DARE)。

四、統整(Syntheses)

如果沒有找到統整文章之精要，則要找相關的系統性文獻回顧文章(Dicenso, Bayley, & Haynes, 2009)。系統性文獻回顧資料庫之資源例如： 考科藍 (Cochrane

Library) 中之DARE資料庫、澳洲JBI Database of Systematic Reviews and Implementation Reports (http://journals.lww.com/jbisrir/Pages/default.aspx)。

五、單篇精要(Synopses of Studies)

若在前面四層未搜尋到相關的文獻，則往此層資源搜尋。單篇之精要是經由篩選優質文章評讀後提供簡潔重點的摘要，這些資源例如：ACP Journal Club、Evidence-Based Medicine、Evidence-Based Nursing (Dicenso, Bayley, & Haynes, 2009)。

六、單篇研究(Studies)

如果在上面幾層資源都沒查詢到回答臨床問題答案之文獻，則只能查詢相關的單篇文獻。由各個資料庫中搜尋單篇文章，須一一評估與整理，需花費時間多，可運用後面介紹的搜尋策略以增加搜尋之效率，常用之資料庫有PubMed、CINAHL、EBSCO、UpToDate等。

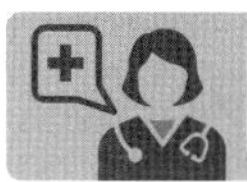

14-2 常用的實證資料庫

一、電子期刊資料庫

1. PubMed (http://www.ncbi.nlm.nih.gov/PubMed?holding=itwntumtlib_fft_ndi)

PubMed為美國國家醫學圖書館(National Library of Medicine, NLM)國家生技資訊中心(National Center for Biotechnology Information, NCBI)製作，內容包括MEDLINE（最主要部分約佔90%，約5,600種生醫期刊，從1966年起收錄，舊的MEDLINE則自1940年代始收錄）、In-process（作業中約佔2%，尚未訂定MeSH terms與加入MEDLINE的文章）、其他（約佔8%，例如：線上書籍或章節或非MEDLINE收錄範圍之生命科學類文章）。PubMed使用醫學主題表(Medical Subject Headings, MeSH)索引，此為NLM針對生物醫學資料所整理的標準詞彙表，PubMed具有自動詞彙轉換功能(automatic term mapping)，輸入關鍵詞則系統會根據主題詞表，自動找出相對應的主題詞彙一起搜尋，並提供部分免費及付費全文連結服務。自1996年以來，可經由NLM網頁或在瀏覽器中輸入PubMed或MEDLINE即可免費連結此資料庫，並可註冊個人化服務(MY NCBI)，服務內容包括儲存檢索策略結果、自訂檢索結果分類群組(filter)、新知通告服務等。另PubMed網頁上即可連結教學資源，或至youtube線上有很多教學資源(NLM, 2015) (https://www.youtube.com/playlist?list=PLBD13A2628C7A9965) 。

2. 考科藍圖書館(Cochrane Library) (http://www.cochranelibrary.com/)

考科藍(The Cochrane)原名為考科藍合作組織(Cochrane Collaboration)，於2015年更名，是一國際性非營利之組織，1993年成立於英國，以英國流行病學家Archie Cochrane命名，此組織致力於系統性文獻回顧研究，並將研究成果收錄至CDSR (Cochrane Database of Systematic Review)。考科藍實證醫學資料庫有6個子資料庫： Cochrane Database of Systematic Reviews（CDSR，針對特定臨床問題或健康照護的介入方式評斷其療效，是全文資料庫）、Database of Abstracts of Reviews of Effects （DARE，是收錄經過嚴格審核標準的系統評論摘要資料庫）、Cochrane Central Register of Controlled Trials（Clinical Trials，收錄隨機臨床實驗的書目資料庫）、Cochrane Methodology Register（CMR，蒐集已出版且針對產生對照實驗方法的書目資訊）、Health Technology Assessment Database（提供健康醫療技術之評估摘要，目的在於改善健康照顧的品質及成本效益）、NHS Economic Evaluation Database （EED，收錄不同治療方式的成本比較和治療效果比較等摘要資料）等（碩睿資訊，2016）。考科藍全球有14個區域中心及超過26個國家或地區分支中心，臺灣在2015年經考科藍官方正式認可成立考科藍臺灣(Cochrane Taiwan)，現設址於臺北醫學大學(http://taiwan.cochrane.org/)，除致力於實證健康照護之推廣外亦持續進行DARE摘要翻譯工作，供全球華語健康照護者查閱，中文摘要可由Cochrane Library英文網頁查閱，亦可由Cochrane繁體中文網頁(http://www.cochrane.org/zh-hant/evidence)查閱（考科藍臺灣，2016）。

3. UpToDate (http ://www.uptodate.com/)

UpToDate是以Topic Review為主的線上全文資料庫，由6,300位專業醫師執筆撰寫，資料涵蓋23個專科共10,500個以上主題評論，提供up-to-date實證醫學及臨床醫療資訊，以協助醫師進行診療上的快速判斷與決策，資料每4個月更新，會呈現最近更新日期及摘要(summary)與建議(recommendation)，能快速得到最新的資訊。是臨床上能盡快找到最佳實證前景與背景知識之資料庫(www.acpjc.org)。

4. CINAHL (Cumulative Index to Nursing and Allied Health Literature)

是以護理與醫療相關文獻為主之資料庫，收錄年代始自1937年，收錄期刊超過3,800種，內含全文期刊或專書全文等。此資料庫於2009年由EBSCO公司取得獨家出版權。

5. ACP Journal Club (http://annals.org/journalclub.aspx)

由美國內科醫師學會(The American College of Physicians)出版之實證評論性期刊，為雙月刊，由醫學專家篩選超過130個臨床期刊，精選優質或重要結果之文章加以摘錄評論(article reviews)。

6. Evidence-Based Medicine (http://ebm.bmj.com/)

是由英國BMJ (British Medical Journal)出版，內容以實證相關之研究或文獻評論，重點在於實證之臨床應用。

7. Evidence-Based Nursing (http://ebn.bmj.com/)

是由RCNi (Royal College of Nursing)及BMJ共同擁有及出版，每季出刊，主要目的是從健康相關的文獻中篩選最佳護理實踐的重要結果或有意義的文章進行嚴謹的評論。

8. Embase資料庫(http://store.elsevier.com/embase)

Embase資料庫收錄範圍廣及歐洲及亞洲之文獻，且涵蓋MEDLINE資料庫，超過8,500本期刊、200萬篇研討會摘要、16萬篇發表中期刊。其Emtree樹狀索引系統，收錄超過72,000個生醫專有名詞，是MeSH系統的2.5倍。提供多種Filter協助篩選資料，可快速篩選Cochrane Review、Systematic Review、Meta-Analysis、RCT等實證醫學中不同證據等級的文獻(Elsevier, 2015)。

9. Best Practice (http://bestpractice.bmj.com/best-practice/welcome.html)

是由英國BMJ出版，提供醫療保健專業人員可快速獲得診斷治療決策所需之最新相關實證資訊，Best Practice涵蓋Clinical Evidence資料庫，清楚呈現診斷、預後、治療和預防之文獻，可作為臨床醫療人員決策之參考。另外此資料庫的My Best Practice亦提供個人化功能，可儲存檢索策略，亦可利用個人化帳號由行動裝置連線至Best Practice進行資料庫檢索。

10. DynaMed (http://www.dynamed.com/)

屬於EBSCOhost之DynaMed資料庫，其條列式的呈現資料與清楚呈現數據，並列出證據及建議等級，可快速提供重點做為臨床決策之實證資訊依據，此為每日更新主題評論之實證醫學資料庫，內容涵蓋逾500種醫學期刊、重要醫學二次文獻、實證醫學文獻資源、藥物資訊，及臨床照護指引，並提供逾3,200種臨床主題。目前已更新為DynaMed PLUS並可於行動裝置下載行動版使用。

11. Joanna Briggs Institute EBP Database

Joanna Briggs Institute (JBI)，為澳洲實證式實務(EBP)機構，致力於發展實證系統性文獻回顧與指引，並推動實證臨床實作，線上資源可至JBI Database of Systematic Reviews and Implementation Reports (http://journals.lww.com/jbisrir/Pages/default.aspx)或使用由OVID代理之JBI EBP Database取得，其包含7大文獻類型與14種主題類別，主要內容包括：實證摘錄（針對常見醫療照護干預和作業的現有國際文獻進行摘述的文獻評論）；實證式建議實務（以豐富實證資訊為基礎的程序資料庫，針對各種臨床主題說明和／或建議實務）；最佳實務資訊表（專為執業醫療照護專業人士編寫的資訊指引表系列）；系統式評論（由具備專業素養的JBI審閱人員彙編的完整國際研究文獻系統式評論典藏）；消費者資訊表（專為病人、親友、照護提供者所設計的標準摘錄）。

12. 中文資料庫

常用之中文資料庫例如：華藝線上圖書館(http://www.airitilibrary.com/)、Google Scholar(http://scholar.google.com.tw/schhp?hl=zh-TW)、臺灣碩博士論文知識加值系統(http://ndltd.ncl.edu.tw/cgi-bin/gs32/gsweb.cgi/ccd=1n1ifn/webmge?webmgemode=graduate&mode=advance)、臺灣期刊論文索引系統(http://readopac2.ncl.edu.tw/nclJournal/)。

二、臨床照護指引資料庫

搜尋實證臨床實務指引資料庫時需慎選品質優良的平台，常用之臨床照護指引資料庫如下：

1. 國家指引資料庫(National Guideline Clearinghouse, NGC) (https://guideline.gov/)

此為美國健康照護研究及品質機構(Agency for Healthcare Research and Quality, AHRQ)、美國醫師公會(the American Medical Association)及美國健康保險計畫局(the American Association of Health Insurance Plans, AHIP)等三大機構聯合成立的實證資料中心。NGC的使命是提供醫療照護人員客觀詳盡且可取得的臨床照護指引資訊，進而推廣及應用在臨床，目前收錄2,000多個已發展的臨床照護指引。

2. NICE clinical guideline (https://www.nice.org.uk/)

英國國家健康及臨床卓越機構(National Institute for Health and Clinical Excellence, NICE)為英格蘭與威爾斯之指引發展組織，提供醫療健康服務相關之指引與建議，以改善健康及社會保健。發展之指引範圍廣泛包括：(1)科技評價指引(technology appraisals guidance)：例如新藥、生技產品、醫療處置、儀器設備、診斷試劑等；(2)醫療介入措施指引(interventional procedures guidance)：例如眼睛雷射治療問題、疼痛處置等；(3)醫療科技指引(medical technologies guidance)：例如特定醫療技術與現行處置之比較等；(4)診斷相關指引(diagnostics guidance)：著重在創新的醫療診斷技術評估，以確保NHS (national health service)能夠採用符合臨床及成本效益的技術；(5)高度專業化的技術指引(highly specialised technologies guidance)等(NICE, 2016)。

3. Scottish Intercollegiate Guidelines Network (SIGN) (http://www.sign.ac.uk/)

蘇格蘭聯合學會指引網絡(SIGN)為英國蘇格蘭地區指引發展之主要機構，其為蘇格蘭NHS發展實證指引，來源包括實證系統性文獻回顧，將知識轉化為行動，以提高病人處置結果為目標。此網站上有指引發展方法及評核工具等資源。

4. 國際臨床照護指引聯盟(Guidelines International Network, G-I-N) (http://www.g-i-n.net/)：G-I-N，是一個全球性的網絡，成立於2002年，已發展到包括103組織和142名個人成員來自各大洲（2016年6月），代表47個國家。擁有全球最大的臨床照護指引資料庫，支持以證據為基礎的醫療保健和改善健康結果。

5. 醫療專業學會或協會發展專業相關之指引，例如：美國心臟學院基金會和美國心臟學會(American College of Cardiology / American Heart Association, ACC / AHA) (http://www.acc.org/qualityan-dscience/clinical/statements.htm)、美國癌症協會(American Cancer Society)(http://www.cancer.org)。

三、其他常用網路資源

1. CEBM (Centre for Evidence-Based Medicine) (http://www.cebm.net/index.aspx?o=5653)

此為英國牛津大學(Oxford)所發展之實證醫學中心，目的在於傳授和推廣實證健康照護，讓所有醫護人員能保持最高醫療水準。網站內包含很多實證資源與評讀工具。

2. AHRQ (The Agency for Healthcare Research and Quality) (http://www.ahrq.gov/)

美國健康照護研究與品質機構致力於推展有品質、安全、效率和有效性的研究與醫療照護。2009年起推展以實證為基礎的病人安全十大目標，廣為世界各國採用。此網站上有很多研究資源、指引建議、訓練訊息等。

3. 臺大圖書館參考服務部落格(http://tul.blog.ntu.edu.tw/)

此部落格有介紹很多圖書館資源與服務，以及使用圖書資料庫常見的問題與解答，是資料搜尋時常應用的諮詢網站。

4. 行動資源APP：簡介現有實用方便之實證行動資源與下載方法，包括PubMed Mobile、The Cochrane Library – iPad版、EBM Calculator、ACP Clinical Guidelines、NICE Guidance、SIGN Guidelines、UpToDate for Android、AHRQ ePASS等（實證醫學知識網，2016）。

四、整合查詢(Meta search)

可跨不同平台或資料庫搜尋，可快速瞭解欲搜尋之關鍵詞之文獻數量，有些是由資料庫廠商整合多個資料庫，如EBSCOhost；另外亦有免費的網站資源，如：SUMSearch2 (http://sumsearch.org/)、TRIP database (Turning Research Into Practice, TRIP, https://www.tripdatabase.com/)等。其中SUMSearch2可依輸入的關鍵詞快速搜尋MEDLINE、DARE及NGC中的資源，可初步瞭解有無系統性文獻回顧、臨床照護指引等文獻，再進階搜尋其他相關資訊。

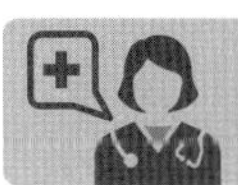

14-3 資料的查詢步驟

一、形成臨床問題(PICO)

以PICO架構問題，最後用一句話寫下您的問題，它可能是文獻的標題。P、I、C、O都可當關鍵詞(key word)搜尋文獻，關鍵詞查詢先後會影響查詢結果，一般先以P (patient or problem)及I (intervention)為關鍵詞查詢，若文獻很多則可再加入O (outcome)，以聚焦搜尋最佳文獻。

二、設定檢索策略

（一）使用適當關鍵詞搜尋不同資料庫

查詢文獻時要將研究或問題的主題轉為以關鍵詞進行字串(free-text terms)或醫學標題(medical subject headings, MeSH)搜尋，善用各種搜尋技巧搜尋相關且證據等級較高之文章，並查詢各個不同資料庫，涵蓋不同語言、地域等所建置之文獻資料。文獻搜尋後由最重要的文獻先閱讀，另外亦可由文獻引用之參考資料找到其他相關之文獻資源。

（二）善用搜尋技巧－布林邏輯

利用布林邏輯觀念組合各查詢關鍵詞之間的關係，是資料庫檢索成功的要素，各邏輯運算元包括交集(AND)、聯集(OR)、排除特定條件(NOT)等三個基本運算元，可組合關鍵詞以擴大或縮小檢索範圍，其中使用“AND”可增加查詢結果之精確度；“OR”可增加查詢結果之廣度，有時會使用括弧以處理查詢先後問題，資料庫會先處理括弧內的條件，再與括弧外的條件結合檢索，若需自行輸入布林邏輯，則AND、OR、NOT須大寫，如圖14-2以關鍵詞：輪班護理人員、芳香療法、睡眠品質等為例。很多資料庫都有簡易搜尋或進階搜尋，進階搜尋除了可應用布林邏輯外還可設定關鍵詞出現之位置，更便於文獻搜尋。

A AND B

同時符合輪班護理人員及
芳香療法之結果

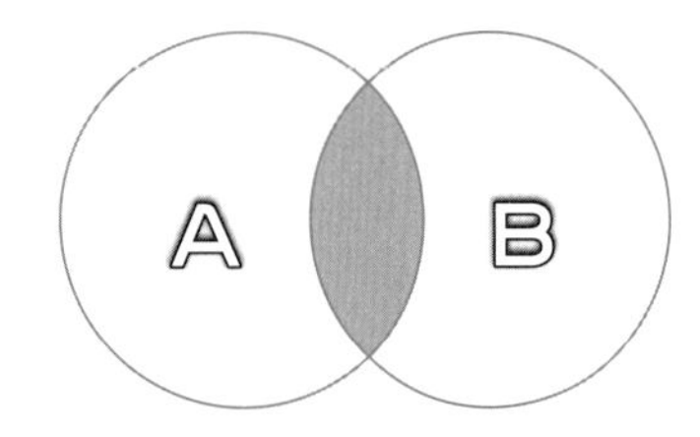

A AND B AND C

同時符合輪班護理人員、芳香
療法、音樂療法結果

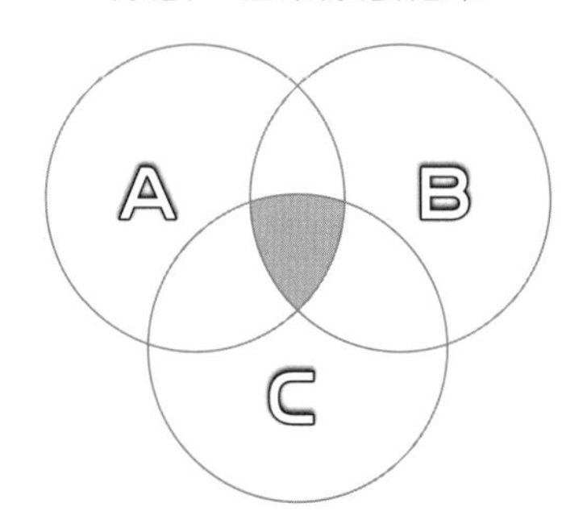

A OR B

同時符合輪班護理人員或
芳香療法之結果

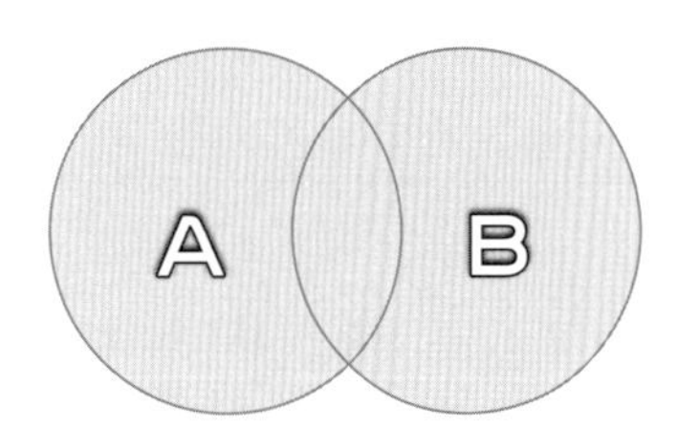

A AND (B NOT C)

輪班護理人員及（符合芳香療法
但不包含音樂療法的結果）

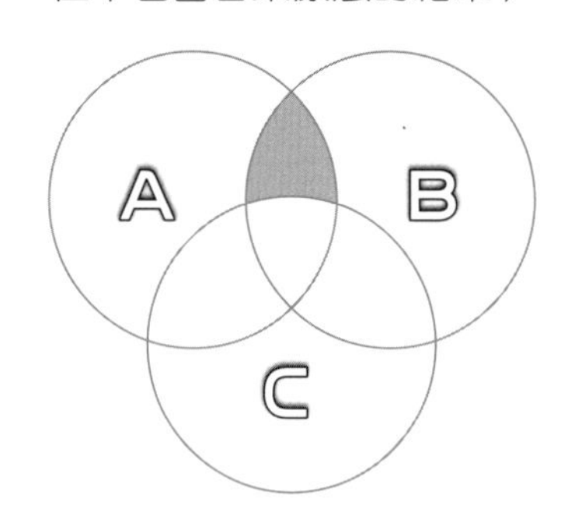

註
A：輪班護理人員
B：芳香療法
C：音樂療法

❍ 圖14-2　布林邏輯各運算元之運用

（三）使用醫學主題詞(Medical subject headings, MeSH)搜尋

MeSH資料庫是美國國家醫學圖書館(National Library of Medicine, NLM)於1954年編製的一套醫學領域的主題詞彙表，1960年由Index Medicus發行，出版醫學標題表(Medical Subject Headings, MeSH)。每個主題詞彙(MeSH terms)代表特定的主題範疇，MeSH含蓋主標目(headings)或副標目(subheadings)等，主標目以樹狀結構(tree structure)呈現階層組織，越上層的詞彙意涵越廣(generic)，而愈下層意涵愈特異(specific)。副標目用於描述該主題相關之面向或應用。例如搜尋壓瘡(bedsore)，其MeSH Terms包括Pressure Ulcers, Bedsores, Pressure Sore, Decubitus Ulcer等十餘個；而副標目則包含classification, complications, diagnosis, therapy, nursing等數十類。使用MeSH可以協助使用者精確搜尋符合主題的資料避免遺漏，且可依目的擴展或縮小查詢範圍。

MeSH terms的搜尋方法在PubMed中若輸入的關鍵詞沒有加上前後引號、星號 * 切截、限定查詢欄位，則系統會自動比對「MeSH」中相關的主題詞，點選特定的MeSH Term後，點選右方「Add to Search Builder」，即可增加查詢指令至空白框中，可持續點選其他MeSH Term加入，之後點選「Search PubMed」，即可進入PubMed查詢（如圖14-3、14-4）。在Cochrane資料庫之Mesh term查詢步驟如圖14-5、14-6。

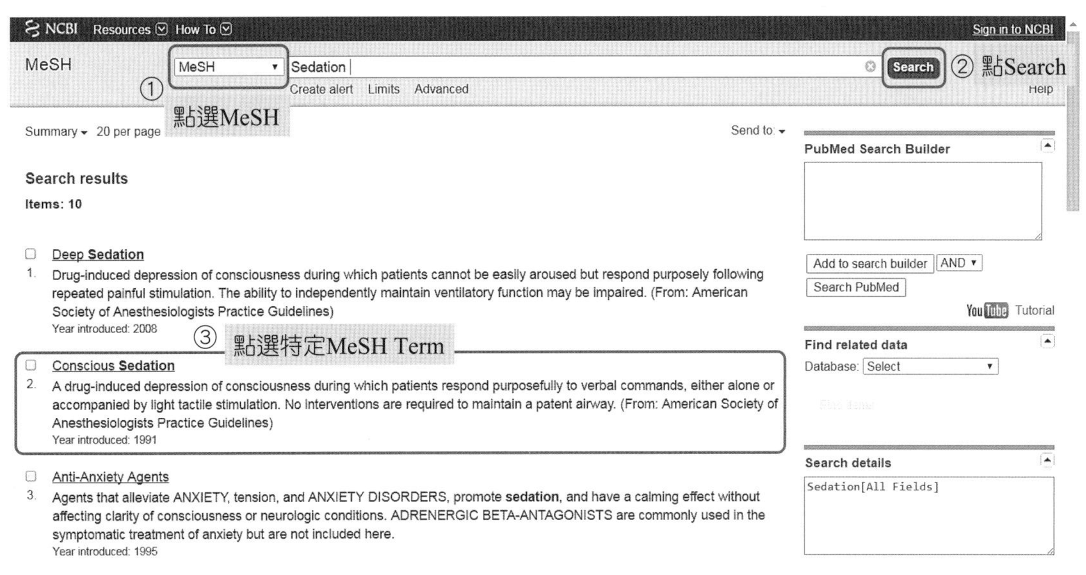

❍ 圖14-3　PubMed之MeSH查詢

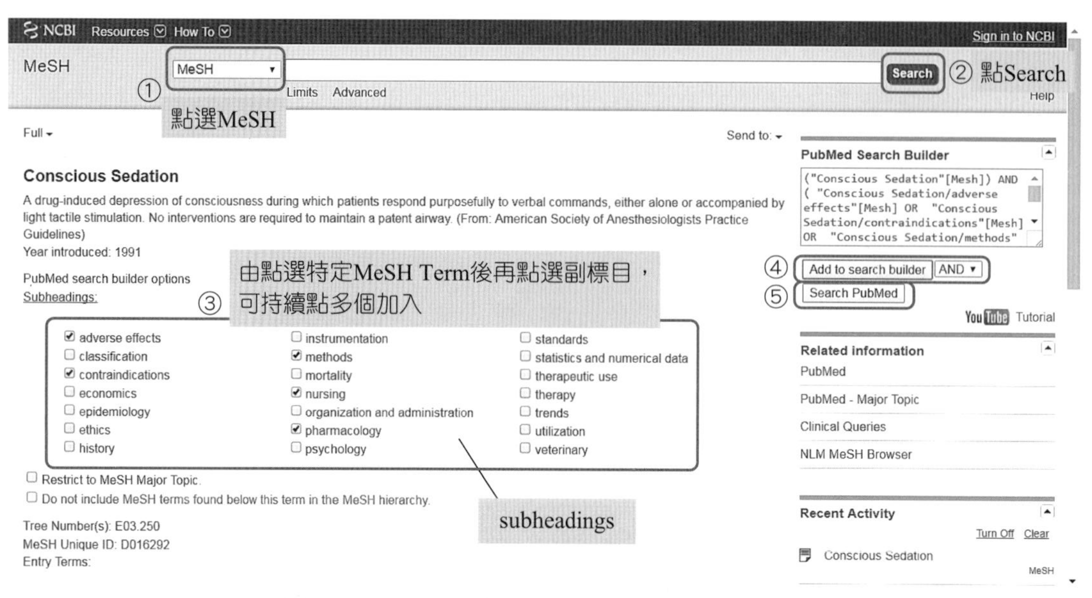

❍ 圖14-4　PubMed之MeSH查詢（點選多個加入查詢）

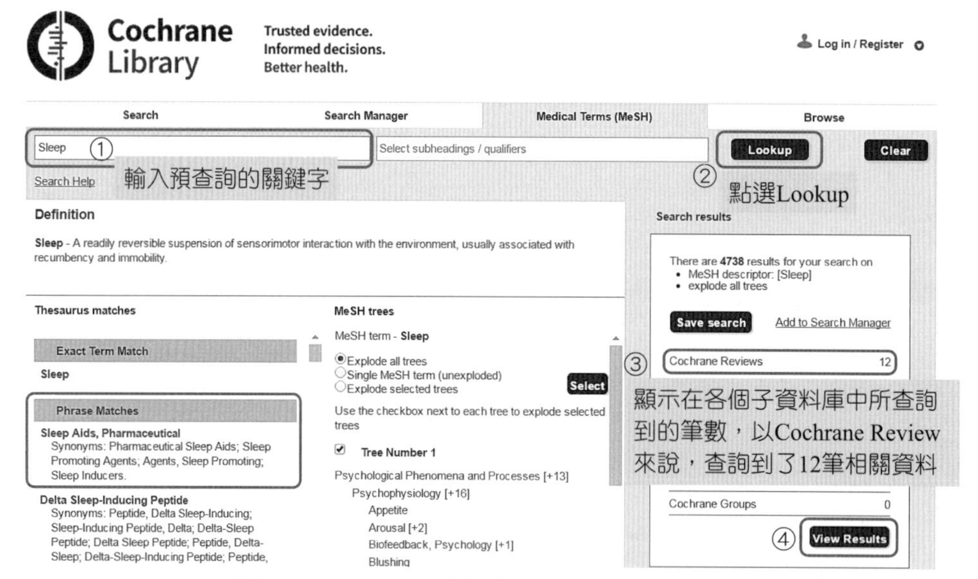

❍ 圖14-5　Cochrane資料庫之Mesh term查詢步驟

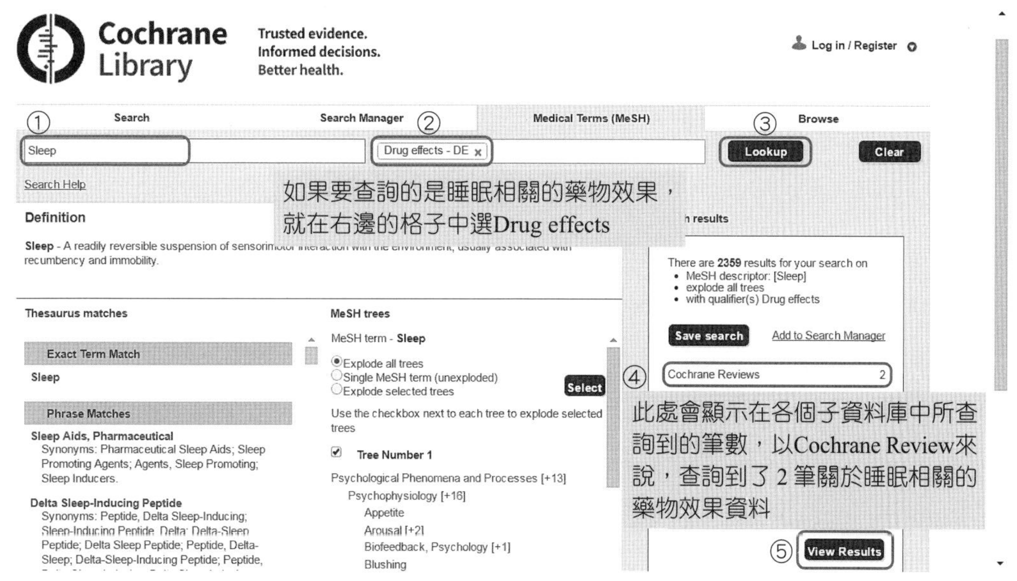

❍ 圖14-6　Cochrane資料庫之Mesh term查詢步驟（加入副標目之查詢）

（四）利用截字查詢(Truncate search)進行檢索

有些關鍵詞有單複數或字尾詞類變化，為避免遺漏，可利用截字功能查詢。一般以符號來代表邏輯運算元，如：「*」、「?」等，使用時請參考各資料庫之相關說明。例如PubMed的截字符號是用星號(*)，當輸入child*，則可能查到之資料涵蓋children, childhood, childlessness, children's等。當要查詢之關鍵詞包含多個字，不想被拆開查詢時，可用雙引號將關鍵詞涵蓋，例如“conscious sedation”。

三、限制文獻之選擇

（一）訂定納入與排除標準

資料搜尋時將各研究或系統性文獻回顧研究之納入與排除標準列入限制的選擇，可讓搜尋之文獻更精準及符合所需。

（二）設定限制(limit)原則

經由MeSH來檢索還是會有未涵蓋在MeSH資料庫內的關鍵詞，很多資料庫都有簡易搜尋或進階搜尋，尚可根據下列條件將檢索結果進行分類群組，以便搜尋到更符合需求的文獻，各資料庫設定**限制(limit)**或過濾篩選(filter)之原則稍有不同，多數資料庫可供查詢的項目或欄位包括：篇名(title)、作者(author)、摘要(abstract)、標題(descriptors／subjects／identifiers)等，檢索時，可以只限定在某些特定的查詢項中檢索，使檢索結果較為精確。以PubMed為例涵蓋下列：全文取得(text availability)、出版日期(publication dates)、研究對象(species)、文獻類型(article types)、語言(languages)、研究性別(sex)、主題分類(subjects)、期刊分類(journal categories)、研究對象的年齡(ages)、查詢特定欄位(search fields)。

四、記錄搜尋歷程

將資料搜尋之過程與筆數以流程圖方式呈現，可記錄文獻篩選過程，讓讀者一目了然搜尋歷程。

五、書目管理

書目管理之軟體有多種，此以介紹EndNote為例。EndNote為一書目管理軟體，可協助從文獻收集、管理、到最後論文寫作整個過程之工具。特色包括：(1)可彙整由期刊、資料庫、網路等文獻搜尋管道所收集之資料；(2)能將文獻分類管理，並將書目、全文、圖表等相關檔案作串連；(3)撰寫論文時可簡化文獻引用與參考文獻格式書寫的繁瑣。各個資料庫搜尋結果匯入EndNote的方法不同，以PubMed為例，要將搜尋(sleep OR insomnia) AND aromatherapy結果匯入EndNote之步驟如圖14-7、14-8。當撰寫論文（例如用word書寫）時先將游標停在欲插入文獻之位置→在EndNote中選取欲插入之文獻（若需要一次插入多筆則可用Ctrl鍵一次選取多筆）→在word 中選取EndNote →點選「Insert Selected Citation(s)」，則引用之文獻會自動加入，並將引用文獻之詳細書目亦同時加至文章最後之參考文獻內（圖14-9）。若要更改投稿格式則按Bibliography，在With output style中可呈現投稿格式(Styles)清單，選擇後按OK，可產生指定期刊之投稿文獻引用及參考資料格式。當要投稿時，須將Word與EndNote之連結移除，點選Convert

Citations and Bibliography→Convert to Plain Text，則產生另一個純文字的檔案（圖14-10）（碩睿資訊，2013）。

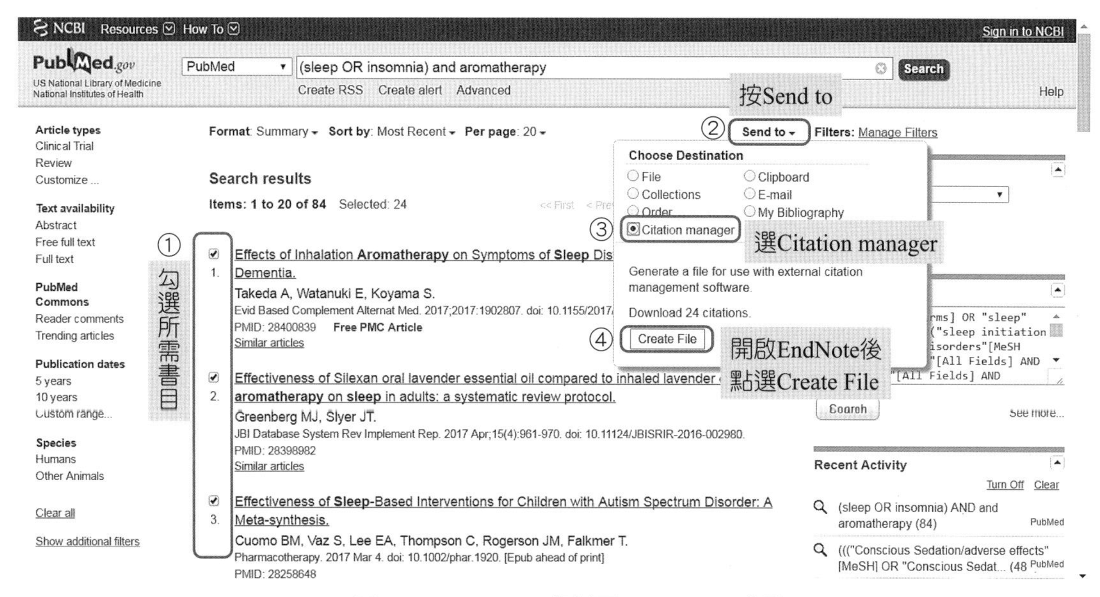

❍ 圖14-7　PubMed資料匯入EndNote步驟

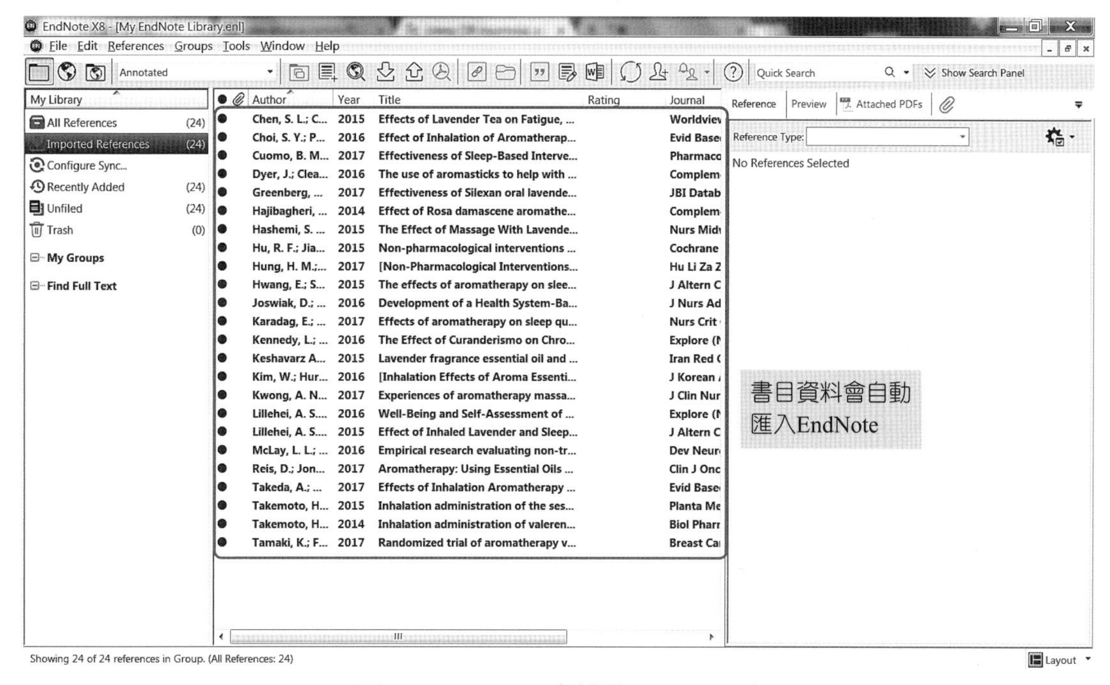

❍ 圖14-8　PubMed資料匯入EndNote畫面

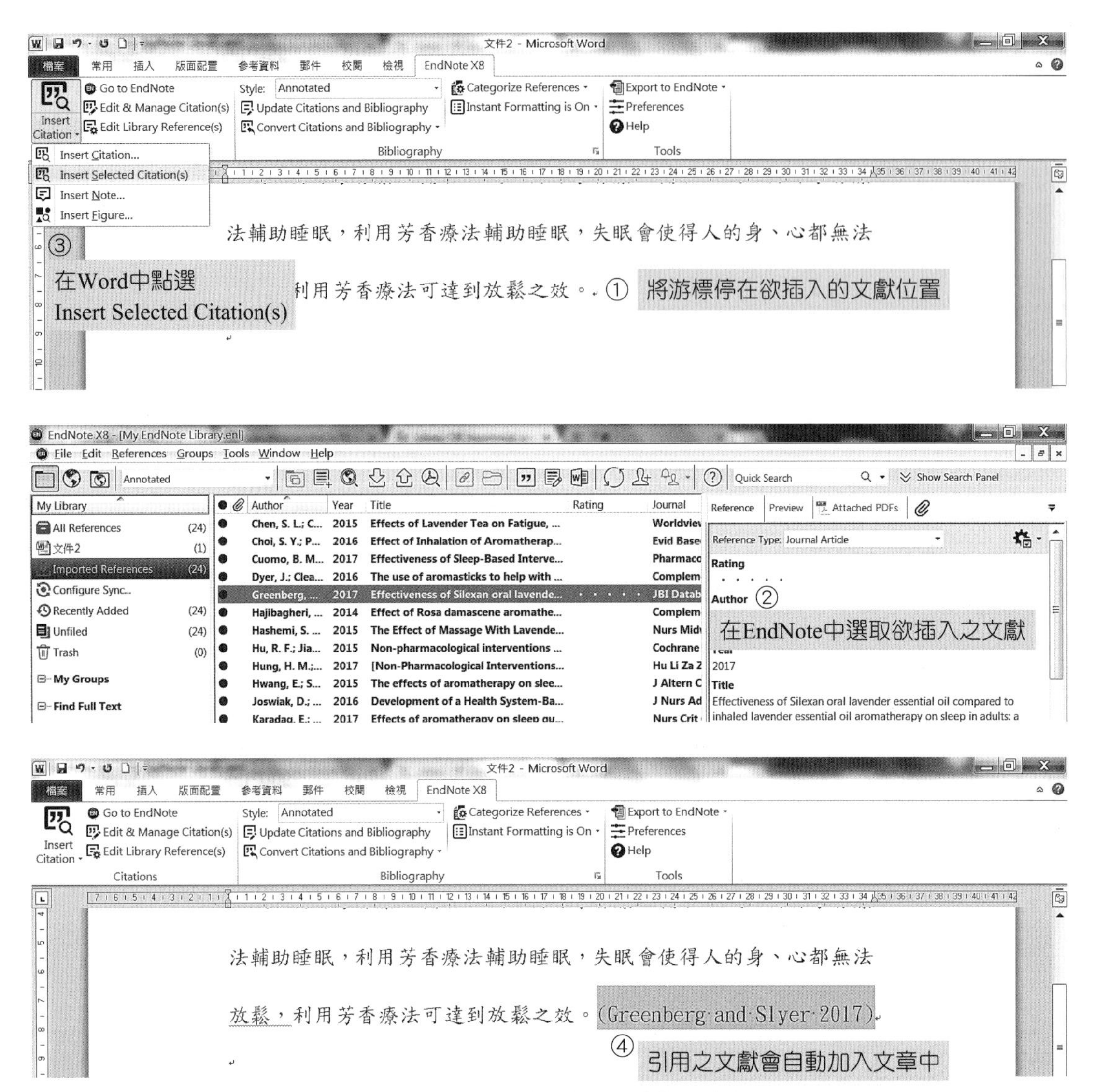

❍ 圖14-9　撰寫論文時插入文獻之步驟

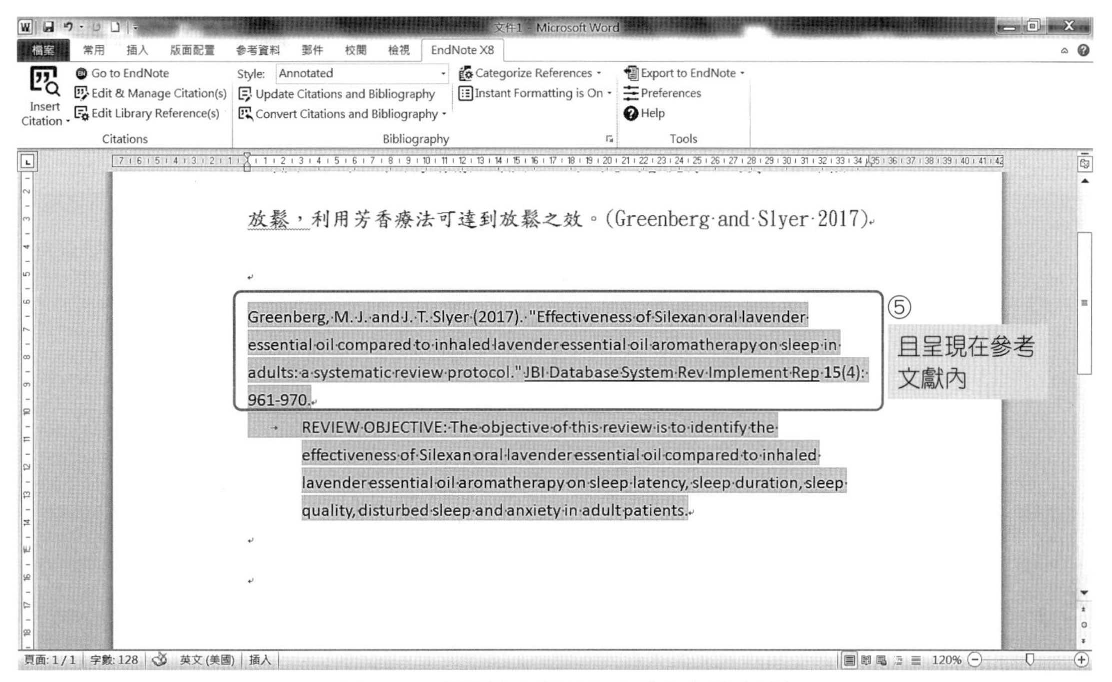

❍ 圖14-9　撰寫論文時插入文獻之步驟（續）

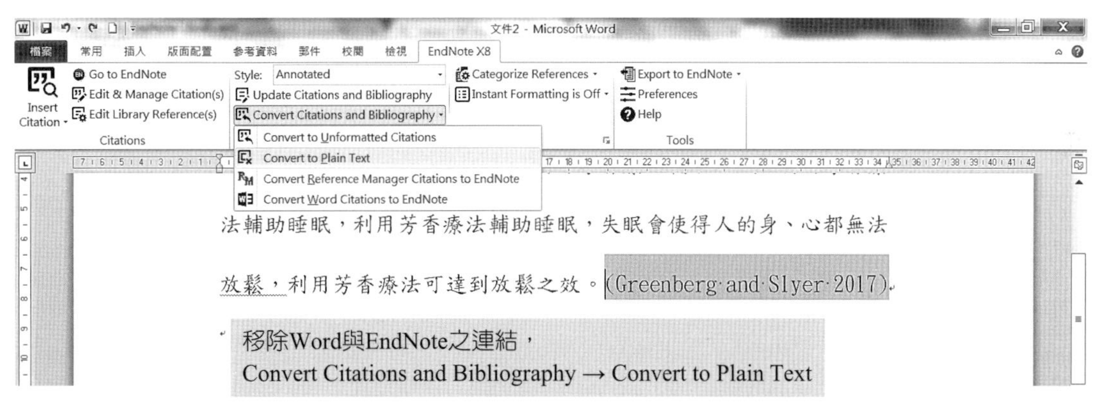

❍ 圖14-10　移除Word與EndNote之連結

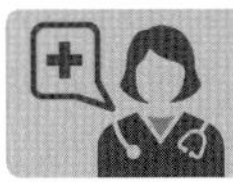

14-4 應用於PICO

文獻搜尋最擔心的是找遍各資料庫或網頁仍找不到合適之文獻，因此本文將以文獻較少之問題為例說明搜尋策略，此範例問題是護理部想瞭解「輪班之護理人員給予芳香療法是否能促進睡眠品質？」，PICO如表14-2，文獻搜尋策略列舉如下：

❐ 表14-2 PICO範例

P	輪班護理人員
I	芳香療法
C	無
O	促進睡眠品質
S	針對治療型問題，理想文獻研究設計為Randomized controlled trial
T	針對治療型問題，可接受的追蹤時間至少為1個月

步驟一：將PICO中可能之關鍵詞依照布林邏輯查詢，PubMed查詢結果如圖14-7、14-8，PubMed搜尋文獻時會自動將MeSH加入，睡眠品質或芳香療法之文獻不少但針對輪班之護理人員幾乎是零，因此可能要從64篇輪班護理人員之睡眠品質或31篇芳香療法與睡眠品質文獻中或其參考文獻內篩選與本問題接近且受試者為健康族群之文章。

步驟二：利用MeSH功能，搜尋sleep之次標題中睡眠處置後加入輪班護理人員亦能找到8篇，"Sleep / therapy"[Mesh] AND (("nurses"[MeSH Terms] OR "nurses"[All Fields] OR "nurse"[All Fields]) AND shift[All Fields])，但其中亦無芳香療法之處置，所以另外搜尋(sleep OR insomnia) AND aromatherapy並加入限制條件為human、randomized controlled trial、systematic review、clinical trial等共有24篇（表14-3），再由文獻中篩選符合受試者為健康族群、介入芳香療法、探討睡眠品質相關之文獻共5篇。

步驟三、搜尋各中英文資料庫符合受試者為健康族群、介入芳香療法、探討睡眠品質相關之文獻，結果顯示Cochrane資料庫1篇，CEPS中文電子期刊1篇，臺灣博碩士論文知識加值系統2篇。

❒ 表14-3 搜尋結果

搜尋策略	輸入關鍵詞	PubMed搜尋歷程	文獻篇數
P（輪班護理人員）	nurse shift	("nurses" [MeSH Terms] OR "nurses" [All Fields] OR "nurse" [All Fields]) AND shift [All Fields]	3098
	"nurse shift"		20
I（芳香療法）	aromatherapy	"aromatherapy" [MeSH Terms] OR "aromatherapy" [All Fields]	999
P（輪班護理人員）AND I（芳香療法）	nurse shift AND aromatherapy	(nurse [All Fields] AND shift [All fields]) AND aromatherapy [All Fields]	1
P（輪班護理人員）AND O（睡眠品質）	nurse shift AND "sleep quality"	(("nurses" [MeSH Terms] OR "nurses" [All Fields] OR "nurse" [All Fields]) AND shift [All Fields]) AND "sleep quality" [All Fields]	64
I（芳香療法）AND O（睡眠品質）	aromatherapy AND sleep quality	("aromatherapy" [MeSH Terms] OR "aromatherapy" [All Fields]) AND (("sleep" [MeSH Terms] OR "sleep" [All Fields]) AND quality [All Fields])	31
P（輪班護理人員）AND I（芳香療法）AND O（睡眠品質）	nurse shift AND sleep quality AND aromatherapy	(("nurses" [MeSH Terms] OR "nurses" [All Fields] OR "nurse" [All Fields]) AND shift [All Fields]) AND (("sleep" [MeSH Terms] OR "sleep" [All Fields]) AND aqality [All Fields]) AND ("aromatherapy" [MeSH Terms] OR "aromatherapy" [All Fields])	0
I（芳香療法）AND O（睡眠、失眠）加入限制條件	(sleep OR insomnia) AND aromatherapy	(("sleep" [MeSH Terms] OR "sleep" [All Fields] OR ("sleep initiation and maintenance disorders" [MeSH Terms] OR ("sleep" [All Fields] AND "initiation" [All Fields] AND "maintenance" [All Fields] AND "disorders" [All Fields]) OR "sleep initiation and maintenance disorders" [All Fields] OR "insomnia" [All Fields])) AND ("aromatherapy" [MeSH Terms] OR "aromatherapy" [All Fields]) AND ((Randomized Controlled Trial [ptyp] OR systematic [sb] OR Clinical Trial [ptyp]) AND "humans" [MeSH Terms])	24

結論

文獻資源之發展日新月異，醫療照護要應用實證證據是趨勢，因此善用文獻搜尋的6S模式及搜尋策略可以讓資料搜尋更有效率與精確。實證資料庫之應用已與行動裝置結合讓文獻搜尋之可近性與普及性更優化，在未來實證照護與智慧醫療及大數據連結是趨勢，因此將帶動文獻搜尋技巧與應用不斷精進，以增進實證照護之品質與全民之健康。

問題與討論

1. 下列何者是優質資料庫的特性：(1)資料重複性多 (2)資料整合 (3)資料可共享 (4)資料具安全性。(A)(1)(2) (B)(3)(4) (C)(2)(3)(4) (D)(1)(2)(3)(4)
2. 下列何者為預後問題類型要文獻搜尋之最佳研究方法？(A)隨機對照試驗 (B)世代研究 (C)病例對照研究 (D)病例系列研究
3. 下列何者為治療問題類型要文獻搜尋之最佳研究方法？(A)隨機對照試驗 (B)世代研究 (C)病例對照研究 (D)隨機對照試驗之系統性文獻回顧
4. 下列何者文獻搜尋順序何者為佳？(1)系統(Systems) (2)綜結(Summaries) (3)統整文章之精要(synopses of syntheses) (4)統整(Syntheses) (5)單篇精要(Synopses of studies)。(A)(1)>(2)>(3)>(4)>(5) (B)(2)>(1)>(3)>(4)>(5) (C)(1)>(2)>(4)>(3)>(5) (D)(1)>(3)>(2)>(5)>(4)
5. 下列何者是檢索策略？(1)使用適當關鍵詞搜尋最佳資料庫即可 (2)善用布林邏輯技巧 (3)使用MeSH (4)使用限制群組 (5)從別的文章複製參考資料。(A)(1)(2)(3)(4) (B)(2)(3)(4)(5) (C)(2)(3)(4) (D)(1)(2)(3)(4)(5)

答案

1.C 2.B 3.D 4.A 5.C

參考資料 Reference

Elsevier (2015)・*Embase.com 生物醫學文獻資料庫*・取自http://libskh.skh.org.tw/skh/manager_admin/new_file_download.php?Pact=FileDownLoad&Pval=134

考科藍臺灣(2016)・*教學研究資源*・取自http://cochranetaiwan.tmu.edu.tw/web/super_pages.php?ID=web1

李春雄(2014)・*資料庫學習實務*（第四版）・新文京。

郭雲鼎、陳杰峰、曾珮娟(2009)・*實證醫學文獻搜尋*・取自 http://www.dmc.doh.gov.tw/admin/UpFile/Period39/%E5%AF%A6%E8%AD%89%E9%86%AB%E5%AD%B8%E6%96%87%E7%8D%BB%E6%90%9C%E5%B0%8B.pdf

實證醫學知識網(2016)・*行動資源APP*・取自http://imohw.tmu.edu.tw/app/

碩睿資訊(2013)・*EndNote X7新功能介紹*・取自http://www.sris.com.tw/download/EndNoteX7_new_feature_20130808.pdf

碩睿資訊(2016)・*The Cochrane Library*・取自http://www.sris.com.tw

穆佩芬、蔡淑鳳、張麗銀(2013)・台灣實證護理推展現況及相關影響因素探討・*榮總護理*，*30*(2)，130-143。

Dicenso, A., Bayley, L., & Haynes, R. B. (2009). Accessing pre-appraised evidence: Fine-tuning the 5S model into a 6S model. *Evid Based Nurs, 12*(4), 99-101. doi:10.1136/ebn.12.4.99-b

Institute of Medicine (2007). *The learning healthcare system: Workshop summary*. The National Academies.

NICE (2016). *NICE guidance*. Retrieved from https://www.nice.org.uk/about/what-we-do/our-programmes/nice-guidance

OCEBM Levels of Evidence Working Group (2011). *The Oxford 2011 Levels of Evidence*. Retrieved from http://www.cebm.net/ocebm-levels-of-evidence/

U.S. National Library of Medicine (NLM) and NLM Training Center. (2015). *PubMed for trainers: MEDLINE PubMed overview*. Retrieved from https://nnlm.gov/ntc/wp-content/uploads/2016/02/MEDLINE-PubMed-Overview.pptx

CHAPTER 15

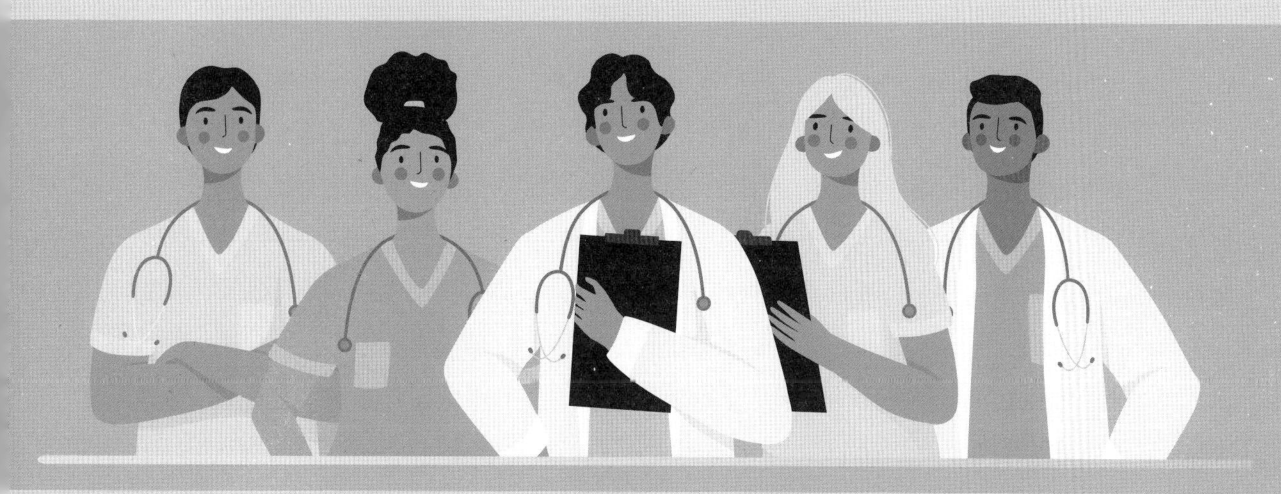

嚴格評讀證據之效度與重要性

編者｜宋惠娟

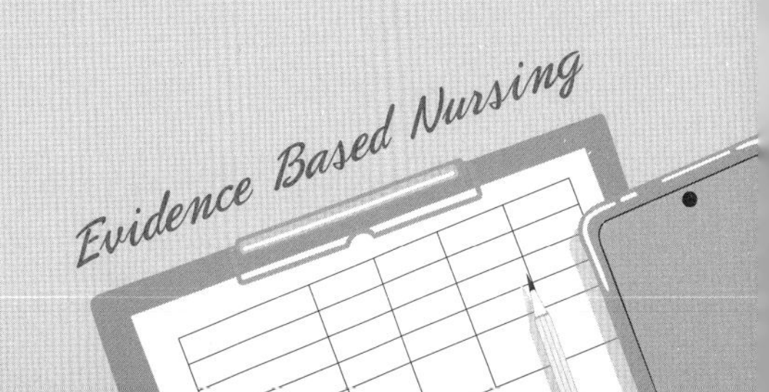

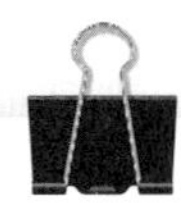
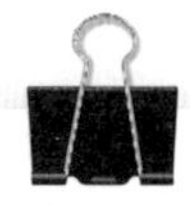

前言

實證護理可藉由五大步驟進行，即所謂的問、查、讀、用、審，即5A：Ask, Acquire, Appraise, Apply, audit。許多臨床醫護人員對實證照護相關的知識及技能不熟悉，缺乏在臨床運用實證照護的信心（蔡、郭、鄭，2010）。文獻指出臺灣護理人員在英文閱讀及評讀方面的能力有限，這些能力不足使得護理人員在搜尋、閱讀及評讀研究文獻時感到困擾，加上缺乏時間及對研究知能不足，因而造成許多護理人員對實證護理心生畏懼，影響實證護理的推動（穆、蔡、張，2013）。國內研究結果顯示台灣護理人員執行實證護理主要障礙之一是缺乏文獻評讀的自信心（張、張、林，2010；蔡、郭、鄭，2010），因此護理人員能對評讀的原則及相關評讀工具多一點瞭解，將可提升護理人員對評讀文獻的自信心，進而促進實證護理的推行。

15-1 評讀的定義與重要性

傳統上護理人員搜尋文獻後，常未經謹慎的審核及評讀，便直接引用文獻的內容作為臨床照護改變的參考，若文獻證據的產生過程不夠嚴謹及研究品質不佳，會影響此證據的可靠性及可信度，便有可能引導護理人員做出錯誤或不適當的臨床照護決策，進而可能對病人照護結果造成負向的影響。因此，護理人員須具備評讀的知能及判別證據品質好壞的能力，並選擇可信度及可靠性高的證據加以統整，進而運用到臨床照護中。

嚴格文獻評讀(critical appraisal)意旨詳細且具系統性的檢視過程，目的為判定研究的可信性、價值與應用性(Burls, 2009)。藉由嚴格評讀文獻的研究品質，檢視研究可能出現的偏差(bias)，將品質不佳的研究文章排除，並遴選出研究品質較高的文獻之科學證據，以便統整證據的建議作為臨床照護改變決策之參考依據，因此這個步驟攸關證據來源的正確性及合適性，是實證照護五個步驟中重要的一個步驟。評讀各種類型證據的目的在於建立證據的效度，可靠及可信的證據才能引導合適的照護決策並促進正向的病人結果。護理人員若對常見的研究設計方法及證據層級有基本的瞭解可提升文獻評讀的能力。

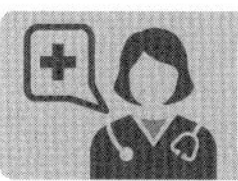

15-2 證據層級

文獻的證據層級(hierarchy of evidence)或稱證據等級(level of evidence)與研究設計方法及研究的嚴謹度有關，研究設計方法不同會影響證據的可靠性及可信度，設計不嚴謹的研究結果產生較多的偏差(bias)則影響其可信度；證據層級不同代表不同的可信度，依臨床問題的類型選擇合適的證據作為依據，且此證據的層級越高越能提供可信度高的答案來回答臨床問題，依照研究設計方式不同評定為不同的證據等級。以治療或介入型的問題為例，我們常見的證據金字塔（圖15-1），一般分級方式大多以包含隨機控制試驗的系統性文獻回顧(systematic review, SR)為最高等級的證據，次為設計良好的隨機控制試驗(randomized controlled trial, RCT)，而專家意見(expert opinion)或報告(report)則為最低的證據等級。Melnyk和Fineout-Overholt (2014)修改Guyatt和Rennie (2002)的證據等級，將證據等級分為七個等級，level I表示最高證據等級，level VII為最低證據等級（表15-1）。

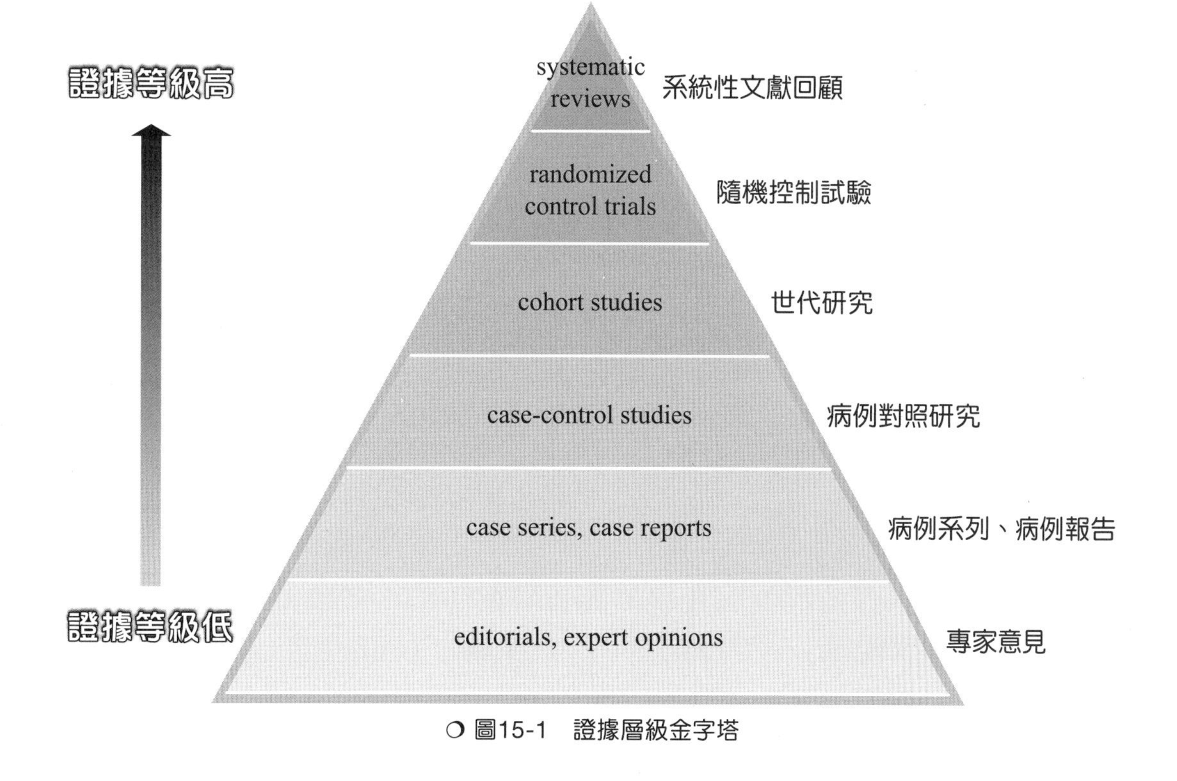

❍ 圖15-1　證據層級金字塔

❐ 表15-1 以治療或介入型為主的證據層級

等級I最高	包含所有相關隨機控制試驗的系統性文獻回顧或統合分析，或以隨機控制試驗的系統性文獻回顧而擬定的臨床照護指引
等級II	至少一個設計良好的隨機控制試驗
等級III	設計良好的非隨機控制試驗
等級IV	設計良好的個案控制研究及世代研究
等級V	描述性及質性研究的系統性文獻回顧
等級VI	單一描述性研究或質性研究
等級VII最低	專家報告或專家意見

資料來源： Melnyk, B. M., & Fineout-Overholt, E. (2014). *Evidence-based practice in nursing and healthcare: A guide to best practice*. (3rd Ed). Philadelphia: Lippincott Williams & Wilkins.

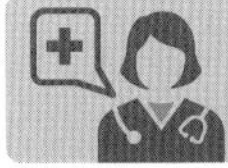

15-3 證據等級系統

評讀文獻時，必須瞭解研究證據層級及該篇文獻屬於哪一個證據等級。國際間有許多不同證據分級系統，一般的分級方式皆以最高等級的證據來自包含隨機控制試驗的系統性文獻回顧，其次為設計嚴謹的隨機控制試驗，而最低等級為專家報告或專家意見。常見的證據等級系統，如英國牛津實證醫學中心(Oxford Centre for Evidence-Based Medicine, 2011)發展的Oxford證據等級系統，將文獻依其研究設計方法分成Level 1到Level 5的證據等級。此外，澳洲Joanna Briggs Institute (JBI)實證中心發展之證據等級系統，依成效、診斷、預後、經濟評價、意義等五大類別各列出不同證據等級，階級1代表最高等級的證據，階級數字愈大表示證據等級愈低。以JBI成效的證據等級為例(levels of evidence for effectiveness)，請見附錄一 (Joanna Briggs Institute, 2014)。

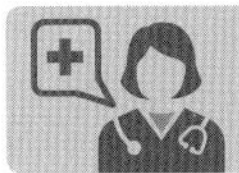

15-4 評讀原則

進行文獻評讀之前，需要再確認所找到的文獻的主題是否符合所訂定的臨床問題，以量性為例即文獻的PICO，包含P (patient / problem)、I (intervention)、C (comparison)、O (outcome)。選擇評讀的文獻時也要考量此文獻是否為現有最佳的證據，包含文獻發表的年限及證據等級。要確認所找到的文獻是否為回答訂定的臨床問題之最佳證據文獻，例如：要回答治療或介入措施成效的臨床問題，則以隨機控制試驗為主的系統性文獻回顧或隨機控制試驗等為最佳的文獻證據。即使找到的文獻是最高的證據等級，仍須經過評讀來判斷其研究進行過程是否嚴謹及其品質是否合宜，品質合宜的證據才能拿來做為臨床決策的參考。

嚴格評讀的目的是為了選擇品質可接受的研究證據，作為臨床照護決策的依據，產生正向的病人結果或成本效益(Melnyk & Fineout-Overholt, 2014)。即使是證據等級高的文獻，雖然代表其研究嚴謹度較高且其效度可能較高，但仍可能存在某些偏差，因此，進行文獻評讀時，每一篇研究文獻都需要嚴格的評讀，不同的研究設計文獻須運用不同的評讀工具來協助進行評讀，例如，系統性文獻回顧文獻則要用系統性文獻回顧的評讀工具或檢核表來評讀，而隨機控制試驗文獻則需使用量性實驗性研究或隨機控制試驗的評讀工具或檢核表來評讀。評讀主要是要檢視每個研究文獻可能產生的偏差，並針對研究方法的設計原則及研究的品質進行評讀(Aromataris et al, 2015; Pearson, Field, & Jordan, 2007)，偏差太多可能扭曲研究結果及結論，可能導致臨床醫護人員誤把無效的照護措施錯認為有效，或將有效的照護措施誤當為無效。英國Critical Appraisal Skills Programme (CASP)則建議評讀研究證據時需考慮以下三點(CASP, 2013)：

1. 研究有效度嗎？(Is the study valid?)：檢視研究方法學的品質。
2. 結果如何？(What are the results?)：檢視研究結果的統計及臨床重要性。
3. 結果是否有用？(Are the results useful?)：檢視結果在本地臨床的運用性。

或將其稱為VIP：V (validity / reliability)意旨效度及信度，I (importance / impact)指結果的重要性，P (Practice / applicability)意旨臨床適用性（陳、王，2009）。

一、研究有效度嗎？(Is The Study Valid?)

評讀研究效度時，主要檢視研究方法的嚴謹度及品質。沒有研究是完美的，通常在設計上、執行過程或結果報告中會有其限制或偏差，如果在研究設計與執行過程中，忽略可預期之偏差因素，則會使此研究之內部效度降低。以量性實驗性研究的隨機控制試驗為例，主要檢視研究過程的項目包含：隨機化(randomization)、分派隱匿(concealed allocation)、盲化(blinding)、組別在前測的相似性(similarity at baseline)、追蹤(follow-up)、使用客觀的評估工具(objective measures)、資料收集的方法、措施處置給予方式、干擾變項的控制等。以上檢視的項目與研究可能產生的偏差有關，研究效度的主要偏差來源有：選樣偏差(selection bias)、執行偏差(performance bias)、損耗偏差(attrition bias)、觀測偏差(detection bias)等，偏差越少則研究的效度越高(Melnyk & Fineout-Overholt, 2014; Pearson, Field, & Jordan, 2007)，解決以上偏差的方式包括：隨機(randomization)、盲化(blinding)、治療意向分析(intention-to-treat analysis, ITT analysis)等（圖15-2）。

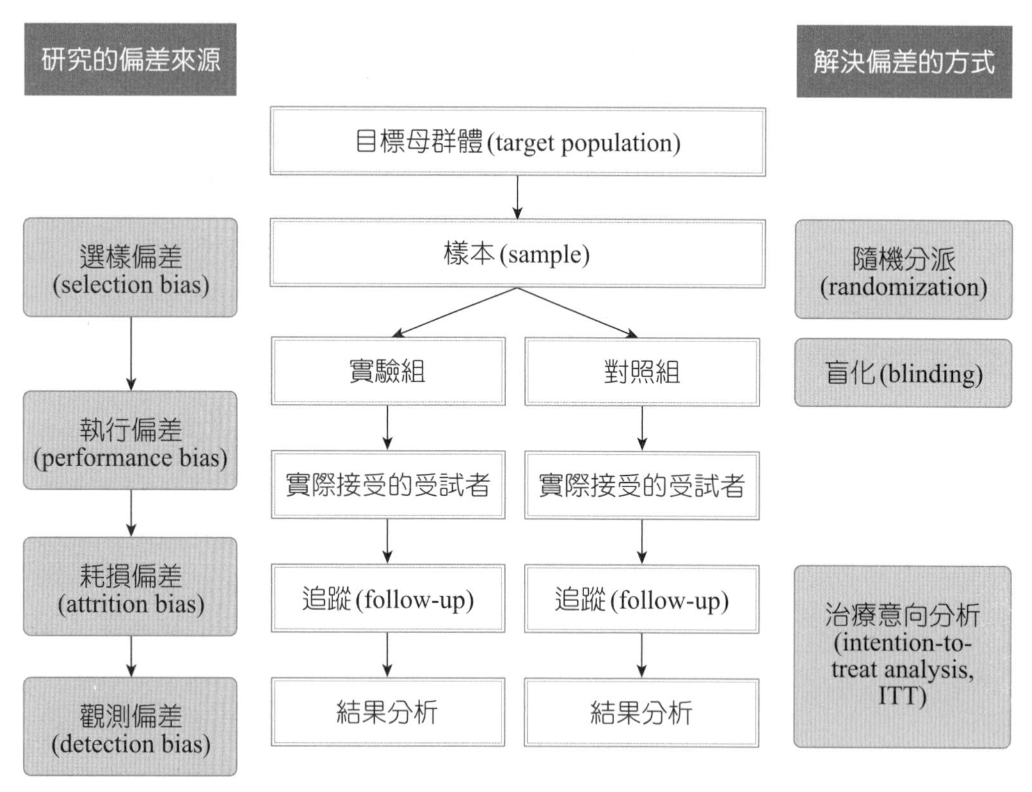

❍ 圖15-2 研究偏差來源及解決方式

二、研究結果如何？(What Are The Results?)

在評讀結果的統計及臨床重要性時，主要是檢視研究所得的結果是否達到統計上及臨床上的顯著差異？研究結果有多大的成效？此結果是否具有臨床的重要性？（陳、王，2009）通常以p值小於0.05來代表研究結果具有統計上的顯著差異。此外，在結果呈現時也常會以信賴區間(confidence intervals, CI)來呈現估計值的精確度，信賴區間通常設為95%，95%CI表示真實數值有95%機率會落在該估計區間，信賴區間越窄表示效果的估計越精確，若信賴區間較寬，則我們對研究結果較無信心，若信賴區間範圍包含無效線(the line of no effect)，則代表研究結果無統計上的顯著差異。p值及信賴區間會因樣本數大較能達到統計上的顯著差異及較精準的效果估算，但不一定代表有臨床顯著意義。研究結果是否具臨床的重要性常以研究結果的估算值來呈現，研究的結果若為二分法資料(dichotomous)（如是否感染、是否跌倒），則會以相對風險降低率(relative risk reduction, RRR)、絕對風險降低率(absolute risk reduction, ARR)、相對風險(relative risk, RR)、風險差異(risk difference)、勝算比(odds ratio, OR)、益一需治數(number-needed-to-treat, NNT)等來呈現。研究結果若為連續資料(continuous)，則其效果的估算值常以平均值(mean)、平均差(mean difference)、標準差(standardized difference)、標準化平均差(standardized mean difference)或成效值(effect size)等來呈現（盧等，2016；Melnyk & Fineout-Overholt, 2014; Pearson, Field, & Jordan, 2007）。

三、研究結果有用嗎？(Are The Results Useful?)

研究結論是否可用在我們臨床的病人照護上，需考量病人的差異及可運用的資源及病人的偏好。先考量所參考的研究文獻中的病人是否與我們臨床照護病人的屬性類似，可檢視研究文獻中的PICO特性是否與我們實際臨床的PICO特性類似。此外，需考量這個治療適用於我們的環境嗎？是否有足夠的資源做照護的改變？病人配合度如何？醫療提供者（醫護人員、單位）的配合度、能力及資源是否足夠配合照護的改變？病人可能從治療中得到什麼好處或壞處？病人若接受研究結論所建議的照護所獲得的好處是否大過可能產生的壞處？（陳、王，2009；盧等，2016；Melnyk & Fineout-Overholt, 2014）。

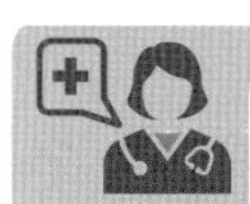

15-5 系統文獻回顧常見的評讀工具及使用方式

本節主要介紹系統性文獻回顧(systematic review)常見的評讀工具及使用方式，其他各種研究類型的評讀工具可參考JBI (The Joanna Briggs Institute, 2016)或CASP (CASP, 2014)所發展的評讀工具，這些評讀工具可在該實證機構的相關網站上下載。

系統性文獻回顧不同於一般文獻回顧(literature review)，系統性文獻回顧是有系統的搜尋多個原創性研究(primary research)並進行嚴格的評讀與結果統合，其主要針對某一特定臨床問題，以PICO提出問題，並根據此PICO主題之關鍵字系統性的搜尋所有符合所列PICO的相關文獻並進行評讀及統合，並討論各研究文獻的偏差，可降低影響結論的潛在偏差及自身的主觀偏見，且比起單單只參考一篇研究文獻結果，系統性文獻回顧可得到較客觀的文獻評讀結果及結論。若所納入的研究文獻同質性高，則可進一步進行統計分析，即統合分析(meta-analysis)，匯集個別研究的結果所產生的效果，因此，若系統性文獻回顧所納入的研究皆為隨機控制試驗則被認為是最高等級的證據。但若納入的研究文獻設計差異太大，例如病人群特性、治療或介入方式或結果評估的方式等，也就是所謂的異質性(heterogeneity)高時，則不適合進行統合分析，僅進行到描述性的系統性文獻回顧為止。當出現異質性高時，可選擇重新評估是否納入了不適合的研究文獻，則可予以刪除，或亦可選擇分開分析，即次群組分析(subgroup analysis)。雖然系統性文獻回顧是最高的證據等級，但仍可能有偏差，故須評讀系統性文獻回顧的執行方法及過程是否嚴謹(Aromataris et al, 2015; Melnyk & Fineout-Overholt, 2014; Pearson, Field, & Jordan, 2007; The Joanna Briggs Institute, 2014)。

評讀系統性文獻回顧時，不外乎要檢視其進行過程的嚴謹度及總結結果之正確性，包含：清楚且明確的臨床問題、收納所有合適且重要的研究文獻、嚴格客觀地評讀所有的研究文獻、納入品質佳的研究文獻做結果的統整、合適的呈現個別及總結結果等。國際間已發展數個系統性文獻回顧的評讀工具，這些評讀工具的項目大原則相似，有些題項多，有些題項較少，如JBI系統性文獻回顧評讀檢核表(The Joanna Briggs Institute, 2016)（附錄七）、CASP系統性文獻回顧評讀檢核表(CASP, 2014)（附錄八）等。

以JBI系統性文獻回顧評讀檢核表的項目為例，進行詳細的說明(Aromataris et al, 2015; The Joanna Briggs Institute, 2016)。

1. 是否清楚且明確的描述回顧的問題？

清楚明確的回顧問題是系統性文獻回顧重要且必要的一個步驟，是為建立搜尋策略以便找到合適的證據及文獻。清楚明確的回顧問題應該要包含PICO，以便提供此系統性文獻回顧所涵蓋的範圍及目的。通常可從系統性文獻回顧的標題、摘要的研究目的及方法中找到PICO資料。

2. 文獻納入的條件是否適合所提出的回顧問題？

文獻納入的條件必須符合回顧的問題，因此PICO必須詳細且清楚的描述並檢視是否符合所列的回顧問題。若回顧問題是某介入措施的成效，則納入條件中應該描述包含隨機控制試驗的文獻，或再加上其他如兩組前後測的類實驗性研究及世代研究等。通常在系統性文獻回顧的方法(methods)中之次標題－納入條件(inclusion criteria)找到文獻納入條件的描述。

3. 搜尋策略是否合適？

檢視搜尋策略中是否詳細列出PICO關鍵字或同義字？這些關鍵字是否符合回顧問題？搜尋的年限是否合宜？若有限制年限，則應該說明理由。此部分通常在系統性文獻回顧的方法中之次標題－搜尋策略(searching strategy)可找到相關資料。

4. 搜尋研究文獻的資料庫及檢索策略是否合適？

作者應該列出所搜尋的資料庫及檢索的策略，需檢視搜尋的資料庫是否足夠及合宜？是否包含已發表及未發表的文獻？是否搜尋英文及非英文的文獻？通常在系統性文獻回顧的方法中之次標題－搜尋策略(searching strategy)可找到相關資料。

5. 評讀研究文獻的條件是否合適？

應說明評讀研究文獻的方法，評讀工具的名稱、計分方式等。在評讀系統性文獻回顧時，則需要檢視以上所列幾點及評讀工具是否使用正確，例如：隨機控制試驗的文獻應該使用隨機控制試驗的評讀工具來評讀（如JBI或CASP的隨機控制試驗評讀檢核表等）。通常在系統性文獻回顧的方法中之次標題－方法品質的評估（assessment of methodological quality或quality assessment）中可找到相關資料。

6. 嚴格的評讀是否由至少兩位以上的審查者個別獨立完成？

系統性文獻回顧納入的研究文獻必須至少由兩位以上的審查者個別獨立進行嚴格評讀，評讀完後再共同比對評讀結果，若有意見相左的部分，則須經由討論或第三位審查者共同討論達到共識，以確定評讀的結果是客觀且沒有偏差的，可增加系統性文獻回顧的嚴謹度及品質。至少由兩位以上的審查員進行評讀的目的是為降低評讀的主觀性及系統性的錯誤或偏差，故須檢視系統性文獻回顧的文章中是否有說明至少由兩位以上的審查者獨立進行研究文獻的評讀，此部分訊息通常在系統性文獻回顧的方法中之次標題－方法品質的評估（assessment of methodological quality或quality assessment）中可找到相關資料。

7. 資料擷取時是否有使用減少誤差的方法？

在進行系統性文獻回顧的研究文獻資料擷取時減少誤差的方法包括：使用擬定的工具或表格擷取必要的資料、個別進行兩次相同的擷取資料步驟以防止輸入錯誤等。此部分訊息通常在方法(methods)中可能找到相關資料，但多數發表的系統性文獻回顧常常沒有交代此部分的訊息。

8. 統整研究文獻的方式是否合適？

研究文獻結果的統整是系統性文獻回顧的主要重點，需要針對回顧問題提出研究文獻的總結。若納入的研究文獻同質性高，則可進行統合分析(meta-analysis)。並不是所有的系統性文獻回顧都適合進行統合分析，納入的研究文獻若彼此差異性太大，如病人族群特性不相似、介入措施或結果評估的方式差異性太大，都不適合進行統合分析，只適合進行描述性的結果統整。要判別納入的研究文獻異質性(heterogeneity)是否太大，可進行I^2統計的檢定，I^2值介於0~100%之間，數據越大異質性越大，故I^2值越低且p值<0.1或較窄的95%信賴區間，則表示納入的研究文獻異質性低，即同質性高，便適合進行統合分析。此部分的資料可在系統性文獻回顧的結果(results)找到相關資料。

9. 是否有評估可能的發表偏差？

完整的研究文獻搜尋策略可降低系統性文獻回顧的發表偏差(publication bias)，有些系統性文獻回顧會進行Egger's檢定或也可參考漏斗圖(funnel plots)，發表偏差可能影響到系統性文獻回顧的總結，漏斗圖會呈現各個研究結果的治療效果，分布對稱的漏斗圖表示較沒有發表偏差。此部分資料通常會出現在系統性文獻回顧的結果處(results)。

10. 政策及臨床的建議是否有研究資料的支持？

此項目主要是檢視系統性文獻回顧的品質，合宜的系統性文獻回顧應該針對政策及臨床提供建議，此總結建議需要與系統性文獻回顧的結果相呼應。此部分資料通常會出現在系統性文獻回顧的討論或結論處（discussion或conclusions）。

11. 對未來研究的特別建議及方向是否合宜？

進行系統性文獻回顧常能確認出特定主題在研究上或該專業領域知識的限制，故可檢視系統性文獻回顧中，是否針對未來的研究方向提供合適的建議。當系統系文獻回顧的統整證據小或統合的成效小且不精準，或納入的研究文獻的樣本數偏小，則可建議未來應該再重複進行類似的研究。此部分資料通常會出現在系統性文獻回顧的討論或結論處（discussion或conclusions）。

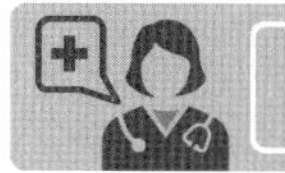

結論

本章說明評讀的重要性及原則、常見的系統性文獻回顧的評讀工具及方式。為增加護理人員在評讀上的知能，評讀通常是多數臺灣護理人員在實證步驟中認為是最困難的步驟，應鼓勵護理人員參加有關基本研究及統計相關的研討會或在職教育課程，學習不同研究類型的設計原則，並運用合適的評讀工具評讀研究文獻，不同的研究文獻需使用不同的評讀工具，嚴格的評讀可檢視研究可能出現的偏差，在進行證據統整前，需先將品質不佳的研究文章排除，並遴選出研究品質較高的文獻之科學證據，以便統整正確且合適的證據建議，作為臨床照護改變決策之參考依據。護理部門也可組成文獻閱讀小組，由較資深或有研究經驗的護理主管帶領護理人員選讀適合臨床應用的研究報告並練習評讀技巧，培養對研究文獻的批判能力，進而尋找及統整合適的研究證據建議，以期運用在臨床病人的照護中。

問題與討論

1. 有關嚴格文獻評讀(critical appraisal)下列何者為是？(A)意旨詳細且具系統性的檢視過程，目的為判定研究文獻的可信性　(B)嚴格的評讀主要是檢視研究結果的數據的正確性　(C)評讀時建議應該此用同一種評讀工具評讀各類研究文獻　(D)評讀研究的結果時主要考慮統計上的重要性

2. 文獻的證據層級 (hierarchy of evidence)下列何者為非？(A)與研究設計方法及研究的嚴謹度有關　(B)研究設計方法不同會影響證據的可靠性及可信度　(C)證據層級最高的文獻表示其嚴謹度較高且較少偏差，故不需經過評讀即可參考運用　(D)包含隨機控制試驗的系統性文獻回顧是證據層級較高的證據

3. 下列哪項不是系統性文獻回顧的評讀原則？(A)需要有清楚且明確的回顧問題　(B)須明確說明文獻納入的條件及搜尋策略　(C)研究文獻異質性越低，則可進行統合分析(meta-analysis)　(D)在系統性文獻回顧中需在「納入條件」中說明評讀工具的名稱及計分方式

4. 請列舉系統性文獻回顧的評讀工具？

5. 隨機控制試驗主要的偏差有哪些？解決偏差的方法有哪些？

答案

1.A　　2.C　　3.D

4. 請見15-5系統性文獻回顧常見的評讀工具及使用方式。

5. 請見15-4評讀原則（一、研究有效度嗎？）及圖15-2。

參考資料 Reference

張碧華、張麗銀、林麗英(2010)・護理人員實證護理訓練之評價－以嚴謹評讀文獻主題為例・*榮總護理，27*(3)，240-250。

陳杰峰(2010)・系統性回顧與實證醫學應用・*醫療爭議審議報導系列*，44，13-17。

陳杰峰、王慈蜂(2009)・*醫學文獻評讀的概念、方法與等級介紹*・醫療爭議審議報導系列，42，19-23。

蔡玉梅、郭倩琳、鄭夙芬(2010)・臨床護理人員執行實證實務影響因素之探討・*護理暨健康照護研究，6*(2)，79-86。doi: 10.6225/JNHR.6.2.79

穆佩芬、蔡淑鳳、張麗銀(2013)・台灣實證護理推展現況及相關影響因素探討・*榮總護理，30*(2)，130-143。doi: 10.6142/VGHN.30.2.130

盧美秀、周幸生、蔣立琦、周繡玲、陳淑賢、陳可欣、陳杰峰、李雅玲(2016)・*實證護理的臨床應用*・中華民國護理師護士公會全國聯合會。

Aromataris, E., Fernandez, R., Godfrey, C., Holly, C., Kahlil, H. & Tungpunkom, P. (2015). Summarizing systematic reviews: Methodological development, conduct and reporting of an umbrella review approach. *International Journal of Evidence-Based Healthcare, 13*(3), 132-140.

Burls, A. (2009). *What is critical appraisal*? London, Hayward Group.

Critical Appraisal Skills Programme (CASP) (2014). *CASP checklists* (URL used). CASP.

Critical Appraisal Skills Programme (CASP) (2013). *Appraising the evidence*. Reteieved from http://www.casp-uk.net/appraising-the-evidence.

Guyatt, G., & Rennie, D. (2002). *Users' guides to the medical literature*. American Medical Association: AMA Press.

Joanna Briggs Institute. (2014). *The JBI approach: Levels of evidence*. Reteieved from http://joannabriggs.org/jbi-approach.html#tabbed-nav=Levels-of-Evidence.

Melnyk, B. M., & Fineout-Overholt, E. (2014). *Evidence-based practice in nursing and healthcare: A guide to best practice* (3rd Ed.). Lippincott Williams & Wilkins

Oxford Centre for Evidence-Based Medicine (2011). *The Oxford 2011 Levels of Evidence*. Reteieved from http://www.cebm.net/index.aspx?o=5653.

Pearson, A., Field, J., & Jordan, Z. (2007). *Evidence-based clinical practice in nursing and health care: Assimilating research, experience and expertise*. Blackwell Publishing Ltd.

The Joanna Briggs Institute (2014). *Joanna Briggs Institute reviewers' manual 2014 edition*. The Joanna Briggs Institute.

The Joanna Briggs Institute (2016). *The Joanna Briggs Institute critical appraisal tools for use in JBI systematic reviews checklist for systematic reviews and research syntheses*. Reteieved from http://joannabriggs.org/research/critical-appraisal-tools.html. Accessed on December 15, 2016.

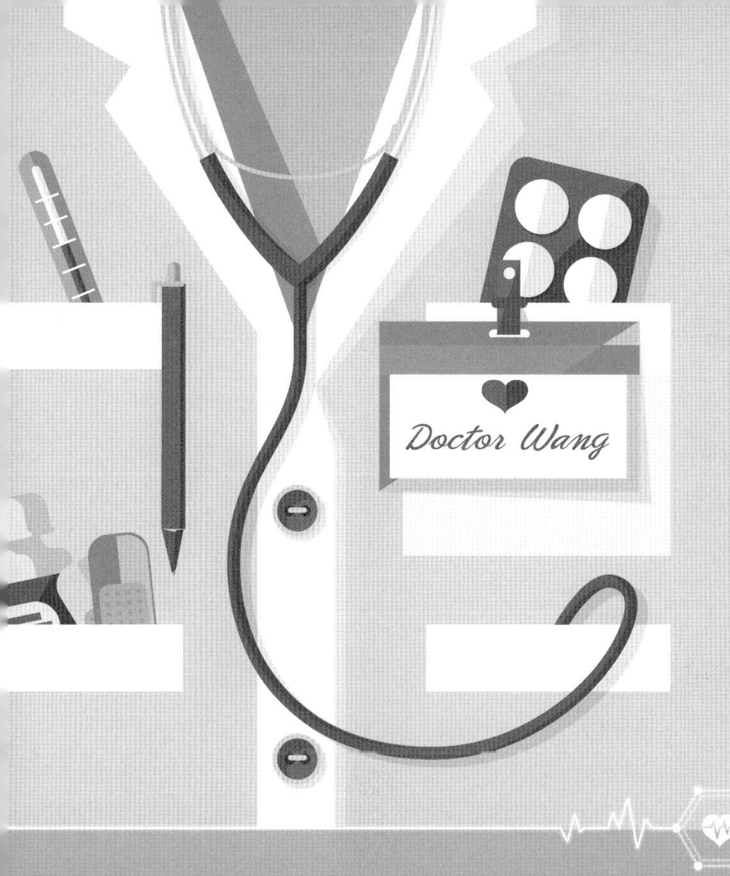

PART 04

實證應用與臨床共享決策

Evidence Based Nursing

CHAPTER 16

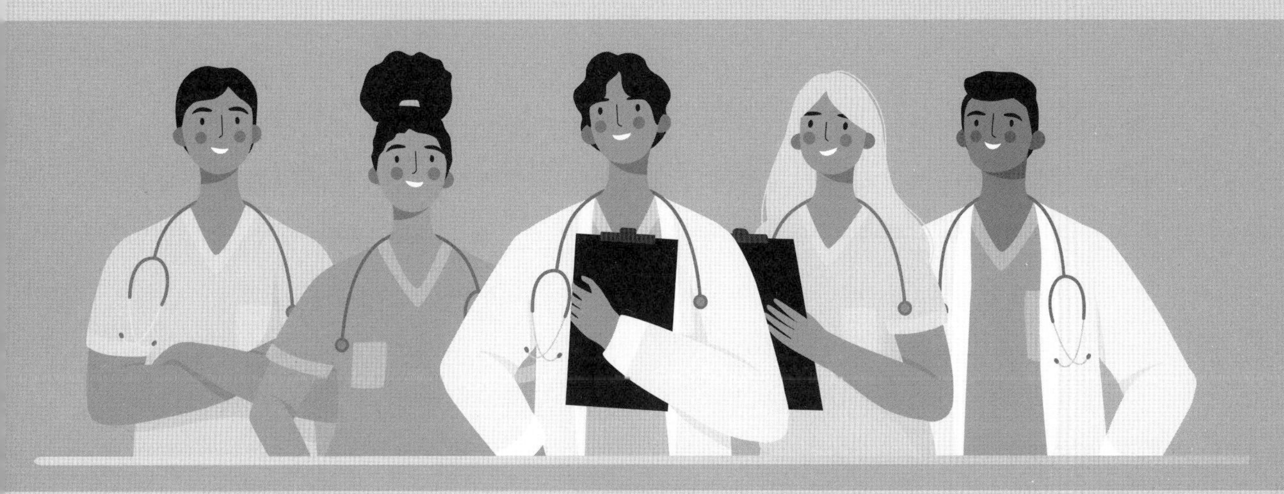

將臨床專業與病人價值觀結合

編者｜馬淑清

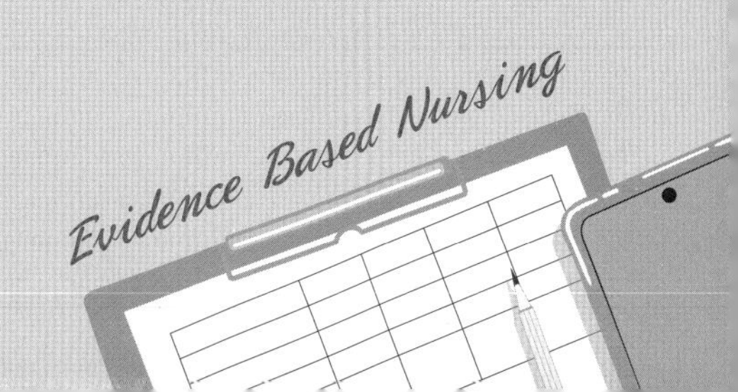

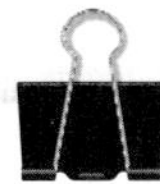
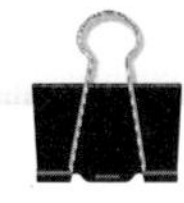
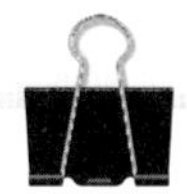

前言

在Cliska, Pinelli, DiCenso, and Culllum (2001)所提出實證實務五大步驟的5A中，步驟四：「整合最佳證據並應用於病人身上(apply)」就是指要將經過謹慎評讀的實證結果作為運用。然而實證護理的結果可以被應用在臨床哪些實務上呢？其實諸如：發展、修改臨床照護標準或指引、修改常規活動及制定臨床照顧對象的護理活動等都是可以運用的範疇。在宋、張(2004)的文獻中就提出，臨床照護指引Clinical Practice Guidelines (CPG)應該整合現有的最佳證據、臨床專家的經驗，以及病人的喜好與價值觀後擬定的照護標準，這就說明了實證護理的結果可以被運用於發展、修改臨床照護標準或指引。惟有透過運用才能將實證護理的價值彰顯出來，進而獲得自我、專業團隊成員及病人對護理專業的肯定。

16-1 實證知識轉譯

Morris, Wooding, and Grant於2011年發表一篇研究文章明確地指出，因為缺乏轉譯(translation)使得許多基礎或臨床研究的實證結果要花費很久的一段時間才能被運用於臨床的醫療或照護上，甚至有些基礎或臨床研究的實證結果根本就沒被運用於臨床的醫療或照護上，如此一來不僅造成醫療照護的進步受到限制，更重要的是影響了可以提供給病人治療與照顧的最好選擇與時效。為了有效改善上述的問題，進而提升人類的健康與福祉，近年來全世界都積極地在訓練與培育轉譯的人才，並投入大量經費來推展轉譯科學並成立轉譯科學研究中心。我國也在2013年成立了國家轉譯醫學與臨床試驗資源中心。

所謂的知識轉譯(knowledge translation)是指將嚴謹的研究成果落實於臨床醫療照護活動中所需的步驟。在許多有關知識轉譯步驟的論述中，以Glasziou及Haynes於2005年所提出的篩選最佳證據五步驟及建立實證資料庫到臨床運用過程的七階段最令人接受與常用。以下就五步驟與七階段做一說明：五步驟的第一步驟為文獻研讀(Studies)；第二步驟為系統性回顧與統整(Systematic review & Systheses)；第三步驟為精要(Synopses)；第四步驟為結論(Summaries) ；第五步驟為系統(Systems)。七階段為注意(Aware)、接受(Accept)、可行(Applicable)、有能力做(Able)、確實去做(Acted on)、認可(Agreed)、養成習慣(Adhered to)。此過程是Glasziou改良Pathman在1996年所提出的模型而成，又被成為證據管道(evidence pipeline)（見圖2-1），透過這個管道可以將原始研究結果實際運用到病人身上。在執行七階段的過程中或多或少會有一些缺口或產生滲漏的情形，可透過戴明循環的PDCA (Plan-Do-Check-Act)，來不斷的持續改善進而提升照護品質。

Pearson, Jordan, and Munn於2012年提出轉譯科學常見的三個缺口，並提出克服的策略。

1. 缺口一：從知識需求到發現(from knowledge need to discovery)，主要造成的原因是研究方向與臨床實際或病人的需求脫節。Agency for Healthcare Research and Quality (AHRQ)建議解決之道為透過系統回顧(systematic review)或集合專家學者找出重要的研究議題(Chang, Carey, Kato, Guise, & Sanders, 2012)。

2. 缺口二：從發現到臨床應用(from discovery to clinical application)，主要造成的原因是發現要被臨床應用的過程，需要嚴謹的步驟甚至是多國多中心的臨床研究來證實其應用於臨床的安全性，因此需要巨大的資金投入，如果缺乏市場利潤就會造成停滯。解決之道為透過系統性的綜論來證實研究發現的有效性及安全性。

3. 缺口三：從臨床應用到真正的行動(from clinical application to action)，主要造成的原因是如何把嚴謹的研究成果落實在臨床照護活動當中。解決之道為透過詳細的文獻搜尋，經過嚴謹的文獻評估以及統合分析的技術等科學步驟，來找到臨床問題的解答(Grol & Grimshaw, 2003)。

16-2 以病人為中心的考量現況

Baumann (2010)指出在推展實證護理的限制中，病人的接受度是一個很重要且必須考量的因素，因為它會直接影響到實證護理的成效。舉例來說：如果經過文獻實證的結果發現多食用牛肉可以有效改善貧血，但是在我國自古以農立國的背景之下，許多病人是不食用牛肉的，因此護理師要將此結論運用在衛教貧血病人時，就必須仔細評估病人過去的飲食習慣，來決定是否要應用或建議病人採取這樣的一個實證結果。Tod, Palfreyman, and Burke (2004)也指出在推展實證護理於病人照護決策時必須考慮到三個因素，一是最佳的臨床證據(Best Reserrch Evidence)；二是臨床專業意見(Clinical Experts' Experience)；三是病人及家屬的價值觀、關心重點及過去的經驗(Patient' Value and Expectation)。將此3個「E」整合後，和病人共同討論、決定出以病人為中心的臨床應用決策。由此可見實證護理的概念非常強調針對病人的問題，採用目前最佳的證據措施於病人身上，而且要符合病人的喜好、習慣與期望，以達到最佳的照護品質。但中華民國醫師公會全國聯合會前理事長李明濱於2008年提出，臨床照護指引(clinical practice guideline, CPG)除了應以「追求病人最大利益」為考量外，也應關心其訂定對於醫療糾紛案件證據之證據力的影響及考量病人的個別適用性。並主張應由醫界以專業之角度就最適合病人之治療，以本土的實證醫學證據，研議建立本土化的臨床照護指引（臺灣醫界，2008）。

近年來醫院的服務型態已由醫療人員為中心，轉變為以病人為中心，許多醫療機構紛紛祭出各種醫療整合的模式，如整合心臟內科、心臟外科等從門診到檢查到治療甚至是手術室、加護病房、普通病房等的「心臟血管中心(Cardiovascular Center)」，又或者以病人為中心考量，防止醫療疏失、降低醫療成本與提升照護效率的智慧病房(Smart Hospital)，或是整合各類醫療專業人員利用民眾理解的口吻，結合多媒體圖文說明，將疾病相關的醫療訊息、處置選擇，以及各種臨床決策之間的優點與缺點、利益與風險的資源整合衛教中心，再再都是展現出以病人為中心的考量思維。我國的醫院評鑑基準及評量項目第二篇醫療照護之第2.1章「病人及家屬權責」中所要求的重點4：「應鼓勵病人及其家屬參與醫療決策，工作人員以病人及家屬能理解之語言，解說病人的健康及醫療相關的資訊，如病人欲尋求其他醫療人員之意見時，醫院應主動協助」（財團法人醫院評鑑暨醫療品質策進會，2016），都已一再說明與病人共享決策的重要性，並要求醫療機構在病人就醫時應該重視其「自主權利」，也要將此精神融入在日常醫療與照護病人的過程中。

但礙於臨床醫療專業人員的訓練教材闕如、臺灣本土化的高品質實證文獻不夠，及民眾健康知能的普遍低下或不足導致我國目前在以病人為中心「實證照護」的「共享決策」推展上遇到阻礙。未來要在提升民眾的健康知能與對自我醫療應有權利上的正確理解、以及鼓勵投入更多的資源在實證照護的知識建置與轉譯，並開發臨床醫療專業人員的訓練核心教材上多所著墨，如此方能有利臨床人員進行以病人為中心的「醫病共享決策」（侯，2015）。

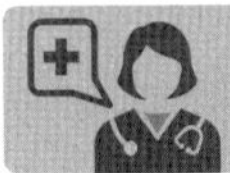

16-3 實證臨床決策的重要性

2011年美國醫學會(Institute of Medicine, IOM)在「The future of nursing-Leading change, advancing health」的建議報告中提出護理未來的五大發展方向，實證護理便是其中之一。而我國的醫療機構評鑑，也在「2015年醫院評鑑基準及評量項目」條文2.1.3中的優良項目新增「制定政策及指引，推動病人、家屬積極參與醫療決策之過程(Share Decision Making)，並建立醫病共識」之要求。然而在推展醫療決策過程中，除了各個專業的臨床照護者（如醫師、護理師、藥師、營養師、復健師、社工師等）得就病人的健康問題，以目前最佳的實證等級證據提出其專業領域之建議外，醫療機構是否制定相關政策及指引並配搭合適的推展模式都是決定「參與醫療決策」成敗的關鍵因素。Gray及唐(2007)提出，醫療決策的好壞是醫療照護品質和效益的關鍵，並將醫療決策區分為關於群體的宏觀決策及關於個體的微觀決策。可見實證決策的影響大至國家衛生政策和法規的制定，小至醫療照護人員對某個病人的治療照護方案的擬定。2009年Atkinson從利他、財務、訴訟及政治等觀點來說明以實證臨床決策制定臨床照護指引的必要性。2016年蔣也在「實證護理的臨床應用」一書中指出，運用實證護理有以下三點重要性：(1)以病人為中心的跨團隊實證照護；(2)維護病人安全提供最佳照護；(3)透過實證整合護理實務、研究與教育。因此醫療照護人員都應該以病人為中心就其健康問題謹慎地進行實證臨床決策，因為我們平日於臨床照護過程中所做的每一個決定都攸關提供什麼醫療服務給病人，以及由誰來提供還有所產生的費用，更重要的是這些臨床決策對病人是否產生了真正的效益，以避免無效的醫療或照護措施對病人所產生的各種傷害及成本的浪費。

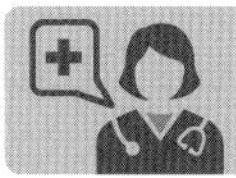

16-4 與病人共享決策

現今臨床醫療與照護的決策模式以父權決策模式(paternalistic decision-making model)、告知決策模式(informed decision-making model)、共享策模式(shared decision-making model)最為常見。父權決策模式是指由醫療照護人員為病人決定所有的醫療措施與照護活動；告知決策模式是指醫療照護人員將疾病相關的醫療照護知識充分告知病人後由其或家屬決定醫療措施與照護活動；共享決策模式是指由醫療照護人員將疾病相關的醫療照護最佳實證資料充分告知病人，讓病人跟醫療照護人員共同決定其醫療措施與照護活動，且結合病人的偏好和價值觀，以達成共識。父權決策模式雖然可以快速決定病人所有的醫療措施與照護活動，但卻違反了病人自主的原則，且醫療照護人員所做的決定是否符合病人的期望及最大利益也是值得討論的議題。告知決策模式雖然看似尊重病人自主，但其是否真能在有限的時間內對醫療照護人員所告知的疾病相關醫療照護知識進行消化，進而做出符合自己期望及最大利益的決定是一個應該考量的問題。共享決策模式雖然必須克服醫療照護人員原本使用父權決策模式或告知決策模式的習慣，也必須發揮耐心向病人或家屬說明疾病相關的醫療照護最佳實證資料，但近年來它已逐漸興起，且被認為是目前最佳的以病人為中心的醫療照護決策模式，各類決策模式分析與比較見表16-1。

❒ 表16-1　各類決策模式分析與比較

項目 決策模式	決策者	決策考量面向	優點	缺點
父權	醫療照護人員	醫療照護知識	快速決定	違反病人自主、可能未考量病人價值觀及最大利益
告知	病人或家屬	醫療照護知識	病人自主	有限時間內可能無法充分理解疾病相關醫療照護知識以利決策
共享	醫療照護人員與病人或家屬	醫療照護最佳實證資料、病人價值觀及最大利益	以病人為中心達成醫療共識	醫療照護人員決策模式的改變須發揮耐心詳細解說

要如何推展病人共享決策呢？以下介紹提供兩種模式，第一個模式是由Charles (1999)所提出的共享決策執行，它包括三個部分：(1)資訊交換；(2)商議；(3)決策。在資訊交換的過程中，在醫療照顧人員層面：要使用病人能夠理解的語言，將各種治療照顧方式的最新及最佳實證資料告知病人，並確保病人是瞭解的，且要聆聽與回答病人所提出的問題。在病人層面則應該要將所有病史告知醫療照顧人員，並回答醫療人員的提問，且將自己的疑問、喜好與價值觀忠實地表達出來。在商議的過程中，醫療照護人員與病人主要是就不同的治療照顧方式進行再度確認，並考量病人的喜好與擔憂後進行治療照顧方式選項的謀合。在決策的過程中，醫療照護人員與病人共同決定治療照顧方式，並討論如何執行，最後要對病人治療照顧方式的效能進行檢視。第二個模式是由英國國家衛生研究院所(2016)提出的Using A Decision Aid，它包括五個步驟：(1)選項介紹(introduction)；(2)選項比較(compare options)；(3)病人觀點(my views)；(4)確認病人瞭解各種選項(my trade-offs)；(5)病人決策(my decision)。在選項介紹的步驟中，醫療照護人員要將目前實證結果最佳的各種治療照顧選項向病人介紹。在選項比較的步驟中，醫療照護人員要向病人說明各種治療照顧選項的差異及優缺點。在病人觀點的步驟中，醫療照護人員要詢問病人對各種治療照顧選項的喜好。在確認病人瞭解各種選項的步驟中，醫療照護人員要協助病人去權衡各種治療照顧選項的優缺點。在病人決策的步驟中，醫療照護人員要協助病人做出對其自身最佳的選擇。

然而臨床在哪些情境下應該採用共享決策？依據許、張、呂、周、蕭(2015)建議：(1)醫療不確定性高；(2)目前還未有明確實證結果的處置與用藥；(3)疾病嚴重性高或會致命者；(4)可能會導致重大身心功能、形象改變或併發症的處置與用藥；(5)需要長期服用的藥物應該採用共享決策。而哪些臨床情境下不適合或不需要採用共享決策？(1)已經具有實證基礎的臨床常規工作，例如：騎機車戴安全帽、糖尿病人養成規律運動的習慣等；(2)必須進行緊急處置的突發危害生命狀況，例如突發性的心室纖維顫動(ventricular fibrillation)必須進行去顫術(defibrillation)。

與病人共享決策(shared decision making)是實證照護的徹底實踐與最終目標，所以整個過程應該以病人為中心，醫療照護人員應運用良好的溝通技巧，將目前最佳的實證結果充分告知病人（或家屬），並將病人的喜好與價值觀結合於治療照顧活動中。與病人共享決策非常強調醫療照護人員應該和病人共同參與治療照顧選項的選擇，因為，病人是否真正有效地參與和投入是共享決策的主要關鍵因素，透過與病人共享決策的過程，除了期望能達成醫療照護決策的共識外，更希望實證結果能運用於臨床，真正將其對病人的治療或照護成效發揮的淋漓盡致，不因忽略病人的喜好與價值觀而使得實證結果的推展受到限制或成效被影響。

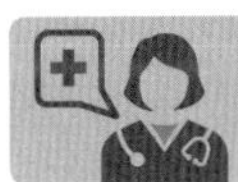

16-5 臨床應用的現況

Balas及Boren於2000年回顧了17年的研究文獻，結果發現只有14%的原始研究有被運用在病人身上；Valton、Dilks及McCloskey於2008年的調查也指出50%以上的護理人員未將實證應用於病人的照護。可見將研究運用於實務上是有實際的障礙存在。在我國，為了將實證護理推行於臨床照護上，無不紛紛祭出許多策略，例如結合基層護理人員能力進階訓練人員書寫實證讀書報告、實證案例分析，舉行實證護理研究及發展臨床照護指引等（陳、湯、周，2013）。2011年9月24日所成立的台灣實證護理學會(Taiwan Evidence-based Nursing Association, TEBNA)也於2013年11月起開始辦理提升照護品質實證競賽，主題廣泛地涵蓋了實證讀書報告及實證案例分析類、系統性文獻分析類、實證應用或研究類（陳，2014）。在國外，英國與加拿大早已於1998年一起合作發行Evudence-Based Nursing期刊；國際榮譽護理學會(Sigma Theta Tau International Honor Society of Nursing, STTI)亦將其所發行之期刊於2004年改名Worldviews on Evidence-Based Nursing，可見將實證導入臨床照護已經是世界的趨勢。

國內教育界、臨床實務界及政策制定者，也都將實證護理視為是推動護理專業朝向科學化，與國際接軌不可或缺的一環。例如陽明大學護理學院邱艷芬前院長於2005組成實證導向健康照護團隊，2005年4月成立Taiwan Joanna Briggs Institute Collaborating Center (TJBCC)。2006年起則由穆佩芬教授建立跨領域實證護理平台，核心委員包括陽明大學護理學院、物資系、醫學系的實證教師及臺北榮民總醫院教育中心、實證轉譯中心與護理部，積極地推動國內實證護理並與國際接軌。於2008年連續獲得衛生福利部四年的補助，在國內北（陽明－榮總）、中（臺中衛生局－中臺）、南（成大－成大醫院）、東（慈濟技術學院－慈濟醫院）建立了四個學校與醫院聯盟的實證護理中心，共同推動國內健康相關領域之實證導向健康照護概念，培育國內實證護理種子與師資，發展本土臨床照護指引與實證教育素材。

在推行實證護理於臨床應用的過程中確實會遇到一些障礙，例如護理人員缺乏評讀文獻之技能、缺乏推動或執行實證的信心、人力短缺、缺乏實作可近性、文化、教育、認知、態度行為的衝突、缺乏實證護理師資人力、缺乏實證團隊結構等；而圖書、資料庫等資訊軟體充足、長官支持等因素是成功的因素（穆，2013）。因此，如何將實證護理成功地於臨床應用？確實需要靠護理管理者擬定適合於其組織中運用的策略。

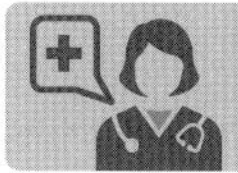

16-6 臨床照護指引發展

許多文獻都指出臨床照護指引(clinic practice guideline, CPG)是提升醫護人員診療與照護品質的一種重要方式，據此讓病人得到有效地照護與達到更好的臨床結果。1992年美國醫學院發表第一個臨床照護指引評估的工具後，臨床照護指引便在國際上開始蓬勃發展起來，臨床照護指引文獻篇數的發表從1990年每年2位數到現在已經提升為每年4位數字。那到底什麼是臨床照護指引呢？1990年美國醫學研究院(Institute of Medicine, IOM)將其定義為：「一種系統化製作的陳述，用來幫助臨床工作者或是病人，在面臨特定的臨床狀況時，能做出合適的健康照護決策」。

發展或推行臨床照護指引又有哪些好處？IOM指出臨床照護指引的好處包含下列五項：(1)增進品質並降低醫療錯誤；(2)組織大量的資料；(3)減少照護時的變數；(4)排除浪費；(5)改善對慢性病的處理(Field, 1990)。Boxwala將臨床照護指引區分為三個層次，第一層為作者層(author / viewer level)，以文字表現及實證醫學文獻內容為主，通常書面的描述過程完整，但因為過於冗長，所以不利閱讀；第二層為電腦可讀取的摘要(abstract machine representation)，乃是將第一層的指引抽離出來，形成基本流程，例如步驟一、步驟二、步驟三…如此按步驟循序漸進，因此內容大幅縮減，也較方便閱讀；第三層則是真正整合到使用者的醫療環境當中(integration into application environments)，成為更抽象的指令。目前國內外已有許多知名的臨床照護指引資料庫，如表16-2。

❐ 表16-2　臨床照護指引資料庫

國家	資料庫	網址
加拿大	CMA Infobase	http://www.ctfphc.org/methods.htm
加拿大	GPAC	http://www.bcguidelines.ca/gpac/index.html
加拿大	Guideline Advisory Committee	http://www.gacguidelines.ca/
英國	eGuidelines	http://www.eguidelines.co.uk/
日本	Minds	http://minds.jcqhc.or.jp/to/index.aspx
美國	NGC	http://www.guidelines.gov/
英格蘭威爾斯	NICE	http://www.nice.org.uk/
紐西蘭	NZGG	http://www.nzgg.org.nz/index.cfm?screensize=1024&ScreenResSet=yes&CFTOKEN
蘇格蘭	SIGN	http://www.sign.ac.uk/
臺灣	臨床照護指引及實證醫學入口網	http://www.nhi.gov.tw/webdata/webdata.asp?menu=1&menu_id=7&webdata_id=374
臺灣	國家衛生研究院實證臨床照護指引	http://ebpg.nhri.org.tw/

發展臨床照護指引之前應考量以下幾個問題，再來決定值不值得或應不應該發展(IOM, 1995)：

1. 此指引能否改變健康結果或成本？
2. 是否有足夠的證據來發展指引？
3. 能否影響罹病率高及死亡率高的病人群？
4. 指引的主題是否複雜而且真的需要臨床實務的確認與澄清？
5. 照護的結果在實際上與期望上是否有很大的落差？

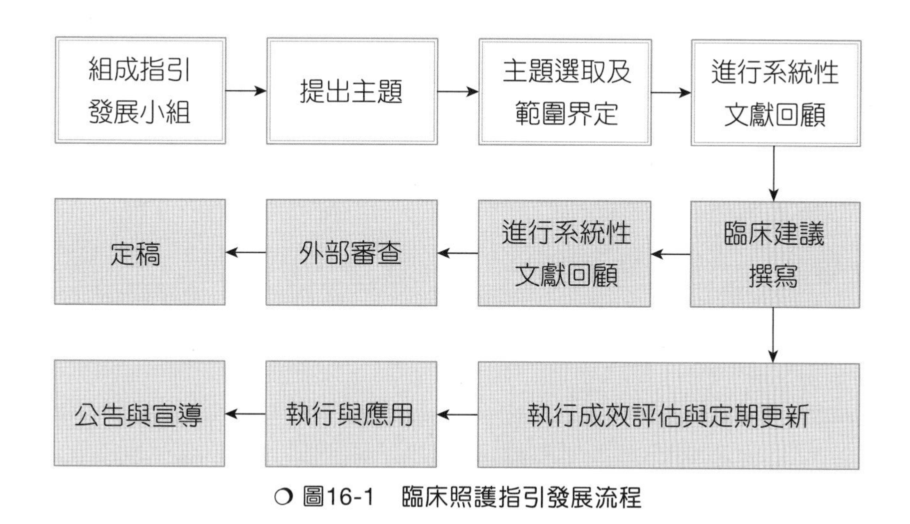

❍ 圖16-1　臨床照護指引發展流程

6. 目前是否沒有具有效度或相關的指引？

7. 此指引的主題是否符合國家健康照護政策的方向且具有創新性？

臨床照護指引發展流程涵蓋以下幾個步驟（萬芳醫院，2009）（圖16-1）：

1. 組成指引發展小組：指引發展的成員到底應包括哪些人？有各種文獻提出，SIGN認為應包括跨領域專家及利害關係人且須包括使用者及病人(Scottish Intercollegiate Guideline Network, 2008)；McQueen等人則認為應包含與介入措施及照護結果相關的人，例如：研究者、實務專家、行政管理者、教育者、政策擬定專家等，因為這樣才能夠評判指引的成效與傷害，促進指引的可行性(McQueen et al., 2008)；而DiCenso及Guyatt則認為成員應來自不同背景及組織，因為這樣可帶進不同的觀點及證據，以利指引的發展(DiCenso & Guyatt, 2005)。以臺北市立萬芳醫院在擬定「住院病人跌倒預防臨床照護指引」為例，當時成員就邀請了醫院護理主任3位、醫院護理副主任1位、內外科病房護理督導8位、內外科護理長9位、內外科副護理長2位、指引發展方法學專家1位、醫院輔導師1位參加。

2. 提出主題：可以朝臨床常見的情境、病人或家屬常提出的問題去思考。

3. 主題選取及範圍界定依各國指引發展經驗，指引主題之選定可參考下列原則：(1)相關研究證據較充足的項目；(2)有顯著健康利益(outcome, effectiveness, benefit)；(3)與醫療品質、資源分配、政策發展、法律及爭議相關議題

(National Institute for ClinicalExcellence; NICE, 2001; New Zealand Guidelines Group; NZGG, 2003; Scottish Intercollegiate Guideline Network; SIGN, 2001)。而決策因子包括：(1)選定發展的指引主題有助於重要的健康議題決策；(2)決定指引的優先順序應考量健康問題的流行病學狀況、健康公平性、照護提供及品質的差異性、新技術的急迫性、其他影響照護品質的因子，或有更新的資訊被發表；(3)有國外的指引可供參考(Council of Europe Publishing, 2001)。

4. 進行系統性文獻回顧。

5. 臨床建議擬定與撰寫：透過指引發展小組會議針對臨床證據、病人觀點及醫療經濟學等面向充分討論後形成共識，在擬定臨床建議時應該真實呈現證據的等級，以利使用者能正確運用。臨床建議撰寫時也要注意措辭用字應該盡量力求簡單扼要且容易閱讀。

6. 外部審查：臨床照護指引發展完成後為了使其更臻完善，應該進行外部的評估與審查。若是機構或醫院內部所要使用的指引，可透過相關的委員會詳細審查，若是要提供全國使用的臨床照護指引，則應該由相關專業團體或專家進行審查。審查的工具有許多種但較常被使用的為appraisal of Guidelines for Research and Evaluation (AGREE)，它是就臨床照護指引的適用範圍與目的、權益相關人的參與情形、指引發展的嚴謹度、明確性與表現方式、應用性及編制的公正客觀與獨立性等六個構面進行評估。

7. 定稿。

8. 公告與宣導：藉由公告、演講或各種宣導方法鼓勵使用者運用指引。

9. 執行與應用：臨床照護指引被執行與應用的過程中，小組要去瞭解使用者在這過程中遇到哪些困難或疑問並與其討論或澄清。

10. 執行成效評估與定期更新：指引運用後的成效應該被評值，並應收集使用者的意見，以列入日後定期更新的參考。一份指引適用的年限大約是3年左右就應該要更新。

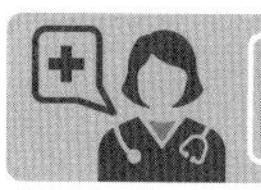

結論

實證護理已經是國際趨勢，如何將實證知識轉譯並考量以病人為中心，採用與病人共享決策的模式或將實證知識發展成臨床照護指引，以提供護理人員在給予對病人有效的醫療或照護活動時參考，是日後護理的專業責任。

問題與討論

1. 請問Glasziou及Haynes於2005年所提出的篩選最佳證據五步驟及建立實證資料庫到臨床運用過程的七階段為何？
2. 請說明Pearson, Jordan, and Munn於2012年提出轉譯科學常見的三個缺口，及克服的策略。
3. 請問Tod, Palfreyman, and Burke (2004)指出在推展實證護理於病人照護決策時必須考慮到三個因素為何？
4. 英國國家衛生研究院所(2016)提出以Using A Decision Aid來進行病人共享決策，請問它包括哪五個步驟？
5. 請問發展或推行臨床照護指引又有哪些好處？
6. 請問Boxwala將臨床照護指引區分為哪三個層次？

答案

1. 請見16-1實證知識轉譯。
2. 請見16-1實證知識轉譯。
3. 請見16-2以病人為中心的考量現況。
4. 請見16-4與病人共享決策。
5. 請見16-6臨床照護指引發展。
6. 請見16-6臨床照護指引發展。

參考資料 Reference

宋惠娟、張淑敏(2004)．臨床決策：實證實務的步驟．*慈濟護理雜誌，5*(3)，73-80。

財團法人醫院評鑑暨醫療品質策進會(2015)．*2015年醫院評鑑基準及評量項目*．Retrieved from http://www.tjcha.org.tw/FrontStage/download.aspx?PageIndex=1。

財團法人醫院評鑑暨醫療品質策進會（2016，3月）．*醫療照護領域評鑑基準之重點說明．105年度醫院評鑑委員分類領域共識會議－醫療照護領域*．文化大學延平分部大新館。

許維邦、張瑞月、呂美君、周明智、蕭培靜(2015)．共同決策於臨床醫學之應用．*澄清醫護管理雜誌，11*(2)，24-29。

陳玉枝(2014)．實證護理概念與臨床應用．*澄清醫護管理雜誌，11*(2)，24-29。

陳玉枝、湯麗君、周幸生(2013)．如何在醫院中推行實證護理實務．*護理雜誌，60*(5)，25-30。

盧美秀、周幸生、蔣立琦、周繡玲、陳淑賢、陳可欣、陳杰峰、李雅玲(2016)．*實證護理的臨床應用*．中華民國護理師護士公會全國聯合會。

穆佩芬(2013)．台灣實證護理推展現況及相關影響因素探討．*榮總護理，30*(2)，130-142。

Balas, E. A., & Boren, S. A. (2000). Managing clinical knowledge for healthcare improvements. In V. Schattauer (Ed.), *Yearbook for medical informatics* (pp. 65-70). Stuttgart. Fineout-Overholt.

Baumann, S. L. (2010). The limitations of evidence-based practice. *Nursing Science Quarterly, 23*(3), 226-230.

Bowker, R., Atkinson, M., Lakhanpaul, M., Armon, K., & Macfaul, R. (2009). *How to write a guideline from start to finish: A handbook for healthcare professionals*. Elsevier Science Health Science div.

Chang, S. M., Carey, T. S., Kato, E. U., Guise, J. M., & Sanders, G. D. (2012). Identifying research needs for improving health care. *Annals of Internal Medicine, 157*(6), 439-445.

Glasziou, P. & Haynes, B. (2005). The paths from research to improve health outcome. *ACP J Club*, 142, A8-9.

Grol, R. & Grimshaw, J. (2003). From best evidence to best practice: Effective implementation of change in patients' care. *The Lancet*, 362, 1225-30.

Institute of Medicine. (2011). *The future of nursing-leading change, advancing health. Report recommendations*. Retrieved from https://www.ncbi.nlm.nih.gov/PubMed/24983041

NHS. (2012). *Using a decision aid*. Retrieved from http://sdm.rightcare.nhs.uk/about/using-a-decision-aid/Pearson, Jordan, & Munn.

Tod, A., Palfreyman, & Burke, L. (2004). Evidence-based practice is a time of opportunity for nursing. *British Journal of Nursing, 13*(4), 211-216.

Valtonen, J., Dilks, D. D., & McCloskey, M. (2008). *Cognitive representation of orientation: A case study*. Cortex, 44.1171-1181.

CHAPTER 17

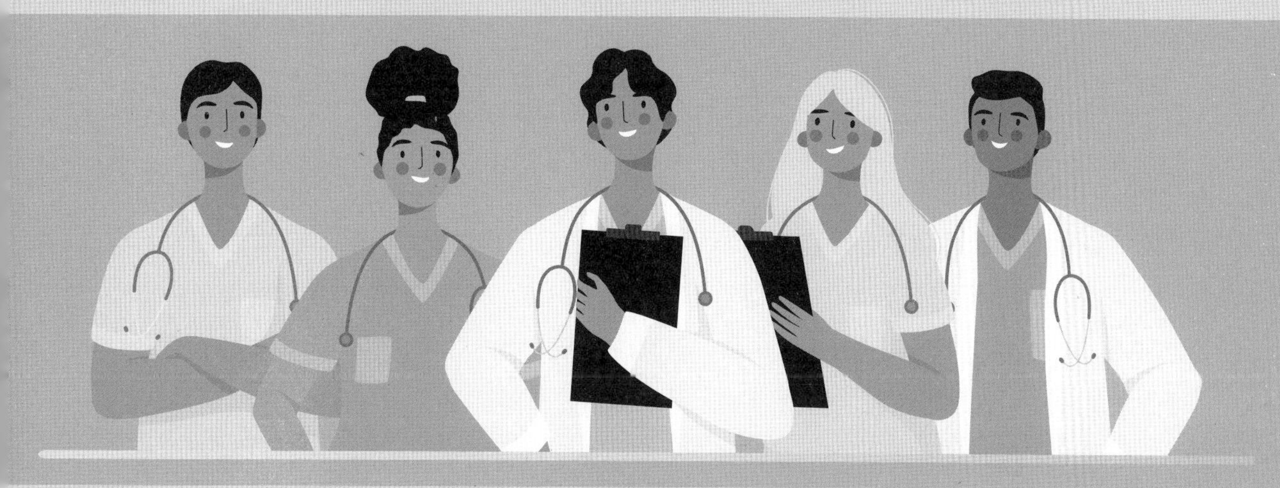

實證照護之資訊科技應用

編者｜馮容莊

17-1 實證與資訊之統合概念

17-2 臨床實證資料建構理論

17-3 實證之資訊基礎建設

17-4 臨床實證之資訊應用

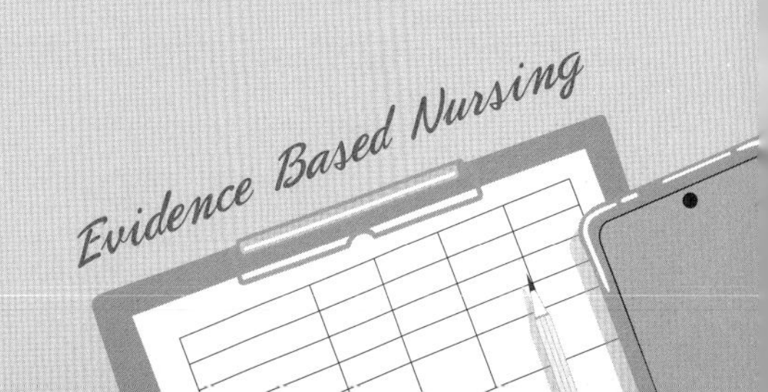

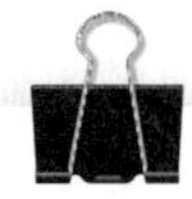

前言

藉由多元化科技發展(use of multiple technologies)及全球知識經濟趨勢(global knowledge economy)，觸發資訊的可近性，引爆了網際知識革命(worldwide knowledge revolution)。當代健康資訊的獲取不再受限，且成為健康專業人員的領域確認或資產。

當今，人們透過多元媒體資訊科技獲取許多健康相關訊息，不論這些訊息是否是人們所需要的或是想知道的，這些訊息可以做多種用途，如幫助民眾促進及維護個人健康、做自我診斷(self-diagnose)、對醫療專業人員（如家庭醫師）提出個人健康管理之想法，或是用以監控醫療專業人員所給予之健康建議。

護理人員在這全球化資訊發展的洪流中，扮演著貢獻者(contribution)及訊息使用者(users of information)的角色。在當前臨床護理一直不斷強調及推動實證之下，形成一股壓力，也是一個機會，促使護理知識的發展與臨床支持。Staggers和Tompson (2009)提出護理資訊定義為「屬護理次專科之一，其整合護理科學、電腦科學與資訊科學，以管理與連結護理照護之資料、訊息與知識。護理資訊可促進資料、訊息與知識的整合，以支援病人、護理人員及其他醫事人員，任何一個角色在任何情況下作決策之依據。然要達到以上護理資訊的成效則必須透過資訊結構(information structures)、資訊過程(information processes)與資訊技術(information technology)。」因此，護理資訊可謂是實證轉譯於臨床照護的支援性學科(supportive discipline)。

17-1 實證與資訊之統合概念

在護理資訊領域重於資訊流(information flow)的處理過程（圖17-1），即將資料(data)收集整合為資訊(information)，經研究發展為知識(knowledge)，再融入人類的思維產生智慧(wisdom)，做適當的決策(decision making)，改變人們的行為(behavior)。資訊流的處理過程包括以下程序；即提出問題(ask questions)、建立團隊(create team)、接受改變(embrace change)、建立方便使用的實證工

資料
(data)
資訊
(information)
知識
(knowledge)
智慧
(wisdom)
決策
(decision
making)
改變行為
(change
behavior)

❍ 圖17-1　資訊流(Information flow)

具(create EB tool)、瞭解風險性(understand risks)、確認未預期的結果(identify unintended consequences)、認識如何做優先順序排列(know prioritize)、評估價值性(assess value)，最後確認資源與損益(resources & trade-offs)。以上資訊流之處理程序與實證照護步驟有異曲同工之處。

實證實務(evidence-based practice)被定義為：以嚴謹、明確且決斷性最佳的實證資料，作為個別病人照護決策的依據(Straus & Sackett, 1998)。國際護理榮譽會理學會(Sigma Theta Tau International Nursing Association, 2002)提出「實證照護是將有效實證、護理專家意見，及個人／家庭／社區之價值與偏好，整合為最佳的護理照護模式。」

故，針對臨床護理人員照護病人過程，建置決策支援系統其訊息的需求有二：(1)獲得有效實證訊息的需求，為讓護理人員在臨床照護病人當下(point of care)可提供給病人或家屬最佳照護服務；(2)資料鍵入系統的需求，以讓所輸入的資料可以聚集(aggregate)，提供病人知悉其未來可能遇見的情境。因此，護理資訊支援實證轉譯於臨床照護的重要關鍵(key points)為：

1. 無論應用何種護理資訊，都必須不斷地改變管理策略(change management strategies)，以促進實證轉譯於臨床照護中。
2. 從局部單位推動實證轉譯於臨床照護，輔以教育與促進支援是成功的關鍵。
3. 依據最佳實證資料建置之臨床照護指引(clinical practice guidelines)，可為護理資訊系統建構的基礎。
4. 國家標準指引(national guidelines)因透過嚴峻的評論過程(review processes)，會是當地指引(local guidelines)的重要依據。
5. 啟動實證轉譯於臨床照護必須評值其效益性(effectiveness)與對照護的影響(impact of care)。

然當今，在推動實證照護所遭遇的困境有：(1)醫學知識的快速發展；(2)在照護當下，無法適當地取得臨床照護相關的訊息；(3)因病人的疾病複雜性而致增加醫療人員的工作負荷；(4)難以將實證轉譯應用在特定病人身上。同時，臨床知識(clinical knowledge)是多變而複雜的，即使是一個特定醫療領域，其中卻含括上百萬的論據(facts)，每19年生物醫學的文獻呈兩倍成長，而實證應用於臨床實務卻需耗費15~17年，又每年至少有20,000篇的生物醫學類文章刊登發表，而從研究到發表需耗時6年(Bakken, 2001)。因此，有專家學者認為醫療資訊不是解決以上實證照護困境的萬靈丹，但也有專家學者高呼資訊基礎建構((informatics infrastructure)是推動實證照護的必要條件，形成兩端爭議！這爭議乃基於兩種潛在思考邏輯：

1. 與傳統實證照護概念是相對的。凡論及實證，人們即會聯想到隨機臨床試驗、系統性評論、照護指引，再與臨床專家意見整合作為操作的決策。然實證的廣義概念應是一種持續性的資訊統合過程(continuum of synthesized information)，在此持續性過程中，可包括從隨機臨床試驗研究所建議的"黃金標準(gold standard)"到聚集臨床人員的見解與病人個別性經驗。臨床人員則藉由資料庫所收集的臨床資料來回答問題，如"當我再次面對類似的病人，我知道要怎麼做？"

2. 實證照護的定義聚焦在資訊可近性(accessing)、關鍵性分析(critically analyzing)及實證的臨床應用(applying evidence to practice)。在此概念下強調實證之資訊基礎建設必須能夠從臨床實務中擷取、搜集、分類、統合、分析資料成為實證依據。

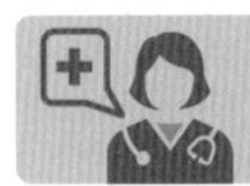

17-2 臨床實證資料建構理論

資料庫知識探索(knowledge discovery in datasets, KDD)即是從臨床資料庫中萃取訊息，經資料處理產生知識的過程。資料庫知識探索(KDD)為「運用一種特殊的過程來確認／辨識資料的效益性、新穎性、潛在有用性，和建構可理解的最終模式。」KDD亦是以探索為驅動基礎，以驗證假設（意即驗證虛無假設），其中的技術乃從在大型資料庫中探索資料的趨勢，以預測資料模式或找出資料相關性，提出驗證假設，進而確認期望結果。因此，資料庫知識探索(KDD)實用於獨立性領域的，且可以操作於任何大型的資料庫。資料庫知識探索(KDD)方式特別可運用在非線性、複雜性的問題分析上。

資料庫知識探索(KDD)的操作步驟如圖17-2。

1. 資料萃取(data extraction)：選擇與確認特定範圍的資料庫作為研究資料。
2. 資料先驅處理(data preprocessing)：確認資料的變數、去蕪存菁、跨領域的認定等。
3. 資料探勘(data mining)：運用整合、相關、分級、模式建構、分類等技術進行資料分析。根據與調查的資料集選擇的探勘方法，重點在於強調將糾結不清的資料進行分析和模型創建，而在「以人為本」的模型選擇過程中，以「具專業知識的專家為關鍵」來選擇模型，是知識工程所必須的。
4. 模式詮釋(pattern interpretation & presentation)：進行模式詮釋、評值與呈現。

綜上，最佳的實證是取自照護當下(best evidence at point of care)，新知識則是從照護結果反映出來的(new knowledge as a transparent by product of care)，因此，實證護理應從研究轉譯至臨床實務，反之，亦可從臨床實務中尋求研究資料或實證資料，又稱之為「循證」。

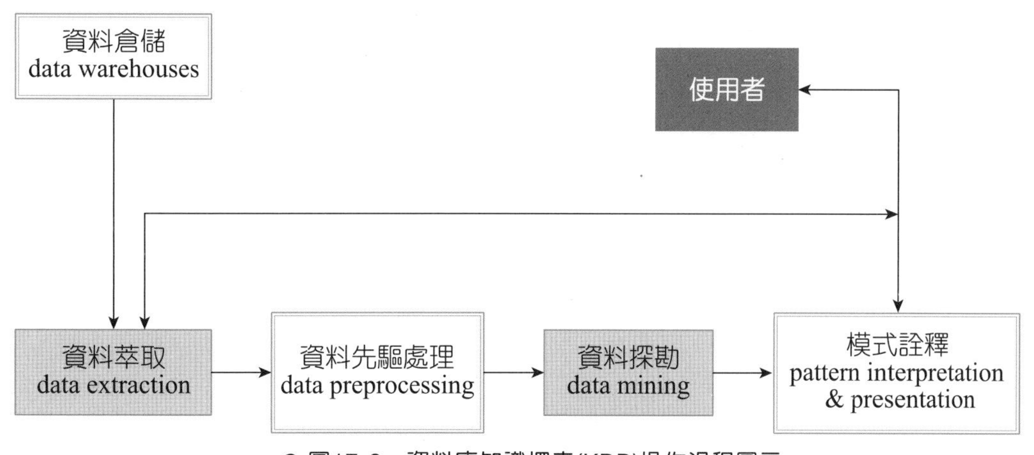

❍ 圖17-2 資料庫知識探索(KDD)操作過程圖示

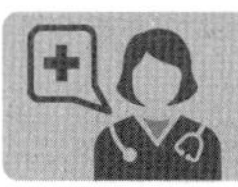

17-3 實證之資訊基礎建設

Bakken (2001)提出實證照護之資訊建設有五塊基石（圖17-3），即標準化詞彙與結構(standardized terminologies & structure)、實證資源數位化(digital sources of evidence)、資料交換標準(data exchange standards)、資訊處理(informatics processes)、資訊能力(informatics competencies)。藉著這五塊基石可以促使實證導入臨床應用(apply evidence to practice)，亦可以循證，即從臨床中萃取實證的資料(building evidence from practice)。以下就五基石提出實證應用與循證兩方面之論述（表17-1）。

標準化詞彙與結構 (standardized terminologies & structure)	實證資料數位化 (digital sources of evidence)	資料交換標準 (data exchange standards)
資訊處理過程 (informatics processes)	資訊能力 (informatics competencies)	

❍ 圖17-3　實證之資訊基礎建設基石

❒ 表17-1　實證之資訊基礎建設五基石

資訊基礎建設基石	從實證導入臨床應用	從臨床建置實證資料（循證）
標準化詞彙與結構	(1) 提供實證之數位化編碼基礎架構，以及可以配對臨床特定需要之資源 (2) 標準化臨床知識表現以促進決策規則之應用	(1) 開創電腦化資訊化病人醫療記錄的發展 (2) 將臨床決策過程之書面記錄制式化 (3) 電腦化詞彙可用於資料整合，及跨越異質性資料表現再加以利用
實證資源數位化	提供可近的實證資料	即時獲得、監控及轉換實體資料
資料交換標準	(1) 其可以將電腦化病人資料與決策記錄彙整，作為溝通的依據 (2) 可依據病人資料特性，提供個別化、客製化健康相關訊息	將跨越時間、空間、地理位置的資料匯集起來

❒ 表17-1　實證之資訊基礎建設五基石(續)

資訊基礎建設基石	從實證導入臨床應用	從臨床建置實證資料(循證)
資訊處理	(1) 可以整合與連結異質性實證資源 (2) 有關潛在性異常事件，以臨床警示顯示 (3) 使用決策分析技術，對特定病人提供客製化實證依據	(1) 提供資料模式，且將資料聚集至臨床資料庫 (2) 進行資料探勘
資訊能力	(1) 透過搜尋工具自臨床相關資源中萃取實證資料 (2) 進行實證資料關鍵性分析，以檢視臨床可行性	(1) 可以從臨床資料庫的資料分析出每一個人的照護模式 (2) 在臨床單位中檢視與評值實證照護建議的有效性

一、標準化詞彙與結構(Standardized Terminologies & Structure)

電腦化詞彙(computable terminology)是一結構性、編碼字彙的收集工具(a collection of structured / coded terms)，用以呈現臨床問題、成果與措施的內容；亦表示無論是任何一特定問題、成果或措施，均以相同的編碼代表，可謂是單一特定識別碼(a unique identifier)，此特定識別碼可用於電子化病歷(electronic health record, EHR)。應用此特定識別碼可以收集臨床問題、成果與措施的資料，與其間的關係與連結性。目前臨床上，常用的護理詞彙系統有醫學系統化命名(Systematic Nomenclature of Medicine, SNOMED)、邏輯觀察識別與編碼(Logical Observation Identifiers Names and Codes, LONIC)、護理措施分類系統(Nursing intervention classification, NIC)、護理成果分類系統(Nursing outcome classification, NOC)、北美護理診斷(North American Nursing Diagnosis Association, NANDA)、臨床照護分類系統(Clinical care classification, CCC)等，然沒有一種護理詞彙系統是完美無缺的。

就標準化詞彙在實證應用(apply evidence to practice)層面而論：(1)提供實證之數位化編碼基礎架構，以及可以配對臨床特定需要之資源；(2)標準化臨床知識表現(knowledge presentation)，以促進決策規則之應用。另從循證(building evidence from practice)的角度來看，標準化詞彙可以：(1)開創電腦化資訊化病人醫療記錄的發展；(2)將臨床決策過程之書面記錄制式化；(3)電腦化詞彙可用於資料整合，及跨越異質性資料表現再加以利用。

二、實證資源數位化(Digital Sources of Evidence)

就實證資源數位化在實證應用(apply evidence to practice)層面來看，其可以提供可近的實證資料；另從臨床循證(building evidence from practice)角度來看，實證資源數位化主在即時獲得、監控及轉換實體資料。

數位實源資料類型包括：

1. 文獻目錄(bibliography)：原著文獻、結構性報告、全文、綜合論文、電子參考書、系統性評論等。
2. 照護參數：如照護標準、照護指引、疾病管理計畫等。
3. 比較性資料庫(comparative databases)。
4. 知識庫(knowledge bases)：如診斷性決策支援系統(diagnostic decision support)、藥劑、基因等。

然根據多位學者研究發現，護理人員獲取訊息的來源，多以傳統式向相關人員訊問，而不以上網(online)搜尋資訊方式(Dee & Stanly, 2005)，且50%以上的護理人員未被教導過資訊搜尋的方法，也不知實證研究的價值。

三、資料交換標準(Data Exchange Standards)

就資料交換標準在實證應用(apply evidence to practice)層面來看：(1)其可以將電腦化病人資料與決策記錄彙整，作為溝通的依據；(2)可依據病人資料特性，提供個別化、客製化健康相關訊息。另從臨床循證(building evidence from practice)的角度來看，透過資料交換標準可將資料跨越時間、空間、地理位置匯集起來。

臨床轉譯三大要素為臨床決策(clinical decision-making)、資訊分享與資料管理(information sharing & data management)，以及工作流程管理(workflow management)。在實證轉譯至臨床照護的連續過程中，電子化健康記錄(Electronic Health Record, EHR)是連結架構的基礎。

四、資訊處理(Informatics Processes)

透過資訊處理技術在實證應用(apply evidence to practice)層面來看，其(1)可以整合與連結異質性實證資源；(2)有關潛在性異常事件，可透過臨床警示系統顯示；(3)使用決策分析技術，對特定病人提供客製化實證依據。另從臨床循證(building evidence from practice)的角度來看，經由資訊處理：(1)提供資料模式(data modeling)，且將資料聚集至臨床資料庫；(2)進行資料探勘(data mining)。護理資訊系統的發展乃依靠護理人員有能力將實證導入臨床照護中，同時也具資訊能力能夠建構臨床決策系統。

五、資訊能力(Informatics Competencies)

資訊識能(information literacy)與資訊科技技能(information technology skills)是從事實證照護的基本能力，如果沒有資訊識能（亦即說寫能力），就無法操作與執行實證照護(Pavikoff, Tanner, & Pierce, 2005)。所謂資訊識能（亦即說寫能力）乃包含認知資訊需求能力(recognizing a need for information)、資訊搜尋能力(searching for information)、資訊可及能力(accessing information)、資訊評論能力(appraising information)，及資訊應用能力(applying information)。根據Verhey (1999)指出一般臨床護理人員的資訊知識能力明顯不足。

就資訊能力在實證應用(apply evidence to practice)層面來看，其包括：(1)透過搜尋工具自臨床相關資源中萃取實證資料；(2)進行實證資料關鍵性分析(critical analysis)，以檢視臨床可行性。另從臨床循證(building evidence from practice)的角度來看，資訊能力乃是：(1)可以從臨床資料庫的資料分析出每一個人的照護模式(individual practice patterns)；(2)在臨床單位中檢視與評值實證照護建議(evidence-based practice recommendations)的有效性。

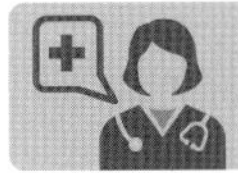

17-4 臨床實證之資訊應用

隨著資訊科技的發展，利用海量數據進行風險預測是未來的趨勢。未來的醫療資訊發展將配合P4醫療新趨勢，即預測性(predictive)、預防性(preventive)、個別性(personalized)、參與性(participatory)，意指應用醫療大數據預測病人會發生的健康風險，提供相關預防措施，針對其風險制定個人化的診療計畫，讓病人參與決策，以提供適當的治療與照護。

臨床資料與實證資料透過資訊科技導入醫療照護實務應用，舉例說明如下：

一、電子化健康記錄(Electronic Health Record, EHR)

電子化健康記錄又可稱為「電子病歷」（以下稱之）。全球各國之健康衛生組織推動電子病歷已數10年，其中記載著病人健康與治療病史，包括病人臨床基本資料、健康病史、藥物、檢驗結果、病理及影像報告、病程記錄、臨床問題表、診療暨照護計畫、生命徵象、處置報告、醫囑記錄、臨床照護過程與評值等。電子病歷初始設計是以轉換系統(transactional system)概念建置的，其中涵蓋了臨床工作流程(clinical workflows)與病人臨床生命記錄(lifetime clinical record)。

國際標準組織提出EHR應具有8大功能：(1)健康資訊與資料；(2)結果管理(result management)；(3)醫囑開立管理(order entry management)；(4)決策支援(decision support)；(5)電子化溝通與連結(electronic communication & connectivity)；(6)病人支援(patient support)；(7)行政處理(administrative processes)；(8)報告及族群健康管理(reporting and population health management)。

即使電子病歷系統建構必須符合國家或國際資訊標準，但往往因建置時間不同而產生不同的版本，以致在系統間資料的轉換與詮釋產生困擾，而必須建立一介接系統(interfaces)以維護資料的一致性與互通性。當然最重要的是資料標準化(data standards)，透過在資訊軟體中建置語言(language)、語法(syntaxes)、分類學(taxonomy)、詞彙(terminology)，供臨床應用以達資料解釋的一致性與易讀性。因此，為有效應用電子化健康記錄(EHR)，就必須以有意義的方式(meaningful use)應用格式化EHR資料；使用格式化EHR技術將健康資訊以電子化交換，以促進照護品質；最後使用格式化EHR技術傳遞品質資料及其他有意義資源。

電子化健康記錄(EHR)可在臨床照護當下提供需要的訊息，也能夠收集巨量資料，並容易取用的(accessed)，更可以匯集資料預測未來可能發生的情境。根據許多研究針對EHR的臨床應用結果顯示，其對臨床照護有正向的回饋，認為可以促進照護的品質，增進臨床作業流程改善，以及成功的資料轉換運用(clinical transformation) (Brokel & Harrison, 2009; Kaushal & Bates, 2002; Kaushal, Shojania, & Bates, 2003; Poon et al., 2010; Schulman, Kuperman, Kharbanda, & Kaushal, 2007; Zhou et al., 2009)。EHR的所有功能有助於將實證導入、融入臨床過程與工作流程中，同時透過指引(guideline)、最佳照護(best practice)、警示(alerts)與提示(reminders)系統，將實證資料導入臨床操作。

二、臨床決策支援系統(Clinical Decision Support Systems, CDSS)

實證基礎的臨床決策支援系統(evidence based clinical decision support system)乃運用多種規則與取得多個資料庫資訊，是一非常複雜的系統，包含將臨床新發現資料與實證資料，以機械性協調比對之操作性作業。臨床決策系統(Clinical Decision support System, CDSS)就是一種知識資料庫(knowledge repository)，也是一個主動性知識工具(an active knowledge tool)，依據病人資料運用推理手法提出建議性診斷(suggest diagnoses)、建議性處置(suggest actions)與一些意見，其亦可以提供個人、臨床人員或任何健康提供者即時的知識及個人化特定的訊息，以為臨床決策及照護依據。CDSS建置目標主要是為了病人安全，以及對特定病人促進照護成果，只要遵循系統中的臨床照護指引(clinical guidelines)、照護標準(standards of practice)及規範要求(regulatory requirements)等。

針對護理所設計的CDSS是必須與護理工作結合的，舉例在住院臨床單位應用跌倒評估，發掘具潛在危險跌倒的病人群，透過電子護理病歷的使用，系統自動偵測並提供預防跌倒之措施建議。CDSS可以是獨立系統，也可以與電子病歷系統或其他資訊系統整合為一。CDSS設計類型可分為診斷系統(diagnosis systems)、預防性提示系統(prevention reminder systems)、疾病管理系統(disease management systems)與藥物暨處方系統(drug dosing & prescribing systems)。根據實證系統性文獻評論，各類型的CDSS在臨床上的成效與效益如表17-2。

❒ 表17-2　CDSS實證系統性評論

CDSS類型	系統性評論	結論
診斷系統	10篇研究文獻	・有4篇(40%)研究指出，應用診斷系統對臨床人員的工作績效(preference)有成長 ・5篇(50%)研究結果顯示，應用診斷系統對病人成果無顯著進步
預防性提示系統	21篇研究文獻	・有16篇(76%)研究指出，應用預防性提示系統對臨床人員的工作績效(preference)有成長 ・大部分的研究是檢視門診照護，僅有1篇是檢視醫療住院系統 ・僅有1篇研究探討病人成果，結果顯示是否使用預防性提示系統對病人成果無顯著進步
疾病管理系統	40篇研究文獻	・有37篇研究探討臨床人員績效，其中23篇(62%)研究指出，應用疾病管理系統對臨床人員的工作績效(preference)有成長 ・27篇研究探討病人成果，結果顯示18%（5篇）使用疾病管理系統對病人成果有顯著進步
藥物暨處方系統	29篇研究文獻	・有24篇(62%)研究指出，單一劑量藥物系統(single dosing medication system)對臨床人員的工作績效(preference)有成長 ・18篇研究探討病人成果，結果顯示2篇(11%)使用藥物暨處方系統對病人成果有顯著進步

資料來源：Garg, Adhikari, McDonald, Rosas-Arellano et al. (2005)。

三、護理管理資訊系統(Nursing Management System)

近20年有許多的實證資料被提出，護理人員人力配置（包括數量與經驗）與病人異常事件的發生有直接且密切的關係。同時，也瞭解到要有效的提升照護品質，在做護理人力配置決策時必須要有實證依據。因此，強調資訊科技在醫療機構行政管理上運用的必要性。然而，有些研究是有限制性的，許多人力研究僅以一般概括性情境預估護理人力狀況，而沒有針對單位特性作人力的估算，因為依據病人不同的疾病特性、住院時間的長短、照護需求即護理嚴重度權重(nursing intensity weights)或病人嚴重度分類量表(patient acuity classification scale)等，應有不同的人力配置考量(Unruh & Fottler, 2006; Needleman et al., 2002; Blegen & Vaughn, 1998)。另Donaldson等(2005)、Dunton, Gajewskia, Taunton, & Moore (2004)是運用大數據資料進行護理人力配置相關研究。近期則有研究學者應用統合分析(meta-analysis)方法學進行人力研究，Kane, Shamliyan, Mueller, Duval, and Wilt (2007)將28篇研究資料加以統整，結果指出在加護單位配置註冊護理師較多則病人死亡率下降，每增加一名註冊護理師配置則可降低住院相關性肺炎(hospital acquired pneumonia)罹病率、非計畫性拔管(unplanned extubation)、呼吸衰竭、心臟停滯(cardiac arrest)，以及緊急急救的發生，此外，研究也指出任用臨時性護理人力會增加感染症的發生(Kane et al., 2007)。

美國護理學會(American Nurses Association, ANA)建立人力配置最適決策之指引，建議護理人力配置應考量病人特性、護理照護需求程度、單位狀況（包括病人安置位置、單位大小等），以及人員的經驗與專長。護理管理最小資料庫(Nursing Management Minimum Data Set, NMMDS)建置目標是：(1)提供連續性資料供單位主管做決策；(2)提供一系統作為組織內部檢測(internal organizational benchmarking)；(3)為外部組織檢測(external organizational benchmarking)創造一個機會；(4)建立一持續照護評值的方法學；該系統可以收集17項資料，被歸類在護理環境(nursing environment)、護理資源(nursing resources)與財源資源(financial resources)三大項之下，足以符合與滿足護理行政管理者需要(Huber, Schumacher & Delaney, 1997)。

同樣的，加拿大護理學會也提出一套護理人力組合的決策架構(nursing staff mix decision)，其架構原則為：(1)顧客／病人、護理師、系統結果是評鑑護理人力組合決策的核心要素；(2)護理人力組合的決策過程是相當複雜的，必須要應用系統性與全面性的操作手段(systematic & comprehensive approach)；(3)要尊重與認知各護理團隊的價值與貢獻；(4)護理人力組合的決策可用在所有的單位與病人族群。

綜上，護理行政主管應用資訊科技技術提供連續性的數據資料，包括護病比(patient-to-nurse ratio)、工作負荷系統(workload management system)或病人分類系統(patient classification system)數據等，作為護理人力調配的依據(Hyun, Bakken, Douglas, & Stone, 2008)。護理行政管理者在研擬政策、人力配置模式與操作方式，或為提供最適切照護應配置護理人力的決策之際均應有實證依據，而其關鍵因素即是要有完整且全面的數據作為參照。美國健康照護評鑑組織(Joint Commission on Accreditation of Healthcare Organizations, JCA)及Mumolie,

Lichtig, and Knauf (2007)等學者指出，護理主管若在護理人力配置決策時未考量到護理師的經驗、教育程度、疲憊因素，以及病人的病況、能力與技能等相關因素，極可能造成異常事件的發生，或不良的病人成果(poor patient outcome)。因此，能將人力實證資料導入實務應用，對護理主管而言是一重大考驗！

四、醫病共享決策資訊平台

共享決策是以病人為中心的臨床醫療照護執行過程，主要是在進行醫療決策前，讓醫療照護理人員與病人／家屬能夠共同享有醫學實證的結果，並遵循病人的偏好與價值觀，以及尋求專家意見，達成醫療決策的共識。然而，針對一些醫療不確定性高、當前尚無明確醫學論證的診斷與治療措施、危及性命的高風險疾病或困難決定的診斷與治療方式，就需要運用醫病共享決策輔助工具，包括圖、表、影音、資訊互動平台等，將最新實證醫學證據以病人／家屬能夠理解的方式提供病人／家屬瞭解疾病、處置、治療選擇，再加上其個人偏好、考量因素與期待，以達到醫病雙方的共識。

建置醫病共享決策輔助工具的目的有：(1)減輕醫護／醫事人員準備溝通資訊的負擔；(2)確認病人決策前，應具備的疾病治療知識與概念；(3)降低病人決策前的焦慮；(4)幫助病人表達個人好惡與想法；(5)利用資訊軟體工具，幫助病人隨時隨地的思考臨床選擇；(6)提升病人參與醫療決策；(7)增加病人對醫療照護的順從性。而建置SDM平台更可以做為決策輔助工具的交流，提供醫療機構訊息及資源共享，且減少資源的浪費。

新一代的醫病共享決策工具應具備以下特性：

1. 屬互動式的工具，有助於病人參與醫療相關的決策。
2. 採圖形化的說明，利用表單、圖形以及病人能夠理解的文字，協助病人瞭解疾病與治療選擇。
3. 結構化問題設計，可以檢視病人對做決策應具備疾病或治療處置的知識理解程度，以及藉由問題來提出自己重要的考量或期待。
4. 病人自己可先使用的工具，並提供充分時間。

5. 總結病人的問題。

6. 可以自動更新EBM最新訊息。

從證據到決策轉化過程，闡述實證醫學不是「專家」的科學，而應從證據中建立臨床醫師實證執業指引，也從證據中給予病人指引或建置決策輔助工具，讓醫師與病人共享實證的結果，達到醫療決策的共識（圖17-4）。

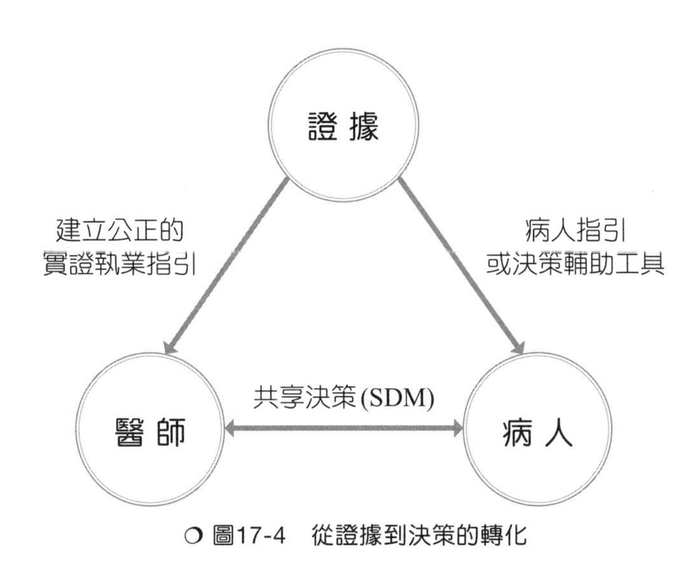

❍ 圖17-4　從證據到決策的轉化

結論

資訊科技是實證轉譯及臨床應用的重要利器，其能夠將知識推論應用於臨床照護上，亦可以藉著網路科技技術與資料標準化，將臨床上有關健康的零碎資料整合、評論、分析後產生新知識(new knowledge)，再將新知識於臨床實務上應用，應用之後產生的新實證資料，再加以統合分析，依此步驟反覆持續的操作，此即是以有意義的使用(meaningful use)健康訊息技術，來滿足特定病人族群的健康需求。

問題與討論

1. 在實證知識與實務應用的轉換過程之間，資訊科技扮演著何種角色功能？
2. 請說明資料庫知識探索(Knowledge discovery in Datasets, KDD)的執行步驟？
3. 請重點說明實證照護之資訊科技的基礎建設為何？
4. 請說明電子病歷資訊系統(Electronic Health Record, EHR)在實證護理中所扮演的角色功能？
5. 請說明臨床決策支援系統(Clinical Decision Support Systems, CDSS)在實證護理中所扮演的角色功能？
6. 請說明護理管理資訊系統(Nursing management system)在實證護理中所扮演的角色功能？
7. 從證據到決策的轉化過程中資訊科技所扮演的角色功能為何？
8. 何謂資訊「有意義的使用 (meaningful use)」？

答案

1. 請見17-1實證與資訊之統合概念。
2. 請見17-2臨床實證資料就夠理論。
3. 請見17-3實證之資訊基礎建設。
4. 請見17-4臨床實證之資訊應用。
5. 請見17-4臨床實證之資訊應用之二、臨床決策支援系統。
6. 請見17-4臨床實證之資訊應用之三、護理管理資訊系統。
7. 請見17-4臨床實證之資訊應用之四、醫病共享決策資訊平台。
8. 請見結論。

參考資料 Reference

Abbott, P. A., & Lee, S. M. (2006). Data mining and knowledge discovery. In V.K. Saba & K. A. McCormick. (2006). *Essentials of nursing informatics (4th Ed.)*. New York: McGraw-Hill Medical Publishing Division, p469-477.

Bakken, S. (2001). An informatics infrastructure is essential for evidence-based practice. *Journal of the American Medical Informatics Association, 8*(3), 199-201. doi:10.1136/jamia.2001.0080199

Bakken, S., Currie, L. M, Lee, N. J., Roberts, W. D., Collins, S. A., & Cimino, J. J. (2008). Integrating evidence into clinical information systems for nursing decision support. *Internal Journal of Medical Informatics, 77*(6), 413-420. doi:10.1016/j.ijmedinf.2007.08.006

Bates, D. W. (2002). The quality case for information technology in healthcare. *BMC Medical Informatics and Decision Making, 2*, 7.

Blegen, M., & Vaughn, T. (1998). A multisite study f nurse staffing and patient occurrences. *Nursing Economics, 16*, 196-03.

Brokel, J. M., & Harrison, M. I. (2009). Redesigning care processes using an electronic health record: A system's experience. *Joint Commission Journal on Quality and Patient Safety, 35*(2), 82-92.

Cashin, A., & Cook, R. (2011). *Evidence-based practice in nursing informatics: Concepts and applications*. NY: Medical Information Science Reference.

Dee, C., & Stanley, E. E. (2005). Information-seeking behavior of nursing student an clinical nurses: Implications for health sciences librarians. *Journal Medicine Library Association, 93*(2), 213-222.

Donaldson, N., Bolton, L., Aydin, C., Brown, D., Elashoff, J., & Sandhu, M. (2005). Impact of California's licensed nurse-patient ratios on unit-level nurse staffing and patient outcomes. *Policy, Politics & Nursing Practice, 6*, 198-210.

Dunton, N., Gajewski, B., Taunton, R., & Moore, J. (2004). Nurse staffing and patent falls on acute care hospital units. *Nursing Outlook, 52*,53-59.

Garg, A. X., Adhikari, N. K., McDonald, H., Rosas-Arellano, M. P, Devereaus, P. J., Beyene, J., & Haynes, R. B. (2005). Effects of computerized clinical decision support systems on practitioner performance and patient outcomes: A systematic review. *Journal of the American Medical Association, 293*(10), 1223-1238, doi:10.1001/jama.293.10.1223

Huber, D., Schumacher, L., & Delaney, G. (1997). Nursing management minimum data set (NMMDS). *Journal of Nursing Administration, 27*(4), 42-48.

Hyun, S., Bakken, S., Douglas, K., & Stone, P. W. (2008). Evidence-based staffing: Potential roles for informatics. *Nursing Economics, 26*(3), 151-173.

Joint Commission on Accreditation of Healthcare Organizations (2002). *Health care at the crossroads: Strategies for addressing the evolving nursing crisis*. Retrieved from http://www.jointcommission.org/RN/

Kane, R., Shamliyan, T., Mueller, C., Duval, S., & Whilt, T (2007). The association of registered nurse staffing levels and patient outcomes: Systematic review and meta-analysis. *Medical Care, 45*(12), 1195-1204.

Kaushal, R., Shojania, K. G., & Bates, D. W. (2003). Effects of computerized physician order entry and clinical decision support systems on medication safety: A systematic review. *Archives of Internal Medicine, 163*(12), 1409-1416.

Kaushal, R., & Bates, D. W. (2002). Information technology and medication safety: What is the benefits? *Quality and Safety Health Care, 11*(3), 261-265.

McAlister, F., Straus, S., Guyatt, G., & Haynes, R. (2000). Users' guides to the medical literature, part 20: Integrating research evidence with the care of the individual patient. *JAMA, 283*, 2829-2836.

Mumolie, G. Lichtig, L., & Knauf, R. (2007). The implications of nurse staffing information: The real values of reporting nursing data. *Nursing Economics, 25*(4), 212-218.

Needleman, J., Buerhaus, P., Mattke, S., Stewart, M., & Zelevinsky, K. (2002). Nursing-staffing levels and the quality of care in hospitals. *New England Journal of Medicine, 346*(22), 1715-1722.

Poon, E. G., Wright, A., Simon, S. R., Jenter, C. A., Kaushal, R., Volk, L. A., & Bates, D. W. (2010). Relationship between use of electronic health record features and health care quality: Results of a statewide survey. *Medical Care, 48*(3), 203-209.

Pravikoff, D. S., Tanner, A. B., & Pierce, S. T. (2005). Readubess if U.S. nurses for evidence-based practice. *American Journal of Nursing, 105*(9), 40-51.

Saba, V. K., & McCormick, K. A. (2015). *Essentials of nursing informatics* (6th edition). McGraw-Hill Education.

Schulman, J., Kuperman, G. J., Kharbanda, A., & Kaushal, R. (2007). Discovering how to think about a hospital patient information system by struggling to evaluate it. A committee's journal. *Journal of the American Medical Informatics Association, 14*(5), 537-541.

Stagger, N., & Thompson, C. B. (2009). The evolution of definitions for nursing informatics: A critical analysis and revised definition. *Journal of the American Medical Informatics Association, 9*(3), 255-261. Dio:10.1197/jamia.M0946

Straus, S. E., & Sackett, D. L. (1998). Using research findings in clinical practice. *BMJ, 1*, 339-342.

Tanner, A., Pierce, S., & Pravikoff, D. (2004). Readiness for evidence-based practice: Information literacy needs of nurses in the United States. *Students in Health Technology and Informatics, 107*, 936-940.

Unruh, L., & Fottler, M. (2006). Patient turnover and nursing staff adequacy. *Health Services Research, 41*, 599-612.

White, K. M., & Dudley-Brown, S. (2012). *Translation of evidence into nursing and health care practice*. Springer Publishing Company.

CHAPTER 18

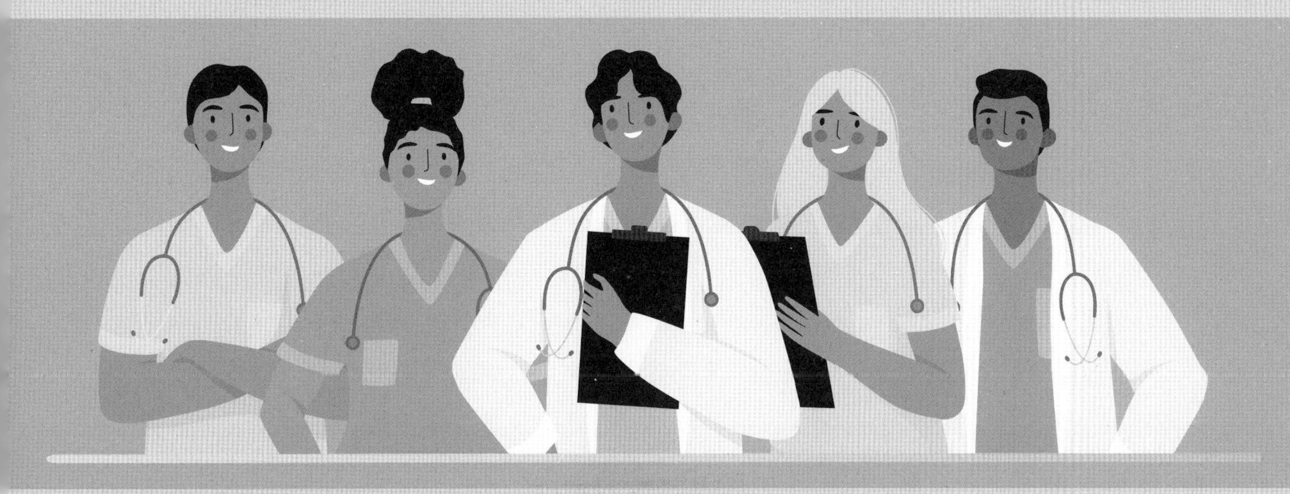

實證知識轉譯與臨床照護

編者｜陳可欣、高靖秋、陳杰峰

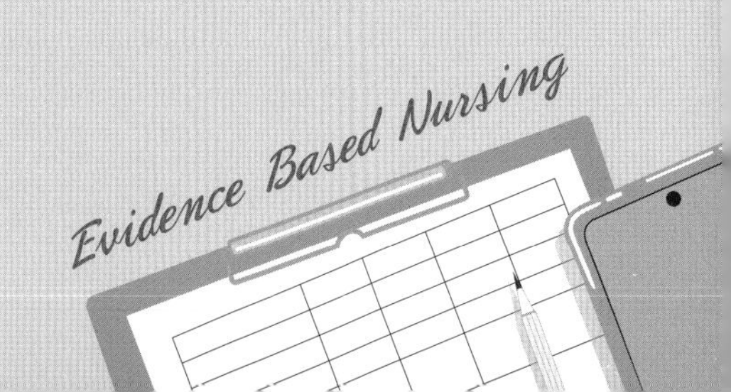

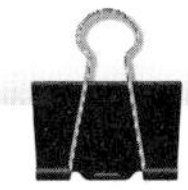 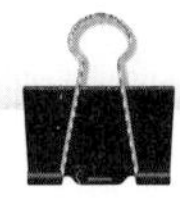 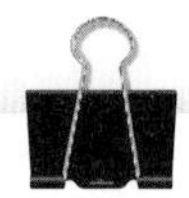

前 言

Guyatt教授於1992年提出「實證醫學」這個概念(Evidence-Based Medicine Working Group, 1992)，引起全世界廣泛的注意。理想中的醫療，要結合研究證據(evidence)、臨床專業(experience)以及病人價值觀(expectation)。2007年，美國醫學研究院(Institute of Medicine, IOM)提出一項宏觀的願景目標：期望在2020年時，美國90%的臨床照護決策，都能有精確、最新且相對最佳的科學證據，作為醫療照護的依據，啟動了全球實證健康照護及醫療專業教育上的典範轉移，實證在醫療照護上的重要性也與時俱增(IOM, 2007)。2014年，Guyatt教授在國際實證健康照護學會(International Society for Evidence-Based Health Care, ISEHC)年會時重申，實證醫學的三個原則：(1)系統性文獻回顧及統合分析結果，對於提供以實證為基礎的臨床決策之重要性；(2)如果沒有上述研究結果做為決策參考，比較好的研究設計為隨機對照試驗；(3)臨床實踐實證健康照護，必須納入病人價值觀及偏好。然而，忙碌的第一線健康照護者，是否有足夠的訓練及時間，進行系統性文獻回顧及統合分析？病人是否有足夠的時間，等我們統合完所有的科學證據再提供建議？其次，隨機對照試驗往往有嚴謹的納入、排除條件，納入研究的病人屬性及臨床處置往往跟真實世界有所差異，因此，要以隨機對照試驗的結果改變臨床決策，是否合適？最後，健康照護者是否有足夠的時間，跟病人解釋、說明該項處置的利益及潛在傷害，並依據病人的個別性提供臨床建議？這些均是臨床上實踐實證健康照護時，需思考的議題。

實證醫學主要含括：形成一個可回答的臨床問題、搜尋最佳證據、進行嚴格的文獻評讀、應用以解決病人的臨床問題及評估執行成效(Glasziou, Mar, & Salisbury, 2003; Sackett, Straus, Richardson, Rosenberg, & Haynes, 1997)。前面三個步驟著重於知識的產生(knowledge generation: evidence)，後面兩個步驟則強調知識的應用(knowledge application)。知道(knowing)跟實際做(doing)之間存在著缺口。若研究成果無法實際用於病人照護，也沒有病人因此受惠，其科學研究的價值就無法充分彰顯。實證知識轉譯即是縮小研究知識與臨床實踐間缺口(knowing-doing gap)的過程。本章節分享克服知識轉譯應用端的七層「滲漏」(aware, accepted, applicable, able, acted on, agree, adhered to)（注意到、接受、可行、有能力做、開始做、認同及養成習慣），落實科學證據於護理臨床實務之經驗。

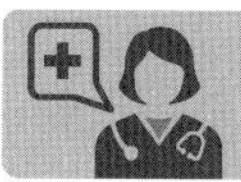

18-1 實證知識轉譯的概念架構

文獻中有各種不同的名詞來詮釋利用科學的方法，將高品質的研究結果實際運用於臨床，以促進健康照護決策的過程，包括：知識轉移(knowledge transfer)、知識交流(knowledge exchange)、研究運用(research utilization)、執行(implementation)、傳播(dissemination)及擴散(diffusion)等(Graham et al., 2006)，其主要的概念皆為利用科學的方法，將高品質的研究結果實際運用於臨床、以促進健康照護決策的過程。2000年，加拿大健康研究學院(Canadian Institute of Health Research, CIHR)提出知識轉譯(knowledge translation)這個名詞，用以陳述並縮小研究知識與臨床實踐間的缺口，其定義為：是一個包含對知識的合成、傳播、交換，以及符合倫理應用之反覆的動態流程。其可用以增進人民健康，提供有效的健康照護服務及產能，進而強化整個健康照護體系(Graham et al., 2006; Straus, Tetroe, & Graham., 2009; Straus, Tetroe, & Graham, 2013)。由於加拿大健康研究學院(CIHR)對於知識轉譯的定義最常被其他研究引用(Khoddam et al., 2014)，因此本書採用知識轉譯一詞。以下分別介紹目前較常被知識轉譯研究引用的重要概念架構：

一、促進知識至行動概念架構

Graham等人(2006)提出「知識至行動的概念架構」(knowledge-to-action conceptual framework)（圖18-1），其將知識轉譯分為知識創造(knowledge creation)及行動循環－應用(the action cycle-application)兩部分。在「知識創造」階段，包括：知識查詢、知識合成及知識工具等內涵，強調如何從原始研究、系統性文獻回顧、統合分析所獲取的資料，淬煉出臨床照護指引、決策輔助器或臨床路徑等知識工具。在「行動循環－應用」階段，包括：(1)找出知識與行動的差異、(2)轉化知識到當地環境、(3)評估應用知識時的阻力或助力、(4)選擇、修正、實施介入方式、(5)監督知識應用、(6)評值結果及 (7)持續應用知識等步驟，強調將實證知識運用於臨床工作情境，並評估知識轉譯的成效。「知識創造」階段強調知識的建構，「行動循環－應用」階段強調知識的運用，兩階段一併完成，才可將高品質的科學知識、透過臨床決策及執行，來改善臨床照顧(Straus et al., 2009; Straus, Tetroe, & Graham, 2011)。以下針對此概念架構的兩個重要階段分別進行說明：

1. 知識創造(knowledge creation, tailoring knowledge)：此部分的三個步驟分別為：
   (1) 知識查詢(knowledge inquiry)：從研究報告(primary studies)，如隨機對照試驗中，獲得各相關知識。
   (2) 知識合成(knowledge synthesis)：利用系統性文獻回顧或統合分析，將原始的研究合成次級知識(secondary knowledge)。

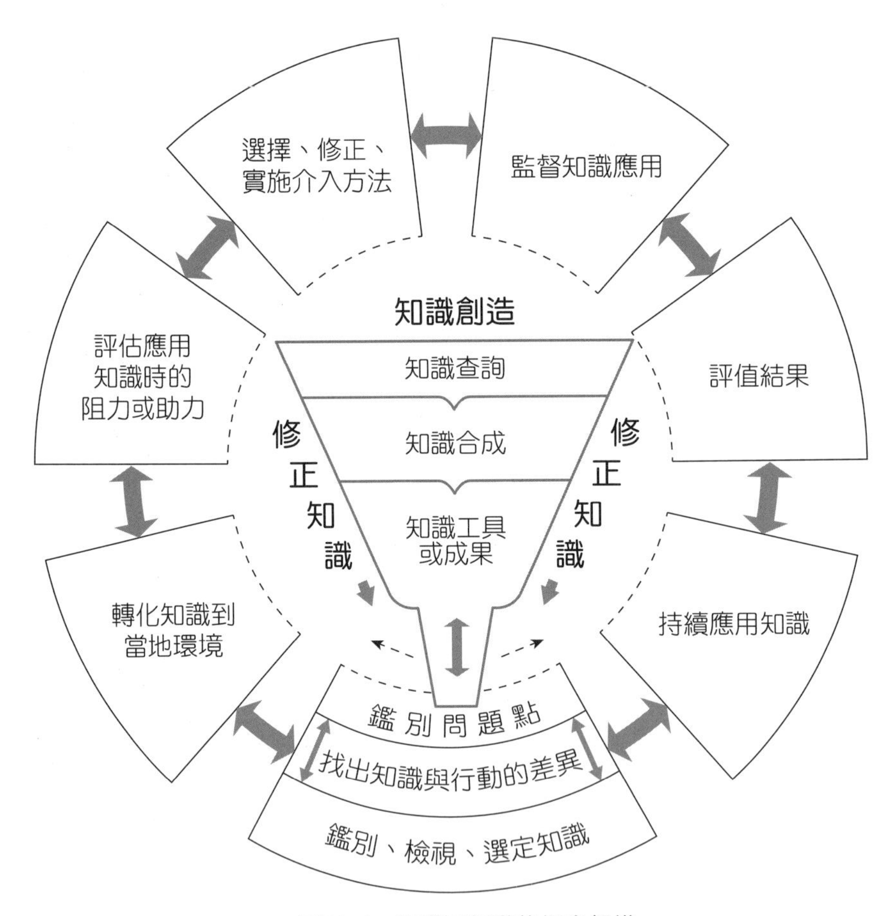

❍ 圖18-1　知識至行動的概念架構
(knowledge-to-action conceptual framework)

Sharon Straus (Editor), Jacqueline Tetroe (Editor), Ian D. Graham (Editor) (2013). *Knowledge translation in health care: Moving from evidence to practice, 2nd Edition*. New Jersey: John Wiley and sons.

License Number: 4222990220200

(3) 知識工具或成果(knowledge tools / products)：基於現有的最佳證據，從現有合成的知識中淬煉出知識工具或成品，又稱為第三代知識(third-generation knowledge)，如臨床照護指引、決策輔助器或臨床路徑。

2. 知識應用的行動循環(the action cycle, application)：此部分的七個步驟分別為：

(1) 找出知識與行動的缺口(identifying the knowledge-to-action gaps)：此步驟須確認知識與行動的差距，也是知識應用的起點。這個過程包括執行嚴格的方法學，可以從族群、機構、健康照護者的角度進行評估，並依評估的目的、資料類型、可用資源等進行，或可考量是否需要進行主觀或客觀測量，以作為後續策略之依據。此外，此階段應納入所有的權益相關人(stakeholders)，如病人代表、臨床照護、臨床照護指引使用人等。

(2) 轉化知識到當地環境(adapting knowledge to local context)：任何知識必須適應當地的環境，以確保它是相關且可行的。例如：儘管臨床照護指引提供了比原始研究更可行的研究證據形式，但要將臨床照護指引用於特定環境時，仍需要適應性修改(adaptation)的步驟，為特定的機構或環境客制化一個臨床照護指引，亦可能有助於提高機構或環境對於該臨床照護指引的接受度和遵從性。

(3) 評估應用知識時的阻力或助力(assessing barriers / facilitators to knowledge use)：知識應用的阻力或助力包括：是否注意到照護措施的改變(awareness)與現有的照顧習慣之差異，此階段可使用的方法包括：德菲法(Delphi procedure)、焦點小組、訪談、問卷等。

(4) 選擇、修正、實施介入方式(selecting, tailoring, implementing interventions)：知識轉譯的措施需要考量臨床實施的障礙，及不同的權益相關人的狀況來進行修正，以提供各種介入措施。例如：針對健康照護者而言，可就照護措施提供相關訊息、協助其進行臨床照護決策（如：提示及決策支援等）。對病人來說，針對其健康識能(health literacy)狀況提供自我保健措施。在機構層面的相關措施則包括：品質管理、建立機構內的實證臨床照護指引。此外，可運用一些理論基礎（例如：變革理論、認知理論等）來驅動知識的運用。

(5) 監督知識應用(monitoring knowledge use)：知識運用的評值，可以是概念上的（改變知識、瞭解及態度的水準）、工具上的（改變行為或臨床做法）、具有說服性的（利用知識獲得權力或利潤）。知識可轉換成臨床路徑或臨床照護指引等可使用的形式，來協助決定臨床照護決策。此時，可觀察使用這些臨床照護指引或臨床路徑作出臨床決策的頻率，如：透過追蹤系統監測抗生素處方的做法及改變。

(6) 評值結果(evaluating outcomes)：評值知識應用成效的策略必須明確且嚴謹，可考慮使用量性（如隨機對照試驗、時間序列等）和質性（如：問卷、焦點團體）研究方法來評值成效。因為結果的評值是長期且耗費資源的工作，評值的重點也應該放在知識應用過程中的相關資源及各項活動，包括：結構性評估（例如：推動臨床建議之教育訓練）、過程性評估（例如：抗生素處方數）與結果指標（例如：併發症、感染率等）。

(7) 持續應用知識(sustaining knowledge use)：持續使用知識是指在一段時間內持續實施該實證知識，其可評量的議題包括：預算資源、人力資源、衛生保健系統的政策、健康照護者及其他權益相關人的態度、是否有促進行為改變的競賽等。

二、渥太華研究利用模型

渥太華研究利用模型(Ottawa Model of Research Use, OMRU)為一跨學科(interdisciplinary)的研究利用架構。在這個概念架構中，研究使用的過程從左至右、被三個主要結構範疇組織起來，其分別是評估障礙和支持(assess barriers and support)、監督措施及其利用程度(monitor intervention and degree of use)和評值結果(evaluates outcomes)。另外，包括六個關鍵要素：以證據為基礎的創新(the evidence-based innovation)、證據的潛在使用者(potential adopters of the evidence)、執業環境(practice environment)、研究轉移策略(research transfer strategies)、實施介入策略(implementation intervention strategies)、正式採用推行(adoption)，以及與健康相關的其他成果(health-related and other outcomes)，請參閱圖18-2。

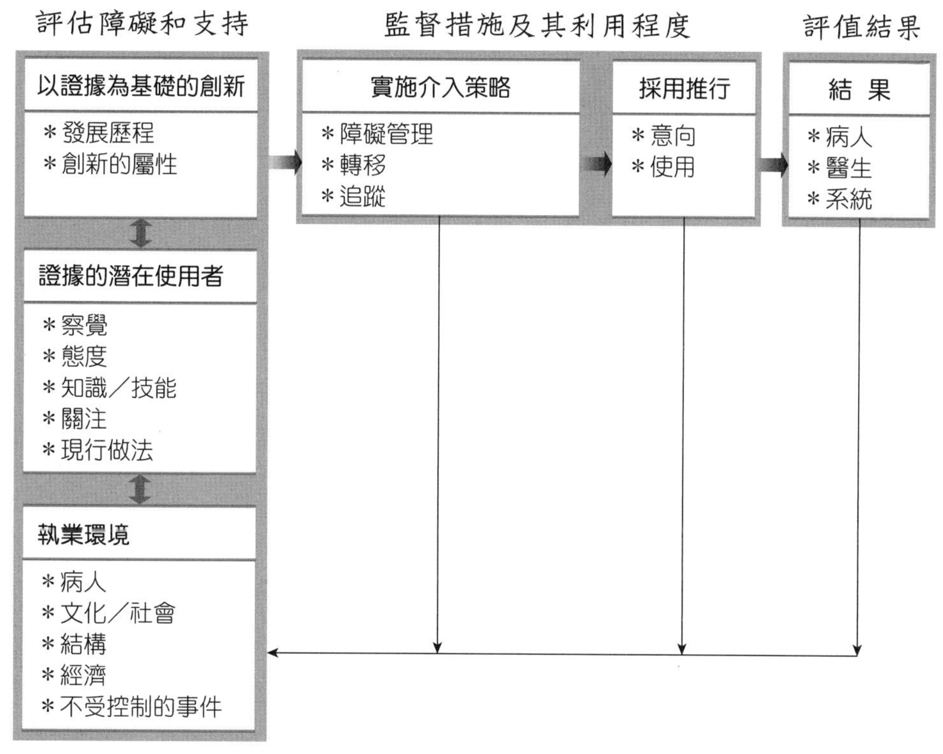

❍ 圖18-2　渥太華研究利用模型(Logan & Graham, 1998)

在此架構中，每個階段透過評估結果的回饋及整合，促進知識的利用(Graham & Logan, 2004; Logan & Graham, 1998)。

1. 評估障礙和支持(assess barriers and support)：在此範疇下，有三個組成部分應該被評估，以呈現出特定區域對研究利用的障礙和支持因素：
   (1) 以證據為基礎的創新：包括發展歷程(development process)和創新的屬性(innovation attributes)。
   (2) 證據的潛在使用者：包括察覺(awareness)、態度(attitudes)、知識／技能(knowledge / skill)、關注(concerns)及現行做法(current practice)。
   (3) 執業環境：包括病人(patients)、文化／社會(cultural / social)、結構(structural)、經濟(economic)和不受控制的事件(uncontrolled events)。

2. 監督措施及其利用程度(monitor intervention and degree of use)
   (1) 實施介入策略：包括障礙管理(barrier management)、轉移(transfer)及追蹤(follow up)。
   (2) 正式採用推行(adoption)：包括意向(intention)和使用(use)。
3. 評值結果(evaluates outcomes)：包括病人、醫師及系統等三個結果指標的評量範疇。

三、實證醫學的知識轉譯地圖

實證實務(evidence-based practice, EBP)強調實踐而非理論，實證知識應用的過程又被稱為知識轉譯：「將科學研究證據用以改善專業執行成果的活動或固定流程」。實證醫學的知識轉譯地圖（圖18-3）是醫學知識管理的B2B (bench to bed, B2B)流程，從臨床研究報告(bench)，經由整理的過程而應用於臨床病人照顧上(bed)，才能提升病人健康狀態，並使其對照護建議及過程感到滿意。

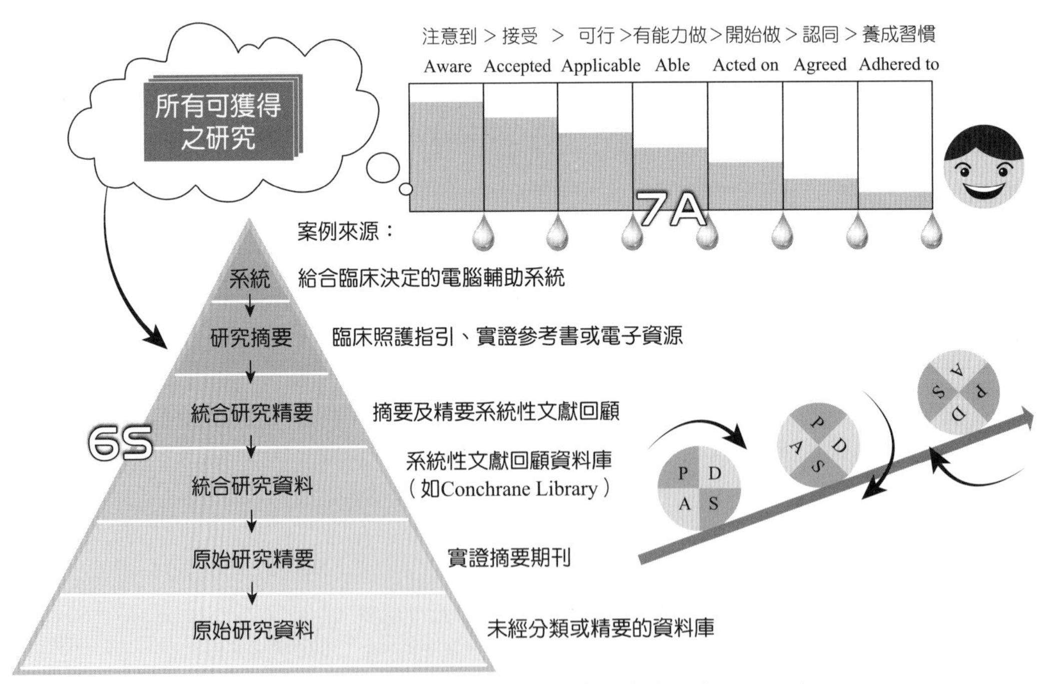

❍ 圖18-3　實證醫學知知識轉譯地圖（陳、陳，2014）

資料來源：陳杰峰、陳可欣(2014)．實證醫學．於尤瑞鴻等編著／藍忠孚總校閱，*醫療品質管理學*（三版，99-125頁）．華杏。

Glasziou及Haynes (2005)提出從研究到實踐之證據管道(The research-to-practice pipeline)的應用管道，由左邊的實證資料庫進入到右側的應用端，主要有7個應用階段，分別為注意到(aware)、接受(accepted)、可行(applicable)、有能力做(able)、開始做(acted on)、認同(agreed)及養成習慣(adhered to)。這7個階段之行動模式，其前半段為臨床工作者執行的影響要素，後半段則納入包括開始做、認同及養成習慣等三個需病人參與的要素。利用這個模型，臨床健康照護者首先要獲得與臨床相關的高品質證據，接著，才進入臨床應用；而在應用端的每個階段，則要努力減少證據的「滲漏」，並提供具科學證據的訊息，與病人共同作出臨床決定（Glasziou & Haynes, 2005；陳、陳，2014）。

透過知識轉譯的過程，利用具邏輯與方法學，從提出問題（藉持續性分析調查，找到醫療機構的問題），經過嚴密的搜尋步驟及嚴謹的評讀過程，藉以發展有效的改善策略，使臨床問題得以透過科學步驟獲得解答。在實施階段，力求符合病人價值觀及需求，最後，評估策略的實施成果，有助於提升醫療照護品質（徐，2008；鄒等，2014）。

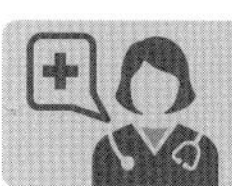

18-2　知識轉譯的障礙及促進策略

Balas及Boren (2000)估計，即使花費17年的時間，平均也只有14%的初級研究(original research)被用到臨床上。美國的研究顯示，僅約一半的臨床建議，被真正的落實於臨床照護中(McGlynn et al., 2003)。另外，很多護理人員在完成一個護理創新案、專案或研究，就認為工作已經完成了。然而，卻忽略了更重要的步驟，就是將成果傳播出去，讓組織內的更多成員能得到新資訊，實踐以科學證據為基礎的臨床照護(Oermann, 2012)。此也反映許多研究的實務應用，是有困難的。以下針對知識轉譯的障礙及促進策略加以說明：

一、知識轉譯的障礙

1. 工作屬性部分：臨床健康照護者工作負荷大、過於忙碌、沒有時間(Abrahamson, Fox, & Doebbeling, 2012; Asadoorian, Hearson, Satyanarayana, & Ursel, 2010; Hutchinson & Johnston, 2004; Lyons et al., 2005; Pogorzelska &

Larson, 2008)經常造成知識轉譯的障礙。然而，也有研究指出，在人力充足(sufficient staffing)的機構工作、工作挑戰低或服務於精神科等特性的護理人員，對研究的利用較差(Forsman, Rudman, Gustavsson, Ehrenberg, & Wallin, 2012)。

2. 健康照護者部分：健康照護者根本不知道有該項照護準則存在(Grol & Wensing, 2004; Sinuff et al., 2007)、對臨床照護指引的內容及文獻不瞭解(Koh, Manias, Hutchinson, Donath, & Johnston, 2008; Sinuff et al., 2007)、缺乏教育訓練(Abrahamson et al., 2012)、電腦使用技能不佳(Gaddis, Greenwald, & Huckson, 2007; Koh et al., 2008)。

3. 組織及領導部分：主管或同儕不支持臨床照護指引的實踐（醫師及護理人員觀點不同）(Abrahamson et al., 2012; Forsman et al., 2012; Goossens, Bossuyt, & de Haan, 2008)。

4. 病人及家屬部分：病人及家屬堅持不接受臨床照護指引的建議(Brazil, Cloutier, Tennen, Bailit, & Higgins, 2008)。

5. 軟硬體設備部分：臨床照護指引的格式過於複雜且內容令人困惑(Pogorzelska & Larson, 2008)、文書記錄耗時(Gaddis et al., 2007; Koh et al., 2008)、缺乏執行照護指引時的電腦輔助設備(Lyons et al., 2005)、資源不足以實施臨床照護指引所建議的照護措施(Hutchinson & Johnston, 2004; Koh et al., 2008)。

二、知識轉譯的促進策略

1. 證據的科學性及及時性：該項臨床建議是基於科學實證、臨床照護指引是基於系統性且嚴謹的評估、且呈現出正向的結果(Gagnon, 2011; Stenberg & Wann-Hansson, 2011)等。

2. 健康照護者部分：臨床工作者對研究或照護指引的主題感興趣(Goossens et al., 2008; Pentland et al., 2011)、有充足的時間可以評讀及實踐科學研究的發現(Abrahamson et al., 2012; Hutchinson & Johnston, 2004)。

3. 組織及領導部分：主管的支持(Abrahamson et al., 2012; Pentland et al., 2011; Stenberg & Wann-Hansson, 2011)、同儕的支持(Goossens et al., 2008; Hutchinson & Johnston, 2004)、研究人員與知識應用者頻繁互動且有信任及合作關係(Gagnon, 2011)、教育訓練及溝通(Abrahamson et al., 2012)及創新的方法(Gagnon, 2011)。

4. 軟硬體設備部分：該項科學證據的結論已制定在臨床照護的規範中(Goossens et al., 2008; Pentland et al., 2011)、透過資訊科技協助研究結果運用於臨床(Abrahamson et al., 2012; Ho et al., 2004)。

18-3 實證知識轉譯的臨床應用策略

在實證知識正式運用於臨床之前，需要先能確認該作法對臨床病人的照護是最有利的，並能考量潛在傷害及成本效益等因素。如果知識未經審慎評估即貿然用於臨床，可能潛藏危險性。2005年4月邱艷芬院長積極籌劃成立「臺灣實證照護中心」(Taiwan Joanna Briggs Institute Collaborating Center, TJBCC；http://son.web.ym.edu.tw/files/11-1156-148.php)，設址於陽明大學護理學院。2006年起由穆佩芬教授帶領建立跨領域實證護理平台，於2008年起於國內建立四個學校醫院聯盟的實證護理中心，包括北區（陽明大學、臺北榮民總醫院）、中區（臺中市衛生局、中臺科技大學）、南區（成功大學、成大醫院）及東區（慈濟科技大學、慈濟醫院）。2009年，並於考科藍護理領域(Cochrane Nursing Care Field, CNCF)成立繁體中文護理中心(Traditional Chinese Nursing Node)。TJBCC每年均辦理JBI認證之「實證護理種子(Comprehensive systematic review training course)」工作坊，強化質性與量性文獻系統回顧之歸納及轉譯能力。另外，臺灣經過將近十年的爭取，終於取得考科藍官方正式認可，於2015年9月2日正式成立「考科藍臺灣研究中心」(Cochrane Taiwan；http://taiwan.cochrane.org/)，目前設址於臺北醫學大學。在知識創造階段，可透過與臺灣實證照護中心、考科藍臺灣研究中心、台灣實證醫學學會、台灣實證護理學會等專業團體的合作網絡，與國內有志於進行系統性文獻回顧的研究者合作，發展高品質的文獻證據，以作為後續證據應用及政策決定之基石。在此網絡中，臨床健康照護者透過與實證方法學、統計學專家、圖書館館員等合作，不但可以更加確認文獻搜尋的完整性、完整且嚴謹的評析證據品質，也能提升證據產生的速度，進一步製作知識工具（如：臨床照護指引），以促進知識轉譯的過程。

在知識轉譯的過程中，如果僅將知識進行整理、發展臨床照護指引等工具，但卻無法將實證知識加以實踐，勢必將影響臨床應用之成效。Glasziou及Haynes (2005)提出，要提升臨床照護品質，必須克服實踐知識時產生的七層滲漏過程，即：注意到(aware)、接受(accepted)、可行(applicable)、有能力做(able)、開始做(acted on)、認同(agreed)及養成習慣(adhered to)。實證知識要經過「轉譯」的過程，才能順利應用於臨床上。萬芳醫院在2012年成立「實證知識轉譯中心」(Evidence-based Knowledge Translation Center)，其願景在提供以實證知識為決策依據之優質臨床照護，願景(vision)及任務(mission)包括臨床服務、教學及研究三方面。在臨床照護方面期能應用實證轉譯的知識於臨床照護，並整合實證知識於臨床照護資訊系統；教學方面著重於培育臨床照護團隊知識轉譯知能，建構以實證知識為基礎的醫護教學、建立實證知識轉譯平台；研究方面為建置本土化之實證知識資料庫，並促進知識轉譯相關的研究與國際交流。本中心期望在應用知識的階段，減少實踐知識的滲漏，縮小理論及實務間的缺口，促進知識應用及提升臨床照護品質，以下針對克服實踐知識時的七層滲漏過程進行說明，並分享可行的經驗。

一、注意到

前牛津大學實證醫學中心主任Glasziou教授及考科藍合作組織(The Cochrane Collaboration)創建人Chalmers教授等人的研究結果顯示，全世界每年發表隨機對照試驗的研究論文超過27,000篇（每天約有75篇），另外，系統性文獻回顧研究有4,000篇（每天約有11篇），其他觀察性研究的數量更為龐大(Bastian, Glasziou, & Chalmers, 2010)。截至2014年的統計資料，每天發表的隨機對照試驗已達130篇、系統性文獻回顧研究也激增到52篇。此外，考科藍文獻回顧(Cochrane Database of Systematic Review)每年也會更新、進行中或已發表的系統性文獻回顧，也有約6,000~9,000篇文章(http://community-archive.cochrane.org/cochranereviews/cochrane-database-systematic-reviews-numbers)。對於第一線提供醫療服務的健康照護者及決策者而言，若無法及時「注意到」最新的文獻證據，科學證據就沒有機會進一步被應用。因此，建議臨床健康照護者申請My NCBI (National Center for Biotechnology Information; https://www.ncbi.nlm.nih.gov/PubMed)或McMaster PLUS (Premium LiteratUre Service; https://plus.mcmaster.ca/McMasterPLUSDB/)的免費帳戶及訂閱專業期刊。臨床健康照護者只需完成簡易搜尋條件的設定，後續若有與研究主題相關文獻發表，就會收到電子郵件通知。另外，也可以透過加入特定的社群網站，如：臉書、部落格、LINE、Twitter、微信等，如：萬芳醫院期刊俱樂部的LINE群組、NEJS (New England Journal of Stupid; https://www.facebook.com/nejsblog/)、以及上海復旦大學成立的「復旦大學循證護理中心」微信群組（微信ID：fudanebn）等，都是臨床人員及時「注意到」最新文獻證據方便且有趣的途徑。

二、接受

臨床人員雖然知道這個醫療介入或處置對病人有益，但卻不一定能「接受」這個新的作法。舉例來說，萬芳醫院在2013年進行檢體溶血退件改善專案，所評讀的統合分析文獻結果顯示，可減少檢體溶血的有效策略包括：直接靜脈抽血、肘前端部位採血及使用部分真空試管等措施，較能減少檢體溶血率(Heyer et al., 2012)。然而，在討論到是否改變臨床現有作法，即不在病人放置靜脈留置針時順便留檢體，改為另外以空針抽血時，出席的護理同仁考量病人對於兩次靜脈穿刺，造成多一次疼痛的接受度，及可能需花費雙倍的時間及成本等因素，有近九成的與會者對於推行此方案表示懷疑及不同意。雖然科學證據已被臨床照護者注意到，但人員無法接受文獻上所建議的作法，這個措施就難以被實踐。此時，可以選擇幾個單位試行、提供教育訓練、執行抽血前的說明，並追蹤結果。所幸，試行新措施的單位後續的追蹤結果顯示，檢體因溶血被退件的機率有降低趨勢，而這些單位的同仁也樂於分享成功經驗。提供成功案例，讓大家對新的處置產生信心，是克服第二層滲漏的參考做法。

三、可行

臨床照護者若要將科學上評估有效的研究措施，進一步應用於臨床照護，必須要能清楚瞭解該項措施的做法及頻率等，以利形成臨床的標準作業程序或規範。然而，根據Hoffmann、Erueti與Glasziou (2013)的研究結果顯示，只有39%的研究者有適當的描述其研究中介入措施的做法，即使進一步跟原作者連繫，也只有59%研究的介入措施被清楚瞭解。如果研究者對於介入措施的執行方式沒有充分的描述，臨床照護者及病人也無法據此實踐該項有效的措施。

舉例來說，如果醫師想知道口服單一劑量阿斯匹靈(aspirin)是否可緩解成人術後疼痛的問題。在考科藍圖書館(Cochrane Library)裡找到一篇納入68個良好品質試驗研究的系統性文獻回顧（納入試驗的劑量介於300~1,200毫克）。結果發現：阿斯匹靈能有效緩解中度至重度的急性疼痛。其中，絕大多數參與者分別接受600/650毫克（2,409位受試者，64篇研究）或990/1,000毫克（380位受試者，八篇研究）。以至少可以緩解50%疼痛4~6小時的益一需治數(number needed to treat, NNT)來看，使用劑量者為600/650毫克、900/1,000毫克、1,200毫克者，其NNT分別為4.2 （95%信賴區間3.9, 4.8）、3.8（95%信賴區間3.0, 5.1）、及2.7（95%信賴區間2.0, 3.8）。雖然使用1,200毫克高劑量阿斯匹靈緩解疼痛的效果較佳，但會增加輕度至中度頭暈、嗜睡、胃部不適等不良事件的機率，接受900/1,000毫克劑量的受試者，其害一需治數(number needed to harm, NNH)為8（95%信賴區間4.8, 17），而使用600/650毫克劑量的受試者經歷不良事件的數目，與接受安慰劑者無統計上顯著的差異(Derry & Moore, 2012)。在評讀完本篇文獻後，若想要使用阿斯匹靈止痛，很容易在權衡利弊之後，選擇給予單一劑量600/650毫克阿斯匹靈。再者，阿斯匹靈非昂貴或管制藥品，在臨床實踐上的障礙也會相對較少。

相較於手術方式、藥品等領域的研究，護理及其他領域的介入措施往往非常多元化。來看看另一個例子，臨床工作者想瞭解心衰竭病人返家後執行運動復健是否有好處，考科藍圖書館中一篇納入33個中等風險偏誤研究的系統性文獻回顧結果指出，相較於不運動的對照組，運動復健有助於降低再入院的風險（納入15篇試驗，1,328位受試者；相對風險relative risk [RR] 0.75; 95%信賴區間0.62, 0.92），及提升與疾病相關生活品質的分數（納入13篇試驗，1,270位受試者；mean difference: -5.8分；95%信賴區間-9.2, -2.4）(Taylor et al., 2014)。當臨床工作者考慮建議病人返家後執行運動復健措施時，會面臨的問題是，該篇系統性文獻回顧所納入的個別研究，給予的運動復健措施內容有很大的差異，例如：Hambrecht等學者(2000)所使用的運動復健為期6個月的功率自行車運動、每週6或7次、每次持續10~20分鐘，前兩週在院執行、之後返家持續運動。Gielen等學者(2003)研究中提供的運動復健措施包括：2週在院運動及6週門診的功率自行車運動，每週7次，每次20分鐘。Jónsdóttir 等學者(2006)研究中的運動復健措施是為期4個月的自行車、舉重和彈力帶(thera-bands)，每週2次、每次45分鐘，地點在醫院門診、由物理治療師監督執行。Bocalini (2008)研究中的運動復健措施為期6個月使用跑步機的走路運動，每週3次，每次90分鐘，還包括在每次開始及結束階段的放鬆及伸展運動。Davidson 等學者(2010)研究中的運動復健措施是為期12週、每週1次、每次30~50分鐘的客製化運動，依據個案狀況使用跑步機、走路、滾球等活動，地點在體育館及個案家中等。因此，臨床健康照護者即使想要實際將運動復健措施應用於病人，也不知該提供何種運動復健措施最有效（例如：每周運動的頻率、每次運動的時間、運動方式、場所、是否有人監督指導等），這樣的狀況也會使得知識轉譯的過程受到阻滯。

如果系統性文獻回顧的結果顯示，該項治療或照護措施有其效益，臨床工作者在實際應用前，需要在納入該篇系統性文獻回顧可能具有異質性的介入措施中做出選擇、並清楚地瞭解該措施實施的細節。Glasziou、Chalmers、Green與Michie等學者(2014)提出三種策略，包括：(1)以單一試驗為基礎的選擇模式(single-trial-based choice)：從系統性文獻回顧納入具成效的研究中，考量其可行性、成本、效益或照護措施的熟悉度，選擇其中一個試驗的介入措施當作可行的臨床措施。(2)共同成分混合模式(common components hybrid)：從系統性文獻回顧納入的研究中，依據介入措施的頻率及重要性，將數個試驗的措施，加以重新萃取及組合成臨床上可實踐的新措施。(3)以模型引導合成模式(model-guided synthesis)：使用一個模型（如：統合迴歸meta-regression）編碼及評估各種版本臨床建議成分的重要性，導引出臨床上可行的措施。這三種策略均有其優點及限制，作者建議可以製作「介入措施選項表」(intervention options table)，描述每個單獨試驗中所使用介入方案的利弊，透過團隊討論選擇一可行的方案，以促進研究措施實踐於臨床(Glasziou et al., 2014)。

在此階段另外一個必須考量的問題就是，該項介入方案的器材、設備，在使用單位是否能取得、是否通過當地衛生主管機關審核可上市使用、以及健保給付等議題。例如：一項納入1,879位受試者的隨機對照試驗結果顯示，使用chlorhexidine抗菌敷料(chlorhexidine dressings)能減少加護病房67%中心靜脈導管相關的感染率（危險值hazard ratio [HR] 0.328, 95%信賴區間[0.174, 0.619]; Timsit et al., 2012)，但每片chlorhexidine抗菌敷料需自費新臺幣200元，當臨床工作者想要在臨床上使用這個抗菌敷料時，就必須考量從何處可以取得該品項，以及病人或家屬是否願意、或有無能力自費的議題。

四、有能力做

在成功克服上述三個階段的滲漏之後，還必須考量臨床照護者是否有能力執行該項介入措施。舉例來說，病人來到門診，希望醫師採用達文西手臂幫他進行手術，而院方高層也願意投資引進此項手術設備。然而，在儀器購入後，執行手術的醫師是否有能力操作這台機器，是決定該措施成效的重要關鍵點。Ciric、Ragin, Baumgartner與Pierce等學者(1997)指出，醫師執行經蝶骨腦部手術及前列腺手術，在200~250台手術經驗後，品質會達到穩定的高水準(Ciric et al., 1997; Vickers et al., 2009)。同樣的，護理技術、會談、心理支持等，都需要透過教育訓練及經驗的累積，才能讓該項措施的成效達到預期。讓臨床工作人員在臨床實務操作前，有足夠的養成時間，是克服「有能力做」這個滲漏的策略。

五、開始做

當我們注意到且能接受這些科學證據，並克服臨床可行性及操作者能力的障礙，該措施不一定就能順利實踐於臨床。舉例來說，當病人做完膝關節置換手術後，常規使用持續性被動式運動機器(continuous passive motion)與未使用者相較，其關節活動度等臨床結果差異不大，但仍有很多機構將其列為常規使用(Harvey, Brosseau, & Herbert, 2014)。另外，研究證實，靜脈曲張術後的病人穿彈性襪3~10天與穿3~6週，在術後疼痛、腿部浮腫、併發症及術後請假時間方面，並沒有顯著差異(Huang, Chen, Bai, Wu, & Tam, 2013)，但仍有衛教單張上建議病人長時間穿著彈性襪。

倘若已知具有成效的科學證據，沒有真正「開始做」，也不會有病人因此受益。在臨床工作場景中，可以透過定期舉辦「期刊俱樂部」聚會，由一群健康照護者定期每兩週聚會，主要目的在嚴格評讀近期的科學文獻，以促進科學證據的臨床應用。每位參與者能夠發表兩個基本問題之觀點：第一，這個研究結果是否可信（確實）？其次，這個結果在臨床上是否有助益？在這個聚會中，與會者分享最佳科學證據，邀請該議題之權益相關人共同討論，透過主要決策者參與、跨團隊合作等，改變組織內外照護系統的現有作法，如：更新臨床照護指引、標準規範等，後續藉由預先設定之成效指標，評值該措施實施成果。

由於臨床健康照護者時間非常寶貴，建議採行改良式的期刊俱樂部的運作架構。在每次會議開始前已先確立臨床問題、完成文獻搜尋，並於前一週將預探討之臨床問題及重要文獻資料寄給團隊成員。每兩週中午聚會的一小時時間，僅討論一個臨床議題。聚會剛開始約花10分鐘進行引言，說明此次欲探討的臨床問題，問題來源可能是病人或健康照護者提出的疑問、實證醫學期刊或是指引更新的臨床建議等。接著，約有30~40分鐘進行文獻的評讀，探討文獻證據是否可信。最後，約有10~20分鐘的討論，探討此臨床建議在應用時可能面臨的問題。在會議結束之前，與會者綜合文獻證據及臨床應用之討論，針對後續是否推動此臨床作法進行結論，並討論後續是否改變臨床做法。建議使用顏色卡以投票方式表達想法（綠色代表「同意」、黃色表示「懷疑」、紅色則為「不同意」），以增加參與率(Tam et al., 2011)。若與會者普遍認為該次聚會討論的證據可信、且有臨床推動上的價值，則討論後續由誰負責進行標準規範的制定、需與哪些科部配合等行動方案，並列入追蹤。當該項新的措施於臨床上開始推動、實施，可進一步收集相關的品質指標進行成效評估。

舉例來說，臨床上想要推動溫柔生產，故探討產檢過程無特殊合併症、正常陰道產產婦，待產期間是否需要絕對禁食，若提供飲水或適度飲食，是否會增加緊急剖腹產時吸入性肺炎的機會？在期刊俱樂部中分享BMJ在2009年發表的一篇文章，結果呈現：在生產過程中攝取清淡飲食者，並不影響母親及新生兒的照護結果指標，嘔吐的發生率也沒有增加（相對風險relative risk [RR] 1.05, 95%信賴區間0.9, 1.2）(O'Sullivan, Liu, Hart, Seed, & Shennan, 2009)。在當次期刊俱樂部的聚會時，除一位麻醉科專科醫師持「懷疑」的態度外，與會者均認同產檢過程無特殊合併症的產婦於待產過程可以適度進食。聚會後團隊成員重新進行系統性文獻回顧及統合分析，針對納入6篇隨機對照試驗之分析的結果也顯示，嘔吐的發生率沒有差異（RR 1.11, 95%信賴區間0.78, 1.59）。團隊成員在婦產科科務會議中將會經過統合分析彙整後的證據成果提出分享、進行討論及共識，經團隊同意將待產護理標準規範中常規的禁食，修正為當醫師評估產婦有較高風險時才需要禁食。在新措施推動之後，產婦順利自然分娩、無嘔吐產生的併發症，且更有自主性、滿意度較高。另一個例子，是透過期刊俱樂部的改善使用非侵襲性正壓呼吸器(bi-level positive airway pressure, BiPAP)病人面部皮膚壓傷的議題。在文獻搜尋過程中，團隊成員發現有不同形態的呼吸器面罩可以讓病人交替使用、舒緩面部同一部位皮膚長時間受壓時間(Lemyze et. al., 2013)。經過文獻評讀及團隊討論，除購入足夠的呼吸器面罩供臨床使用外，也修改「醫護人員於病人使用非侵襲性正壓呼吸器之標準規範」、提供醫師、護理師及醫療團隊說明及衛教單張等，縮短使用非侵入性呼吸器的時間。在團隊共同努力之下，後續的追蹤結果顯示，因醫療器材(BiPAP)導致面部壓傷發生率由1.75%降低至0.91%，不僅改善照護品質、促進病人舒適，也減少家屬目睹病人面部皮膚壓傷時產生的情緒壓力。上述兩個案例，都是透過期刊俱樂部聚會，將科學證據「開始」實踐於臨床的成功案例。

六、認同

克服前面幾項滲漏之後，接著要克服的是病人是否能認同且配合執行該項臨床建議。先來看看幾個醫療照護情境：(1)2015年，八仙樂園粉塵氣爆造成近500位燒燙傷病人送醫，燒傷病人須穿著彈性衣、壓力面膜等衣物半年至2年的時間，透過持續均勻施以壓力於未成熟的疤痕上，減輕組織腫脹，避免後續疤痕嚴重增生，但根據研究指出：燒傷病人穿著彈性衣的遵從率僅為61%（羅、鄭、張、彭，2002）；(2)一個母親在面對自己五個月大嬰兒，被診斷癲癇需服用抗癲癇藥物時，可能會因為無法接受診斷、不信任醫療照護品質、害怕藥物的副作用及期待病嬰可自我痊癒等因素，而影響抗癲癇藥物的實際使用（黃、王、陳、吳，2012）；(3)末期腎病變病人約80%具有高血壓，此類病人常會使用降血壓藥物以避免血壓控制不良引發的左心室肥厚、心臟衰竭等併發症，但透析病人往往因症狀不明顯，加上長期服藥的繁瑣、藥物副作用等因素，而忽略了血壓的監測與治療（張、顧、林，2015）。知識轉譯是一個相當複雜的過程，除了科學證據之外，病人、照顧者、醫病關係等，都是影響知識實踐的重要因素。林、吳、許、許、蘇(2011)指出，若病人能瞭解「控制高血壓的好處」，其服藥遵從性較佳，這兩者間有相關性(r=0.001, p<0.01)。最後，在癌症病人對於藥物遵從行為方面，良好的醫病關係對於提升病人用藥遵從性、疼痛控制、口服荷爾蒙療法的完整性、及定期追蹤檢查等，均有正向的影響（周、林，2012）。

Coulter及Collins (2011)提到，在臨床照護情境中必須納入病人的偏好及觀點，因為該處置實施的對象是病人，如果病人沒有參與、無法認同，就不足以做出最佳的照護決策(No decision about me, without me!)。在臨床上要讓病人認同醫療或照護建議，可以透過醫病共同決策(shared-decision making, SDM)來加以實現。重要的醫療或照護處置決策，要有病人（或重要關係人、照顧者）共同參與，健康照護者針對各種不同醫療或照護的建議提出具實證的資料，病人則提出個人的喜好與價值觀，彼此交換資訊，透過雙向的溝通及討論，對於最佳可行之治療或照護決策達到共同的目標(http://www.medicalprotection.org/newzealand/casebook/casebook-january-2014/consent-and-shared-decision-making)。臨床工作中，健康照護者可使用決策輔助工具(decision aids)以病人可以瞭解的方式（如圖示化、影片、互動工具等），協助其瞭解疾病及治療選擇的最新實證依據、並讓病人提出在意的考量及期待，與病人共同做出醫療照護決策，提升溝通效益。關於決策輔助工具可參考醫策會「醫病共享決策平台」(http://sdm.patientsafety.mohw.gov.tw/)、或「梅約診所共同決策國家資源中心」網站(Mayo Clinic Shared Decision Making National Resource Center; http://shareddecisions.mayoclinic.org/)。臨床健康照護者協助病人對於疾病狀況有更深的瞭解、對照護建議有更多的認識，讓病人認同該治療或照護措施，有助於促進該臨床措施的實踐及知識轉譯。

七、養成習慣

要養成習慣，持續遵從具實證基礎的臨床建議，最主要的促進策略就是「提示（醒）」。舉例來說，文獻上提及病人因使用特定藥物造成跌倒風險的證據已經非常明確，並且，在預防跌倒的標準規範中寫到，「當開始使用鎮靜安眠藥、利尿劑、降壓藥、麻醉止痛劑或瀉藥等，須進行跌倒風險再評估」。然而，臨床護理人員在實際給藥時很容易遺漏，而導致此項臨床措施無法被落實。因此，萬芳醫院根據住院期間曾發生跌倒病人者的用藥分析及文獻，建置「易致跌倒藥物提示系統」，歸納出易致跌倒藥品57項，在醫院資訊系統的藥品維護檔中，於藥品名稱後加註「跌」字，提醒護理人員在第一次給予此藥品時，可立即依據病人狀況及藥品可能造成跌倒風險的副作用，給予個別性、及時性的防跌護理指導，並提供簡易衛教單張給病人或主要照顧者。在後續執行給藥時，也可以從護理資訊系統的給藥畫面上看到提示，進一步給予評估、衛教以降低跌倒風險。另外，透過醫療資訊系統自動加總計分，針對易致跌藥品風險分級(medication fall risk score)分數 ≥ 6分者（為因用藥導致高風險跌倒的病人），藥師與醫師可進一步討論用藥之合宜性，至床邊進行用藥指導，促進照護團隊間的溝通。在資訊系統建置完成後，對於使用特殊藥品造成跌倒風險個案的評估，及用藥防跌衛教之落實度由40.1%提升到93.2%，住院病人跌倒發生率也由0.11%降低到0.07%，成效良好。

病人方面，也可透過不斷「提醒」，使其持續遵從實證醫學的治療方式。例如：罹患多種慢性病者，很容易因忘記服藥而讓治療效果打折，透過用藥提醒及管理App (application software；如：馬偕醫生館、成大醫院藥你健康等），只需掃描藥袋上的QR (quick response) Code就可以完成個人用藥設定，在服藥時間自動發出聲響提醒用藥。另外，還有提醒病人飲水的App（如：植物保姆Plant Nann）、飲食熱量管理App（如：Noom Coach、腰瘦心機）等。透過資訊系統的提醒，改善病人對於臨床建議的遵從度，是促進科學證據實踐不可或缺的因素。

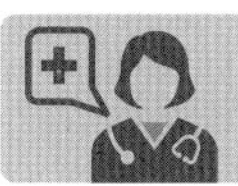

結論與建議

2007年美國醫學研究院呼籲，在2020年之前，美國90%的醫療臨床決策，需有精確、及時及最新的研究證據，作為醫療照護的依據(IOM, 2007)。結合實證醫學與醫療品質，並克服實踐知識時的七層滲漏，包括：透過訂閱期刊或加入特定的社群網站，及時察覺最新的文獻證據（注意到）、提供成功案例讓健康照護者對新的處置產生信心（接受）、透過團隊討論研擬臨床實踐的可行方案、及該項方案的器材、設備之可及性及健保給付等議題（可行）、透過給予臨床實際執行人員足夠的教育訓練（有能力做）、透過定期舉辦「期刊俱樂部」聚會，分享最佳科學證據，邀請該議題之權益相關人共同討論，促進組織內外照護系統的改變（開始做）。在靠近病人端，健康照護者透過醫病共同決策及使用決策輔助工具，協助病人認同治療或照護決策，以達共同目標（認同）、並利用資訊、App等設備「提示（醒）」照護人員及病人，持續遵從實證醫學的臨床建議（養成習慣）。臨床健康照護人員努力克服這七個障礙，推動實證知識轉譯，讓醫療照護服務正確且有效率的使用，期望臺灣在2020年可以達到IOM對提升醫療品質的願景。

問題與討論

1. 根據Graham等人(2006)提出「知識至行動的概念架構」knowledge-to-action conceptual framework)，知識轉譯可以分為哪兩大範疇？

2. 在知識轉譯過程中，關於「知識創造」階段所提的第三代知識(third-generation knowledge)，指的是下列哪一項？(A)隨機對照試驗　(B)系統性文獻回顧　(C)實證臨床照護指引　(D)健保資料庫

3. 在知識轉譯過程中，我們必須確保任何知識必須適應當地的環境，以確保它是相關且可行的，這是屬於「知識應用的行動循環」階段的哪個步驟？(A)找出知識與行動的缺口(identifying the knowledge-to-action gaps)　(B)轉化知識到當地環境(adapting knowledge to local context)　(C)評估應用知識時的阻力或

助力(assessing barriers / facilitators to knowledge use) (D)選擇、修正、實施介入方式(selecting, tailoring, implementing interventions)

4. Glasziou及Haynes在2005年提出從研究到實踐之證據管道(The research-to-practice pipeline)，由左邊的科學實證資料進入到右側的應用端，下列順序何者正確？(A)注意到、有能力做、接受、可行 (B)注意到、認同、有能力做、開始做 (C)接受、開始做、養成習慣、開始做 (D)接受、可行、有能力做、養成習慣

5. 關於醫病共同決策(shared-decision making, SDM)的敘述，下列敘述何者正確？(A)健康照護者是醫療照護的專家，不須考量病人意見即可做出最佳照護決策 (B) SDM是雙向溝通及討論的過程，除了實證還必須納入病人偏好及價值觀 (C) SDM尊重病人的治療決定，醫療糾紛時健康照護者可以免責 (D)提供手術說明書供病人閱讀為臨床上實踐SDM的可行作法

答案

1. 請見18-1實證知識轉譯的概念架構之一、促進知識為照護行動概念架構。

2.C 3.B 4.D 5.B

誌謝

本文感謝萬芳醫院圖書室黃鈺婷館員協助資料搜尋及文獻書目管理，特此致謝。

備註

本文簡要版刊載於護理雜誌，引用格式：陳可欣、高靖秋、陳杰峰(2016)・實證知識轉譯－落實科學證據於護理臨床實務・*護理雜誌*，*63*(6)，5-11。[Chen, K. H., Kao, C. C., & Chen, C.(2016). EvidenceBased Knowledge Translation: From Scientific Evidence to Clinical Nursing Practice. *The Journal of Nursing, 63*(6), 5-11.] doi:10.6224/JN.63.6.5

參考資料 Reference

周碧玲、林佳靜(2012)．醫病關係對癌症病人服藥遵從性與症狀控制的影響，*護理雜誌，59*(1)，11-15。[Chou, P. L., & Lin, C. C. (2012). Cancer patients adherence and symptom management: The influence of the patient-physician relationship. *The Journal of Nursing, 59*(1), 11-15.] doi:10.6224/JN.59.1.10

林宜柏、吳昇容、許仲偉、許華書、蘇秉淵(2011)．高血壓病人服藥遵從性及其相關因素之探討．*亞東學報*，31，81-86。[Lin, I. P., Wu, S. R., Hsu, C. W., Hsu, H. S., & Su, P. Y. (2011). An exploration of the medication compliance and associated factors of hypertensive patients. *Journal of Oriental Institute of Technology, 31*, 81-86.]

徐圭璋(2008)．實證醫學(EBM)與醫療品質．*醫療品質雜誌，2*(1)，16-20。

張萃雯、顧姍庭、林宛蒨(2015)．提升血液透析病人降血壓藥物服用遵從性．*臺灣腎臟護理學會雜誌，14*(1)，51-65。[Chang, T. W., Gu, S. T., & Lin, W. C. (2015). Enhance hemodialysis patients' compliance with antihypertensive medication. *Journal of Taiwan Nephrology Nurses Association, 14*(1), 51-65.] doi:10.3966/172674042015031401004

陳杰峰、陳可欣(2014)．實證醫學．於尤瑞鴻等編著／藍忠孚總校閱，*醫療品質管理學*（三版，99-125頁）．華杏。

黃玉苹、王守玉、陳秀蓉、吳汶珊(2012)．探討母親在病嬰診斷癲癇初期使用抗癲癇藥物遵從性的經驗．*弘光學報*，66，53-61。[Huang, Y. P., Wang, C., Chen, H. J., & Wu, H. J. (2012). To explore the experience of a mother's adherence to antiepileptic drugs after her child's initial diagnosis with epilepsy. *Hungkuang Academic Review*, 66, 53-61.]

鄒怡真、游婷芳、王桂芸(2014)．轉譯研究在品質促進之應用與建議．[The application and recommendation of translational research in quality improvement]．*源遠護理，8*(3)，19-24. doi: 10.6530/yyn/2014.a.11

羅淑芬、鄭麗娟、張慈惠、彭台珠(2002)．燒傷病人對彈性衣穿著之知識、健康信念、遵從行為及其相關因素之探討．*慈濟醫學雜誌，14*(3)，163-172。[Lo, S. F., Cheng, L. C., Chanz, T. H., & Peng, T. C. (2002). Burn patients' knowledge, health beliefs and compliance behavior toward pressure garment. *Tzu Chi Medical Journal, 14*(3), 163-172.]

Abrahamson, K. A., Fox, R. L., & Doebbeling, B. N. (2012). Facilitators and barriers to clinical practice guideline use among nurses. *American Journal of Nursing, 112*(7), 26-35. doi:10.1097/01.NAJ.0000415957.46932.bf

Asadoorian, J., Hearson, B., Satyanarayana, S., & Ursel, J. (2010). Evidence-based practice in healthcare: an exploratory cross-discipline comparison of enhancers and barriers. *The Journal for Healthcare Quality, 32*(3), 15-22. doi: 10.1111/j.1945-1474.2010.00081.x

Balas E. A., & Boren, S. A. (2000). *Yearbook of Medical Informatics: Managing Clinical Knowledge for Health Care Improvement*. Stuttgart, Schattauer Verlagsgesellschaft mbH.

Bastian, H., Glasziou, P., & Chalmers, I. (2010). Seventy-five trials and eleven systematic reviews a day: How will we ever keep up? *PLoS Medicine, 7*(9), e1000326. doi:10.1371/journal.pmed.1000326

Bocalini, D. S., dos Santos, L., & Serra, A. J. (2008). Physical exercise improves the functional capacity and quality of life in patients with heart failure. *Clinics (Sao Paulo, Brazil)*, 63, 437-442.

Brazil, K., Cloutier, M. M., Tennen, H., Bailit, H., & Higgins, P. S. (2008). A qualitative study of the relationship between clinician attributes, organization, and patient characteristics on implementation of a disease management program. *Dis Manag, 11*(2), 129-137. doi: 10.1089/dis.2008.1120008

Ciric, I., Ragin, A., Baumgartner, C., & Pierce, D. (1997). Complications of transsphenoidal surgery: Results of a national survey, review of the literature, and personal experience. *Neurosurgery, 40*(2), 225-237. doi:10.1097/00006123-199702000-00001

Coulter, A., & Collins, A. (2011). *Making shared decision making a reality: No decision about me, without me*. The King's Fund.

Davidson, P. M., Cockburn, J., Newton, P. J., Webster, J. K., Betihavas, V., Howes, L., & Owensby, D. O. (2010). Can a heart failure-specific cardiac rehabilitation program decrease hospitalizations and improve outcomes in high-risk patients?. *European Journal of Cardiovascular Prevention & Rehabilitation, 17*(4), 393-402.

Derry, S., & Moore, R. A. (2012). Single dose oral aspirin for acute postoperative pain in adults. *Cochrane Database of Systematic Reviews, 18*(4). http://onlinelibrary.wiley.com/doi/10.1002/14651858.CD002067.pub2/abstract doi:10.1002/14651858.CD002067.pub2

Evidence-Based Medicine Working Group. (1992). A new approach to teaching the practice of medicine. *JAMA: Journal of the American Medical Association, 268*(17), 2420-2425.

Forsman, H., Rudman, A., Gustavsson, P., Ehrenberg, A., & Wallin, L. (2012). Nurses' research utilization two years after graduation--a national survey of associated individual, organizational, and educational factors. *Implementation Science*, 7, 46. doi: 10.1186/1748-5908-7-46

Gaddis, G. M., Greenwald, P., & Huckson, S. (2007). Toward improved implementation of evidence-based clinical algorithms: clinical practice guidelines, clinical decision rules, and clinical pathways. *Academic Emergency Medicine, 14*(11), 1015-1022. doi: 10.1197/j.aem.2007.07.010

Gagnon, M. L. (2011). Moving knowledge to action through dissemination and exchange. *Journal of Clinical Epidemiology, 64*(1), 25-31. doi:10.1016/j.jclinepi.2009.08.013

Gielen, S., Adams, V., Mobius-Winkler, S., Linke, A., Erbs, S., Yu, J., ... Hambrecht, R. (2003). Anti-inflammatory effects of exercise training in the skeletal muscle of patients with chronic heart failure. *Journal of the American College of Cardiology, 42*(5), 861-868.

Glasziou, P., Mar, C., & Salisbury, J. (2003). *Evidence-based practice workbook*. BMJ.

Glasziou, P. P., Chalmers, I., Green, S., & Michie, S. (2014). Intervention synthesis: A missing link between a systematic review and practical treatment(s). *PLoS Medicine, 11*(8), e1001690. doi:10.1371/journal.pmed.1001690

Glasziou, P., & Haynes, B. (2005). The paths from research to improved health outcomes. *Evidence-Based Nursing, 8*(2), 36-38. doi:10.1136/ebn.8.2.36

Goossens, A., Bossuyt, P. M., & de Haan, R. J. (2008). Physicians and nurses focus on different aspects of guidelines when deciding whether to adopt them: an application of conjoint analysis. *Medical Decision Making, 28*(1), 138-145. doi: 10.1177/0272989x07308749

Graham, I. D., & Logan, J. (2004). Innovations in knowledge transfer and continuity of care. *Canadian Journal of Nursing Research, 36*(2), 89-103.

Graham, I. D., Logan, J., Harrison, M. B., Straus, S. E., Tetroe, J., Caswell, W., & Robinson, N. (2006). Lost in knowledge translation: Time for a map? *The Journal of Continuing Education in the Health Professions, 26*(1), 13-24. doi:10.1002/chp.47

Grol, R., & Wensing, M. (2004). What drives change? Barriers to and incentives for achieving evidence-based practice. *The Medical Journal of Australia, 180*(6 Suppl), S57-60.

Hambrecht, R., Gielen, S., Linke, A., Fiehn, E., Yu, J., Walther, C., ... Schuler, G. (2000). Effects of exercise training on left ventricular function and peripheral resistance in patients with chronic heart failure: A randomized trial. *Journal of the American Medical Association, 283*(23), 3095-3101.

Harvey, L., A., Brosseau, L., & Herbert, R. D. (2014). Continuous passive motion following total knee arthroplasty in people with arthritis. *Cochrane Database of Systematic Reviews*, 2, Art. No.: CD004260. doi:10.1002/14651858.CD004260.pub3

Heyer, N. J., Derzon, J. H., Winges, L., Shaw, C., Mass, D., Snyder, S. R., ... Liebow, E. B. (2012). Effectiveness of practices to reduce blood sample hemolysis in EDs: A laboratory medicine best practices systematic review and meta-analysis. *Clinical Biochemistry, 45*(13-14), 1012-1032. doi:10.1016/j.clinbiochem.2012.08.002

Ho, K., Bloch, R., Gondocz, T., Laprise, R., Perrier, L., Ryan, D., ... Wenghofer, E. (2004). Technology-enabled knowledge translation: frameworks to promote research and practice. *Journal of Centinuing Education in the Health Professions, 24*(2), 90-99. doi: 10.1002/chp.1340240206

Hoffmann, T. C., Erueti, C., & Glasziou, P. P. (2013). Poor description of non-pharmacological interventions: Analysis of consecutive sample of randomised trials. *BMJ: British Medical Journal*, 347, f3755. doi:10.1136/bmj.f3755

Huang, T. W., Chen, S. L., Bai, C. H., Wu, C. H., & Tam, K. W. (2013). The optimal duration of compression therapy following varicose vein surgery: A meta-analysis of randomized controlled trials. *European Journal of Vascular and Endovascular Surgery, 45*(4), 397-402. doi:10.1016/j.ejvs.2013.01.030

Hutchinson, A. M., & Johnston, L. (2004). Bridging the divide: a survey of nurses' opinions regarding barriers to, and facilitators of, research utilization in the practice setting. *Journal of Clinical Nursing, 13*(3), 304-315.

Institute of Medicine. (2007). *The learning healthcare system: Workshop summary* (IOM roundtable on evidence-based medicine). The National Academies Press. doi: 10.17226/11903.

Jónsdóttir, S., Andersen, K. K., Sigurðsson, A. F., & Sigurðsson, S. B. (2006). The effect of physical training in chronic heart failure. *European Journal of Heart Failure, 8*(1), 97-101. doi: 10.1016/j.ejheart.2005.05.002

Koh, S. S., Manias, E., Hutchinson, A. M., Donath, S., & Johnston, L. (2008). Nurses' perceived barriers to the implementation of a fall prevention clinical practice guideline in Singapore hospitals. *BMC Health Services Research*, 8, 105. doi:10.1186/1472-6963-8-105

Lemyze, M., Mallat, J., Nigeon, O., Barrailler, S., Pepy, F., Gasan, G., ... Thevenin, D. (2013). Rescue therapy by switching to total face mask after failure of face mask-delivered noninvasive ventilation in do-not-intubate patients in acute respiratory failure. *Critical Care Sedicine, 41*(2), 481-488. doi: 10.1097/CCM.0b013e31826ab4af

Logan, J., & Graham, I. D. (1998). Toward a comprehensive interdisciplinary model of health care research use. *Science Communication, 20*(2), 227-246.

Lyons, S. S., Tripp-Reimer, T., Sorofman, B. A., Dewitt, J. E., Bootsmiller, B. J., Vaughn, T. E., & Doebbeling, B. N. (2005). VA QUERI informatics paper: Information technology for clinical guideline implementation: perceptions of multidisciplinary stakeholders. *Journal of the American Medical Informatics Association, 12*(1), 64-71. doi: 10.1197/jamia.M1495

McGlynn, E. A., Asch, S. M., Adams, J., Keesey, J., Hicks, J., DeCristofaro, A., & Kerr, E. A. (2003). The quality of health care delivered to adults in the United States. *New England Journal of Medicine, 348*(26), 2635-2645. doi: 10.1056/NEJMsa022615

Oermann, M. H. (2012). Building evidence for practice: Not without dissemination. *MCN The American Journal of Maternal / Child Nursing, 37*(2), 77. doi: 10.1097/NMC.0b013e318245dd7a

O'Sullivan, G., Liu, B., Hart, D., Seed, P., & Shennan, A. (2009). Effect of food intake during labour on obstetric outcome: Randomised controlled trial. *BMJ: British Medical Journal*, 338, b784. doi:10.1136/bmj.b784

Pentland, D., Forsyth, K., Maciver, D., Walsh, M., Murray, R., Irvine, L., & Sikora, S. (2011). Key characteristics of knowledge transfer and exchange in healthcare: Integrative literature review. *Journal of Advanced Nursing, 67*(7), 1408-1425. doi:10.1111/j.1365-2648.2011.05631.x

Pogorzelska, M., & Larson, E. L. (2008). Assessment of attitudes of intensive care unit staff toward clinical practice guidelines. *Dimensions of Critical Care Nursing, 27*(1), 30-38. doi: 10.1097/01.dcc.0000304673.29616.23

Sackett, D. L., Straus, S. E., Richardson, W. S., Rosenberg, W., & Haynes, R. B. (1997). *Evidence-based medicine: How to practice and teach EBM*. Churchill Livingstone.

Sinuff, T., Eva, K. W., Meade, M., Dodek, P., Heyland, D., & Cook, D. (2007). Clinical practice guidelines in the intensive care unit: A survey of Canadian clinicians' attitudes. *Canadian Journal of Anesthesia, 54*(9), 728-736. doi: 10.1007/bf03026869

Stenberg, M., & Wann-Hansson, C. (2011). Health care professionals' attitudes and compliance to clinical practice guidelines to prevent falls and fall injuries. *Worldviews Evidence Based Nursing, 8*(2), 87-95.

Straus, S. E., Tetroe, J. M., & Graham, I. D. (2011). Knowledge translation is the use of knowledge in health care decision making. *Journal of Clinical Epidemiology, 64*(1), 6-10. doi:10.1016/j.jclinepi.2009.08.016

Straus, S. E., Tetroe, J., & Graham, I. (2009). Defining knowledge translation. *CMAJ: Canadian Medical Association Journal, 181*(3-4), 165-168. doi:10.1503/cmaj.081229

Straus, S. E., Tetroe, J., & Graham, I. D. (2013). *Knowledge translation in health care: Moving from evidence to practice* (2nd ed.). BMJ.

Tam, K. W., Tsai, L. W., Wu, C. C., Wei, P. L., Wei, C. F., & Chen, S. C. (2011). Using vote cards to encourage active participation and to improve critical appraisal skills in evidence-based medicine journal clubs. *Journal of Evaluation in Clinical Practice, 17*(4), 827-831. doi:10.1111/j.1365-2753.2011.01711.x

Taylor, R. S., Sagar, V. A., Davies, E. J., Briscoe, S., Coats, A. J. S., Dalal, H., ... Singh, S. (2014). Exercise-based rehabilitation for heart failure. *Cochrane Database of Systematic Reviews*, 4, Art. No.: CD003331. doi:10.1002/14651858.CD003331.pub4

Timsit, J. F., Mimoz, O., Mourvillier, B., Souweine, B., Garrouste-Orgeas, M., Alfandari, S., ... Lucet, J. C. (2012). Randomized controlled trial of chlorhexidine dressing and highly adhesive dressing for preventing catheter-related infections in critically ill adults. *American Journal of Respiratory and Critical Care Medicine, 186*(12), 1272-1278. doi:10.1164/rccm.201206-1038OC

Vickers, A. J., Savage, C. J., Hruza, M., Tuerk, I., Koenig, P., Martínez-Piñeiro, L., ... Guillonneau, B. (2009). The surgical learning curve for laparoscopic radical prostatectomy: A retrospective cohort study. *The Lancet Oncology, 10*(5), 475-480. doi:10.1016/s1470-2045(09)70079-8

CHAPTER 19

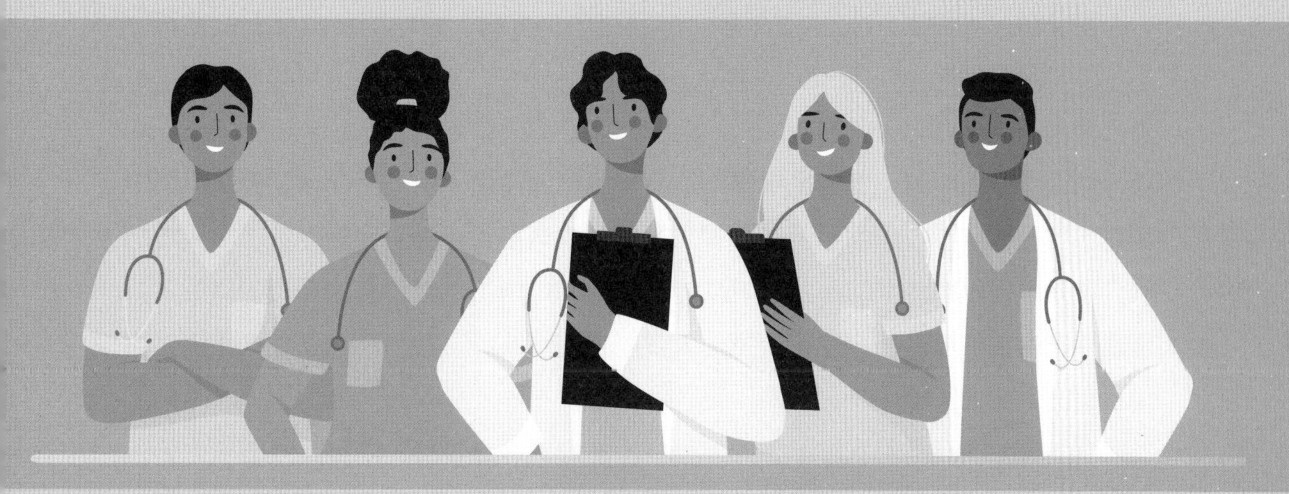

實證於護理教育中的應用

編者｜張瑩如

19-1 實證護理教育的理念

19-2 實證護理的養成教育

19-3 實證護理的臨床教育

19-4 學校與臨床實證教育的接軌

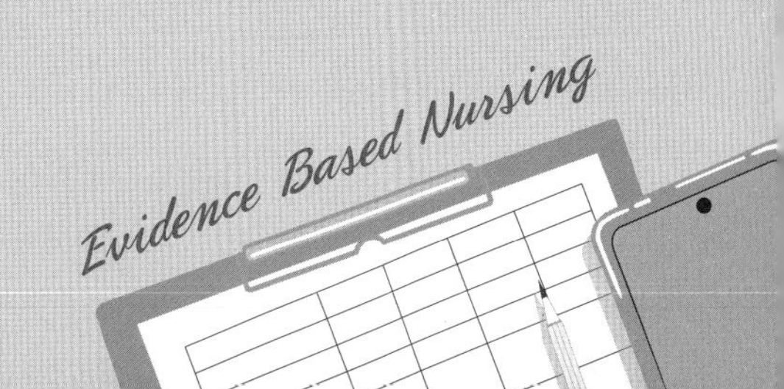

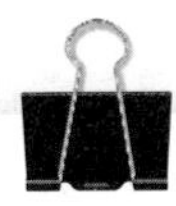
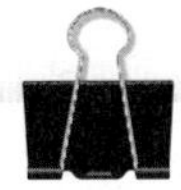
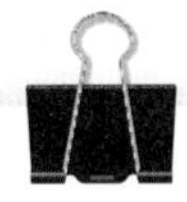

前言

由於運用實證資料於健康決策已被認為是改善病人醫療照護及病安的重要方法，美國國家研究院(Institute of Medicine, IOM) (2003)明確指出，實證健康照護能力是醫療專業人員必備的核心能力，應為醫學教育的必要內涵。臺灣近幾年來亦積極推動實證醫學教育，尤其是畢業後一般醫學訓練計畫，已經將實證醫學列入基本教育課程（宋、張，2004）。在護理方面，各大醫院紛紛推動實證護理，有些機構成立實證護理組織或加入醫院所成立的實證醫學中心，除進行院內護理人員與實證照護相關的在職教育外，並結合護理人員能力進階制度，塑造實證護理的組織文化（張、王，2007；林，2011；高、楊，2005；郭、林、李、張、范、張，2011）。然而國內外機構在推動實證照護的過程中所遇到的共通障礙，除了工作時間緊迫、缺乏資訊可近性及政策支持外，主要的問題是護理人員缺少實證健康照護知能，包括搜尋文獻、閱讀、評論、實務運用之能力（高、楊，2005；黃等，2006；Ciliska, Pinelli, DiCenso, & Cullum, 2001）。除此之外，護理人員自主性的限制以及較少從經驗中去整理及學習也是阻礙推動實證照護的因素之一(Tod, Palfreyman, & Burke, 2004)。因此，有系統地檢視實證照護的養成教育及臨床繼續教育，探討二者之關係及銜接，以強化整體教學在病人照護的效能實為重要。

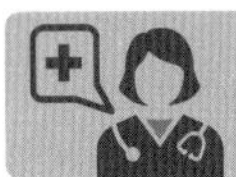

19-1 實證護理教育的理念

要推動及落實實證健康照護教育，必須強化學生及實務工作者的核心能力，然而這並非意味著要推翻過去護理學門所強調的基本理念及知識，而是秉持一些基本的理念，緊密結合經過適用性評估的知識，運用於實務。

一、實證教育的推動應基植於厚實的背景知識

實證健康照護強調培養好奇心，在照顧病人的過程中發掘臨床問題，提出可以回答的前景問題，據以收集內外在證據來提出解決方案。然而在回應前景問題前，對於臨床情境及問題背後的基本知識的理解，包括生理、病理、藥物動力等相關知識，是非常重要的基石但卻是容易被忽略的一個過程，此種情況容易發生在初次接受實證教育的新手值得特別重視，因此教學過程中教師必須時時提醒學習者，回顧每個前景問題背後必要的基礎知識，同時做為確認澄清前景問題的基礎，也就是所謂的五個W一個H，如：病人特性(who)、疾病症狀疾病病程(what)、疾病影響的部位、區域或器官(where)、問題或疾病好發的年齡及時間(when)、疾病生理學(how)及為什麼會發生或影響(why) (Straus, Richardson, Glasziou, & Haynes, 2005)。例如當問及有氧運動能否減少糖尿病人者的糖化血色素值時，就必須瞭解何謂糖尿病？糖化血色素代表的臨床意義為何？何謂有氧運動？有哪些類別？為什麼能改善糖尿病人者的糖化血色素？

二、實證護理的深化教育在臨床

實證教育最終的目的是改善與促進照護對象的健康，缺乏實務情境的教學無法引發實務工作者的學習動機，因為他們無法將所學應用於實際。唯有透過實境經驗去啟發、培養對臨床問題的敏感度、創造有效的學習環境，最終導向臨床業務的改善，始能改變學習者對實證教育的信念及行為，促成實證實務的永續。舉例而言，當護理人員不確定產婦哺餵母乳過程所接受的照護是否適切時，可透過確立臨床問題、搜尋、評讀系統性文獻回顧來看看有那些外部證據探討過此議題，Schmied等(2011)所統整的質性研究(meta-synthesis)發現住院期間母親接受到有助及無益的相對性支持，包括可靠的陪伴、有助益的型態、簡化性的處理及去連結的互動，每個型態均有其特定的照護行為，故藉此研究結果可以用來作為反思教學，改善護理人員與產婦的互動，提升衛教成效的參考。也因為實證問題的解決回應了臨床需求及凸顯價值，更可以讓學習者體驗實證護理的意義。進一步而言，缺乏實境操練的課室教學，充其量只是在學習基本的實證步驟，很難提出一個有意義的臨床問題，即便整合了相關外部證據，缺乏可以實際應用的案例，也只是紙上談兵，學習者無法從中體驗改善照護品質的成就感。

三、實證護理與護理過程是緊密連結的

在評估、確認問題、提供護理措施及評值的護理過程中，每個步驟都與實證基礎息息相關，例如進行護理評估時，以導因為主之臨床問題或以個案疾病經驗感受有關的實證訊息可用來做為整體性評估的依據；而診斷性問題的實證資料可以協助確認護理問題；介入性問題的實證結果可用來做為協助決定採取何種護理措施，並且就其效益及可行性評值介入成果。例如預防患者跌倒的護理過程，需評估個案有哪些跌倒的危險因子？有哪些量表可以用來做為預測高風險跌倒的評估工具？何種措施的研究發現能有效預防跌倒？不同防跌措施的成本效益為何？藉由對上述各種不同目的之實證資料的瞭解，根據所照顧個案的個別性，進行護理過程的每個步驟。

四、實證教育應強化團隊合作的概念

臨床照護決策過程，往往涉及不同學門的專業觀點，不是單一專業可以自行決定的，團隊必須在相同的臨床問題上從不同角度切入議題進行互動，例如醫師可能從醫學鑑別診斷及治療提出看法；護理人員站在照護的觀點表達意見；藥師針對藥物療效及副作用評估提出建議，如此可以協助健康專業人員廣泛考量照護的多面向及適切性，避免決策盲點。因此，在實證教育的規劃及實踐上，不論在學校或是臨床，宜將不同學門的合作及互動納入考量來進行學習活動，亦可分享學習平台或教材，可設計一套適用於不同學門的數位學習平台，建立各種不同情境的案例，譬如從出生到老化各個不同生命週期中可能面臨的生理及心理健康問題情境，以及當下該案例的社會文化背景，不同科系醫學生可以在平台上提出各種前景問題，再根據所搜尋及整合的文獻分享不同專業的決策觀點。強化團隊合作的學習，也是種社會化的學習，學生從與不同專業人員的互動中嘗試新的溝通技巧，可以展現護理專業的獨特性並建立信心，教師如能同時親身示範，展現角色典範，更是成功教育的關鍵。

五、實證教育的目標應加強批判性思考

實證健康照護中所指的證據，涵蓋了外部證據及內部證據，前者是透過嚴謹的研究中產生，如系統性文獻回顧、隨機控制試驗；後者則是從臨床實務的觀察整理所產出，如臨床成效管理或品質改善計畫，實證實務重視內外在證據的批判及結合。護理教育期待學習者能將所學知識運用在臨床，但臨床情境是多元且複雜的，外在研究證據的應用及成效也往往受到照顧對象的個別性及臨床情境所影響，教育的目標應著力於培育能彈性因應臨床情境的專業人員，因此實證教學的焦點除了強化學習者評論文獻能力外，更應強調評估及分析問題實境，亦即內部證據的探索，比較內外在證據的落差，培養批判性思考能力。

批判性思考是一個分析的過程，鼓勵學習者將課室所學的知識轉化到臨床，涉及鼓勵發問、問題解決、思辯及評價，超脫固守規定的決策，能分析不同措施對照顧對象的安全性及效益(Erikson-Owens & Kennedy, 2001)。此外，批判性思考的訓練也強調學習者如何因應不確定、非預期情境的挑戰，當已知的實證資訊有限時，教師須協助學習者檢視評估現存可利用的證據，判斷臨床狀況比只接受政策、常規或指引來的重要。Titler等學者(2001)所提出的Iowa實證實務模式闡述當臨床問題確認後的問題解決分析路徑，如果現有的證據足以回答此問題時，教師可以引導學生如何利用現有的研究結果在實務上進行改變及評價成效；然若證據不足，應引導學生看到未來研究的需求，對於護理學者或進階護理師，可以進而發展研究計畫。

六、組織的支持為實證教學成效的關鍵

要成功導入實證教育，不論在學校或是臨床都需要足夠的資源，包括教學人力、資料庫、學術平台，故組織的理念及實際的支持扮演關鍵性的角色。當領導者重視實證照護的組織文化，自然會建立對實證實務的期待，進而將實證教育列為必要的訓練、實際投入實證教育、提供相關必要的教學資源或回饋以協助排除障礙，才能提升學習成效(Stetler, 2003)。組織可以透過成立任務小組或委員會，設定實證教育目標且有系統的規劃實證教育於年度計畫中，不論是常態性的教育訓練或開創性的教育活動，都可以提升實證教育的成效。除此之外，透過組織制

度或政策的建立，提出與時俱進的策略規劃，更新實證知識及教學方法，促使實證教育可以長久延續及提升。以成大醫院為例，2004年該院開始推動實證教育過程，首先在護理部建立實證護理任務小組，爭取外部經費及結合內部師資和資料庫資源、規劃不同年度的實證種子及進階訓練、組織讀書會、舉辦資料庫搜尋的教學及競賽活動、建立實證護理知識學習網站、發展照護指引，有系統的將實證理念及步驟融入護理人員能力進階制度，建立一個重視實證照護的組織文化（張、王，2007；郭等，2011）。

19-2 實證護理的養成教育

美國護理人員品質及安全教育機構(Quality and Safety Education for Nurses, QSEN) (2007)延續IOM (2003)的建議，強調實證照護能力的培養必須在護理人員尚未取得證照前即應開始，並建議應針對學生階段建立合適的實證教育目標。美國護理學院協會(American Association of Colleges of Nursing, AACN) (2008)也主張護理實務應根基於實證，大學、研究所護理學生所需要的實證照護能力應有所不同：大學護理系學生應培養具有確認臨床實務照顧議題、評價及統整現有證據及評價結果的基礎能力；碩士學生應發展統整知識證據、嚴謹評判證據及訊息來源以改善臨床問題的能力；博士生則除領導實證實務外，更應有發展新知識的能力。

要統整實證健康照護的概念實務於養成教育，首先必須先決定課程中必須涵蓋哪些知識及技巧，以及如何將情意特質能力融入教學情境，讓學生能激賞實證健康照護的理念。雖然McNeil等(2003)調查美國大學護理系課程發現僅有37%的學校有將實證健康照護的概念納入課程中，但近年來，國外許多學者及護理團體已經就實證健康照護的課程設計進行廣泛的討論及實施(AACN, 2008; QSEN, 2007; Ross, Noone, & Sideras, 2009)。AACN (2008)建議大學教育應提供EBN的基礎知識，包括證據如何產生（包含研究過程）、資訊來源或資料庫可靠性、臨床判斷、瞭解不同專業的觀點及運用在臨床時病人的觀點、說明照護標準與臨床實務的差異、與其他醫療團隊的合作，參與記錄、收集及解釋證據，共同改善病人的照護結果。Rolloff (2010)強調實證健康照護實務的概念應盡早導入大學教育，提供基礎知識做為未來學習的基石，接下來每個階段所提供的實證知識必須與學習活動有關聯，例如基本護理課程會提到皮膚照護、危險性評估、營養、睡眠等有關的實證照護議題。不同年級的教學重點也需有不同：一年級可教導實證健康照護基本概念、發展資料搜尋技巧及評估網路資訊的品質；二年級則探索系統性文獻回顧的資料庫，可讓學生在不需要評讀文獻下懂得欣賞最佳的文獻證據，同時介紹其他資料庫；三年級可學習瞭解研究過程、評論研究文獻、從實證健康照護觀點評論臨床經驗之限制及將實證實務融入病人的護理計畫中。四年級可發展經由確認臨床問題發展研究計畫、從實證實務觀點評估臨床政策及執行步驟及討論改變過程。Meeker, Jones與Flanagan (2008)則強調三年級可以從研究課程來強化學生對研究結果與臨床運用之相關性。

教導新世代的護理學生實證實務不能僅止於課室內成功的教學，更是來自臨床實際情境豐富素材的學習經驗，Meeker等學者(2008)提出臨床模擬病人照護情境，讓大學生在缺乏臨床實務經驗的情況下，能夠依照模擬情境，尋找及形成臨床病人之問題，進而探索解決方法。亦可透過Moch與Cronie (2010)所提出與臨床護理人員建立友伴關係共同學習，護理人員貢獻豐富的臨床經驗，學生提供可信的研究證據新知，因此須培養學生具備與護理人員討論甚至領導獲得新知識的能力，透過參與、觀察、合作、引導及討論，學生對於病人照護問題及評估及處置可擷取多方證據，做較佳的判斷與決策。實證照護能力的培養並非一蹴可及，舉例而言，筆者於2008年規劃成功大學護理學系實證護理課程時，即先將實證照護能力分別融入碩士班的二年必修課程中，重點強調評價、整合文獻、修改實證照護措施及臨床推理，並結合臨床實習，實際應用實證資料於解決個案的照護問題。也有學生以發展臨床照護指引為碩士論文，對臨床業務產生直接的貢獻。大學部課程的規劃雖然亦參考此經驗，但由於涉及的層面及人員較廣，複雜度也較高。經過學系的共識、專家及學生焦點團體結果，我們依據教育目標，自2011年起便逐步統整實證照護核心能力於養成教育中。課程規劃首先必須決定教授哪些知識及技巧，以及如何將情意特質能力融入教學情境，讓學生能激賞實證照護的理念。其中包括實證照護基本知識，例如：證據如何產生、資訊來源或資料庫可靠性、資料搜尋技巧，還有臨床推理判斷、不同專業的觀點、運用研究資料時須考量的病人觀點及照護標準與臨床實務的差異。再則，把握由簡入繁、由易入難的原則，將教育目標分為三個階層，每個階層對應不同年級的學生。從階層一「運用文獻查證探索護理相關議題」（適用一、二年級）、階層二「應用實證步驟回答及解決臨床問題」（適用三年級），到階層三「評析實證研究於護理實務之可行性」（適用四年級），並界定每個階層所應涵蓋的核心專業課程及內容。每個階段所提供的實證知識必須與學習活動有關聯，例如：一年級學生在護理導論的課程中教導實證照護基本概念，以學生的生活議題為主題，發展資料搜尋技巧及評估網路資訊的品質；二年級基本護理學課程涉及基本照顧及技術有關的照護議題，可搜尋系統性文獻回顧的資料庫，取得整合性文獻證據，並且在教授護理過程的基本概念中，說明其與實證健康照護的關聯；三年級學生多數時間在臨床，在產科、兒科及成人護理學的課室及實習課程中，教導如何問問題，釐清背景及前景問題，應用實證步驟，將實證資料運用於病人的護理過程，也從實證照護觀點評論臨床經驗之限制；四年級的護理研究課程引導如何評論研究文獻，從實證實務觀點評估臨床照護政策、討論如何改變及反思實證照護的限制，透過這樣系統性的課程規劃，課室及臨床教學的結合，學生在畢業前已經逐步累積了大學生必備的實證健康照顧知識及能力。

Balakas及Sparks (2010)分享大學生實證健康照護之教學經驗，提及可同時使用個人及團體學習策略來達成實證健康照護之教學之目標，協同合作團體模式(Collaborative learning)是具架構性的團體作業模式，在此團體中，學員有共同的學習目標，每個人擔負起自己的責任與角色，透過彼此正向依賴、相互地交流與個人熱忱地投入，來獲得與創造知識，故學生在團體中，可增進研究文獻的評讀、證據等級的分析及訓練報告與分享的能力，這樣的團體模式也雷同於在臨床實證照護教學常用的讀書會策略，除能增加學員的實證知識外，透過團體的方式也能增加實證證據於臨床應用的情形(Lizarondo, Grimmer-somers, & Kumar, 2011)。在個人學習策略中，透過學生個人對文獻的評讀與綜合分析及提出臨床應用建議之作業，可瞭解學生學習是否達成課程之目標(Balakas & Sparks, 2010)。

實證醫學教育最終的目標是希望醫療人員能夠將最佳的證據運用於臨床的治療與照護中，因此實證醫學教育與臨床情境是密不可分的，然而在臨床照護情境中，若同時需要學習實證的概念，則除了相當耗費時間外，臨床中實證教師的人力恐怕也是缺乏的。有別於傳統的課室教學，運用資訊系統於護理教育是一個更有彈性的作法，數位學習可提升學習者的興趣、符合學習者時間、自我調整學習進度、改善資訊交換的速度與品質，以成人自我學習為導向(Atack, 2003; Yu et al., 2007)。研究發現混合使用數位學習及課室討論，其學習效果比僅單獨使用課室教學來得好，並減少課室時間(Gega, Norman, & Mark, 2007)。國內研究發現護理人員能力進階教育使用數位學習方式，能使護理人員能在工作中更有彈性的調配自己的學習時間(Chang, Sheen, Chang, & Lee, 2008)。

一個完善的實證健康照護數位學習的教材設計，應包含符合真實的臨床情境個案(real-life scenarios)、在視覺上吸引人的網頁設計、附有引導學習及資料搜尋之工具、具互動模式、在網頁上學員能彼此交換看法，且透過網路的學習能進一步確認學員之學習成效等重要元素(Carroll, Booth, Papaioannou, Sutton, & Wong, 2009)。完善的實證健康照護數位學習系統擁有可同時將臨床情境帶入學習中，也能透過數位學習平台引導學生學習實證之概念，讓學生擁有隨時可獲取其所需之實證資料的便利性，不僅可使學生獲得如同課室教學般成效的知識外，同時也相當符合臨床之需求及經濟之效益(Hadley et al., 2010; Kulier et al., 2009)。由於實證健康照護能力是全面性的，必須從大學低年級即開始培育且延續到畢業，故開發數位學習系統，不僅可減少長期的教育成本，更可有效的輔助學生建構實證健康照護知識及技能，並透過網路互動回饋，提升學生的學習興趣及效益。筆者曾與資訊專家設計一系列以家庭生命週期健康議題之數位學習教案，延伸發展護理六大專業科目包括基本護理學、產科護理學、兒科護理學、成人護理學、精神科護理學及社區護理學的照護情境，如產科護理學著重於孕婦周產期之照護，則模擬相關照護情境內容於數位學習教案當中，而數位教案在學習情境中，以引導及提示的方式讓學生提出前景問題，並就此問題應瞭解的背景問題一一回應後，再針對前景問題PICO進行實證步驟。此教案涵蓋了模擬之照護情境、背景問題及前景問題探索、文獻搜尋、文獻評價及臨床決策。但不同年級學生的學習歷程之要求重點依課程目標有所不同，例如二年級學生強調臨床問題的提問及文獻的搜尋（常用醫學資料庫之使用）、三年級學生除前述能力持續培養外，並強調文獻精讀整合能力與臨床現況比較，四年級學生則加強文獻評讀能力及實證證據臨床應用之分析。透過互動式的數位學習，可以讓老師在授課後瞭解學生學習表現、學習歷程的困難，及在不同實證步驟的學習需求，透過網路平台互動，提示學生自我學習方向及強化學習成效。

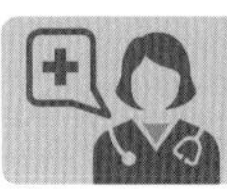

19-3 實證護理的臨床教育

一、確認教育目標

學生畢業後進入職場所接受到的挑戰，遠較實習時期複雜，病人照顧能力從生手到熟練甚至專精必須經過一系列的訓練，才能逐步建立專業信心及工作的滿足感。要延續學生時代的實證能力，或是接受從未學習到的實證知能訓練，機構的領導者必須具備宏觀理念，有計畫的設計繼續教育。這些教育課程的規劃，宜先確認可達到且必要的教育目標後，再進行內容細節的設計：(1)機構特性及人員資歷結構：不同機構大小及人力結構，在實證教育的目標及期待亦應有所不同。例如長期照護機構護理人力較少，其他輔助照顧人力較多，要培養的實證能力可以聚焦在被賦予特定任務的人才上，訓練目標可以界定在瞭解現有已開發之臨床照護指引的由來及如何應用與評值成效，例如：根據機構情況遵循照護指引於使用導尿管住民、執行預防壓瘡措施等；區域醫院則可以特定的任務小組或種子師資為實證護理的人才培育目標，其他基層護理人員以瞭解實證基礎概念及照護指引的應用為主；醫學中心的護理人員因擔負較多的教學角色，除了瞭解及應用評值臨床照護指引外，也必須能熟悉及進行實證護理的步驟。(2)護理人員進入職場前的實證先備知識：包括學校所學的實證相關知識，如實證照護概念、實證步驟相關內容、生物統計學、研究概念等。作為規劃繼續教育的基礎。(3)根據護理人員進入職場的適應情形及臨床工作的熟悉狀況，設定不同的學習目標：例如新進護理師，首重培養臨床問題的好奇心，臨床教師可以在輔導適應過程中強化此能力；資深護理師擔負較多的教學責任，必須培養對實證步驟的瞭解、評斷及應用實證資料的能力；而具碩士學歷的進階護理師或高階主管，被賦予如何修改及發展照護指引的責任，更須培養整合文獻及臨床推理的能力。目前國內多數醫學中心及部分區域醫院均將不同實證能力培養融入護理人員的能力進階制度中，就是以能力基礎提供漸進性實證教育的典型例子。

二、多元臨床教學策略

不同於學生時期的實證教育，護理人員的工作場域是一個不需要模擬案例的學習情境，教材豐富而真實。然而，護理人員往往因為高工作量，忙於執行必要的醫囑與照護活動或因應緊急的任務，無暇去探索臨床的問題，尤其是新進人員，然久而久之成為慣性，便阻礙了專業的成長。事實上，要挑起護理人員參加實證護理的教育訓練的動機，臨床教師可以採用一些教學策略，Richardson與Dowding (2005)建議了三種模式，每個模式的進行方式及內容依其教育的目的而異。模式一以教師為角色典範，親身示範應用實證的理念及方法於臨床照護的隱性教學模式，當教師運用實證的方法於護理過程，以實際的行動表率，使學員耳濡目染，達潛移默化的身教境界。以協助一位泌乳不順的產婦為例，臨床教師在帶領新進人員時，直接示範使用影響泌乳的危險因子之系統性文獻回顧結果，實際評估影響此產婦泌乳的因素，尋找、比較可排除危險因子的有效措施，並依產婦個別性選擇適當的措施。這種身教示範在照顧個案的過程中是可以隨時進行的方法。模式二為整合證據與其他事實資料於臨床教學中，針對案例問題選擇一個或幾個最強的證據或知識，示範如何做為解決問題的依據，學習者可以明確見證到證據的應用，此種教學方式可以採課室案例討論，透過文獻收集、歸納及統整有意義的案例主客觀資料、分析案例特定情境及問題、提出相關的實證知識來解決案例的問題，也可以用簡短幾分鐘的機動性床邊教學來進行。模式三則是教導實證照護的特定知識技能，多數採課室教學，例如：實證步驟、資料庫搜尋、文獻評讀工作坊等具明確標的之訓練活動。

另一種常被用來強化實證照護能力的教學策略是定期舉辦期刊讀書會(Journal club)。實證步驟與相關知識技能的瞭解到實際操作必須透過一次次的練習，才能內化為實證能力。因為參與者有共同的目標及興趣，更能投入實證議題的討論，透過團隊共同學習及腦力激盪，可以互相啟發學習的潛能。鑒於臨床業務繁忙，林與張(2014)提出一個臨床可行的期刊讀書會模式，以2~3個月為完成一次讀書會的週期，每一週期涵蓋一個暖身準備期及三個階段，採互助方式練習實證步驟，並且利用臨床問題提問工作單、文獻評讀檢核表、讀書會學習成果自我評值表來輔助學習及確認學習成效。讀書會成員最好是具相近科別專長者，較能環繞在共同關心的議題中一起討論，也可以邀請跨領域團隊參加，豐富學習內容，進行讀書會的過程中小組長扮演重要角色，必須分派組員角色任務、確認會議進行方式、調節會議過程使讀書會能順利地進行，並且掌握每個實證步驟均被練習到，尤其是臨床應用的討論。讀書會不只是一個自我學習的方法，較理想的方式是過程中能有具備實證技巧能力的指導者介入教學，可以邀請學校的老師一起參與，針對讀書會進行過程組員不瞭解的相關知識，進行5~10分鐘的教學。除此之外，主管可以提供鼓勵措施，例如提供點心茶水，讓學員在輕鬆的氣氛下學習。總而言之，機構可以採用多元的策略於實證護理的教學，嘗試運用在不同訓練目的、不同學習者的特性或層級人員上，將有助於實證護理的深化教育。

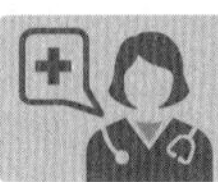

19-4 學校與臨床實證教育的接軌

一、學校養成教育為根基

實證護理繼續教育固然重要，但如能從學校養成教育培養基本的實證健康照護知能，應可減少銜接職場實證實務需求的困難，避免重複教學及耗費教學資源。根據調查，國內雖然大多數護理學校瞭解實證護理的重要性，但僅有少數學校單獨開授實證護理課程，且其中有部分為選修課程，亦即實證基本概念及步驟的教授尚未普及化(Hung, Huang, Tsai, & Chang, 2015)。加上國內護理學制的複雜，包括技職體系的五專、二技、四技及高等教育體制的大學護理系，缺乏有系統的實證課程規劃，因此畢業後要銜接實證照護的理念及實務，的確有其困難。近幾年來，越來越多學校開始正視實證護理養成教育的重要性，如各級學校能針對課程目標及教學內容達成共識並據以實施，臨床實證繼續教育便可依據學生的先備知識規劃導向實務應用的內容，相輔相成。

二、實證護理師資的培育

另一個影響學校與臨床實證教育接軌的根本因素為**實證教育師資**的不足，不論在學校或臨床，接受過完整訓練且能精通實證步驟的實證種子師資明顯的不足。學校老師雖然有較佳的研究能力，但未必接受過完整實證步驟訓練，據2013年調查臺灣21家護理學校的結果發現，約40%有教授實證護理概念的老師並未接受完整的實證護理訓練(Hung, Huang, Tsai, & Chang, 2015)，其教學內容的適切性及成效並未被檢視，凸顯了亟待克服的困境。再則實證養成教育首重臨床情境的結合，課室與實習教學二者的銜接密不可分，對於學生數眾多的學校，如五專學制，臨床實習老師普遍缺乏實證照護相關知能時，便無法提供學生適當的指導。而臨床方面，雖然國內許多醫院重視實證醫學並納入必要的教育訓練，使得多數資深護理師具備實證照護的基本概念，但未必能熟習實證步驟且有充分的價值體認，臨床的實證照護指導能力也亟待加強，因此學校與機構主管須具備遠瞻的視野，有系統的規劃培育實證師資人才，賦予教學責任，定期討論教學成效，並鼓勵發展具創意的有效教學策略。

三、夥伴關係的建立

為了促成學校與臨床的接軌，建立二者間的夥伴關係是非常重要的一環，醫院或社區照護機構是學生實習的場域，學生在課室所學的實證知識及方法，得以在實習過程中練習運用，除了有賴實習老師的指導外，護理人員的參與及支持，可為解決病人問題共同努力。學校與醫院夥伴關係的建立打破了教學與實務的界線，可以創造各種合作模式及共享資源，例如圖書資料庫及師資，學生有機會早點體驗真實複雜的照護環境，護理人員有機會將其豐富的臨床經驗貢獻在教學及參與學術活動(Pennington,Moscatel, Dacar, & Johnson, 2010)。如此一來，除了達到學生的學習目標，也促使臨床人員更深入瞭解學生在學校所接受到的實證教育及可能的限制，繼而為新進人員規劃延續實證教育的學習目標及內涵。

四、學校與臨床的實證教學目標應有所不同

因為學習者的準備度以及學校與醫療機構成立之目的不同，學校與臨床的實證教育目標也應該不同，學校應以培養實證照護的基本概念及方法為重心，低年級課程多以模擬情境為主，高年級導向實務運用的練習及評論；醫療機構的訓練重視實務運用，教育訓練除以延續養成教育的角度來設計外，最主要還是以運用實證知識及整合臨床情境及病人的觀點的臨床決策、評價成效為主。

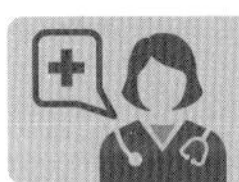

結論

系統的規劃實證護理之養成教育及繼續教育，是促成實證護理實務的基礎。強化實證護理基本概念與相關知識技能，需要教育與臨床的合作，從臨床實境經驗中體會、啟發與深化，教師在此過程積極創造良好學習環境、充分的圖書及教學資源、發掘學生潛能、加強學生獨立學習的能力，同時涵蓋不同學門的共同參與，讓學習者能有專業社會化的經驗，拓展視野來進行照護決策。而學生畢業後進入職場，組織主管的理念及實際的支持至為重要，運用各種可行的臨床教學策略，可拓展基本的實證照護能力，結合已知的知識，以臨床決策及行動為重心，體驗實證實務對照顧對象的價值與意義。

問題與討論

1. 為什麼實證護理教育不僅重視回答前景問題，且特別強調背景問題的探討？
2. 批判性思考能力在實證護理教育中的重要性為何？
3. 將實證護理概念融入各必修護理課程中與單獨開課的設計，其優缺點為何？
4. 跨領域合作的概念，如何應用在實證護理的教學？
5. 如何組織及進行期刊讀書會？

答案

1. 請見19-1實證護理教育的理念之一、實證教育的推動應基植於厚實的背景知識。

2. 請見19-1實證護理教育的理念之五、實證教育的目標應加強批判性思考。

3. 請見19-2護理實證的養成教育。

4. 請見19-1實證護理教育的理念之四、實證教育應強化團隊合作的概念。

5. 請見19-3實證護理的臨床教育之二、多元臨床教學策略。

參考資料 Reference

宋惠娟、張淑敏(2006)．臨床決策：實證實務的步驟．*志為護理*，*5*(3)，73-80。

林麗英(2011)．實證護理推廣經驗分享－以南部某醫學中心為例，*榮總護理*，*28*(1)，27-31。

林貞秀、張瑩如(2014)．建構實證護理期刊讀書會的經驗分享．*領導護理*，*15*(2)，13-24。

高靜秋、楊舒琴(2005)．萬芳醫院發展實證護理之經驗分享．*領導護理*，*6*(1)，1-7。

郭雪敏、林貞秀、李秀現、張美珍、范聖心、張瑩如(2011)．營造實證實務組織文化－實證護理與能力進階制度結合之經驗．*護理雜誌*，*58*(2)，68-74。

張瑩如、王維芳(2007)．實證護理與能力進階制度之結合~成大醫院推展之經驗，*社團法人國際護理榮譽學會中華民國分會會訊*，*29*，6-7。

黃靜宜、黃素猜、李雅文、廖以誠、張淑真(2006)．中部某醫學中心推動實證護理經驗．*護理雜誌*，*53*(5)，52-57。

American Association of Colleges of Nursing (AACN). (2008). *The essentials of baccalaureate education for professional nursing practice*. Retrieved from http://www.aacn.nche.edu/education-resources/BaccEssentials08.pdf

Atack, L. (2003). Becoming a web-based learner: registered nurses' experiences. *Journal of Advanced Nursing, 44*(3), 289-297. DOI: 10.1046/j.1365-2648.2003.02804.x

Balakas, K., & Sparks, L. (2010). Teaching research and evidence-based practice using a service-learning approach, *The Journal of Nursing Education, 49*(12), 691-695. doi: 10.3928/01484834-20100831-07.

Carroll, C., Booth, A., Papaioannou, D., Sutton, A., & Wong, R. (2009). UK health-care professionals' experience of on-line learning techniques: A systematic review of qualitative data. *The Journal of Continuing Education in the Health Professions, 29*(4), 235-241. DOI: 10.1002/chp.20041

Chang, W. Y., Sheen S. T. H., Chang, P. C., & Lee, P. H. (2008). Developing an e-learning education programme for staff nurses: Processes and outcomes. *Nurse Education Today, 28*(7), 822-828. DOI: http://dx.doi.org/10.1016/j.nedt.2008.02.003

Ciliska, D. K., Pinelli, J., DiCenso, A., & Cullum, N. (2001). Resources to enhance evidence-based nursing practice. *American Association of Critical Care Nurses Clinical Issues, 12*(4), 520-528. doi: 10.1016/j.profnurs.2005.10.008

Erikson-Owens, D. A., & Lennedy, H. P. (2001). Fostering evidence-based care in clinical teaching. *Journal of Midwifery and Women's Health, 46*(3), 137-145. http://dx.doi.org/10.1016/S1526-9523(01)00115-5

Gega, L., Norman, J., & Mark., I. M. (2007). Computer-aided vs. tutor-delivered teaching of exposure therapy for phobia/panic: Randomized controlled trial with pre-registration nursing students. *International Journal of Nursing Studies, 44*, 397-405. DOI: http://dx.doi.org/10.1016/j.ijnurstu.2006.02.009

Hadley, J., Kulier, R., Zamora, J., Coppus, S., Weinbrenner, S., Meyerrose, B., ... Khan, K. S. (2010). Effectiveness of an e-learning course in evidence-based medicine for foundation (internship) training. *Journal of the Royal Society of Medicine, 103*(7), 288-294. doi: 10.1258/jrsm.2010.100036

Hung, H. Y., Huang, Y. F., Tsai, J. J., & Chang, Y. J. (2015). Current state of evidence-based practice education for undergraduate nursing students in Taiwan: A questionnaire study. *Nurse Education Today, 35*(12), 1262-1267. doi: 10.1016/j.nedt.2015.05.001.

Institute of Medicine (IOM) (2003). *Health professions education: A bridge to quality*. National Academic Press Washington, D.C.

Kulier, R. et al. (2009). The effectiveness of a clinically integrated e-learning course in evidence-based medicine: A cluster randomised controlled trial. *BioMed Central Medical Education, 9*(21), 1-7. DOI: 10.1186/1472-6920-9-21

Lizarondo, L. M., Grimmer-Somers, K., & Kumar S. (2011). Exploring the perspectives of allied health practitioners toward the use of journal clubs as a medium for promoting evidence-based practice: A qualitative study. *BioMed Central Medical Education, 11*(66), 1-11. DOI: 10.1186/1472-6920-11-66

McNeil, B. J., Elfrink, V. L., Bickford, C. J., Pierce, S. T., Beyea, S. C., & Averill, C. et al. (2003). Nursing information technology knowledge, skills and preparation of student nurses, nursing faculty, and clinicians: A U.S. survey. *Journal of Nursing Education, 42*(8), 341-349.

Meeker, M. A., Jones, J. M., & Flanagan, N. A. (2008).Teaching undergraduate nursing research from an evidence-based practice perspective. *Journal of Nursing Education, 47*(8), 376-379. DOI: 10.3928/01484834-20080801-06

Moch, S. D., & Cronie, R. J. (2010). Part II. Empowering grassroots evidence-based practice: A curricular model to foster undergraduate student-enabled practice change. *Journal of Professional Nursing, 26*(1), 14-22. DOI: http://dx.doi.org/10.1016/j.profnurs.2009.03.003

Pennington, K., Moscatel, S., Dacar, S., & Johnson, C. (2010). EBP partnerships: Building bridges between education and practice. *Nursing Management, 41*(4), 19-23. doi: 10.1097/01.NUMA.0000370873.25348.ec.

Quality and Safety Education for Nursing (QSEN). (2007). *Quality and safety competencies*. Retrieved from http://www.qsen.org/competencies.php.

Richardson, W. S., & Dowding, D. (2005). Teaching evidence-based practice on foot. *Evidence Based Nursing, 8*, 100-103. doi:10.1136/ebn.8.4.100

Rolloff, M. (2010). A constructivist model for teaching evidence-based practice. *Nursing Education Perspective, 31*(5), 290-293.

Ross, A. M., Noone, J. Luce, L. L., & Sideras, S. A. (2009). Spiraling evidence-based practice and outcomes management concepts in an undergraduate curriculum: A systematic approach. *Journal of Nursing Education, 48*(6), 319-326

Schmied, V., Beake, S., Sheehan, A., McCourt, C., & Dykes, F. (2011). Women's Perceptions and Experiences of Breastfeeding Support: A Metasynthesis, *Birth, 38*, 49-60. doi: 10.1111/j.1523-536X.2010.00446.x.

Stetler, C. B. (2003). Role of the organization in translating research into evidence-based practice. *Outcome Management, 7*(3), 97-103.

Straus, S. E., Richardson, W. S., Glasziou, P., & Haynes, R. B. (2005). *Evidence based medicine: How to practice and teach EBM*. 3rd ed. Elsevier Churchill Livingstone.

Titler, M. G., Kleiber, C., Steelman, V., Rakel, B., Budreau, G., Everett, L. Q., Buckwalter, K. C., Tripp-Reimer, T., & Goode C. (2001).The Iowa model of evidence-based practice to promote quality care. *Critical Care Nursing Clinics of North America, 13*(4), 497-509.

Tod, A., Palfreyman, S., & Burke, L. (2004). Evidence-based practice is a time of opportunity for nursing. *British Journal of Nursing, 13*(4), 211-216. DOI: http://dx.doi.org/10.12968/bjon.2004.13.4.12129

Yu, S., Chen, I. J., Yang, K. F., Wang, T. F., & Yen, L. L. (2007). A feasibility study on the adoption of e-learning for public health nurse continuing education in Taiwan. *Nurse Education Today, 27*, 755-761. DOI: 10.1016/j.nedt.2006.10.016

CHAPTER 20

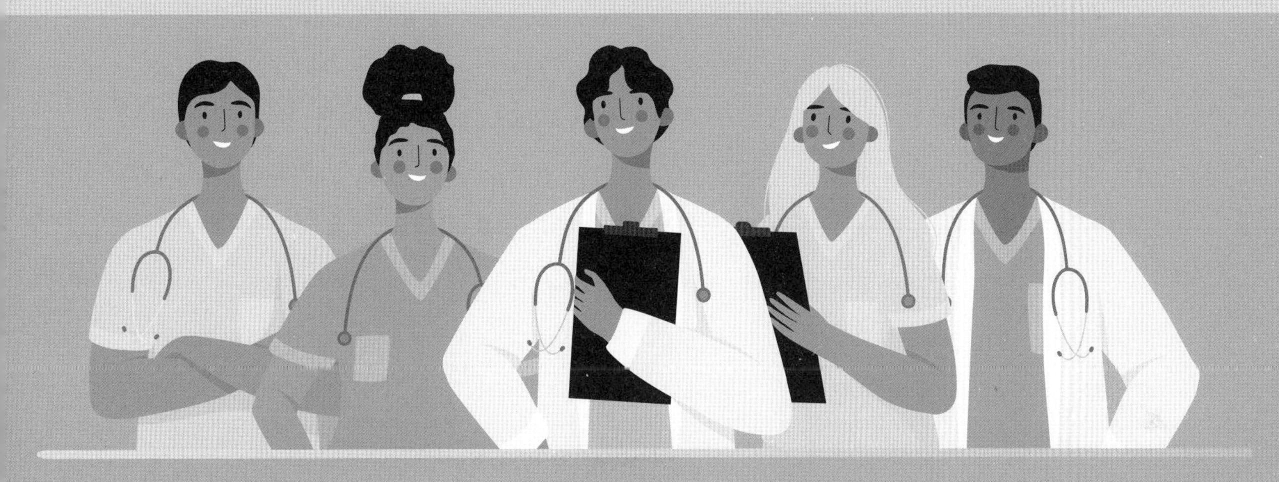

評估執行效果及效用

編者｜陳幼梅

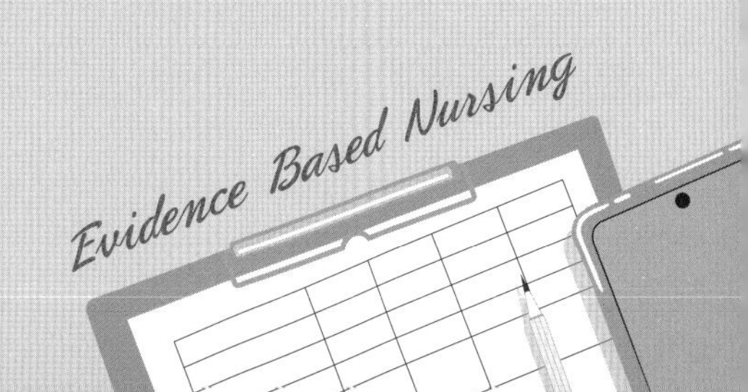

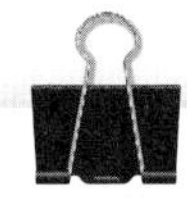
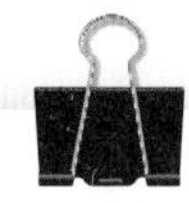
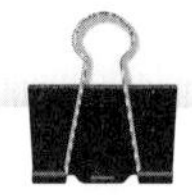

前言

將實驗室的研究成果轉譯為實務操作準則，進而應用到臨床實務，是一段必須謹慎面對的過程。在面臨資源有限且病人權益高漲的現今世代，臨床實務需要更多具實證證據支持的介入措施，以提供更切合病人需求，且能有效達到治療目標的照護計畫。實證實務由醫學領域出發，發展至今醫療專業團隊皆積極在各自領域建立實證應用的準則或指引，護理領域也不遑多讓，積極推動臨床實證應用。

本章將介紹實證護理相關的國際研究發展中心及其推動的重要核心概念，如何應用在臨床決策；同時，介紹臨床照護指引的發展與應用，以及評價臨床照護指引的工具，並舉例說明相關概念。

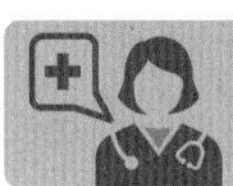

20-1 實證臨床應用的層面

一、JBI整體實證發展到應用

Joanna Briggs Institute (JBI)是一個非營利性的國際研究發展中心，設置於澳洲南部阿得雷德大學(University of Adelaide, Australia)的健康科學院(Faculty of Health Sciences)。JBI研究中心與世界超過70個組織合作，主要目的在於促進並支持綜合研究文獻，確認可行的、合適的、有意義且有效益的健康照護措施及政策，進而將這些具支持性證據的照護策略移轉至臨床實際應用，以協助改善全球健康照護成果(The Joanna Briggs Institute, n.d.)。

實證醫學之父阿奇・考科藍(Archie Cochrane)醫師倡導醫學使用隨機控制試驗，促使考科藍圖書館(Cochrane Library)從系統性回顧資料庫，不斷發展成為英國牛津大學考科藍中心(UK Cochrane Centre in Oxford)，進而建立國際考科藍合作組織 (International Cochrane Collaboration)。考科藍文獻較偏重於隨機控制試驗性研究(randomized controlled trials)的統合彙整，雖然有部分研究結果可以適用於護理實務，但並未被普遍使用。阿得雷德大學護理學教授艾倫・皮爾森(Alan Pearson)受到考科藍(Cochrane)的啟發，他認為考科藍原則不應該只運用於醫學領域，也要運用在護理專業。於是提議成立一個研究中心，專事護理領域文獻的系統性回顧研究，並積極傳播信念，將研究證據使用於護理臨床決策，這就是JBI成立於1996年的發展歷程(Jordan, Donnelly, & Pittman, 2006)。

多年來，JBI研究中心致力於發展科學的統合(synthesis)，特別是較不受其他科學組織青睞的主題；也在科學轉譯領域投注諸多資源，包括非正式教育訓練和系統的貢獻，大量發展各種實務應用的概念架構，評量證據對臨床帶來的影響等。近期JBI發展出一套足以測試實證轉譯過程，且具科學依據的完整手法。JBI認為轉譯過程須包含四個層面：

1. 要能引起使用者的興趣（如健康照護專業人員）。

2. 要能吸引利害關係人的注意（如政策制定者、臨床醫師、研究者、管理者）。

3. 建立實務執行面的科學基礎和指標參數。

4. 瞭解證據轉譯對健康科學、健康政策、健康實務和健康結果的真正影響。

臺灣實證照護中心(Taiwan Joanna Briggs Institute Collaborating Center, TJBCC) 於2005年由陽明大學護理學院成立，和臺北榮總團隊合作積極推動實證護理，並與國際接軌，2008年獲衛生福利部補助，建立全國四處學校醫院聯盟的實證護理中心：北區（陽明－榮總）、中區（臺中衛生局－中臺科技大學）、南區（成大－成大醫院）、東區（慈技技術學院－慈濟醫院）。

TJBCC設立宗旨為：(1)將強化以實證導向健康照護的多元專業領域之研究落實於照顧活動中；(2)以科學性且有效度之實證研究結果，促進醫院及社區之健康照顧品質（臺灣實證照護中心，無日期）。然而，臺灣實證醫學的發展最早應追溯到1996年由彰化基督教醫院成立的實證醫學推動小組，隨後各醫療機構相繼成立實證醫學中心：2001年萬芳醫院、中國醫藥大學；2002年健保局中區分局、臺中榮民總醫院；2004年長庚醫院、新光醫院、馬偕醫院以及高雄醫學大學附設醫院（蔣，2014）。

接續TJBCC成立之後，台灣實證醫學會由國家衛生研究院於2007年成立；台灣實證護理學會於2011年成立，臺灣實證照護的發展分別顯現於建置臨床照護指引、推動實證護理教育訓練及種子教師培訓、舉辦實證護理競賽等活動（蔣，2014）。各界的努力已經開始引起護理研究學者、護理教育學家及臨床護理專家的廣泛重視，雖然成效尚待評估，但是實證概念已經開始萌芽，甚至被結合於專業訓練中，不少文獻記錄醫學中心如何在基層護理人員進階制度中落實實證教育，促使護理人員發揮實證護理精神，將實證知識運用於臨床照護等經驗，值得臨床實務界參考（高、楊，2005；郭等，2011；陳、湯、周，2013；黃、黃、李、廖、張，2006）。

二、應用的層面

人類盡力累積知識，是為瞭解決問題而使知識成長。由於醫療照護知識日新月異，大量累積的知識資源也成為實證健康照護重要的推手之一，如何有效地管理和使用現有知識是現今「資訊爆炸」時代重要課題。醫療領域必須從如何取得知識，轉而朝向尋求最佳政策及最佳實務，才能更嘉惠病人。什麼是最佳實務呢？從實證健康照護的趨勢可以找到明確的答案就是：依據證據提供照護。護理人員的責任必須有能力去取得、評價、整合、以及使用現有的最佳證據，以改善臨床實務及病人照護結果(Rycroft-Malone, Bucknall, & Melnyk, 2004)。

對於臨床實務活動的決策過程，JBI建議採用FAME作為評估工具，分四個面向評估：可行性(Feasibility)、適切性(Appropriateness)、意義性(Meaningfulness)、有效性(Effectiveness) (Pearson, Wiechula, Court, & Lockwood, 2005; The Joanna Briggs Institute, 2016)。以下分別敘述各評估面向的意義：

1. 可行性：活動措施的務實程度。

(1) 開展此實務活動的成本效益如何？

(2) 目前有可資利用的資源來開展此實務活動嗎？

(3) 是否有足夠經驗能執行此實務活動呢？具備足夠的執行能力嗎？

2. 適切性：活動措施符合特定情境的適用程度。

(1) 本土文化可以接受此實務活動嗎？

(2) 此實務活動是否適用於大多數的民眾？

(3) 此實務活動是否很容易應用於各種不同環境或情境？

3. 意義性：活動措施帶給病人正向經驗感受的程度，關係到病人的個人經驗、意見想法、價值觀、信念和對情境的解讀。

(1) 此實務活動是否與病人的正向經驗有關呢？

(2) 此實務活動是否與病人的負向經驗無關呢？

4. 有效性：活動措施達到預期效果的程度，關係到介入措施與臨床結果或健康結果的相關性。

(1) 活動措施執行的效果是否有益處？

(2) 執行此實務活動安全嗎？（亦即，有任何與此相關的傷害產生嗎？）

臨床決策須相對證據支持，因此評估實務活動的可行性、適切性、意義性及有效性有助於臨床決策。JBI (2016)進一步提供「有效性」及「意義性」之證據等級及證據類型，作為決策參考依據（表20-1、表20-2）。新版JBI證據等級加入「診斷」、「預後」、「經濟評價」三種分級表，有興趣者可參考JBI網站(The Joanna Briggs Institute, 2016)。進行決策的同時應參照推薦程度等級，JBI僅區分「強烈」和「薄弱」二級，「強烈」表示十分積極推薦在臨床實務應用此實證知識；「薄弱」則表示不推薦在臨床實務應用此實證知識（表20-3）。

❐ 表20-1 評估「有效性」之證據等級及證據類型

有效性證據等級		證據類型
Level 1 實驗性研究設計	Level 1.a	多篇隨機控制試驗研究(RCTs)之系統性回顧
	Level 1.b	多篇隨機控制試驗研究(RCTs)或其他研究設計之系統性回顧
	Level 1.c	單一隨機控制試驗研究
	Level 1.d	多篇偽隨機試驗研究(pseudo-RCTs)
Level 2 類實驗性研究設計	Level 2.a	多篇類實驗性研究之系統性回顧
	Level 2.b	多篇類實驗性研究或其他較低階研究設計之系統性回顧
	Level 2.c	單一類實驗設計之前瞻性控制研究
	Level 2.d	單一前後測設計或回溯性控制研究
Level 3 觀察分析性研究	Level 3.a	多篇可比較的世代研究之系統性回顧
	Level 3.b	多篇可比較的世代研究或其他較低階研究設計之系統性回顧
	Level 3.c	具對照組的單一世代研究
	Level 3.d	單一病例對照研究
	Level 3.e	無對照組的單一觀察性研究
Level 4 觀察描述性研究	Level 4.a	多篇描述性研究之系統性回顧
	Level 4.b	橫斷性研究
	Level 4.c	病例系列報告
	Level 4.d	病例報告
Level 5 專家意見和實驗室研究	Level 5.a	專家意見之系統性回顧
	Level 5.b	專家共識
	Level 5.c	實驗室研究／單一專家意見

❐ 表20-2 臨床決策評估「意義性」之證據等級及研究設計類型

有效性證據等級	證據類型
Level 1	質性研究或混合研究法之系統性回顧
Level 2	質性研究或混合研究法之綜合論述
Level 3	單一質性研究
Level 4	專家意見之系統性回顧
Level 5	專家意見

❒ 表20-3　知識應用的推薦程度等級與定義

推薦程度等級	定義
A級	建議應用此健康管理策略的程度「強烈」，基於下列理由： ・此策略造成預期效果大於不預期的效果 ・有足夠品質的證據支持使用此策略 ・此策略有好處，對資源利用沒有影響 ・有考慮到價值、喜好和病人經驗
B級	建議應用此健康管理策略的程度「薄弱」，基於以下理由： ・看起來此策略造成預期效果大於不預期效果，但並不是非常確定 ・雖然有證據支持使用此策略，但是不一定是高品質 ・此策略有好處，對資源利用沒有影響或影響很小 ・可能有或沒有考慮到價值、喜好和病人經驗

國內在實證實務的應用情況並不普遍，早期學者曾調查15家區域級以上醫院之高階醫療主管，僅5家推動實證醫學，其中4家成立專責單位（許、侯、郭，2004）；隨後在南部地區級以上醫院針對189位急診醫師的調查研究發現（高，2008），雖然絕大多數急診醫師認同實證醫學，也表示願意參與相關訓練課程，但僅約半數(57.7%)急診醫師曾參加訓練，僅三分之一(32.4%)自評在臨床診療上符合實證醫學。近期一項針對全國地區級以上醫院之護理部主任或推行實證健康照護的專責人員進行的問卷調查，於261份有效問卷中，21.1%有推行實證健康照護，近25%有推動實證健康照護教育訓練，僅14%有實證師資培訓制度（穆、蔡、張，2013）。足見即使經過十年的努力，在臨床推動實證實務仍有許多窒礙難行之處。

急診醫師在實證醫學的臨床應用上遇到的主要障礙包括缺乏時間、對實證醫學知識不足、研究方法學知識不足、評讀文獻證據有困難（高，2008）；護理主管亦認為實證實務的推動困難在於缺乏時間、缺乏實證專業技能、看不懂英文、缺乏發展實證之組織與架構、缺乏實證護理師資及缺乏資金等（穆等，2013）。綜合上述文獻看來，實證照護的臨床實務應用可能面臨：(1)個人實證知識及技能不足、不願意改變、無時間評讀文獻；(2)行政主管的支持度不足，不認同實證健康照護的實質效益；(3)組織未能提供軟硬體設備及資源，缺乏教育訓練及輔導機制。

三、臨床應用的考量因素

雖然面臨臨床決策時必須依據最佳證據，然而證據使用時又必須考量提供照護時的情境、受照護個案的喜好、和醫療人員的專業判斷。第一版的JBI實證健康照護模式(Pearson et al., 2005)指出實證健康照護的四大構成要素：(1)健康照護證據的產生、(2)證據的合成、(3)證據／知識的轉移、和(4)證據的應用（見圖1-2）；在改版的模式中仍然維持此四大要素。

從實證健康照護證據的產生到臨床應用是一個循環的過程，每一個構成要素t皆有其核心因子，主要的目的就是維持個案的整體健康狀態。

1. **健康照護證據的產生**：從臨床專業人員的實務經驗、臨床案例的討論與對話、對臨床議題的研究結果中，發展出健康照護措施與活動的常規，對於應用及執行的方法也有一套常模，臨床實務工作者通常也會進行實用性、適當性、意義性、及有效性的評價後，再確定個案的照護計畫。

2. **證據的統合**：為了確定照護的科學性，須要結合理論和方法學的知識，進行系統性文獻回顧，以確認科學性證據支持所擬定的照護計畫。

3. **證據／知識的轉移**：一旦確認證據支持照護計畫，藉由提供健康照護專業人員教育訓練，以及方便取得的正確資訊，建構連結實證知識的各種系統，有助於將證據知識移轉至提供服務的臨床專業人員，提升其照護知能。

4. **證據的應用**：臨床實務應用實證知識須要深化至組織文化中，唯有進行組織變革，方能徹底改變實務執業行為，因此評價實證實務對於組織系統、執業過程、照護成果的影響，有助於瞭解證據應用的成效，並回饋給臨床實務工作者，更能促進深化實證實務的組織文化。

運用實證知識於臨床實務關鍵在於健康照護專業人員的行為改變，過去一直強調改變組織文化及執業行為，聚焦於對系統、過程及結果的衝擊進行評估，以便建立友善的實證執業環境；然而，經過多年努力，發現實務應用困難主要來自於知識轉譯的三個缺口(Pearson, Jordan, & Munn, 2012)。現在看來，在健康照護體系中轉譯知識到實際行動是一個十分複雜的動態過程，也持續不斷在演進中，因此，推動實證實務更應該增加不同階段的情境分析，擬定促進執業行為改變的政策，以及針對推動實證健康照護的過程和結果進行成效評值(Jordan, Lockwood, Aromataris, & Munn, 2016)。

JBI也因此重組新版概念圖（圖20-1）強調健康照護瞬息萬變，在促進全民健康的終極目標之下，產生對知識的需求與積極投入，驅動各類專業研究與討論以產生及合成證據，建構各式臨床照護指引與各種類型的證據，移轉至臨床實務，藉由教育和推廣促使系統整合，以利將證據應用及執行於合適的情境，改變現行照護行為，再評值執行新證據的過程和成效，確保全民健康。Pearson等人(2012)提出的三個缺口，Jordan等人(2016)已建議採行相關填補策略如下：

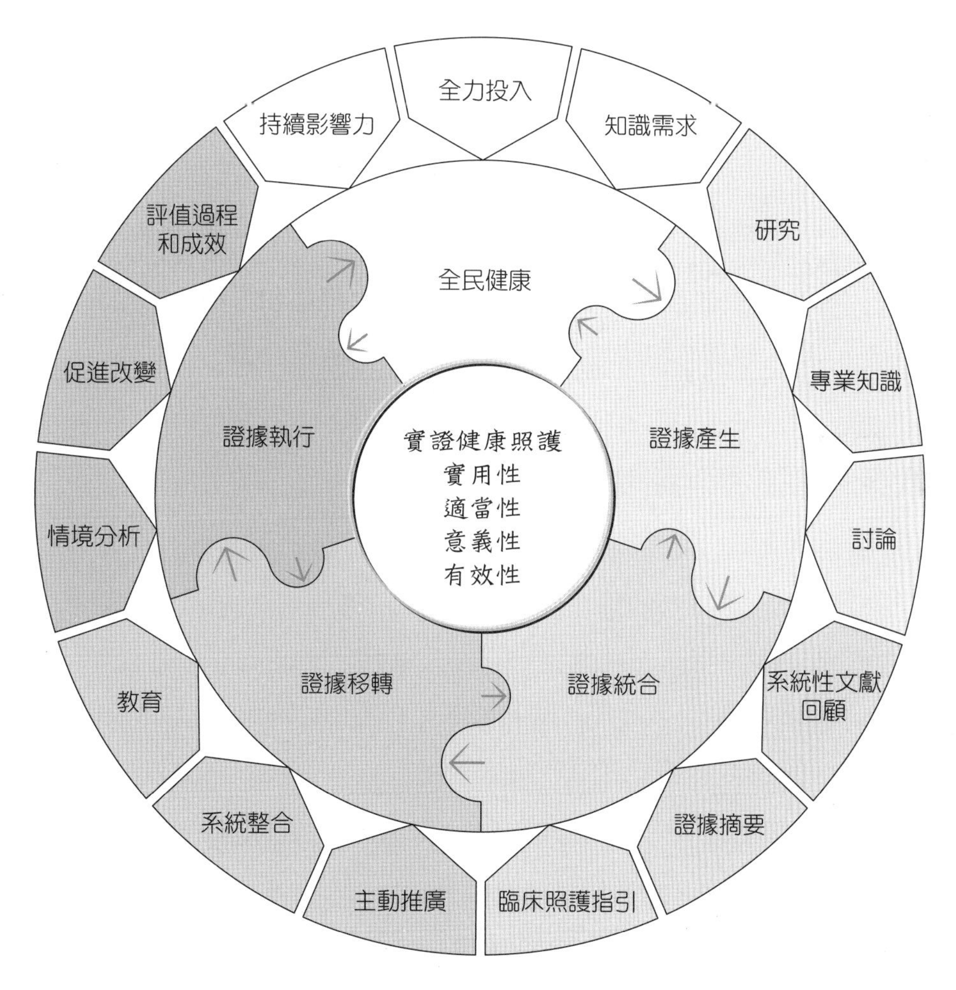

❍ 圖20-1　實證健康照護模式新版概念圖(Jordan et al., 2016)

1. **知識需求和發現新知識之間的缺口**：知識需求來自於病人、社區、臨床專業人員、政府、組織，而科學家和研究者致力於發現新知識，因此策略上應該要全體總動員，策動包括病人、健康照護專業人員、醫院行政高層等各層級的重要關係人協力合作，持續對知識需求進行具影響力的知識探索，方能促進全民健康福祉。

2. **發現新知識和臨床應用此新知識之間的缺口**：發現新知識的研究包括理論、流行病學或實驗室研究，也可能是藥物或非藥物的試驗性臨床研究；臨床照護經常將隨機對照試驗(RCT)視為最可信的知識，然而，不是每個知識需求皆可執行隨機對照試驗性研究。證據可以來自於其他各種類型的研究（包括質性或量性研究、選用原始資料或次級資料分析、系統性文獻回顧、臨床照護指引、證據摘要等），應該破除迷思，以解答臨床知識需求為主軸，選擇符合臨床應用的最佳知識證據。

3. **臨床應用和發展臨床常規和政策之間的缺口**：臨床應用需要發展為常規或政策的實際行動，因此建議結合教育、整合組織資源、主動推廣實證證據、分析情境、促進改變，才能有助於評值執行過程與推動成效。

四、實證3E的整合與實踐

執行臨床實務時，健康照護專業人員為每一位病人決定治療或照護計畫時，皆十分謹慎地選擇目前最佳證據。Sackett等學者曾定義實證實務是指結合最好的研究證據(evidence)、臨床專業人員的專長(expertise)、以及病人的價值觀(expectation)等實證三元素，以促進臨床決策(Sackett, Strauss, Richardson, Rosenberg, & Haynes, 2000)。

1. **研究證據(evidence)**：正如JBI實證健康照護模式提出的概念圖，證據來自於具嚴謹方法學的研究、專業對話、系統性文獻探討，經由醫療機構的行政支持系統，建立可行的政策和臨床照護指引(Jordan et al., 2016)。

2. **臨床專業(expertise)**：健康照護專業人員的經驗與技能將影響臨床決策，為了避免使用制式化的臨床照護指引或執業規範，臨床專業人員須自評其專長技能是否足以提供適切的照護，包括對於病人情況的評估、問題的構思、研判證據和照護資源的能力、照護計畫的提供和評值等(Melnyk & Fineout-Overholt, 2011)。

3. **病人價值觀(expectation)**：病人的價值觀影響其喜好和行動，臨床決策不能忽略病人對健康照護的期待，健康照護專業人員必須提供完整的訊息，包括病情的正確評估、可選擇的治療計畫方案、各種治療計畫的好處、費用和可能的風險，協助病人做出明確的決定。

整合實證三元素，有助於實踐實證實務，隨著實證決策的演進，DiCenso等學者另提出其他兩項要素：內在證據（亦即病人的臨床病情和情境）及健康照護資源。病人的臨床病情進展程度的差異、環境可提供的設備和品質亦不相同、照護情境是否符合研究證據提出的策略，同時安全且有效，健康照護資源因地制宜，介入措施方案取決於資源多寡而有不同，都是臨床決策重要的關鍵元素(Di Censo, Ciliska, & Guyatt, 2005)。

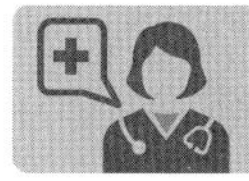

20-2 臨床照護指引

一、定義

美國醫學研究院(Institute of Medicine, IOM)主導健康照護相關政策之發展與推動，率先提出研究文獻產出過多對知識轉譯帶來的衝擊，因而成立兩個委員會，一個委員會負責發展系統性文獻回顧的方法學，從研究問題的形成到完整的分析報告，以處理目前紛雜或可能具衝突性結論的過多研究結果，建立標準的方法學進行文獻統合；另一個委員會主要負責建立臨床照護指引發展過程所需的標準方法學，臨床照護指引若要獲得信賴，則必須以系統性文獻回顧產生的知識為前提，提出各種實證選項作為決策依據。所謂的標準方法學，可能是發展臨床照護指引的過程、行動、或是步驟，也是產出一個有效、透明、可被複製的臨床照護指引的核心成分(Institute of Medicine, 2011)。

IOM(2011)對於臨床照護指引(clinical practice guideline, CPG)的最新定義是「臨床照護指引是一份聲明，能以系統性文獻回顧的證據為依據，針對各種替代照護方案的益處和傷害進行評估後，做出對病人照護的最佳建議。」實務上有許多臨床建議（例如共識聲明、專家建議或適當的使用標準），但這些都有別於該委員會提出的CPG定義，強調「系統性文獻回顧」和「益害雙面評估」是臨床照護指引的必要特質。因此，臨床照護指引的發展也必須反映且遵循該委員會設定的八大準則。

二、發展方式與應用

IOM期待所有的臨床建議皆能反映出最新文獻的發現，臨床照護指引的發展也應該是最新且最好的執業標準，代表著醫療照護的精進。發展值得信賴的臨床照護指引的八大準則及其應用(Institute of Medicine, 2011)，分述如下：

1. **制訂透明化機制**：CPG發展過程和經費補助皆應清楚詳細記錄，且公開揭露資訊。

2. **妥善管理利益衝突**

   (1) 發展團隊成立前的書面聲明：成立臨床照護指引發展團隊前，對於所有可能邀請的候選人，皆必須提出書面聲明，表明是否有任何事件或活動會造成利益衝突。此聲明必須涵蓋目前正在進行或計畫要參與的活動，也包括與CPG範疇相關的任何活動形式，例如：各種能獲取可觀收入的商業性活動，任何非商業性的、智慧性的、學會的活動或病人的公共活動。

   (2) 於團隊內部公開討論利益衝突：開始工作前即應於團隊內部討論每一位成員的利益衝突聲明，且由該成員說明其利益衝突對CPG發展過程的可能影響，必要時提出特殊建議。

   (3) 撤除投資：若團隊成員本人或家人有任何市場活動或諮詢委員會可能受到CPG建議的影響，應該立即撤除經濟投資。

   (4) 排除條款：盡可能不選擇具利益衝突者成為發展團隊的成員；但是，某些情況也會出現接受廠商大量資助者是發展指引的必要成員，此時則必須嚴守召集人和副召集人皆不得有利益衝突，資助者也不得在發展CPG中扮演任何角色。

3. 選擇適當的發展團隊成員

(1) 必須有多專科團隊：包括各種方法學專家、臨床專業人員、病人代表。

(2) 有病人和公眾參與：邀請一位目前是病人或曾經是病人、一位病人代言人或是消費者組織代表參與CPG發展團隊。

(3) 有效能的公眾參與：病人和消費者代表參與發展團隊要能展現角色效能，策略上應事先訓練其評價證據的能力。

4. 安排臨床照護指引和系統性回顧的團隊交流

(1) CPG發展團隊使用系統性文獻回顧必須符合標準格式和方法。

(2) 進行系統性文獻回顧的小組和發展CPG的小組成員應該就適用範疇、執行方式、過程產出的成品加以討論。

5. 建立CPG推薦內容的證據基礎和強度等級

(1) 每一個推薦內容都必須包含：A.清楚的推論說明潛在的益處和傷害；B.摘錄相關可取得的證據和證據缺口、證據品質（可行性）、證據數量（完整性）、各種證據的一致性；C.說明源自於此推薦內容的價值信念、個人意見、理論應用和臨床經驗。

(2) 說明支持該推薦內容的證據，以及對此證據的信心程度等級。

(3) 依據前述方式陳述CPG推薦內容的強度等級。

(4) 陳述並說明是否對該推薦有出現任何不同的意見。

6. 清楚呈現CPG推薦內容

(1) 推薦內容必須以標準格式呈現，詳細且明確記載所推薦的行動，應該於何種情況執行？

(2) 強烈推薦之內容必須明示，以便評值對推薦內容之遵從性。

7. 經過外部審查

(1) 外部審查委員的組成應該涵蓋各種相關利害關係人，包括科學專家、臨床專家、組織代表（如健康照護機構、專業學會）、政府部門、病人、民眾代表。

(2) 對外部審查委員應該採取匿名保護，除非審查委員提出放棄保護。

(3) CPG發展團隊應該慎重考慮所有外部審查委員的評語，對於評語應提供書面回覆，並提出決定修改或不修改CPG的理由。

(4) CPG送外部審查期間，應該將備份公告，善用合理的提醒，盡量吸引重要關係人的注意，以便徵得公眾的意見。

8. 定期更新CPG內容

(1) 應該明確記錄CPG的制訂日期、相關系統性文獻證據回顧日期、預期下次審閱修訂日期。

(2) 定期審視是否有新刊登的相關文獻、可能相關的證據、持續評值CPG實務執行的有效性。

(3) 當有新證據建議修改臨床上重要的推薦內容時，CPG就應該盡快更新。例如新的證據顯示CPG會出現過去未知的危害；新介入措施比過去的推薦措施效果更好且傷害更低；新的證據顯示推薦內容可以推廣應用到其他病人族群。

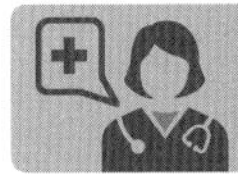

20-3 評估執行成效的方式或工具

臨床照護指引(CPG)的品質是不少文獻爭相探討的議題(Grilli, Magrini, Penna, Mura, & Liberati, 2000; Hasenfeld & Shekelle, 2003; Kryworuchko, Stacey, Bai, & Graham, 2009; Shaneyfelt & Centor, 2009)，發展過程嚴謹的CPG有助於將複雜的科學研究發現轉譯到臨床實務，並提出具體建議和執行方案(Institute of Medicine, 2011)；雖然沒有實驗性研究數據能證明CPG可以提升照護品質，但是觀察性研究證據確實顯示結構化及系統化的CPG對於提高照護品質有幫助；換言之，應該為CPG訂定標準化格式(Schunemann, Fretheim, Oxman, & WHO Advisory Committee on Health Research, 2006)。

一、AGREE「指引研考評量」(The Appraisal of Guidelines, Research and Evaluation, AGREE)

基於國際上對於發展臨床照護指引和確保其品質的需求十分迫切，由歐盟出資，組成跨國合作組織，共有13個國家的研究者參與(AGREE Collaboration, 2003)，組織則命名「指引研考評量」合作聯盟(The Appraisal of Guidelines, Research and Evaluation Collaboration)（以下簡稱AGREE合作聯盟），主要目的是發展一套工具，足以有效評價臨床照護指引的品質，AGREE工具乃用於評估發展指引所使用的方法學之嚴謹度，以及發展過程的公開透明程度；不涉及指引的臨床照護內容，也不評估指引推薦內容所使用證據的品質，2003年發表第一版評量工具(AGREE I)(AGREE Collaboration, 2003)，2006年6月業已由萬芳醫院率先取得授權翻譯繁體中文版（陳、邱，2008）。AGREE合作聯盟於2009年修正發表第二版(AGREE II)，此版主要修改評量項目使文字更清晰具象、整併及新增項目、調整項目之領域歸類等，因此總評量項目數不變(AGREE Collaboration, 2009)。此工具已翻譯成多國語言版本，且譯本仍持續增加中，2013年經中國中醫科學院廣安門醫院翻譯出版中文版《臨床指南研究與評估系統II》，雖為簡體字，仍值得參照，目前繁體版正在翻譯中(AGREE Enterprise, n.d.)。

AGREE指引研考評量包括6大領域，各領域分別評量特定面向的品質，共23項評量(AGREE Collaboration, 2009)，AGREE II主要是為臨床照護指引提供品質評估的架構，也為發展臨床照護指引提供方法學策略，以及為發展臨床照護指引時應描述什麼訊息和如何報告這些訊息提出建議。新版AGREE II已經取代舊版，成為改善健康照護品質的必要工具。表20-4簡要介紹AGREE II評量領域、項目及其考慮要項，詳細內容請參照指南手冊(AGREE Collaboration, 2009)。AGREE II的評分採七分量表，評量尺度由1~7分，「非常不同意」評為1分；「非常同意」評為7分。評分時除考量要項之完整性，須額外注意指引項目書寫的清晰性、明確度、容易找到，以及其適用範圍是否適合目標讀者等議題(AGREE Collaboration, 2009)。

❐ 表20-4 AGREE指引研考評量之領域、項目及其內容描述要項

評量領域及其項目	內容描述要項
領域一、指引的範疇與目的（1~3項）	
1. 能具體描述評量臨床照護指引的整體目的	指引目標是什麼（如預防、篩檢、診斷或治療）？預期的益處或結果？目標對象為何（如病人族群、社區）？
2. 臨床照護指引能明確描述所涵蓋的健康問題	目標族群為何？哪些介入措施或暴露因子？是否有可供比較的問題？呈現的結果如何？出現在哪些健康照護場域或環境？
3. 臨床照護指引有明確描述所適用的族群（如病人、民眾）	哪些適用的目標族群？性別或年齡層？是否僅適用某些臨床情況？是否有特定相關的疾病嚴重程度／分期？是否有需排除的族群？
領域二、關鍵參與人員（4~6項）	
4. 臨床照護指引發展小組應包括所有相關的專業團體	是否列出小組成員資料？包括姓名、學科及專長領域（如神經外科醫師、方法學專家）、機構、地理位置、該成員在指引發展小組中的角色
5. 探索目標族群（如病人、民眾）的觀點和偏好	用何種策略或方法取得病人／民眾的觀點和偏好（如民眾直接參與指引發展團隊、文獻回顧之證據、調查、或焦點團體等）？是否有來自病人或大眾資訊的成果／訊息？相關訊息如何應用於指引發展或形成推薦內容的過程？
6. 清楚界定臨床照護指引的目標使用者	是否清楚描述預期讀者（如專科醫師、家庭醫師、病人、臨床或機構領導管理者）？是否陳述讀者應如何使用該指引（如用於臨床決策之告知、政策或照護標準之告知等）？
領域三、指引發展的嚴謹度（7~14項）	
7. 應用系統性方法搜尋證據	是否明列電子資料庫或證據來源（如MEDLINE, EMBASE, PsychINFO, CINAHL）？文獻期間（如2013.1.1~2017.5.31）？使用的檢索詞為何（如正文用詞、索引用詞、副標題）？是否提供完整的檢索策略（可能放在附錄）？證據資料是否足夠？
8. 清楚描述選擇證據的標準	證據納入條件是否清楚描述？包括：目標族群的特質（如病人、民眾等）？研究設計？相關的比較及結果？選擇特定語言？特定情境背景？是否清楚描述證據排除條件？如果納入證據僅包含法文文獻，邏輯上已排除非法文文獻，則不需重複描述。提出納入及排除條件的理由是否合理？是否與健康問題相關？是否完整涵蓋相關文獻？
9. 清楚描述證據的強項和限制處	評價證據的方法是否有偏頗？指引發展團隊如何詮釋目前的證據？描述內容應包括證據的研究設計、方法學的限制、主要及次要結果、不同研究呈現的結果是否一致？結果方向是否一致？益處及傷害程度分別如何？是否適用於目前的執業環境？

❒ 表20-4 AGREE指引研考評量之領域、項目及其內容描述要項（續）

評量領域及其項目	內容描述要項
10. 清楚描述形成推薦內容的方法	是否描述推薦內容的發展過程、結果及影響？如：德菲爾法或投票的步驟；方法是否合適？
11. 形成推薦內容時已經考慮各種健康效益、副作用和風險	各種健康益處及傷害／副作用／風險等，是否有足夠的支持性資料和報告？是否在益處和危害風險之間進行平衡報導？推薦內容是否同時兼顧利與弊？
12. 推薦內容和支持性證據之間有直接關聯性	指引是否描述如何連結支持性證據與推薦內容？每項推薦內容是否皆可連結至主要證據的描述文字、參考資料或證據摘要表？如果缺乏足夠的證據，即便主要來自於團隊的共識意見，也應該清楚描述
13. 臨床照護指引公開發表前有經過多位外部專家審閱	描述外部審查的目的（如改善品質、收集回饋意見、評估適用性及可行性、傳播證據）？描述外部審查所用的方法（如量表或開放性問卷）？描述外部審查專家（如人數、專長、服務機構、適配性）？摘錄外部審查重要結果？描述如何使用外部審查意見於發展指引或推薦內容？
14. 提供修訂更新臨床照護指引的步驟	描述如何定期更新指引？是否明確定義定期更新頻率？說明更新程序將使用的方法？是否有足夠訊息說明何時啟動更新程序？
領域四、指引呈現的清晰度（15~17項）	
15. 推薦內容明確且不模糊	有推薦的行動？能明訂推薦行動的目的（如改善生活品質或降低副作用）？明定適用族群（如病人或是民眾）？明確說明哪些情況或哪些病人不適用？非單一推薦內容時，是否清楚說明個別項目的適用對象？
16. 清楚呈現處理健康情況或議題的各種不同選擇	是否描述其他可能的選擇？是否說明各項選擇最適合的族群或臨床情境？
17. 能容易辨識重要推薦內容	是否將推薦內容集中摘錄列表？標示流程圖？用粗體加底線強調重點？用集合段落式描述特定推薦內容？
領域五、指引的應用性（18~21項）	
18. 臨床照護指引有描述實務應用的各種促進和阻礙因素	是否提出應用及發展指引時，可能出現的影響因素？如設備、資源、場所、專業人員的能力等
19. 臨床照護指引針對如何在實務中應用推薦內容，有提供建言和／或工具	是否提供重點摘錄？包括摘要、快速參考指引、教學工具、前驅測試結果等
20. 有考量應用推薦內容時潛在所需的資源	應用指引所推薦內容時，是否提出可能需要用到的資源？如特殊專業人員、新設備、昂貴治療藥物及其療程等，可能提高健康照護成本預算
21. 臨床照護指引有提供監測及稽核標準	是否包含清楚定義的過程測量、行為測量、臨床或健康結果測量等指標？有無進行稽核的標準？

❒ 表20-4　AGREE指引研考評量之領域、項目及其內容描述要項（續）

評量領域及其項目	內容描述要項
領域六、指引的獨立性（22~23項）	
22. 臨床照護指引的內容不受贊助單位的觀點影響	是否清楚列出指引發展的經費來源？如政府、專業學會、慈善組織、藥商公司等。是否有清楚聲明指引的最終推薦內容不受經費贊助單位的影響？
23. 有記錄及描述臨床照護指引發展小組成員的利益衝突	成員是否公開描述具有利益衝突的事實？類型？是否提出解決方法？是否說明此衝突如何影響指引發展過程及推薦內容？
指引的整體評估	
24. 指引的整體品質	7分量表評分：1分品質非常差，7分最高品質
25. 我會推薦使用此指引	3種選項：推薦、推薦但是需要修正、不推薦

二、GRADE證據評比系統(Grades of Recommendation Assessment, Development and Evaluation, GRADE)

GRADE系統之發展源自於挪威Oxman及Guyatt兩位醫師的發想，到加拿大麥克馬斯特大學(McMaster University)組成工作小組發展至今，雖然有部分臨床照護指引專家們持不同看法，例如評量者間的內在一致性、邏輯性及效度等(Kavanagh, 2009)，GRADE至今仍被廣泛接受，且是目前國際公認在專業醫學、健康相關政府機構、實證資料庫(UpToDate)採用最多的系統，包括美國健康照護研究及品質中心(AHRQ)、世界衛生組織(WHO)、美國胸腔醫學會(ACCP)，以及英、德、加拿大、西班牙、芬蘭、瑞典、挪威、波蘭等多國的政府健康政策部門(Kavanagh, 2009)。

GRADE是「證據品質等級」和「建議強度」的二維量尺評比系統，其中，「證據品質等級」是指對正確預估效果的自信程度，而「建議強度」是指遵循臨床照護指引的推薦內容將會利多於弊的自信程度(GRADE Working Group, 2004)。

（一）證據品質等級

判斷證據品質必須進行現有證據的系統性文獻回顧，審查專家應考量四個關鍵要素：研究設計、研究品質、一致性和直接關聯性。研究設計可以廣泛包含觀察性研究和隨機試驗研究；研究品質與研究方法和執行過程有關；從不同研究中發現類似的研究結果和成效可以看出一致性；直接關聯性可以從樣本、介入措施和結果測量判斷與自己進行的研究是否相似做判斷。考量四個核心要素後的綜合評比，仍須考量數據是否不精確或證據薄弱，甚至有高度出現證據偏頗的風險，皆可能降低證據品質的等級；若能提出高度相關性（例如：50倍致死率或3倍頭部外傷風險等）亦能提高證據品質的等級。然而，當出現副作用風險的證據等級比有效益的證據等級低時，如果忽略潛在傷害的風險則大有問題，因此GRADE工作小組建議當執行臨床決策時，即使證據品質很低，如果牽涉決策判斷的關鍵時刻，還是需要整體考量所有證據的品質。表20-5顯示GRADE系統之證據品質評比等級的決定準則。某些評比準則視其嚴重程度可以提高或下降評比等級。

❒ 表20-5　證據品質評比等級的決定準則

證據種類	品質評比	
臨床試驗	高	⊗⊗⊗⊗
	中度	⊗⊗⊗○
觀察性研究	低	⊗⊗○○
其他證據	非常低	⊗○○○
影響證據品質的因素（減分）		
研究設計和執行多有限制（有偏頗風險）	嚴重	-1
	非常嚴重	-2
各研究的結果發現不一致（異質性）		-1
直接關聯性（PICO與實務應用）	不確定	-1
	非常不確定	-2
數據不精確（樣本數、信心區間大小）		-1
發表偏頗（小樣本、僅發表顯著結果）	高度懷疑	-1
	高度強烈懷疑	-2
影響證據品質的因素（加分）		
採用二個或多個研究發現，證據一致呈現顯著相關風險值＞2（或＜0.5），同時沒有出現其他影響因素	相關證據強	+1
採用效度極高的統合性研究發現，直接證據呈現顯著相關風險值＞5（或＜0.2）	相關證據非常強	+2
證據顯示不同劑量會反應各異，反應坡度亦有不同		+1
有提出可能降低介入措施效果的所有影響因素		+1

（二）建議強度

對於臨床執業者而言，確認介入措施是否好處多於傷害是十分重要的。臨床照護指引的推薦內容必須在各種好處與各種可能的傷害之間取得平衡，對於每一種結果都必須注意潛在性及外顯性的相對價值，GRADE工作小組建議先明確判斷主要健康益處和傷害之間的平衡，成本應該放在最後考量。

臨床照護指引的推薦內容必須明確分辨適用的場所或病人族群，建議強度也會因環境和病人族群而異，例如：建議心房震顫病人服用抗凝劑可以降低中風的風險，卻也同時增加出血的危險，此時必須考量病人周邊是否有可以隨時監測出血風險的設備或環境；同時，高齡且心臟衰竭的病人顯然比65歲以下無慢性共病者有更高出血風險。足見建議強度有個別化考量，因人因地制宜。綜上所述，臨床照護指引的推薦內容有四項主要考量要素：(1)平衡傷害風險和益處，確認每一個介入措施的相對價值；(2)證據的品質；(3)證據轉譯到實務執行面，必須考量需有足夠資源方能產生預估的效果；(4)適用族群是否有潛在不確定的風險。

GRADE工作小組建議使用下列類別評比建議強度(GRADE Working Group, 2004)：

1. **建議執行／不建議執行**：表示經過足夠證據研判之後，大多數知情人士會判定十分可行或十分不可行。

2. **可能建議執行／可能不建議執行**：表示經過足夠證據研判之後，大多數知情人士會判定可行或不可行，但也有可觀的少數知情人士無法判定。

每一項推薦內容執行於所有病人身上的結果不一定都完全相同，臨床醫護人員可以提出可行的替代方案，邀請病人共同參與決策。建議強度有助於促進病人做適當決定，因此應該謹慎考量病人的價值觀和偏好，切勿因臨床醫護人員的個人需求提供介入措施；對於不清楚潛在益處或傷害，或是缺乏共識的建議措施，應該暫緩推薦，甚至應該建議進一步研究，待收集更高品質的證據，才能提供建議強度高的推薦內容。此外，不能忽略各種推薦內容所需耗費的成本和資源，隨著指引推薦內容益處增加，可能需要的資源和成本也跟著提升，建議強度也必須考量成本對病人的影響(GRADE Working Group, 2004)。

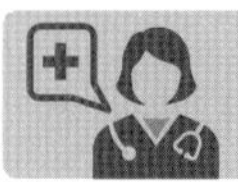

20-4 舉例

GRADE工作小組提出一個研究證據摘錄表，提供研究者收集研究結果，以利後續評比等級及強度之用，在麥克馬斯特大學(McMaster University)有教學網站，各主題皆有不同教授指導各要項的評估方式及注意事項，讀者可以線上學習(GRADE Working Group, 2010)。

GRADE評比表格內容包括幾個部分，以慢性阻塞性肺疾病為例（見表20-6），首先必須界定病人族群(P)及場域(Settings)，列出欲比較的介入措施(I)和原有措施(C)，最後提出所欲評比的成果指標，最多不要超過七項。注意，此處的研究成果指標是評比者想探討或是對讀者或臨床應用最重要的成果；不是研究文章有發表的成果，也不是數據最多的成果；如果文章沒有資料，摘錄表就應該留白，因為沒有足夠證據顯示該介入措施可以達到某種成果；當沒有足夠信心，建議強度就會減分，當然就不會出現在臨床照護指引的推薦內容中了。表20-6是麥克馬斯特大學GRADE線上教材的舉例之一。經過評比之後，可以有信心建議高風險族群的慢性阻塞性肺疾病患者，應該參與自我管理，因為此介入措施能有效降低因呼吸問題而住院的次數。

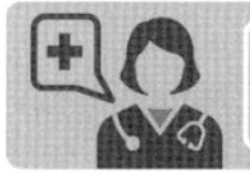

結論

臨床照護指引的發展與應用嚴格說來須要統合各種研究設計、研究方法、統計分析、研究測量、工具信效度等概念，實務應用者應能評比其優劣或偏誤，才能做出公正且可信的推薦內容。本章提供統整式的理念架構及工具，提供讀者基本概念及方法。目前實證研究逐年快速成長之際，臨床實務者對臨床照護指引需求迫切，然而發展臨床照護指引更需要具備研究能力的進階護理專才，方能事半功倍，臨床護理照護分級制度此時更顯必要，由碩士或博士訓練的進階或高階護理人才發展臨床照護指引，評價實證文獻可應用性，建議推薦之介入措施，進而評估其應用成效，才能更具體呈現護理照護成果，且有效應用具實證效益的介入措施，減少醫療資源及照護人力的浪費，實在是刻不容緩。

❒ 表20-6　GRADE研究證據摘錄表

主題：自我管理對慢性阻塞性肺疾病的影響效益評估						
P：病人族群／場域	診斷為慢性阻塞性肺疾病的病人／基層醫療、社區、門診					
I：介入措施	自我管理					
C：比較	常規照護					
O：成果	比較風險值(95%CI)		相對風險值(95%CI)	研究人數（研究數）	證據品質(GRADE)	評論
	常規照護	自我管理				
生活品質指數（St George's Respiratory questionnaire，0~100分，追蹤3~12個月）	平均38~60	平均下降2.58 (0.02~5.14)		698(7)	⊗⊗⊗○ 中度	分數越低表示生活品質越好，有意義的差異需＞4分
呼吸困難（Borg Scale，0~10分，追蹤3~6個月）	平均1.2~4.1	平均下降0.53 (0.96~0.1)		144(2)	⊗⊗○○ 低	分數越低表示有改善
惡化的次數和嚴重度	見評論	見評論	無法估算	591(3)	見評論	效益不確定
3~12個月內因呼吸相關問題的住院次數	低風險族群		OR 0.64 (0.47~0.89)	966(8)	⊗⊗⊗○ 中度	
	10/100	7/100 (5~9)				
	高風險族群					
	50/100	39/100 (32~47)				
6~12個月內因肺部問題急診就醫次數	平均0.2~0.7次／年／人	高出0.1次（低0.2~高0.3）		328(4)	⊗⊗⊗○ 中度	
6~12個月內醫師和護理師到宅訪視次數	訪視次數平均訪視1~5次／年／人	高出0.02次（低1~高1）		629(8)	⊗⊗⊗○ 中度	

註：
1. 預估風險（如各研究文獻中控制組風險的中位數）
2. 對應風險和95%CI：依據比較組的預估風險和介入措施的相對效應
3. CI：Confidence interval（信賴區間）；OR：Odds ratio（勝率）

資料來源：Santesso, N. (2011). *Choosing comparisons and outcomes for the summary of finding table*. Retrieved from http://fhsed.mcmaster.ca/onlineModules/GRADE/outcomes/

問題與討論

1. 請說明JBI實證健康照護模式所提出的四大構成要素。
2. 請說明JBI對於FAME的評價內容。
3. 請說明臨床照護指引的發展步驟。
4. 請說明AGREE指引研考評量六大領域及其評估項目。
5. 請說明GRADE評比系統的二維量尺評比的內容及考量要素。

答案

1. 請見20-1實證臨床應用的層面之三、臨床應用的考量因素。
2. 請見20-1實證臨床應用的層面之二、應用的層面。
3. 請見20-2臨床照護指引。
4. 請見20-3評估執行成效的方式或工具之一、AGREE「指引研考評量」。
5. 請見20-3評估執行成效的方式或工具之二、GRADE證據評比系統。

參考資料 Reference

臺灣實證照護中心（無日期）・*中心簡介*・取自http://son.web.ym.edu.tw/files/11-1156-148.php

高益凱(2008)・*急診醫師對實證醫學認知及應用之差異性分析*・未發表的碩士論文・中山大學醫務管理研究所。

高靖秋、楊舒琴(2005)・萬芳醫院發展實證護理之經驗分享・*領導護理，6*(1)，1-7。

許怡欣、侯勝茂、郭乃文(2004)・*實證醫學：我國推行現況與醫師意見及相關影響因素探討*・國科會專題研究計畫報告。

郭雪敏、林貞秀、李秀現、張美珍、范聖心、張瑩如(2011)・營造實證實務組織文化－實證護理與能力進階制度結合之經驗・*護理雜誌，58*(2)，68-74。doi: 10.6224/jn.58.2.68

陳玉枝、湯麗君、周幸生(2013)・如何在醫院中推行實證護理實務・*護理雜誌，60*(5)， 25-30。doi: 10.6224/jn.60.5.25

陳杰峰、邱文達(2008)・評估及選擇臨床指引・*醫療爭議審議報導，35*，2-8。

黃靜宜、黃素猜、李雅文、廖以誠、張淑真(2006)・中部某醫學中心推動實證護理經驗・*護理雜誌，53*(5)，52-57。doi: 10.6224/jn.53.5.52

蔣立琦(2014)・護理新視界－實證護理的演變與發展・*護理雜誌，61*(4)，85-94。doi: 10.6224/jn.61.4s.85

穆佩芬、蔡淑鳳、張麗銀(2013)・台灣實證護理推展現況及相關影響因素探討・*榮總護理，30*(2)，130-143。doi: 10.6142/vghn.30.2.130

AGREE Collaboration (2003). Development and validation of an international appraisal instrument for assessing the quality of clinical practice guidelines: The AGREE project. *Quality & Safety in Health Care, 12*(1), 18-23.

AGREE Collaboration (2009). *Appraisal of guidelines for research & evaluation II* (p. 57). Canada: The AGREE Next Steps Consortium.

AGREE Enterprise (n.d.). *AGREE II Translations*. Retrieved from http://www.agreetrust.org/resource-centre/agree-ii-translations/

Di Censo, A., Ciliska, D., & Guyatt, G. (2005). *Evidence based nursing: A guide to clinical practice*. Elsevier, Mosby.

GRADE Working Group. (2004). Grading quality of evidence and strength of recommendations. *BMJ, 328*(7454), 1490. doi: 10.1136/bmj.328.7454.1490

GRADE Working Group (Producer). (2010). *GRADE Online Learning Modules*. Retrieved from https://cebgrade.mcmaster.ca/

Grilli, R., Magrini, N., Penna, A., Mura, G., & Liberati, A. (2000). Practice guidelines developed by specialty societies: The need for a critical appraisal. *Lancet, 355*(9198), 103-106. doi: 10.1016/S0140-6736(99)02171-6

Hasenfeld, R., & Shekelle, P. G. (2003). Is the methodological quality of guidelines declining in the US? Comparison of the quality of US Agency for Health Care Policy and Research (AHCPR) guidelines with those published subsequently. *Quality & Safety in Health Care, 12*(6), 428-434.

Institute of Medicine. (2011). *Clinical practice guidelines we can trust*. National Academies Press.

Jordan, Z., Donnelly, P., & Pittman, E. (2006). *A short history of a big idea: The Joanna Briggs Institute 1996 - 2006*. Ausmed Publications.

Jordan, Z., Lockwood, C., Aromataris, E., & Munn, Z. (2016). *The updated JBI model for evidence-based healthcare*.

Kavanagh, B. P. (2009). The GRADE system for rating clinical guidelines. *PLoS Medicine, 6*(9), e1000094. doi: 10.1371/journal.pmed.1000094

Kryworuchko, J., Stacey, D., Bai, N., & Graham, I. D. (2009). Twelve years of clinical practice guideline development, dissemination and evaluation in Canada (1994 to 2005). *Implementation Science, 4*, 49. doi: 10.1186/1748-5908-4-49

Melnyk, B. M., & Fineout-Overholt, E. (2011). *Evidence-based practice in nursing & healthcare: A guide to best practice*. Wolters Kluwer/Lippincott Williams & Wilkins.

Pearson, A. A., Jordan, Z., & Munn, Z. (2012). Translational science and evidence-based healthcare: A clarification and reconceptualization of how knowledge is generated and used in healthcare. *Nursing Research and Practice, 2012*, 1-6. doi: http://dx.doi.org/10.1155/2012/792519

Pearson, A. A., Wiechula, R., Court, A., & Lockwood, C. (2005). The JBI model of evidence-based healthcare. *International Journal of Evidence-Based Healthcare, 3*(8), 207-215. doi: 10.1111/j.1479-6988.2005.00026.x

Rycroft-Malone, J., Bucknall, T., & Melnyk, B. M. (2004). Editorial. *Worldviews on Evidence-Based Nursing, 1*(1), 1-2.

Sackett, D., Strauss, S., Richardson, W., Rosenberg, W., & Haynes, R. (2000). *Evidence-based medicine: How to practice and teach EBM* (2nd ed.). Churchill Livingstone.

Schunemann, H. J., Fretheim, A., Oxman, A. D., & WHO Advisory Committee on Health Research. (2006). Improving the use of research evidence in guideline development: 1. Guidelines for guidelines. *Health Research Policy and Systems, 4*, 13. doi: 10.1186/1478-4505-4-13

Shaneyfelt, T. M., & Centor, R. M. (2009). Reassessment of clinical practice guidelines: Go gently into that good night. *JAMA, 301*(8), 868-869.

The Joanna Briggs Institute (2016). *The Joanna Briggs Institute EBP database guide*. Retrieved from http://ospguides.ovid.com/OSPguides/jbidb.htm

The Joanna Briggs Institute (n.d.). *About Us, The Joanna Briggs Institute*. Retrieved from http://joannabriggs.org/about.html

CHAPTER 21

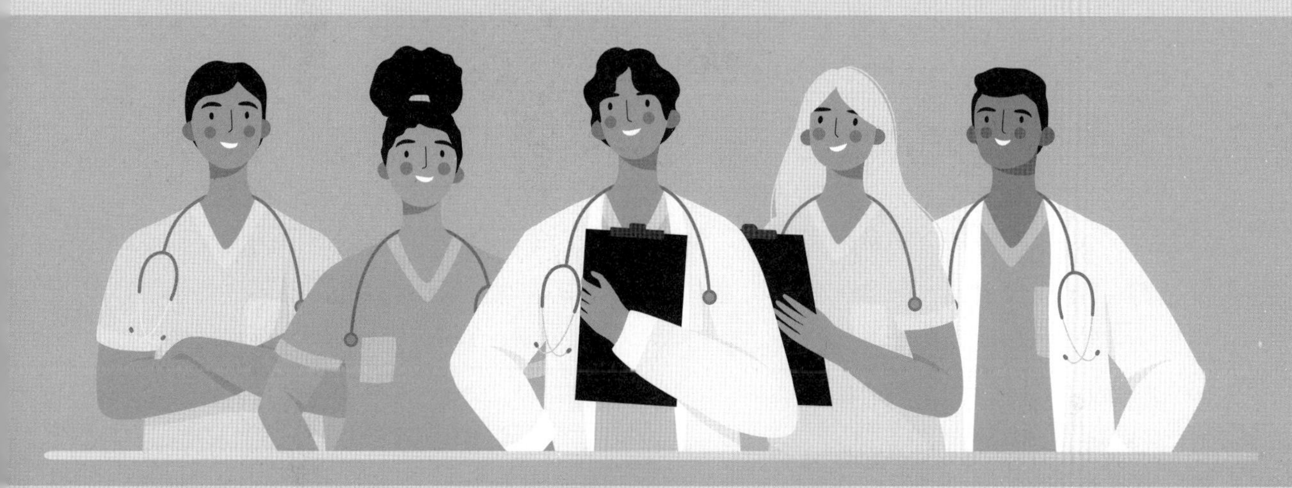

JBI實證應用模式

編者｜穆佩芬

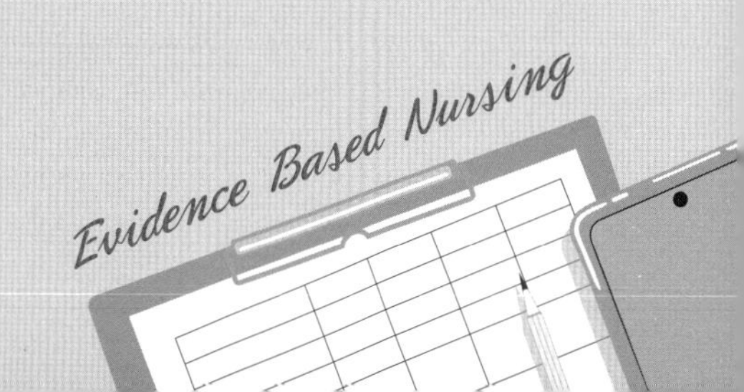

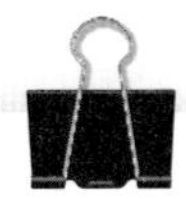
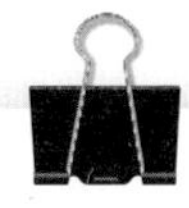
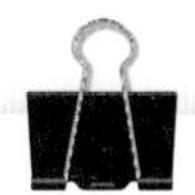

前言

Joanna Briggs Institute (JBI)是國際上非常重視實證照護的實證組織。它們是如何定義實證應用？與如何推廣臨床的實證應用？

實證典範的思維與態度近年來已經成為臨床照顧及醫護相關課程的核心能力。應用科學(implementation science)是一學科領域，著眼在確認系統性整合實證為基礎的研究結果或建議應用至臨床照顧之有效的方法。應用科學旨在經由積極正向的了解實證證據與發現，來優化醫療照護，且將實證證據納入健康照護系統，以個案為中心，在照顧第一線採取實證建議的措施。此外，應用科學於健康照護體系中更強調組織系統性、多層次的情境分析、情境性與過程性的稽核與回饋，來確保病人安全與照顧品質。也強調由跨領域合作及觀點，進行不同的策略與方法，深入及更全面的剖析與了解臨床照顧行為得以改變的機轉與原因(Boulton et al., 2020)。

JBI在臨床實證應用的知識發展與實證知識應用，大部分的健康服務機構及單位對於此方法相當熟悉，包括改變照護服務的結構、過程或結果。JBI實證實施應用著重於小的規模、快速改變的過程，例如：臨床指引項目的審核及回饋，這些策略可提高臨床人員對實務改善的接受度與可即性，在品質改善過程中，臨床人員亦熟稔於團隊合作、實務改善與臨床領導。JBI此種小規模、快速的週期性實證應用模式也可作為進一步研究的立基點。

21-1 應用科學簡介

應用科學整合了心理學、社會學、護理科學及實證醫學領域的知識，並對此些領域的思維進行理解，應用各種研究工具實施在不同層次的組織系統中(Kislov et al., 2019)。近年更多文獻應用混合式研究設計，分析組織對實證應用的影響研究繼續在成長中(Lengnick-Hall et al., 2020)。Sarkies等人(2021)整合應用科學模式指出，在進行應用科學研究之前有：介入前探究(preintervention)、成效研究(efficacy studies)、有效性研究(effectiveness studies)，之後才進入應用研究，其過程包括：探究 (exploration)、調整(adaptation)、準備(preparation)、可行性(feasibility)、前驅測試(pilot)、應用(implementation)及持續性(sustainability)。

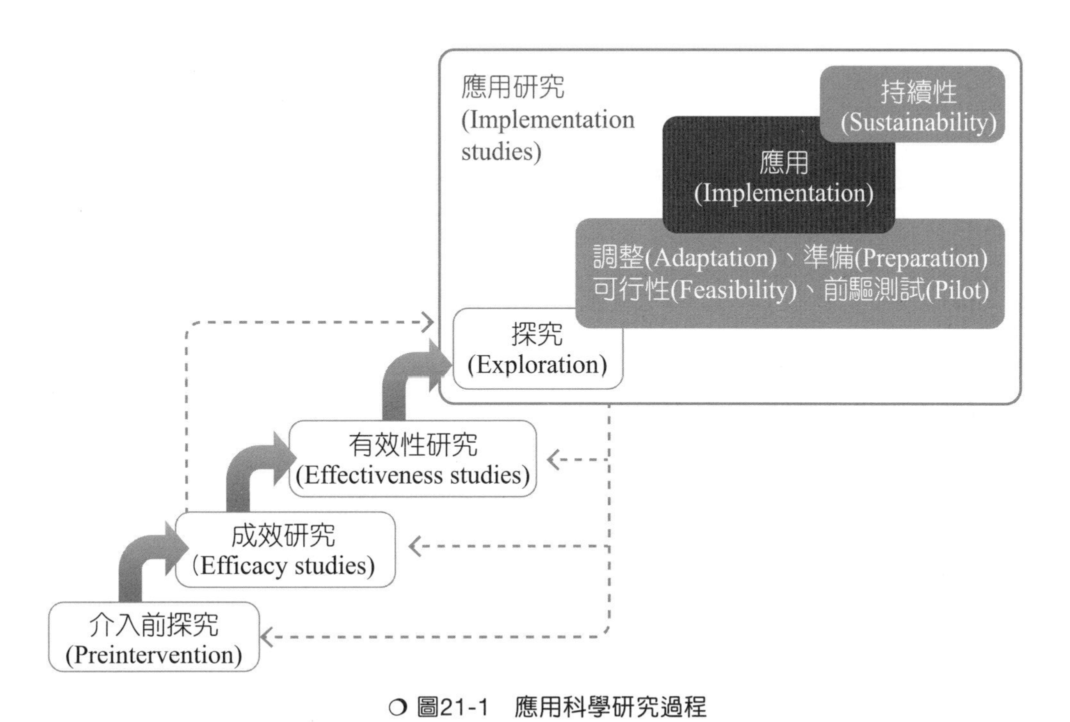

❍ 圖21-1　應用科學研究過程

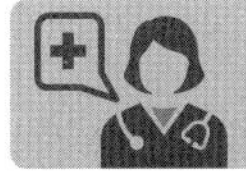

21-2　JBI實證應用

一、實證應用(Evidence Implementation)的定義

JBI實證健康照護模式(Jordan, Lockwood, Munn, & Aromataris, 2018)的中心為「以實證為基礎的實務」，其轉譯過程包括：(1)整體的健康；(2)健康照護實證的產生；(3)實證統合；(4)實證知識轉換；及(5)實證應用等五個階段。其中，實證應用是將實證知識落實到個案或組織的改變上，並進行成效評值。

實證應用有許多不同類似的詞句，例如：知識轉譯(knowledge translation)、應用 (implementation)、實證應用(evidence-based practice)、應用科學(implementation science)、知識到行動(knowledge to action)等。JBI定義實證應用為："a purposeful and enabling set of activities designed to engage key stakeholders with research evidence to inform decision-making and generate sustained improvement in the quality of healthcare delivery." (Jordan et al., 2018)。Camargo等人(2017)則指出醫院護理照護之實證應用模式有16種。JBI 的實證應用包括三大層面：

1. **情境分析**(context analysis)：是一種了解議題的策略。在臨床脈絡中，了解改變臨床照顧的議題或因素，並確認影響改變的原因。
2. **促進改善的因素**(facilitation)：改變需要有效的領導及促進改變的技巧(Harvey & Lotspm, 2010)。
3. **評值**(evaluation)：系統性的收集活動、特性及對成效資料進行評值。

二、應用策略

實證應用是一種健康專業的過程，整合行為理論建立介入措施。應用的策略包括：(1)了解實證為基礎的健康照護；(2)行為改變；(3)脈絡分析；(4)評值。實證應用是一個過程，透過整合行為改變理論，再經JBI實證應用模式進行監測與回饋機制。

三、JBI實證應用模式：JBI CLARITY Cycle

JBI 的實證照護模式共分為三個階段、七個步驟（圖21-2）。

1. **第一階段**：確認問題、領導與支持、評估及分析情境與問題。
2. **第二階段**：查詢證據及確認潛在障礙、證據應用。
3. **第三階段**：規劃時間評估改變與成效、持續推動與評值。

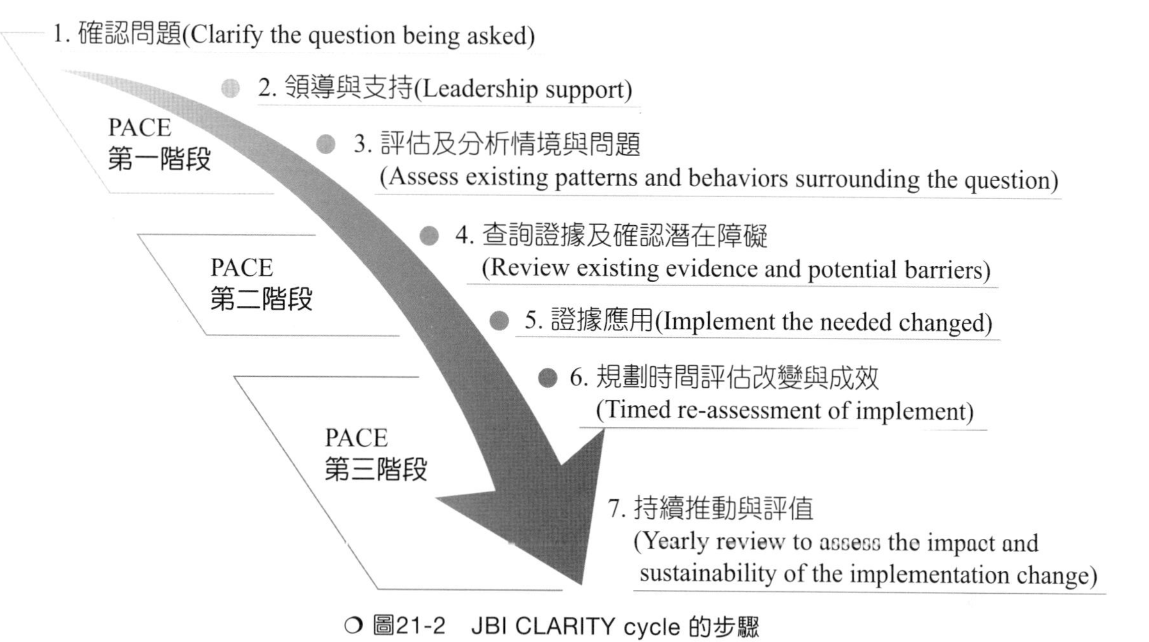

❍ 圖21-2　JBI CLARITY cycle 的步驟

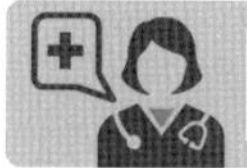

21-3　JBI實證應用的內容

JBI 實證應用的過程與內容，將以其投稿重點說明於下。

一、簡介

投稿內容大約1,000~1,500字，介紹的部分應包含：

1. 首先介紹主題及其重要性，接續擴展至關注的醫療保健主題，描述該領域的最佳作法（如JBI應用研究的參考文獻）。概述該主題的實證基礎，如相關證據摘要，並討論該主題使用的證據。

2. 在背景中引用有關的照顧模式、方法學和方法的相關文獻，以及其相關主題、環境或方法的實施研究，須包括研究常見障礙和促進因素的摘要。

3. 引用JBI模式作為研究定義實證醫學的基礎概念，確認選擇實證實施計畫主題的動機。

4. 描述此實證應用計畫參與者之人口統計學。至少一個段落詳細定義和描述計畫實施的環境與設定（如農村、城市、社區護理、專業等），並在第二段中描述上下文。
5. 介紹實證實施計畫的性質，藉由Joanna Briggs Institute Practical Application of Clinical Evidence System (JBI PACES)稽核和回饋工具促使醫療照護的改變是基於證據的實踐。
6. 以簡短的總結做結尾，說明被稽核的照護主題為何如此重要且需要被實踐。

二、目標

實施計畫的目標要清楚、簡潔且和引文有一致性。首先陳述總體目標，廣泛性納入與主題相關的落實與改善重點，其後是特定項目的目標。

三、方法

實證實施項目使用JBI Evidence Implementation framework。JBI實施方法以稽核和回饋過程為基礎，同時採用結構化的方式來辨識和管理阻礙，有關實證建議的臨床措施達成率障礙，則須依據JBI CLARITY cycle的三個階段進行描述，說明在七個步驟中所做的工作，包含如何使用JBI PACES以及Getting Research into Practice (GRiP)的稽核和回饋工具。對PACES的描述應限於其目的和功能，以作為一種用於收集和報告數據、引導GRiP流程和評估合規性變更的軟體。

四、倫理

關於IRB倫理聲明和報告保密及匿名的方法，在獲得道德准許的情況下，必須報告道德委員會的名字和ID號碼，並說明為保護稽核參與者的保密性和匿名性而採取的措施。有的醫院或機構在進行品管時不需要進行IRB審核，必須先做聲明。

五、應用過程

1. **第一階段：**利害關係人議和(stakeholder engagement)或建立團隊，進行實證建議項目的達成率稽核。

   (1) 說明利害關係人參與計畫，並建立計畫相關的團隊。說明作者或計畫主持人的角色、團隊成員的角色，包括探討對於第二階段中GRiP介入措施的改變過程與持續性影響。

   (2) 呈現計畫中使用的實證審核標準，並解釋使用之審核標準是否取自最佳可用證據（確保此審核標準之證據為近兩年內，且正確被引用）。

   (3) 說明樣本數與特性的原因，可能因每個審核標準（如醫師／健康照護人員或病人）、如何測量、觀察的時間、方式、人而有所不同。盡可能具體詳細說明測量達成率的方法，即什麼被認為是「是」、什麼被認為是「否」，或說明進行審核前是否發展審核標準和前導測試，若收集其他數據（如病人結果、工作人員調查）亦須在此呈現。

   (4) 表21-1呈現審核標準、樣本與測量方法，表格應完整、易懂，使讀者不需參考正文，且表格中的縮寫應於註解中說明。

   (5) 說明何時進行基礎評核（前測）。

❐ 表21-1　審核標準的規劃

審核標準	樣本數	臨床指引達成率測量方法
1. 輸入 2. 輸入 3. 其他	1. 人／事（如病人、健康照護人員或組織） 2. 樣本數：審核1和審核2（追蹤）的樣本數	1. 詳細說明最佳應用遵行百分比的測量方法 2. 什麼為「是」？ 3. 什麼為「否」？

2. **第二階段：**改善臨床照顧策略之設計與應用(GRiP)。

描述團隊參與討論基礎評核結果、使用GRiP辨識障礙、策略與資源需求的過程，確保促進因子（如人員和資源）包含在實施策略中，及如何以GRiP過程告知關鍵人員、集結對於應用改變的支持並鼓勵參與。不要在此說明

GRiP實際採取的策略，此部分應於結果再撰寫。但需呈現建議的實施時間表。

3. **第三階段**：追蹤改變策略之實證應用成果稽核。

敘述如何使用與基礎評核相同的實證評核標準來進行GRiP實施後三個月（或以上）的後測成效，也可以加入其他成效指標進行測試，若有需要更長時間測試或持續性測試成效也可以說明。

六、分析

JBI PACES含達成率百分比變化之報告，團隊可將數據以Excel或其他分析軟體進行資料分析，但需呈現所使用之軟體與分析檢驗方式，如以質性或量性方法推論和了解數據變化（如將時間作為變項之影響）法等。「使用嵌入於JBI PACES中，相對於基線百分比變化形式的描述性統計，來測量達成率變化的結果數據」對於小規模、單一地點或病房的審核即足夠，但對於多點或多單位的審核，除了以上說明（如果以PACES進行分析）外，還應紀錄報告的比較。

七、結果

結果的第一部分應依方法學段落中的三個階段進行說明，並邏輯性描述結果，以區分審核標準，如區分良好達成率或中等至差的結果，且應提及在基線審核中所發現應用上任何與達成率相關之非預期性結果。

（一）第一階段：基礎評核（前測）

此部分應呈現基礎評核中所發現符合審核標準的百分比，包含每個審核標準的樣本數，而不只是呈現百分比的差異，並描述數據呈現的方式，如表格或文字。此外，需清晰地敘述結果，如每個標準的樣本數和符合的百分比，但第一階段不需基礎數據圖形。

（二）第二階段：執行策略(GRiP)

此部分應呈現每個障礙和推動因子，及關於每個審核標準的策略或介入措施。審核標準、遵行結果、障礙、策略、資源和結果間，應具清晰且明確的一致性，避免有跨多個障礙的通用策略、資源或結果（表21-2）。

❒ 表21-2 執行策略(GRiP)

障礙	策略	資源	結果
什麼是障礙？	克服障礙的行動為何？如發展工具、提供教育課程、發展手冊等	使用哪些資源來達成理想的結果，如工具、圖表、教材、研討會、額外的人員等	結果如何？ 如何衡量改進？

（三）第三階段：接續查核（後測）

以長條圖（取自JBI PACES或其他合適的軟體）呈現樣本數、後續查核中每個審核標準的應用達成率百分比與基礎評核的遵行百分比，以及第一階段與第二階段審核間達成率的改變。詳述結果，如同第一階段，應標註每個標準任何的改變（達成率的改變）或減少。

八、討論

約1,000~1,500字，先簡要總結研究目標、方法（包括樣本數）與環境。第二段呈現主要目標的成效、評價改變策略的相對實用性與影響，包括GRiP中的促進因子、介入計畫與報告。說明是根據哪些介入措施、資源來解決障礙，並使得標準如何變化。此外，也應呈現無效的策略、促進因子和資源，讓讀者可以了解策略在不同情境中如何有效。

將此計畫的發現與相關文獻及證據相結合，考量過去已發表的相同或相似主題計畫的結果，或相似方法之不同情境與環境，說明未來持續改進的策略及計畫。

九、結論

結論應確認計畫目的或目標是否達成，提出作者認為實證應用計畫中主要的挑戰或成就，以及計畫的重要性與影響，包括對於應用與持續性的影響、建議未來有意義推動的主題或領域。

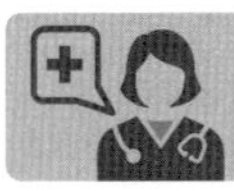

21-4 結論

應用科學是一新起的重要學科領域，著眼在確認與發展系統性整合實證為基礎的研究結果或建議，及應用至臨床照顧之有效方法的測試與建構(Rapport et al, 2018)。JBI實證應用模式有清楚的三階段、七步驟架構，可應用在機構中品質改善或醫療照顧促進的個體(micro)、中層(meso)及宏觀(macro)系統層次。除了強調態度、知識與行為上的改變外，更要分析情境障礙，並依其機構文化特性採用合適的方法，了解障礙生成之"why"、"how"及促進其改變之"why"、"how"，採用不同的領導風格，落實實證應用於組織各層面。

問題與討論

1. 請問何謂應用科學？
2. JBI實證健康照護模式中的實證應用模式(JBI CLARITY cycle)包含哪三個階段？
3. JBI實證應用模式(JBI CLARITY cycle)包含哪七個步驟？
4. 應用科學與介入措施有何不同？

答案

1. 請見21-1應用科學。
2. 請見21-2 JBI實證應用。

3. 請見21-2 JBI實證應用。

4. 請見21-1應用科學。

參考資料 Reference

Boulton, R., Sandall, J., & Sevdalis, N. (2020). The cultural politics of implementation science. *Journal of Medical Humanities, 41*, pp. 379-394.

Jordan, Z., Lockwood, C., Munn, Z., & Aromataris, E. (2018). Redeveloping the JBI model of evidence based healthcare. *International Journal of Evidence-Based Healthcare, 1*.

Kislov, R., Pope, C., Martin, G. P., & Wilson, P. M. (2019). Harnessing the power of theorising in implementation science. *Implementation Science, 14*(1). 103.

Lengnick-Hall, R., Willging, C., Hurlburt, M., Fenwick, K., & Aarons, G. A. (2020). Contracting as a bridging factor linking outer and inner contexts during EBP implementation and sustainment: A prospective study across multiple U.S. public sector service systems. *Implementation Science, 15*(1). 43.

Rapport, F., Clay-Williams, R., Churruca, K., Shih, P., Hogden, A., & Braithwaite, J. (2018). The struggle of translating science into action: Foundational concepts of implementation science. *Journal of Evaluation in Clinical Practice, 24*(1). 117-126.

Sarkies, M., Robinson, S., Ludwick, T., Braithwaite, J., Nilsen, P., Aarons, G., Weiner, B., & Moullin, J. (2021). Understanding implementation science from the standpoint of health organization and management: An interdisciplinary exploration of selected theories, models and frameworks. *Journal of Health Organization and Management, 35*(7), 782-801.

附 錄 Appendix

附錄一　2014 JBI 成效證據等級 (Levels of evidence for effectiveness)

證據等級	研究設計	等級	
Level 1	實驗性研究 (Experimental designs)	1.a	以隨機控制試驗為主之系統性文獻回顧(systematic review of RCTs)
		1.b	包含隨機控制試驗及其他研究之系統性文獻回顧(systematic review of RCTs and other study designs)
		1.c	隨機控制試驗(RCT)
		1.d	假隨機控制試驗(Pseudo-RCTs: alternate allocation)
Level 2	類實驗性研究(Quasi-experimental design)	2.a	以類實驗研究為主之系統性文獻回顧
		2.b	包含類實驗研究及其他更低設計研究之系統性文獻回顧
		2.c	類實驗研究前瞻性控制研究
		2.d	前後測或回溯性控制研究
Level 3	觀察性分析性研究 (Observational-Analytic design)	3.a	以世代研究為主之系統性文獻回顧
		3.b	包含世代研究及其他更低設計研究之系統性文獻回顧
		3.c	有控制組的世代研究
		3.d	病例對照研究
		3.e	無控制組之觀察性研究
Level 4	觀察性描述性研究 (Observational-Descriptive design)	4.a	以描述性研究為主之系統性文獻回顧
		4.b	橫斷性研究
		4.c	病例系列研究
		4.d	個案研究
Level 5	專家意見及實驗室研究 (Expert opinion and bench research)	5.a	專家意見之系統性文獻回顧
		5.b	專家共識
		5.c	實驗室研究／單個專家意見

資料來源：Joanna Briggs Institute. (2014). *The JBI Approach: Levels of evidence*. Retrieved from http://joannabriggs.org/jbi-approach.html#tabbed-nav=Levels-of-Evidence.

證據等級－診斷(Diagnosis)	
等級一：以連續病人做檢驗精確度的研究(studies of test accuracy among consecutive patients)	1a. 以連續病人做檢驗精確度研究的統整(systematic review of studies of test accuracy among consecutive patients)
	1b. 以連續病人做檢驗精確度研究的統整(study of test accuracy among consecutive patients)
等級二：以非連續病人做檢驗精確度的研究(studies of test accuracy among non-consecutive patients)	2a. 以非連續病人做檢驗精確度研究的統整(systematic review of studies of test accuracy among non-consecutive patients)
	2b. 以非連續病人做檢驗精確度研究的統整(study of test accuracy among non-consecutive patients)
等級三：診斷型的個案對照研究(diagnostic case control studies)	2a. 診斷型個案對照研究的統整(systematic review of diagnostic case control studies)
	3b. 診斷型的個案對照研究(diagnostic case-control study)
等級四：診斷率的研究(diagnostic yield studies)	4a. 診斷率研究的統合(systematic review of diagnostic yield studies)
	4b. 單一診斷率的研究(individual diagnostic yield study)
等級五：專家意見或實驗室研究	5a. 專家意見統整
	5b. 共識後的專家意見
	5c. 實驗室研究或單一專家意見

證據等級－預後(Prognosis)	
等級一：世代研究初期(inception cohort studies)	1a. 世代研究初期的統整(systematic review of inception cohort studies)
	1b. 世代研究初期(inception cohort study)
等級二：全或無研究(studies of all or none)	2a. 全或無研究的統整(systematic review of all or none studies)
	2b. 全或無研究(all or none studies)
等級三：世代研究(cohort studies)	3a. 世代研究或隨機控制試驗對照組的統整(systematic review of cohort studies or control arm of RCT)
	3b. 世代研究或隨機控制試驗的對照組(cohort study or control arm of RCT)
等級四：個案系列／個案對照／歷史個案對照(case series / case controlled / historically controlled studies)	4a. 個案系列／個案對照／歷史個案對照的統整(systematic review of case series / case controlled / historically controlled studies)
	4b. 單一個案系列／個案對照／歷史個案對照研究(individual case series / case controlled / historically controlled study)

證據等級－預後(Prognosis)	
等級五：專家意見或實驗室研究	5a. 專家意見統整
	5b. 共識後的專家意見
	5c. 實驗室研究或單一專家意見

證據等級－經濟效益(economic evaluations)	
等級一	具假設與變項決定模式的統整結果且適於決策情境(decision model with assumptions and variables informed by systematic review and tailored to fit the decision making context)
等級二	情境相似於決策者經濟效益的統整(systematic review of economic evaluations conducted in a setting similar to the decision makers)
等級三	與決策情境相似的高品質經濟效益統合或回顧(synthesis / review of economic evaluations undertaken in a setting similar to that in which the decision is to be made and which are of high quality) (comprehensive and credible measurement of costs and health outcomes, sufficient time period covered, discounting, and sensitivity testing)
等級四	高品質的經濟效益(economic evaluation of high quality) 完整可信的成本及健康結果測量，具有足夠的校正、敏感測試或時間範圍(comprehensive and credible measurement of costs and health outcomes, sufficient time period covered, discounting and sensitivity testing) and conducted in setting similar to the decision making context
等級五	中等或品質差經濟效益的統合或回顧(synthesis / review of economic evaluations of moderate and / or poor quality) 成本或健康效用的涵蓋範圍不足，沒有校正、沒有敏感測試或涵蓋的時間不足(insufficient coverage of costs and health effects, no discounting, no sensitivity testing, time period covered insufficient)
等級六	中等或品質差的單一經濟效益(single economic evaluation of moderate or poor quality)
等級七	增加經濟效益的措施或比較措施的專家意見(expert opinion on incremental cost effectives of intervention and comparator)

證據等級－意義(meaningfulness)	
等級一	質性或混合方法研究的統整(qualitative or mixed-methods systematic review)
等級二	質性或混合方法研究(qualitative or mixed-methods synthesis)
等級三	單一質性研究(single qualitative study)
等級四	專家意見的統整(systematic review of expert opinion)
等級五	專家意見(expert opinion)

資料來源：JBI, 2014

附錄二 系統性文獻回顧與統合分析報告指引

Preferred Reporting Items for Systematic Reviews and Meta-Analyses (PRISMA)

章節／項目	編號	查核項目清單	項目頁次
標題			
標題	1	明確標示本研究報告是系統性文獻回顧、統合分析，還是兩者都有	
摘要			
結構式摘要	2	提供結構式摘要，包括：背景、目的、資料來源、研究納入的標準、研究對象及實驗措施、研究評價和資料綜整方法、結果、研究限制，結論和主要發現的意義、系統性文獻回顧的註冊號	
前言			
研究緣由	3	說明有關研究主題當前已知的理論背景	
研究目的	4	針對所提出之問題，依研究病人／族群(participants)、實驗措施(interventions)、比較措施(comparisons)、成果指標(outcomes)、及研究設計(study design)為主，具體明確的說明此研究的目的	
方法			
計畫和註冊	5	如果有文獻回顧計畫，可提供如何獲得該計畫案的途徑（如網址），若已註冊，也提供註冊號等相關資訊	
納入標準	6	指定納入研究的特性（如PICOS，追蹤的期限），報告的特性（如限制檢索年限、語言種類、和發表狀態）作為研究納入的標準，同時說明理由	
資料來源	7	描述所有文獻資訊的來源（如：文獻搜尋所用的資料庫起迄時間，或與研究作者聯繫獲取相應的文獻），與最後的資訊收集日期	
檢索	8	至少說明對一個資料庫的檢索方法。包含所有的檢索策略的使用，使得檢索結果可以重現	
研究選擇	9	說明納入研究被選擇的過程（包括初篩、合格性鑒定及納入系統性文獻回顧等步驟，如果進行統合分析，還應納入統合分析的過程）	
資料收集過程	10	描述資料提取的方法（例如：預先設計的提取表格、獨立提取、重複提取）以及任何向原作者獲取或確認資料的過程	
資料項目	11	列出並說明所有資料相關的項目（如：PICOS、資金來源等），以及所採取的任何推斷和簡化資料的方式	
分別列出每一個研究可能存在的偏誤	12	描述評析各別研究之可能偏誤的方法（包括說明此方法是應用於研究執行的評估或成果報告的評估），以及如何利用評估偏誤的結果，來統合個別研究的資料	
統合結果指標	13	說明主要的統合結果指標的測量方法，如利用風險比值(risk ratio)、或平均值差(difference in means)	

章節／項目	編號	查核項目清單	項目頁次
結果整合	14	描述結果整合的方法，如果進行了統合分析，則說明如何檢驗各研究結果間的一致性	
納入研究的偏誤	15	詳細評估可能影響資料綜合結果偏誤（如：發表選擇偏誤，和個別研究中的選擇性報告等偏誤）	
其他分析	16	對研究中其他的分析方法進行描述（如敏感性分析、或子族群分析，統合迴歸分析），並說明哪些分析是預先計劃的	
結果			
研究選擇	17	報告初篩的文獻數，評價符合納入標準的文獻數以及最終納入研究的文獻數。同時給出每一步排除文獻的原因，最好提供流程圖	
各研究特徵	18	說明每一個被提取資料的文獻的特徵（如：樣本數、PICOS、和追蹤時問）並提供引文出處	
各別研究的可能偏誤	19	說明每個研究中可能存在偏誤的相關資料。如果條件允許，還需要說明各研究結果的評估（見項目12）	
各個研究的結果	20	針對所有結果指標（有效性或有害性），說明(a)各個研究的各干預組結果的摘要資訊；以及(b)效應估計值及其信賴區間。最好以森林圖形式報告	
結果的統合	21	說明每個統合分析的結果，包括信賴區間和異質性檢驗的結果	
納入研究的可能偏誤	22	說明納入的各研究間可能有的偏誤的評估結果（見項目15）	
其他分析	23	如果有，提出其他分析的結果（如：敏感性分析、或分組分析．統合回歸分析，見項目16）	
討論			
證據總結	24	總結研究的主要發現，包括每一個主要結果的證據強度；分析它們與相關群體的重要性（如：醫療保健的提供者、使用者、或政策決策者）	
研究限制	25	探討研究層面和結果層面的局限性（如偏誤的風險)，以及系統綜述的研究限制（如檢索不完全、或納入報告偏差等）	
結論	26	在參考其他證據資訊下，解讀研究結果的可用性，並提出未來研究的應用	
研究經費來源			
研究經費來源	27	描述本計劃的經費來源和其他支援（如：資料提供），以及資助者在完成本系統性回顧所扮演的角色	

資料來源：Moher, D., Liberati, A., Tetzlaff, J., Altman, D. G., The PRISMA Group (2009). Preferred Reporting Items for Systematic Reviews and Meta-Analyses: The PRISMA Statement. *PLoS Med, 6*(7), e1000097. doi:10.1371/journal.pmed1000097

附錄三　隨機臨床研究報告指引

2010 CONSORT查核表(Checklist)

論文章節／主題	編號	核對清單項目	報告頁碼
標題和摘要			
	1a	從標題能識別出是否為隨機臨床研究	
	1b	結構式的摘要，包括研究設計、方法、結果，與結論幾個部分（參見"CONSORT for abstracts"）	
前言			
背景和目的	2a	科學背景與研究的理由	
	2b	特定的研究目標和假設	
方法			
研究設計	3a	研究設計的描述（如：平行、因子等設計），包括受試者分配入各組的比例	
	3b	研究開始後對研究方法所作的重要改變（如受試者的合格挑選標準），並說明原因	
受試者	4a	受試者的合格標準	
	4b	資料收集的場所和地點	
介入措施	5	詳細描述各組介入措施的細節，使他人能夠重複，包括這些措施是在何時、如何實施的	
結果指標	6a	完整而確切地說明預先設定的主要和次要結果指標，包括它們是在何時、與如何測量的	
	6b	研究開始後對結果指標是否有任何更改，並說明原因	
樣本數	7a	如何確定樣本數	
	7b	必要時，解釋期中分析和研究中止原則	
隨機方法			
序列的產生	8a	用來產生隨機分配序號的方法	
	8b	隨機方法的類型，任何限制的描述（如怎樣分區組(block)、和各區組樣本大小）	
分組隱匿機制	9	用於執行隨機分配序號的機制（例如按序編碼的封藏法），描述介入措施分配之前的隱匿序號分配所採取的步驟	
執行	10	誰產生隨機分配序號？誰招募受試者？誰給受試者分配介入措施？	

論文章節／主題	編號	核對清單項目	報告頁碼
盲性	11a	如果實施了盲性，分配介入措施之後對誰設盲（例如受試者、醫護提供者、結果評估者），以及如何保持盲性	
	11b	如有必要，描述介入措施的相似之處	
統計方法	12a	用於比較各組主要和次要結果指標的統計學方法	
	12b	額外分析的方法，諸如子群組分析和調整分析	
結果			
受試者的人數分流（可使用流程圖）	13a	隨機分配到各組的受試者人數，接受分配介入措施的人數，以及納入主要結果分析的人數	
	13b	隨機分組後，各組失去追蹤和被排除的人數，並說明原因	
招募受試者	14a	招募期和追蹤時間的長短，並說明日期時間	
	14b	研究結束或提早中斷或停止的理由	
基本資料	15	用一張表格列出每一組受試者的基本資料，包括人口學資料和臨床特徵	
納入分析的人數	16	各組納入每一種分析的受試者人數（分母），以及是否按最初的分組分析	
結果評估	17a	各組每一項主要和次要結果指標的呈現，效果估計值及其精確度（如95%信賴區間）	
	17b	對於類別型的結果，建議同時提供相對效應值和絕對效應值	
輔助分析	18	所做的其他分析的結果，包括子群體分析和調整分析，指出哪些是預先設定的分析，哪些是新嘗試的分析	
危害	19	各組出現的所有嚴重傷害或非預期的效果（參見“CONSORT for harms”）	
討論			
研究限制	20	研究的限制，報告潛在誤差和不精確的原因，以及出現多種分析結果的原因（如果有這種情況的話）	
可推廣性	21	研究結果被推廣的可能性（外部效度，可應用性）	
可能的解釋	22	與結果相對應的解釋，權衡研究結果的利弊，並且考慮其他相關證據	
其他資訊			
研究註冊	23	臨床研究註冊號和註冊機構的名稱	
研究計劃	24	如果有的話，在哪裡可以獲取完整的研究計劃	
資助	25	資助和其他支援（如提供藥品）的來源，資助者的角色	

資料來源：王程遠、李智雄、林育志、陳苓怡、方姿蓉、蔡宜純、…蔡哲嘉(2010)．經實證證實有效的隨機對照試驗報導及評析工具— CONSORT Statement 2010 簡介．*內科學誌*，21，408-418。

附錄四　STROBE聲明–流行病學研究之觀察性研究報告指引

Strengthening the reporting of observational studies in epidemiology

項目		建議
題目與摘要	1	(a) 在題目或摘要中，以常用的術語表明研究所採用的設計
		(b) 在摘要中，對研究方法和發現作有內容且平衡的簡短報告
前言		
背景與源起	2	解釋研究的科學背景，以及研究動機
研究目的	3	闡明具體研究的目的，包括任何預先設定的假設
方法		
研究設計	4	在報告前段就陳述研究設計的要素
研究場景	5	描述研究場景、研究地點及相關資料，包括招募患者的時間範圍（起止時間）、暴露、追蹤和資料收集等
參試者	6	‧ 世代研究－描述參試者納入標準，選取參試者的來源、與選取的方法。描述追蹤參試者的方法 ‧ 個案對照研究－描述參試者納入標準，病例和對照的來源、及確認病例和選擇對照的方法。並列出為何如此選取病例和對照的理由 ‧ 橫斷面研究－描述參試者納入標準，與選擇參試者的來源及方法
		‧ 世代研究－如果是配對設計，應說明配對標準、暴露組與非暴露組間配對的個案數比 ‧ 個案對照研究－如果是配對設計，應說明配對標準和每個病例配對的對照個案人數
變項	7	明確定義結果、暴露、預測因數、可能的混擾因子(confounder)及效應影響因素(effect modifier)。如果有疾病結果診斷，要列出診斷標準
資料來源／測量	8*	對每個使用到的變數，列出資料來源和詳細的測量方法。如果不同來源的資料組，須描述各組之間測量方法的可比性
偏誤	9	描述解決潛在研究偏誤的方法
樣本數	10	描述研究的樣本數是如何決定
量性的變數	11	解釋數量變數是如何分析的。如果有分組，要描述分組的方法和原因
統計方法	12	描述所用的所有統計方法，包括如何控制混擾因子的方法
		描述所有次族群分析、和檢查交互作用的方法
		解釋如何解決部分資料缺失的問題
		世代研究－如果沒有完整追蹤，要解釋如何處理失聯的個案 個案對照研究－如果需要，應描述如何對病例和對照進行配對 橫斷面研究－如果必要，應解釋如何以分析方法應對樣本抽樣的策略
		(e) 描述所做過的敏感性分析

	項目	建議
研究結果		
參試者	13*	報告研究各階段參與的人數，如：可能合格的人數、參與合格性檢查的人數、合格的人數、納入研究的人數，完成追蹤的人數及完成分析的人數
		(b) 解釋在各階段，參試者退出研究的原因
		(c) 建議使用參試者人數分流圖
描述性資料	14*	(a) 描述參試者的特徵（人口學特徵、臨床、與社會特徵）、暴露和潛在混擾因子的相關資訊
		(b) 描述對每個分析變數，沒有完整資料的參試者人數
結果資料	15*	· 世代研究－報告結果事件數，或隨追蹤時間而發生的事件數 · 個案對照研究－報告各種暴露類別的人數、或暴露綜合指標 · 橫斷面研究－報告結果事件數、或綜合性指標
主要發現	16	(a) 報告未經校正的估計值，如果合適，列出經控制混擾因子後的估計值、及其精確度（如95%CI）。並指明控制了哪些混擾因子，以及選擇這些因子進行控制的原因
		如將連續變數變成類別變數，要列出分級的觀察值範圍
		對有意義的危險因素，最好把相對風險(relative risk)轉化成在有意義的時間範圍(meaningful time period)內的絕對風險(absolute risk)
其他分析	17	報告所進行過的其他分析，如子族群分析、交互作用分析、和靈敏性分析
討論		
主要結果	18	根據研究目標，列出主要的關鍵結果
研究限制	19	討論研究的局限性，包括潛在的偏誤或不準確的來源、討論任何潛在的偏誤的方向和大小
結果闡釋	20	針對研究目標、研究限制、多重的分析、其他類似研究的結果、和其他相關證據，謹慎的報告一個總體的結果解釋
普適性	21	討論研究結果的普適性（external validity－外部效度）
其他資訊		
資助來源	22	列出研究資金的來源和資助機構在研究中的角色，如果有關，也要列出資助機構在本報告(this article)所奠基於的原始研究(original study)中的角色

註：

1. *在個案對照研究中，針對個案或對照分開提出；對於世代追蹤研究或橫斷面研究，則對暴露族群與非暴露族群分開提出
2. 資料來源：Vandenbroucke, J. P., von Elm, E., Altman, D. G., Gøtzsche, P. C., Mulrow, C. D., Pocock, S. J., Poole, C., Schlesselman, J. J., Egger, M.,; STROBE Initiative. (2014). Strengthening the reporting of observational studies in epidemiology (STROBE): Explanation and elaboration. *International Journal of Surgery, 12*(12):1500-1524. doi: 10.1016/j.ijsu.2014.07.014.

附錄五　JBI描述／調查型研究 (Descriptive Studies)文獻評析表

評析項目	評析結果	評析根據
研究是否為隨機或類隨機樣本？	□是　□否　□不清楚　□不適用	
樣本納入條件是否清楚定義？	□是　□否　□不清楚　□不適用	
是否說明干擾因子定義及其處理策略？	□是　□否　□不清楚　□不適用	
結果分析是否符合客觀原則？	□是　□否　□不清楚　□不適用	
若有對照組，是否對組別作充分之說明？	□是　□否　□不清楚　□不適用	
追蹤時間是否適當、充分？	□是　□否　□不清楚　□不適用	
分析結果時，是否描述樣本流失並納入分析？	□是　□否　□不清楚　□不適用	
測量方法是否可靠？	□是　□否　□不清楚　□不適用	
統計分析是否適當？	□是　□否　□不清楚　□不適用	

註：

1. 引用JBI 2014年版審查者手冊(Reviewers' Manual)
2. 評析結果判讀標準：是：清楚描述且確實執行；否：未做到而嚴重危及研究品質；不清楚：文獻內未描述；不適用：不適用

附錄六　JBI世代／病例對照研究(Cohort / Case Control Study)文獻評析表

評析項目	評析結果	評析根據
樣本是否具有代表性？	□是　□否　□不清楚　□不適用	
所有病人的條件與疾病過程是否類似？	□是　□否　□不清楚　□不適用	
是否有控制選案過程的偏差並將偏差降至最低？	□是　□否　□不清楚　□不適用	
是否有確認干擾因子並說明如何處理？	□是　□否　□不清楚　□不適用	
結果判定標準是否客觀？	□是　□否　□不清楚　□不適用	
追蹤的時間是否足夠？	□是　□否　□不清楚　□不適用	
結果是否有描述退出的個案並納入分析？	□是　□否　□不清楚　□不適用	
結果的測量是否可信？	□是　□否　□不清楚　□不適用	
使用合適的統計分析？	□是　□否　□不清楚　□不適用	

註：

1. 引用JBI 2014年版審查者手冊(Reviewers' Manual)
2. 評析結果判讀標準：是：清楚描述且確實執行；否：未做到而嚴重危及研究品質；不清楚：文獻內未描述；不適用：不適用

附錄七　JBI 系統性文獻回顧評讀檢核表

	是	否	不清楚	不適用
是否清楚且明確的描述回顧的問題？	□	□	□	□
文獻納入的條件是否適合所提出的回顧問題？	□	□	□	□
搜尋策略是否合適？	□	□	□	□
搜尋研究文獻的資料庫及檢索策略是否合適？	□	□	□	□
評讀研究文獻的條件是否合適？	□	□	□	□
嚴格的評讀是否由至少兩位以上的審查者個別獨立完成？	□	□	□	□
資料擷取時是否有使用減少誤差的方法？	□	□	□	□
統整研究文獻的方式是否合適？	□	□	□	□
是否有評估可能的發表偏差？	□	□	□	□
政策及臨床的建議是否是有研究資料的支持？	□	□	□	□
對未來研究的特別建議及方向是否合宜？	□	□	□	□

資料來源：The Joanna Briggs Institute (2016). *The Joanna Briggs Institute critical appraisal tools for use in JBI systematic reviews checklist for systematic reviews and research syntheses*. Retrieved from http://joannabriggs.org/research/critical-appraisal-tools.html.

附錄八　CASP系統性文獻回顧評讀檢核表

(A)研究有效度嗎？	是	不清楚	否
1. 本系統性回顧是否描述一個清楚及明確的問題？ 此問題清楚聚焦的議題包含： ・族群(P) ・介入(I) ・結果(O)	□	□	□
2. 作者是否搜尋適當的研究類型文獻？ ・可以做為回答系統性文獻回顧問題的研究文獻 ・具備合適的研究設計（例如：以隨機控制試驗來評值介入措施）	□	□	□
*是否值得繼續評讀？			
3. 重要相關研究是否有被包括？ 尋找以下內容： ・使用哪些資料庫 ・搜尋文章的參考資料清單 ・與作者專家的聯繫 ・搜尋已發表及未發表之研究文章 ・搜尋非英語的研究文獻	□	□	□
4. 系統性文獻回顧的作者是否嚴格評讀納入研究文獻之品質？ 作者須要考量納入研究文獻的嚴謹度。研究文獻缺乏嚴謹度會影響研究的結果	□	□	□
5. 研究結果是否有統合？統合方式是否恰當？ ・系統性文獻回顧的結果與各研究的結果相似 ・所有納入的研究結果有清楚的呈現 ・不同研究的結果相似 ・結果中有差異的原因有進一步討論	□	□	□
(B)研究結果如何？	**是**	**不清楚**	**否**
6. 此系統性文獻回顧的總結果是什麼？ ・你是否清楚瞭解此系統性文獻回顧的主要重要的結果 ・這些主要重要的結果為何？（必要時使用數字呈現） ・結果如何呈現？（例：益一需治數NNT，勝算比odds ratio等）	□	□	□
7. 結果精確性如何？ ・若有提供信賴區間(95% Confidence interval)，則找尋信賴區間資料	□	□	□

(C) 研究結果有用嗎？	是	不清楚	否
8. 這結果可以應用於本地族群嗎？ ・包含在此系統性文獻回顧的族群是否與你要照護應用的族群有顯著的不同，而需要特別考量？ ・你本地的場域與此系統性文獻回顧的場域是否顯著不同？	□	□	□
9. 重要結果都有被考量？ 是否有討論你想知道的其他訊息？	□	□	□
10. 介入措施的益處是否值得可能產生的傷害及花費？ ・若此系統性文獻回顧沒有提及，你的看法如何？	□	□	□

資料來源： Critical Appraisal Skills Programme (CASP) (2014). *CASP checklists* (URL used). Oxford: CASP.

國家圖書館出版品預行編目資料

實證護理／穆佩芬、胡月娟、王雅容、葉美玲、周幸生、郭素真、林小玲、徐德福、鄒樂起、鄭浩民、李美銀、楊寶圜、張麗銀、宋惠娟、馬淑清、馮容莊、陳可欣、高靖秋、陳杰峰、張瑩如、陳幼梅編著.－二版.－新北市：新文京開發出版股份有限公司，2022.02

面；　公分

ISBN　978-986-430-811-8（平裝）

1. CST：護理學　2. CST：實證醫學

419.6　　111001118

實證護理（二版）　（書號:**B416e2**）

總校閱	穆佩芬
編著者	穆佩芬　胡月娟　王雅容　葉美玲　周幸生 郭素真　林小玲　徐德福　鄒樂起　鄭浩民 李美銀　楊寶圜　張麗銀　宋惠娟　馬淑清 馮容莊　陳可欣　高靖秋　陳杰峰　張瑩如 陳幼梅
出版者	新文京開發出版股份有限公司
地　址	新北市中和區中山路二段 362 號 9 樓
電　話	(02) 2244-8188（代表號）
F A X	(02) 2244-8189
郵　撥	1958730-2
初　版	西元 2018 年 1 月 3 日
二　版	西元 2022 年 2 月 11 日

建議售價：520 元

法律顧問：蕭雄淋律師

ISBN　978-986-430-811-8

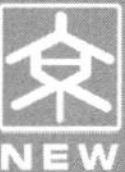

New Wun Ching Developmental Publishing Co., Ltd.

New Age · New Choice · The Best Selected Educational Publications—NEW WCDP